"十四五"普通高等教育本科规划教材

供基础、临床、护理、预防、口腔、中医、药学、医学技术类等专业用

医学科研设计方法
Techniques for Study Design in Medicine
第2版

主　编　马　骏　赵醒村

副主编　贺　佳　杨宏新　付晓东

编　委（按姓名汉语拼音排序）

崔　壮（天津医科大学公共卫生学院）　　马　骏（天津医科大学公共卫生学院）
付晓东（广州医科大学基础医学院）　　彭志行（南京医科大学公共卫生学院）
高　冰（包头医学院公共卫生学院）　　王　睿（海军军医大学卫生勤务学系）
葛　杰（齐齐哈尔医学院公共卫生学院）　吴传城（福建医科大学公共卫生学院）
贺　佳（海军军医大学卫生勤务学系）　谢志平（齐齐哈尔医学院公共卫生学院）
胡晓琴（山西医科大学公共卫生学院）　杨宏新（内蒙古医科大学基础医学院）
李长平（天津医科大学公共卫生学院）　杨巧媛（广州医科大学公共卫生学院）
李济宾（中山大学肿瘤防治中心）　　　赵灵燕（内蒙古医科大学公共卫生学院）
李　强（深圳大学总医院）　　　　　赵醒村（广州医科大学公共卫生学院）

学术秘书　陈佳庚（天津医科大学）

北京大学医学出版社

YIXUE KEYAN SHEJI FANGFA

图书在版编目（CIP）数据

医学科研设计方法 / 马骏，赵醒村主编. --2 版. --北京 ： 北京大学医学出版社，2025.1. --ISBN 978-7-5659-3186-4

I. R-3

中国国家版本馆 CIP 数据核字第 20244LD674 号

医学科研设计方法（第 2 版）

主　　编：马　骏　赵醒村
出版发行：北京大学医学出版社
地　　址：(100191) 北京市海淀区学院路 38 号　北京大学医学部院内
电　　话：发行部 010-82802230；图书邮购 010-82802495
网　　址：http://www.pumpress.com.cn
E-mail：booksale@bjmu.edu.cn
印　　刷：北京瑞达方舟印务有限公司
经　　销：新华书店
责任编辑：崔玲和　　责任校对：靳新强　　责任印制：李　啸
开　　本：850 mm × 1168 mm　1/16　　印张：19　　字数：532 千字
版　　次：2013 年 12 月第 1 版　2025 年 1 月第 2 版　2025 年 1 月第 1 次印刷
书　　号：ISBN 978-7-5659-3186-4
定　　价：48.00 元

版权所有，违者必究

（凡属质量问题请与本社发行部联系退换）

第 5 轮修订说明

国务院办公厅印发的《关于加快医学教育创新发展的指导意见》提出以新理念谋划医学发展、以新定位推进医学教育发展、以新内涵强化医学生培养、以新医科统领医学教育创新，要求全力提升院校医学人才培养质量，培养仁心仁术的医学人才，发挥课程思政作用，着力培养医学生救死扶伤精神。《教育部关于深化本科教育教学改革全面提高人才培养质量的意见》要求严格教学管理，把思想政治教育贯穿人才培养全过程，全面提高课程建设质量，推动高水平教材编写使用，推动教材体系向教学体系转化。《普通高等学校教材管理办法》要求全面加强党的领导，落实国家事权，加强普通高等学校教材管理，打造精品教材。以上这些重要文件都对医学人才培养及教材建设提出了更高的要求，因此新时代本科临床医学教材建设面临更大的挑战。

北京大学医学出版社出版的本科临床医学专业教材，从 2001 年第 1 轮建设起始，历经多轮修订，高比例入选了教育部"十五""十一五""十二五"普通高等教育国家级规划教材。本套教材因骨干建设院校覆盖广，编委队伍水平高，教材体系种类完备，教材内容实用、衔接合理，编写体例符合人才培养需求，实现了由纸质教材向"纸质+数字"的新形态教材转变，得到了广大院校师生的好评，为我国高等医学教育人才培养做出了积极贡献。

为深入贯彻党的二十大精神，落实立德树人根本任务，更好地支持新时代高等医学教育事业发展，服务于我国本科临床医学专业人才培养，北京大学医学出版社有选择性地组织各地院校申报，通过广泛调研、综合论证，启动了第 5 轮教材建设，共计 53 种教材。

第 5 轮教材建设延续研究型与教学型院校相结合的特点，注重不同地区的院校代表性，调整优化编写队伍，遴选教学经验丰富的学院教师与临床教师参编，为教材的实用性、权威性、院校普适性奠定了基础。第 5 轮教材主要做了如下修订：

1. 更新知识体系

继续以"符合人才培养需求、体现教育改革成果、教材形式新颖创新"为指导思想，坚持"三基、五性、三特定"原则，对照教育部本科临床医学类专业教学质量国家标准，密切结合国家执业医师资格考试、全国硕士研究生入学考试大纲，结合各地院校教学实际更新教材知识体系，更新已有定论的理论及临床实践知识，力求使教材既符合多数院校教学现状，又适度引领教学改革。

2. 创新编写特色

以深化岗位胜任力培养为导向，坚持引入案例，使教材贴近情境式学习、基于案例的学习、问题导向学习，促进学生的临床评判性思维能力培养；部分医学基础课教材设置"临床联系"模块，临床专业课教材设置"基础回顾"模块，探索知识整合，体现学科交叉；启发创新思维，促进"新医科"人才培养；适当加入"知识拓展"模块，引导学生自学，探索学习目标设计。

3. 融入课程思政

将思政元素、党的二十大精神潜移默化地融入教材中，着力培养学生"敬佑生命、救死扶伤、甘于奉献、大爱无疆"的医者精神，引导学生始终把人民群众生命安全和身体健康放在首位。

4. 优化数字内容

在第4轮教材与二维码技术结合，实现融媒体新形态教材建设的基础上，改进二维码技术，优化激活及使用形式，按章（或节）设置一个数字资源二维码，融知识拓展、案例解析、微课、视频等于一体。

为便于教师教学、学生自学，编写了与教材配套的PPT课件。PPT课件统一制作成压缩包，用微信"扫一扫"扫描教材封底激活码，即可激活教材正文二维码，导出PPT课件。

第5轮教材主要供本科临床医学类专业使用，也可供基础、护理、预防、口腔、中医、药学、医学技术类等开设相同课程的专业使用，临床专业课教材同时可作为住院医师规范化培训辅导教材使用。希望广大师生多提宝贵意见，反馈使用信息，以便我们逐步完善教材内容，提高教材质量。

序

医学关乎人类生命的存在与繁衍，医学卫生事业的发展涉及国家安全、经济发展、社会文明和人民福祉。医者德为先，能为重，技为精。医学教育应既科学、严谨、规范，又充满温情与关怀。"健康中国"的美好愿景与目标，激励着医务工作者为之奋斗。医学教育要坚守为国育才、立德树人的根本任务，落实《关于深化新时代学校思想政治理论课改革创新的若干意见》《高等学校课程思政建设指导纲要》《教育部关于深化本科教育教学改革全面提高人才培养质量的意见》《关于深化医教协同进一步推进医学教育改革与发展的意见》《关于加快医学教育创新发展的指导意见》等文件精神，以适应我国"大医学、大卫生、大健康"的发展需求，为"健康中国"筑牢人才基础。

近年来，高等院校探索新医科建设，推进现代医学教育教学新模式，坚持以人和健康为中心，建立健全覆盖生命全周期和健康全过程、"促防诊控治康"一体化的人才培养体系，高度重视身心、社会、环境等要素，融通医工理文学科，提升新时代医学生的整体素养；运用现代数字信息技术，增强情境化教学，加强临床实践教学，有效地提高了学生专业胜任力。同时，高等院校深化落实党和国家关于加强大学生思想政治教育的指示精神，将思想政治教育贯穿于人才培养体系和课程教学，使习近平新时代中国特色社会主义思想进课堂、入头脑，培养人民群众满意的、医术精湛的社会主义卫生健康事业接班人。

北京大学是经历过百年洗礼的老校，为我国建设和发展做出了杰出贡献，与全国医学教育界的同道们共同努力，在医学教育教学研究、教师培养、教材建设、实践教学规范等多方面不断改革创新。北京大学医学出版社秉承医学教育宗旨，落实党和国家对教材建设的要求和任务，立足北大医学，服务全国高等医学教育，与各院校教师一起不懈努力，打造精品教材，以高质量完成课程教学活动的"最后一公里"。本套本科临床医学专业教材是在教育及卫生健康部门领导的关心指导下，由医学教育专家顶层设计，北京大学医学部携手全国各兄弟院校群策群力、共同建设的成果。本套教材多年来与高等医学教育改革相伴而行，与时俱进，历经多轮修订，体系日趋完善，符合专业要求，编写队伍与院校构成合理，编写体例不断优化创新，实现了纸质教材与数字教学资源结合的精品新形态教材建设。实践证明，这套教材满足本科医学教育的专业标准要求，在适应多数院校的教学能力与资源的情况下，能很好地引导、深化专业教学，已成为本科医学人才培养的精品教材，为我国高等医学教育事业发展做出了突出贡献。

第5轮教材建设坚持以习近平新时代中国特色社会主义思想为指引，积极探索思政元素融入教材，落实立德树人根本任务，坚持现代医学教育理念，体现生命全周期、健康全覆盖的整体要求，与相关学科恰当融合，全面更新了医学知识和能力体系，体现了"中国本科医学教育标准—临床医学专业（2022）"的要求，配合教学模式与方法的改革，吸收"金课程"建设经验，优化教材体例，融入医学文化，重视中华医学文明，强调适用、实用，行稳致远，开创新局，锤炼精品。

在第 5 轮教材出版之际，欣为之序。相信第 5 轮教材的高质量建设一定会为我国新时代高等医学教育人才培养和健康中国事业发展做出更大贡献。

前　言

党的二十大报告指出，人才是第一资源、创新是第一动力。我们要坚持教育优先发展、科技自立自强、人才引领驱动，加快建设教育强国、科技强国、人才强国，坚持为党育人、为国育才，全面提高人才自主培养质量，着力造就拔尖创新人才，聚天下英才而用之。同时，党的二十大报告中首次明确提出"深化教育领域综合改革，加强教材建设和管理"这一重大部署。高等教育教材建设与人才培养密切相关，是人才培养的重要保障。

医学科学研究是探索人类的生命本质及其疾病与健康关系的科学，以人为研究对象是医学科学研究的重要特点。人具有生物与社会双重属性，人的精神心理状况、生理活动和疾病过程还受到社会因素的影响，从而增加了医学研究的复杂性。因此，医学生需要经历严格的实验（调查）技能及思维方式训练，方能获得熟练的科研能力和较高的科研素养，使感性认知上升到理性，揭示医学现象的本质规律。

《医学科研设计方法》自2013年第1版出版以来，在10余年的教学与科研实践中，得到了全国广大高等医学院校师生的褒奖。为此，在北京大学医学出版社的支持下，按照高等医学院校临床医学本科规划教材编写要求，在传承第1版编写风格的基础上，我们对其进行了修订和调整，突出以下几个方面的特点。

1. 实用性　全书内容以医学科研为主线，以医学科研设计为重点，结合临床医学五年制本科生的知识点，突出实用性。

2. 以问题为导向　以简单的案例与理论内容相衔接，方便读者全面了解医学科研工作的基本程序，在重点掌握医学科研设计基本原理、方法和技巧过程中培养创新能力。

3. 先进性　注意现代医学领域科学研究发展趋势、科研方法的新进展，介绍设计新思路及国际科研新方向。

本教材主要适用于全国高等医药院校临床医学五年制本科生，也可供其他专业本科生及研究生教学使用。

本书的编写得到了天津医科大学、广州医科大学的高度重视和支持，有赖于北京大学医学出版社各位老师的鼓励和信任，有赖于各位编委的辛勤劳动，谨在此致以衷心的感谢！由于编者水平所限，本书难免存在不足之处，恳请广大师生和同仁不吝指教。

马　骏　赵醒村

目 录

| 第一章 | 绪论 | 1 |

第一节　医学科研概述 … 1
　一、医学科学研究的类型 … 2
　二、医学科研设计的任务和目的 … 4
第二节　医学科研工作的基本过程 … 5
　一、选题阶段 … 5
　二、实施阶段 … 6
　三、发布阶段 … 7

| 第二章 | 医学科研选题与项目申报 | 8 |

第一节　医学科研选题 … 8
　一、基本原则 … 8
　二、主要来源 … 10
　三、基本步骤 … 15
第二节　医学科研项目申请书撰写 … 15
　一、撰写前的准备 … 16
　二、撰写要点 … 17
　三、修订 … 20
第三节　医学科研项目的分类、来源与申报 … 21
　一、分类 … 21
　二、主要来源 … 22
　三、申报流程 … 25

| 第三章 | 观察性研究设计 | 27 |

第一节　调查设计 … 27
　一、设计内容 … 28
　二、抽样方法 … 32
　三、偏倚控制 … 34

第二节　问卷设计 … 34
　一、问卷类型 … 35
　二、问卷设计原则 … 36
　三、问卷设计内容 … 36
第三节　现况研究 … 39
　一、原理与特性 … 40
　二、研究类型与目的 … 40
　三、研究设计与实施步骤 … 41
　四、注意事项 … 44
第四节　病例对照研究 … 44
　一、原理与特性 … 45
　二、研究的类型 … 46
　三、研究目的、优点与缺点 … 48
　四、研究设计与实施步骤 … 49
　五、资料的整理与分析 … 52
　六、注意事项 … 57
第五节　队列研究 … 58
　一、原理与特性 … 59
　二、研究类型 … 59
　三、研究目的、优点与缺点 … 60
　四、研究设计与实施步骤 … 61
　五、资料整理与分析 … 64
　六、注意事项 … 68

| 第四章 | 实验性研究设计 | 71 |

第一节　实验设计的基本要素 … 71
　一、受试对象 … 72
　二、处理因素 … 81
　三、实验效应 … 83
第二节　实验设计的基本原则 … 85

　　　　　　一、对照原则 …………… 86
　　　　　　二、随机原则 …………… 87
　　　　　　三、重复原则 …………… 89
　　第三节　常用的实验设计方法 …… 89
　　　　　　一、完全随机设计 ……… 90
　　　　　　二、配对设计 …………… 91
　　　　　　三、随机区组设计 ……… 93
　　　　　　四、析因设计 …………… 94

第五章　临床试验设计 ………… 97

　　第一节　临床试验基本原则 ……… 97
　　　　　　一、随机化 ……………… 97
　　　　　　二、对照与盲法 ………… 98
　　　　　　三、重复 ………………… 100
　　第二节　临床试验设计类型 ……… 100
　　　　　　一、平行组设计 ………… 100
　　　　　　二、交叉设计 …………… 101
　　　　　　三、析因设计 …………… 101
　　　　　　四、适应性设计 ………… 102
　　第三节　临床试验比较类型 ……… 103
　　　　　　一、优效性试验 ………… 103
　　　　　　二、等效性试验 ………… 104
　　　　　　三、非劣效性试验 ……… 106
　　第四节　临床试验数据管理与统计
　　　　　　分析 ……………………… 108
　　　　　　一、病例报告表 ………… 108
　　　　　　二、数据管理 …………… 112
　　　　　　三、统计分析 …………… 115
　　第五节　研究实例 ………………… 116
　　　　　　一、研究设计 …………… 117
　　　　　　二、病例选择 …………… 117
　　　　　　三、给药方法 …………… 118
　　　　　　四、疗效指标 …………… 119
　　　　　　五、数据管理 …………… 119
　　　　　　六、统计分析 …………… 120
　　　　　　七、统计分析结果及结论 …… 120

第六章　诊断试验设计 ………… 122

　　第一节　诊断试验设计基本程序 …… 123
　　　　　　一、明确研究问题 ……… 123
　　　　　　二、确定金标准 ………… 124
　　　　　　三、研究方法 …………… 125
　　　　　　四、研究对象 …………… 125
　　　　　　五、确定诊断试验指标 …… 126
　　　　　　六、估算样本量 ………… 126
　　　　　　七、确定金标准诊断
　　　　　　　　工作组 ……………… 127
　　　　　　八、诊断试验的检测 …… 127
　　　　　　九、制订数据管理与统计
　　　　　　　　分析计划 …………… 127
　　第二节　诊断标准界定 …………… 128
　　　　　　一、正常与异常的概念 …… 128
　　　　　　二、确定诊断界值的
　　　　　　　　方法 ………………… 129
　　第三节　评价指标 ………………… 130
　　　　　　一、诊断试验的真实性
　　　　　　　　评价 ………………… 130
　　　　　　二、诊断试验的可靠性
　　　　　　　　评价 ………………… 131
　　　　　　三、诊断试验的临床
　　　　　　　　重要性评价 ………… 132
　　第四节　提高诊断试验效率的
　　　　　　方法 ……………………… 133
　　　　　　一、采用联合测试 ……… 133
　　　　　　二、提高先验概率 ……… 134
　　第五节　研究实例 ………………… 135
　　　　　　一、研究目的 …………… 135
　　　　　　二、研究对象 …………… 135
　　　　　　三、确定诊断的金标准 …… 135
　　　　　　四、Rockall 与 AIMS65 危险
　　　　　　　　性积分系统评分 …… 135
　　　　　　五、统计分析 …………… 136
　　　　　　六、研究结果 …………… 136

第七章 疾病预后研究设计 …… 138

第一节 疾病预后研究的基本内容 …… 138
一、疾病的自然史与病程 …… 138
二、疾病预后及预后因素 …… 139
三、疾病预后的评价指标 …… 141

第二节 疾病预后研究方法 …… 142
一、预后研究设计方法 …… 142
二、预后研究常见的偏倚 …… 144

第三节 数据管理与统计分析 …… 145
一、资料收集 …… 145
二、统计分析 …… 147
三、疾病预后研究的评价 …… 156

第四节 研究实例 …… 158
一、研究设计概述 …… 158
二、资料分析方法 …… 158
三、主要研究结果 …… 158

第八章 meta 分析 …… 161

第一节 概述 …… 162
一、基本原理 …… 162
二、目的 …… 162
三、meta 分析的基本特性 …… 163

第二节 设计要点及步骤 …… 164
一、提出问题，制订研究计划 …… 164
二、文献检索 …… 164
三、制订原始文献的选择标准 …… 164
四、研究偏倚及风险评估 …… 165
五、数据提取 …… 165
六、合并统计 …… 165
七、深入分析 …… 166
八、形成结果报告 …… 166

第三节 数据的合并统计 …… 166
一、模型类型 …… 167
二、定量资料的 meta 分析 …… 167
三、二分类资料的 meta 分析 …… 168

第四节 偏倚风险评估 …… 173
一、常见偏倚 …… 173
二、识别及评价 …… 173

第五节 meta 分析质量评价 …… 174
一、方法学质量评价及工具 …… 174
二、报告质量评价及工具 …… 175

第六节 meta 分析的进展 …… 178
一、单个病例数据 meta 分析 …… 178
二、累积 meta 分析 …… 178
三、网状 meta 分析 …… 179
四、前瞻性 meta 分析 …… 179

第七节 研究实例 …… 180

第九章 卫生经济分析与评价 …… 185

第一节 概述 …… 185
一、定义 …… 185
二、核心概念 …… 186
三、研究现状 …… 189
四、分析与评价的时机 …… 189
五、注意事项 …… 189

第二节 设计要点与步骤 …… 190
一、设计要点 …… 190
二、步骤 …… 193

第三节 数据管理与统计分析 …… 195
一、资料收集 …… 195

二、统计分析 …………… 200
第四节　研究实例 ………………… 203
　　一、研究目的 …………… 203
　　二、材料与方法 ………… 203
　　三、结果 ………………… 204
　　四、结论 ………………… 205

第十章　医学科研中的误差与偏倚 …………… 207

第一节　随机误差与系统误差 …… 207
　　一、随机误差 …………… 208
　　二、系统误差 …………… 208
第二节　科研过程中常见的偏倚 … 208
　　一、偏倚的方向 ………… 209
　　二、偏倚的类型 ………… 209
第三节　常见偏倚控制 …………… 214
　　一、选择偏倚的控制 …… 215
　　二、信息偏倚的控制 …… 216
　　三、混杂偏倚的控制 …… 216

第十一章　样本含量估计 ……… 219

第一节　概述 ……………………… 219
　　一、概念 ………………… 219
　　二、意义 ………………… 220
　　三、影响样本含量的因素 ………………… 220
　　四、样本含量估计的步骤 ………………… 221
第二节　常用样本含量估计的方法 ………………… 221
　　一、总体参数区间估计样本含量 …………… 222
　　二、假设检验中样本含量估计 …………… 223
　　三、检验效能的计算 …… 229
　　四、样本含量估计的注意事项 ……………… 230

第三节　样本含量估计的实现 …… 230
　　一、单样本均数的比较 … 231
　　二、基于差值均数的配对
　　　　t检验 ………………… 232
　　三、两样本均数的比较 … 232

第十二章　医学科研论文撰写 …… 234

第一节　医学论文的类型 ………… 234
　　一、论著类 ……………… 235
　　二、综述类 ……………… 235
　　三、病例（理）讨论类 … 235
　　四、学术交流类 ………… 235
　　五、其他类 ……………… 235
第二节　医学综述 ………………… 236
　　一、概述 ………………… 236
　　二、意义和特点 ………… 237
　　三、文献来源 …………… 238
　　四、综述类型 …………… 238
　　五、综述撰写 …………… 239
第三节　医学科研论文 …………… 242
　　一、撰写的基本原则 …… 243
　　二、撰写的步骤 ………… 244
　　三、撰写格式和方法 …… 246

第十三章　现代医学科研发展趋势 …………… 254

第一节　现代医学科研活动的特征 ………………… 254
　　一、医学科研的对象特殊 ………………… 255
　　二、医学科研方法的限制性 ……………… 255
　　三、医学科研工作涉及多学科交叉 ……… 256
　　四、医学科研的社会公益性 ……………… 256
第二节　现代医学科研活动的热点

　　　　领域 …………………… 257
　　　一、肿瘤学研究 …………… 257
　　　二、干细胞研究 …………… 259
　　　三、单细胞多组学研究 …… 259
　　　四、表观遗传学研究 ……… 260
　　　五、智能医学工程研究 …… 261
　第三节 现代医学研究的发展
　　　　方向 …………………… 262
　　　一、循证医学 ……………… 263
　　　二、转化医学 ……………… 264
　　　三、整体医学 ……………… 264
　　　四、精准医学 ……………… 265
　　　五、我国医学科研发展的
　　　　　思考 …………………… 265

附　录　常用样本含量估计用表 …………………………… 267

　附表 11-1　平均数抽样调查时不同 s/δ 所需样本含量（$\alpha = 0.05$）………… 267
　附表 11-2　平均数抽样调查时不同 s/δ 所需样本含量（$\alpha = 0.01$）………… 268
　附表 11-3　总体概率区间估计试验所需样本数表 …………… 269
　附表 11-4　样本均数与总体均数比较（或配对比较）时所需样本例数表 ……… 272
　附表 11-5　两样本均数比较所需样本例数表 ……………… 273
　附表 11-6　ψ 界值表（多个样本均数比较时所需样本例数的估计用表）……… 274
　附表 11-7　多组样本均数比较时样本含量估计用表（$\alpha = 0.05$）………………… 276
　附表 11-8　样本率与总体率比较样本含量估计表（单侧）…… 277
　附表 11-9　样本率与总体率比较样本含量估计表（双侧）…… 278
　附表 11-10　两样本率比较时所需样本例数（单侧）……… 279
　附表 11-11　两样本率比较时所需样本例数（双侧）……… 280
　附表 11-12　λ 值表（多个样本率比较时所需样本例数的估计用表）……… 281

主要参考文献 …………………………… 282

中英文专业词汇索引 ………………… 284

第一章 绪 论

第一章数字资源

科学研究（scientific research）简称科研，是运用严密的科学方法，有目的、有计划、系统探索未知自然现象和自然规律的活动过程。医学科学研究的基本任务是揭示人类全生命周期规律、疾病发生及发展的过程。即医学科学研究是探索人类的生命本质及其疾病与健康关系的科学，以人为研究对象是医学科研的重要特点。人民健康是民族昌盛和国家强盛的重要标志。把保障人民健康放在优先发展的战略位置，是推进健康中国建设、增进民生福祉、提高人民生活品质的重要保障。因此，要求科研工作者必须具有高尚的职业道德和严谨的科研作风，从事医学研究要符合伦理原则，保证安全可靠，绝不允许直接、间接地有损人的健康。国内外的相关法规，如我国的《药物临床试验质量管理规范》《涉及人的生物医学研究伦理审查办法》，美国的《联邦食品、药品与化妆品法案》都对人体试验做了严格的规定，包括知情同意原则、实验设计及进行过程中的伦理原则等，每一位医学科研人员都应遵循。

医学研究和服务的对象是人，人体具有生物与社会的双重属性；人体的精神、心理状况、生理活动和疾病过程还受到社会因素的影响，从而增加了医学研究的复杂性。因而，医学科研人员需要进行严格的训练，方能获得熟练的科研能力。这种熏陶不仅是实验或调查技术，更加重要的是训练有素的思维方式，包括能够提出合理的科学假设，能够设计有效的实验方案，能够科学地分析获得的数据，从而使感性认知上升到理性认知，揭示医学现象的本质规律。

案例 1-1

某研究者拟进行一项临床试验研究，用于评价单纯化疗和化疗辅以中药治疗急性粒细胞白血病的疗效和安全性。

问题：
1. 根据该研究的实施目的，建议采用何种设计方案？
2. 临床试验设计方案的基本框架主要包括哪些内容？

第一节 医学科研概述

21世纪是信息与生物技术迅速发展的时代，这种趋势推动了不同学科之间的相互融合，标志着一个大学科时代的到来。影响未来人类生活的信息通信技术、生命科学和纳米技术三大领域，成为国家、地区间科技前沿竞争的焦点。在发展和危机并存的21世纪，生命科学将成为自然科学的带头学科。分子生物学将在生命科学中保持主导地位；细胞生物学还将作为生命

科学的基础科学继续发展；脑科学将代表生命科学发展的一个高峰；等等。在所有的科研突破中，基因科学及其在疾病的诊断和治疗中的应用给人们带来更大的希望。

现代医学研究多习惯停滞在"还原性"，即对一种疾病的研究往往会深入细胞、基因水平，以寻找其在疾病发生时的单一变化。其实，机体在发生疾病时，其细胞、基因水平的变化是复杂的，一个基因表达发生改变，其他基因的表达也会发生变化。举一个简单的医学实例，血管紧张素转化酶抑制剂的出现能完全阻断高血压疾病的发生吗？答案是否定的，因为引起高血压的病因很多，阻断了其中的一种变化，其他因素还在发挥作用。同样，改变了一个系统的变化，其他系统还会产生变化。所以，对单一变化进行研究，常常不能全面、彻底地揭示某种事物的本质。21世纪的医学研究，一方面要向更精细的基因水平发展；另一方面要把机体作为一个整体来研究，综合考虑机体的整体变化。

生理学家巴甫洛夫说："研究方法每前进一步，我们就更提高一步，随之在我们面前也就开始了一个充满了种种新鲜事物的、更辽阔的远景。因此，我们头等重要的任务乃是制定研究方法。"可见，研究方法在科学研究中具有重要的意义和作用。

一、医学科学研究的类型

医学科学研究的类型是医学科学技术发展过程中的一个重要问题，是现代医学科学技术研究活动日益社会化的结果。

（一）按照医学科研性质分类

按照医学科研性质，一般将医学研究分为观察性研究、实验性研究和理论性研究3种类型。

1. 观察性研究（observational study） 由于伦理和资源的限制，研究者不能全部掌握或控制研究中涉及的各种条件，大多数情况下只能进行非实验性研究（non-experimental study），即观察性研究。观察是人类认识世界的起点，观察性研究是医学研究的基本方法，主要特点是研究过程中没有人为地施加干预措施，而是客观地观察和记录某些现象的现状及其相关特征。

（1）描述性研究（descriptive study）：是客观地描述事物的特征。该研究方法同样需要研究者应用统计方法和指标进行。描述性研究往往是分析性研究的基础，二者没有严格的界限。

1）横断面研究（cross-sectional study）：又称现况研究，指对某人群或某样本人群在一个时点上，进行疾病及有关因素的调查。通常暴露信息和疾病信息同时确定，根据暴露和疾病情况将人群同时分类是横断面研究的本质。横断面研究包括普查、随机抽样调查、非随机抽样调查等。

2）生态学研究（ecological study）：又称相关性研究（correlational study），是指在收集疾病或健康状态以及某些因素的资料时，不是以个体为分析单位，而是以群体为分析单位。唯一的要求是要有所有研究人群暴露和疾病的两类信息，用以比较各组人群中暴露与疾病是否相关。

3）纵向研究（longitudinal study）：即对调查对象或监测的疾病进行长时间、连续的动态观察。纵向研究包括随访调查和疾病监测。

（2）分析性研究（analytical study）：实质上是一种纵向研究方法。

1）病例对照研究（case-control study）：或称回顾性研究（retrospective study），是从患者

去研究与患病有关的因素，即从果到因，先选定病例和对照组，分别回顾暴露情况，分析因素与疾病的联系，省时、省力。

2）队列研究（cohort study）：或称前瞻性研究（prospective study），是将研究对象按可疑病因的有无或暴露程度分为若干组，经过一定时间，比较各组的发病率或死亡率，从而判断暴露因素与疾病的关系，是"由因推果"的研究方法，可靠性好。

2. 实验性研究（experimental study） 实验性研究是一种研究者在一定程度上掌握着实验的条件，主动给予研究对象某种干预措施的研究方法。实验性研究较好地排除了外界因素的干扰，可以获得较为可靠的科学数据。

（1）动物实验（animal experiment）：研究对象是动物，因此容易设立对照组，并能实现随机分配实验动物，研究者可以严格控制实验条件。

（2）临床试验（clinical trial）：是在人体进行的干预性研究。临床试验的目的是评价某种疾病的治疗方法或发现某种疾病的不良结局。研究中需要考虑受试者的知情同意、心理因素、伦理道德等问题。

（3）现场试验（field trial）：接受处理或某种预防措施的研究对象是个体，而非群体或亚人群；且研究对象为未患病的健康人或高危人群。现场试验费用较高，适用于常见病、严重疾病的预防研究。

（4）社区干预试验（community-based public health trial）：是在某一特定人群中通过干扰某些致病因素或施加某些保护性措施，观察对人群产生的效果。例如水加氟预防龋齿，某些食品对儿童身体发育的作用。

3. 理论性研究（theoretical study） 理论性研究多指基于数学模型的研究，是利用医学研究所获得的数据，拟合建立能够反映疾病发生、发展规律及因素之间关联性研究；或用计算机仿真，进行理论研究。

（二）按照科技活动类型分类

科学研究活动划分的类型并不完全一致。联合国教科文组织将科学研究与实验发展联系在一起，并按传统习惯分为基础研究、应用研究、实验发展三类。根据医学科研活动的具体特点和目前我国各类项目申报对研究类型界定的实际情况，医学科研活动一般分为基础研究、应用基础研究、应用研究和产业化研究4种类型。

1. 基础研究（fundamental research） 基础研究是指以认识为目的而获取自然规律、原理的新知识所进行的创造性研究。这类研究探索性强，研究周期长，对研究手段要求高，研究的结果通常是一些科学发现，可以对科学领域产生广泛的影响，常常说明广泛的真理或成为普遍的原则、理论或定律，是旨在增加科学技术知识和发现新的探索领域而进行的任何创造性活动，并不考虑任何特定的实际目的。

医学基础研究主要认识和探索生命活动的基本现象和规律，探索和揭示疾病发生、发展和转归的一般规律，它是医学科技创新的源泉和先导。例如免疫细胞的表观调控及其病理意义研究、机体内分泌调节机制研究、细胞衰老的基因表达调控研究、神经突触形成和可塑性机制研究。

2. 应用基础研究（applied fundamental research） 应用基础研究是指针对具体实际的应用目的或目标，主要为获得其应用原理（机制、规律）的新知识所进行的独创性研究。这类研究主要以特定的或具体的实际应用为目的，方向比较明确，尤其强调独创性。其既有获得有关规律、原理新知识的一面，又具有较为明确的潜在应用价值，并与社会生产间隔着应用研究、产业化研究的阶段，因此具有相对独立性，其实际应用价值往往要经过一段时间才能表现出来。

医学应用基础研究主要围绕医学健康领域特定目标方向,这些研究可为临床诊断、治疗和预防疾病等提供科学的理论依据,指导医学科学实践。例如心脑血管疾病防治药物作用新机制与新靶点研究、神经系统免疫和炎性疾病的发生发展与转归研究、天然药物及传统中药复方的有效成分筛选及作用机制研究。

3. 应用研究（applied research） 应用研究是指针对社会生产实践中的具体问题,将理论发展成为实际运用形式,寻求达到预定目标应采取的新技术、方法和途径而进行的研究活动。这类研究主要针对某个特定实际应用价值的目标而开展,常运用基础研究、应用基础研究的成果,具体地研究如何利用和改造现有的手段和方法,解决各种技术中的实际问题。研究结果一般只影响科学技术的有限范围,并具有专门的性质,针对具体的领域、问题或情况。

医学应用研究主要围绕疾病预防、诊断和治疗,以及新药物、新生物制品、新医疗技术设备形成等进行相应的技术创新和积累,研究成果直接解决医学实践中出现的各种具体问题。例如干细胞治疗免疫性疾病的临床研究、慢性乙型肝炎临床治疗方案的优化研究、重大疾病的新型诊断试剂和设备的关键技术研究。

4. 产业化研究（study on the industrialization） 产业化研究是指运用基础研究、应用基础研究及应用研究的知识,面向产业和市场需求,为了推广新材料、新产品、新设计、新流程和新方法,或为了对现有样机和中间生产环节进行重大改进的任何系统的创造性活动。这类研究主要以产业和市场需求为导向,以形成可以大规模生产、推广的新产品为目标。它和前三种研究的区别在于前三种研究主要是为了增加和扩大科学和技术方面的知识,而产业化研究则主要是为了把知识和技术直接应用于生产实践、转化为技术产品和生产力,通过市场加以推广和应用,以取得直接的经济效益和社会效益。

医学产业化研究主要围绕生物医药、医疗器械等行业产业发展需求,致力于将医学领域的知识技术转化为特定目标产品和生产力。例如数字化X线机关键核心技术研发及产业化研究、蛋白质分子标志物的临床检测技术及产品研发、新型生物人工肝的产业化开发与转化研究。

（三）按照学科分类

依据国家标准,学科领域分类为基础医学、临床医学、公共卫生与预防医学、药学等一级学科,部分学科下设二级、三级学科。不同的医学学科有各自的研究主题,科学研究不能孤立地存在和发展,科学发展中学科领域之间的综合交叉愈加深化。

二、医学科研设计的任务和目的

医学科研设计是为完成科研项目而制定的总体计划方案,包括专业设计和统计学设计。专业设计是指完成科研项目的专业思路、技术路线和具体方法,它决定科研的水平。统计学设计是控制误差、提高研究效率、确定数据管理和分析方法的规定,是保证专业设计合理性和研究结果可信度的关键。科研设计如同建筑设计,无论项目大小,都不可或缺。科研工作在具体实施之前,研究者必须围绕研究假说,运用相关专业理论技术,借鉴前人或自己积累的经验教训,确定研究对象、研究因素和指标、研究类型、估算样本量及统计分析方法等。确定需要做哪些实验或观察,解决什么问题及研究工作进度,合理统筹安排,形成研究的工作框架。

实践证明,研究设计方案具体、明晰程度与实施中可操作性呈正相关,可有效减少诸多误差和偏倚。科学、有效的研究设计不仅可以保障研究目标的实现，证实科研假说的真伪；还可以提高人力、物力和时间使用效率，最大限度地获得丰富、可靠的资料。

总之，研究设计是研究工作过程的依据，是研究数据处理的前提，是提高科研成果质量的重要保证。

> **临床应用**
>
> **更新医学观，实现医学模式的转变**
>
> 随着疾病病因概念的发展，疾病不是单一因果链的结果，而是多个因素共同作用的结果，现在多因论已被医学界所接受。医学模式已由传统的生物医学模式发展为生物-心理-社会医学模式，健康不只是躯体上的无病，还包括心理、社会、适应能力、道德方面的良好状态。临床医学研究的目的由单纯诊治疾病，发展到合理治疗，解除病痛，恢复健康。从研究疾病的后果，扩大到研究疾病的原因。临床医师的任务也不应局限于满足单一患者的医疗需求，而是从个体医学扩大到"群医学"。观念是行动的先导，任何决策都不能单纯依靠经验和直觉，都要建立在科学证据的基础之上。

> **知识拓展**
>
> **群 医 学**
>
> "群医学"是根据不同群体健康和疾病的差异特点，应用多学科技术和方法，研究影响人群健康的相关因素，对某个群体疾病进行的预防、诊断和治疗活动，使群体或整个人类的生命全程健康效益最大化，医疗卫生的成本及资源分配最优化。
>
> "群医学"的发展体现了当代人类社会价值和社会责任担当，是当代医学的重要走向。哈佛大学最先在医学院建立了群医学系。2020年7月，中国医学科学院北京协和医学院成立群医学及公共卫生学院，王辰院士任首任院长。
>
> "群医学"是以群体为视角取向，以临床、预防、康复、基础医学为手段，兼容自然科学、社会科学、人文学科，谋求人类或种群健康与生命尊严的综合学科。

第二节　医学科研工作的基本过程

科学研究（包括医学科学研究）是根据不同研究目的设计研究思路。首先应该明确的是要解决什么问题，其次是通过何种途径和方法去解决，最后是如何分享研究成果。医学科研工作的基本过程可简单地归纳为选题、实施、发布3个阶段。

一、选题阶段

科研选题的主要任务是提出科学、合理的研究假设。在医学发展中需要解决或没有得到真正解决的问题，都可以作为研究课题。选题一般应该遵循创新性、科学性、需要性、可行性、效能型、兴趣性和可持续性原则。科研选题包含着研究者的总体认知和基本观点，是研究工作的起点和指导整个科研工作的主线。创新是科学研究的灵魂，特别是源头上创新。源头创新往往不是来自文献，而是来自科学发展或实践活动需要。为科研而科研不可取，源头创新必须摒弃浮躁心理，不能盲目跟踪热点，人云亦云。

二、实施阶段

医学科研的实施工作中包含研究设计、资料收集、整理资料、统计分析与总结4个步骤。各步骤密不可分，在实现研究目标的过程中不可或缺。

（一）研究设计

1. 科研设计的重要性　研究课题确定后，需要一个缜密的设计方案，对资料收集、数据管理和整理、统计分析与总结，直至成果的发布等各项工作内容全面规划。研究设计是整个科研工作的关键，是决定一项科研工作水平的最重要环节。设计的优劣直接关系到研究结果的成败。

2. 专业设计与统计学设计并重　医学科研设计包括专业设计和统计学设计两部分。专业设计要明确研究工作的目的和意义，保证研究工作的需要性、先进性、可行性，使所研究的项目具有突破点和创新点。统计学设计最大限度地减少和排除误差，保证研究结果可靠、可信。同时，统计学设计也是节省人力、物力和时间，提高效率的关键。

（二）资料收集

要严格按照研究设计方案要求进行资料收集（collection of data），不可泛泛地收集，更不应该漏项。对于任何科研项目，第一手资料都是非常珍贵的，应当妥善保存，即使结题以后，其也可能会在相关课题或再分析中被利用。

（三）整理资料

对收集到的数据进行检查核对、建立数据库、数据录入、审查、更改、质量控制等，以保证数据的准确性、完整性、逻辑性与一致性。同时，通过净化原始数据，使数据系统化、条理化，便于计算机汇总，为统计分析做准备。

（四）统计分析与总结

1. 统计分析的必要性　数据分析的目的是去粗取精、去伪存真，找出事物的内在规律。大多数医学研究通过抽取样本数据进行，需要统计推断的过程，以便获取可靠的结论。

2. 统计分析的计划性　对数据（特别是大型数据资料）的分析，要求事先制订统计分析计划书，尤其是验证性研究。

3. 统计分析的专业性　应选用专门的统计分析软件，如SAS、SPSS、STATA。除理论性研究外，统计分析慎用争议较多、尚未得到国际公认的方法。

4. 工作报告和技术报告的撰写　工作报告包括课题研究的主要过程、课题成果的发表以及成果的代表作、引用情况、课题实施过程的变更情况等。技术报告主要包括课题提出的背景、研究目标、研究内容、研究方法、研究结果，以及对研究结果进行分析、提炼而成的结论和研究展望。

三、发布阶段

当一项医学研究项目结束时,通过研究活动取得具有一定学术性意义或实用价值的创造性成就或结果,称为科技成果,包括新理论、新发现、新技术、新方法、新产品等。医学科技成果的主要表现形式为学术论文、著作、研究报告、产品等。以不同形式发布科学技术研究成果为加强国内外学术交流、得到认可、获得资助和奖励提供机遇,也是研究项目的任务之一。

(一)论文撰写及发表

医学研究论文是研究者以科研项目实施中获得的原始数据为核心,整理、分析、凝练完成的科技报告,是科研工作的深化和总结,包含着项目的创新性,体现科研工作的水平。经专业学术期刊或学术会议发表、交流,将有价值的研究成果进行推广、应用,接受实践验证。

(二)成果申请及报奖

获取具有突出创新性研究成果时,应该及时组织进行成果鉴定,可采用开鉴定会或书面鉴定的形式。按主管部门规定的内容和格式填写鉴定表,附上发表论文、申请专利、推广应用佐证材料、查新检索报告、专家鉴定意见等文件。成果通过鉴定后,根据鉴定结果,可进一步申报各级各类奖项,争取研究成果得到社会认可。

(三)专利申请

专利是由国家专利主管机关依据专利法授予申请人的一种实施其发明创造的专有权。有实用价值的研究成果,可以申请国家专利。专利分为发明专利、实用新型专利和外观设计专利,根据成果的特点,申请不同类型的专利。申请专利是一种法律程序,可以最大限度地保护研究发明。初次申请专利可以委托专利事务所代办,熟悉并掌握申请书填写要求后,可以自行办理。

思 考 题

1. 医学科研的特点是什么?
2. 医学科研是如何分类的?
3. 描述性研究与分析性研究的关系是什么?
4. 医学科研设计的任务和目的是什么?
5. 医学科研工作的基本过程是什么?
6. 开展医学科研解决科学问题不是简单套用某种方法。研究者需要对每种研究类型及方法的原理、适用性、优点和局限性有充分的理解,权衡科学性与可行性,选择适当的方法。医学科研设计与实施既是一门科学,也是一门艺术。研究目的是选择研究方法的关键,不同的研究问题,选择的设计类型不尽相同;研究内容本身的一些特点也会影响到研究设计方法的选择。

请回答,选择研究方法时应注意的问题有哪些?

(马 骏)

第二章 医学科研选题与项目申报

第二章数字资源

科研选题是根据选题的原则并遵循选题的程序,确定研究的具体科学技术问题的过程,它是科学研究的起点,决定了研究的目标、内容、采用的技术路线和方法。爱因斯坦曾经说过,"正确地提出问题等于解决问题的一半""提出问题比解决问题更重要"。提出正确的科研选题往往是科学研究成功的一半。科研经费是开展科学研究活动重要的物质支持和保障之一。在市场经济条件下,没有经费的保障,就无法实施各项科研活动。在我国当前的科研体制下,获取科研经费资助最主要的途径和手段就是申请各级各类科研项目,通过竞争获得立项。因此,科研选题与项目申报是医学科研活动中的两个关键环节。

> **案例 2-1**
>
> 张某在攻读博士学位期间的研究课题为某药物对心脏的保护作用及其机制研究。毕业后,他入职某医科大学基础医学院,担任讲师。学院鼓励符合条件的教师申请各类科研项目。
>
> 问题:
> 1. 张某可以申请哪些类别的科研项目?
> 2. 如何保证科研项目的创新性?

第一节 医学科研选题

2020年9月,习近平总书记主持召开科学家座谈会时指出,坚持面向世界科技前沿、面向经济主战场、面向国家重大需求、面向人民生命健康,不断向科学技术广度和深度进军。这在宏观上指明了科研选题的方向和意义。科研选题是科学研究过程中具有战略意义的首要问题和关键环节,选题充分体现了研究者的科学思维、学术水平、实验能力及其预期目的,关系到整个科学研究的成败和质量水平。

一、基本原则

优秀的医学科研选题必须符合创新性强、意义重大、目标明确、立论充分、需求客观、特色突出、可行性强、起点水平高等要求，因此，在选题过程中需要遵循一些基本原则。

（一）创新性原则

党的二十大报告指出，必须坚持科技是第一生产力、人才是第一资源、创新是第一动力，深入实施科教兴国战略、人才强国战略、创新驱动发展战略，开辟发展新领域、新赛道，不断塑造发展新动能、新优势。医学科研选题的创新性主要表现为概念和观点上的创新、方法上的创新以及应用上的创新，具体体现在提出新观点、创造新方法、获得新发现、得出新结论、发明新技术、创制新材料、开发新产品等方面。创新性是科学研究的灵魂，选题要十分注重创新，选题过程中需要充分查阅有关专业文献资料，及时掌握国内外本领域医学科技发展的前沿及动态，保证选题的创新性。

（二）科学性原则

科学性原则就是指医学科研选题的依据与设计理论是科学的，能够充分反映研究者思路的清晰度与深刻性，选题要以事实为依据，从实际出发，实事求是，与客观规律相一致。科学性原则体现了科学研究的内在依据，即科研必须以经过科学实践反复验证的客观规律为基础，才能避免误入歧途。

（三）需要性原则

需要性原则就是指医学科研选题应面向社会需要和科学理论发展需要，特别是要瞄准具有重要意义或迫切需要解决的关键问题。医学科研选题要同时考虑对医学科技发展的推动作用和人民群众的健康保障需求两个方面，特别是高度重视威胁人类健康和生命的重大疾病防治方面的研究。

（四）可行性原则

可行性原则主要指医学科研选题应与主观、客观条件相适应，实事求是，量力而为，根据研究者已经具备的或经过努力可以具备的条件进行选题，从而使设定的预期研究目标具有实现的可能性。可行性原则表征了科学研究的现实条件，即科研必须以主观、客观条件为前提，才能达到既定目标。

（五）效能性原则

效能性原则主要是指在进行医学科研选题时要充分考虑到科研投入与产出之间的比例，力求用最小的投入获取最大的科研产出，提高科学研究的效益。在当前我国科技投入还不够充分、科研项目申报竞争激烈的情形下，围绕一些高发病、多发病和重大疾病开展的科研选题，在同等投入的前提下，科研产出的社会效益和经济效益可能会更高，也更有可能获得国家立项支持。

（六）兴趣性原则

兴趣性原则主要是指医学科研选题最好能够结合研究者自己的科学研究兴趣展开。科学研究成功的关键就在于研究者孜孜不倦地对科学问题进行深层次思考和探寻，做自己最感兴趣的科研选题，保证研究者能忘我地投入工作，促使其能够始终保持着高昂的研究热情与激情，在享受研究带来的乐趣中，自由地游弋在学科领域的最前沿，为证实自己的科学假说不遗余力。

（七）可持续原则

可持续原则主要是指在确立医学科研选题时要具有一定的战略眼光，要充分考虑到自身科研工作的可持续发展。同时，尽量围绕一些前沿学科或发展前景好、应用前景广阔的研究方向或研究领域，使自己的科研工作能够在某一个方向上获得长期的聚焦和发展，以利于科研工作的积累和后续研究工作的深入开展和延伸。

二、主要来源

确立科研选题，首先要在熟悉本领域基础理论和前沿进展的基础之上，善于寻找和发现科学问题，在医学科研实践过程中，科学问题往往来自各种矛盾、分歧和学科交叉与融合之中。因此，我们应该善于在这些方向上寻找和发现科学问题，结合自身研究的优势、特点、兴趣和具备的基本条件，确定自己的科研选题。

（一）从科学实践与科学理论的不一致中发现问题

科学实践是历史的、具体的和深入发展的，当在特定实践条件下出现已有科学理论不能解释的新现象、新事实时，便产生了认识的矛盾，由此种矛盾形成的科学问题最为常见，需要在原有知识背景和新的事实基础上进行综合解析，从而创造出新的理论。

1. 聚集诱导发光理论的提出　荧光探针具有安全、快速、灵敏度高等优点，是医学检测领域中的重要技术。但用作探针的常见荧光分子多含有难溶于水的芳香族结构，当它们与生物分子结合时，容易发生聚集。聚集的结果导致发射的荧光信号大大下降，甚至猝灭，在一定程度上影响荧光强度，这一现象被称为聚集态荧光猝灭（aggregation-caused quenching，ACQ）。ACQ使荧光探针在应用过程中必须严格控制荧光分子的量。2001年香港科技大学唐本忠院士团队发现一种名为硅杂环戊二烯的化合物，它在溶剂中发光很弱，而在非溶剂中荧光强度却因聚集而急剧增强，荧光量子产率大大提高，这种与传统聚集导致的荧光猝灭理论刚好相反的现象，被称作聚集诱导发光（aggregation-induced emission，AIE）。唐本忠院士团队通过潜心研究认为，分子内运动受限（restriction of intramolecular rotation，RIR）是AIE现象的主要原因。具有AIE特性的荧光探针可以大量结合到靶物质上，产生更强、更稳定的荧光，在医学检测领域具备传统荧光分子不可比拟的优点，为高效荧光探针的合成开辟了一个全新的研究领域。

> **临床应用**
>
> **聚集诱导发光（AIE）的临床应用**
>
> 2001年，唐本忠课题组发现了一个奇特的现象：一些噻咯分子在溶液中几乎不发光，而在聚集状态或固体薄膜下发光大大增强。因为此种发光增强是由聚集所导致的，故形象地将此现象定义为AIE。利用此原理，可以开发新型的化学传感器、生物传感器，设计生物成像新方法、蛋白质构象研究新方法等。

2. 细胞焦亡概念的提出　目前的研究发现，细胞死亡方式有十几种，包括细胞凋亡（apoptosis）、细胞焦亡（pyroptosis）、坏死性凋亡、铁死亡等。在20世纪90年代期间，人们认为细胞主动死亡的方式主要是细胞凋亡，它是指为了维持机体内环境的稳定，细胞发生主

动的、由基因控制的自我消亡过程。在形态学上具有细胞缩小、细胞膜及细胞器结构完整、DNA降解为180~200 bp及其整倍数的片段等经典特征。随后有研究者发现，在炎性感染情况下，细胞死亡的形态学特征与凋亡的经典特征有所不同，表现为细胞肿胀膨大、细胞膜破裂、细胞器变形等。但拘泥于凋亡这一概念框架，研究者依然误用"凋亡"来定义这种炎症细胞死亡。随着这类实验证据的不断增多，尤其是在2000年，Brennan和Cookson发现巨噬细胞在感染沙门菌后发生的细胞死亡与传统的凋亡有明显差异，研究者认为：炎性感染引起的细胞死亡与传统的凋亡是不同的死亡模式。这种新型的细胞死亡更为迅速，细胞膜完整性被破坏，并伴有明显的炎症过程，由此提出了细胞焦亡的概念。这一全新概念迅速引发研究热潮，通过近20年的探索，研究者们解析了炎症小体（inflammasome）作为上游信号激活炎症caspase家族成员，进而识别切割gasdermin家族成员GSDMD，引发细胞焦亡的分子机制。其中，北京生命科学研究所邵峰院士团队在GSDMD引起细胞焦亡的具体机制解析方面做出了重要贡献。目前，细胞焦亡在肿瘤、心血管疾病、感染性疾病、神经退行性疾病及自身免疫病中的作用备受关注，针对细胞焦亡关键分子的靶向药物蕴藏着巨大的转化应用前景。

 知识拓展

细胞焦亡

细胞焦亡又称细胞炎性坏死，是近年来新发现的一种程序性细胞死亡。细胞焦亡的形态学特征、发生及调控机制等均不同于凋亡、坏死等其他细胞死亡方式。细胞焦亡是由gasdermin介导的细胞程序性坏死。其特征为依赖于炎性半胱天冬酶（主要是caspase-1、caspase-4、caspase-5、caspase-11），并伴有大量促炎症因子释放。细胞焦亡的生化特征主要标志有炎症小体的形成，caspase和gasdermin的激活以及大量促炎症因子的释放。

细胞焦亡主要依靠炎症小体激活caspase家族的部分蛋白，使其切割gasdermin蛋白，激活gasdermin蛋白，活化的gasdermin蛋白转位到膜上，形成孔洞，细胞肿胀，胞质外流，最终导致细胞膜破裂，细胞焦亡。细胞焦亡有经典通路（caspase-1依赖途径）与非经典通路（caspase-4、caspase-5、caspase-11依赖途径）。

（二）从科学理论内部的矛盾中发现问题

任何科学理论都具有普遍性、真理的相对性和特定的适用范围，但理论本身不能存在逻辑矛盾，如果从一种理论或一个概念中可以推出逻辑矛盾，那就表明该理论本身存在着不能自圆其说的内在缺陷和需要进一步探讨的问题。

1. p53蛋白分子调控作用机制研究 关于p53蛋白分子调控作用机制的发现过程是以上规律的一个典型缩影。人类p53蛋白分子是由*TP53*基因编码的一种重要抑癌基因，对于多细胞生物的正常生理活动，如细胞周期、细胞凋亡的维持至关重要。p53最初于1979年由几个研究小组分别报道，当时假设认为p53是SV40病毒诱导肿瘤发生的作用对象。因此，p53刚开始被一系列实验报道为致癌基因，直到1989年被Johns Hopkins School of Medicine的Bert Vogelstein证实它其实是抑癌基因。随着生物物理学分析技术的进步，人们认识到，导致之前不同研究结论出现的根本原因是野生型p53分子物化结构特征具有复杂性和不稳定性，而最初的研究大多误用了变异p53的cDNA，故掩盖了其真正的效应。目前的研究表明：p53基因突变是人类肿瘤中最常见的遗传学改变。p53基因突变后，由于其编码蛋白的空间构象发生改变，导致其失去了对细胞生长、凋亡和DNA修复的有益调控作用，由抑癌基因转变为癌基因。

2. 基因的剂量效应研究　有关"基因的剂量效应",从 20 世纪 50 年代以来,一直都有比较完整的理论体系,即雌性哺乳动物每个细胞中有 2 条 X 染色体,从而具有 2 份基因剂量,而雄性哺乳动物只有 1 条 X 染色体,只有 1 份基因剂量。剂量补偿效应通过将雌性哺乳动物 1 个 X 染色体固缩成为巴氏小体而失活,从而使 X 连锁性状雌雄个体之间达到剂量的平衡。X 染色体失活学说在多种动物的遗传性状中得到了证实,也在部分人类遗传病如缺乏葡萄糖 -6- 磷酸脱氢酶引起的溶血性贫血等疾病中得到了验证,对于特纳综合征等染色体异常疾病的诊断也有所帮助,因此已普遍被人们所接受。

在此基础上进行推论,Ohno 于 1967 年提出了性染色体与常染色体之间的剂量补偿假说,即 X 染色体上的基因相对于常染色体会加倍表达,以补偿 Y 染色体的退化,从而达到 X 染色体与常染色体之间的基因水平平衡。根据以上"基因的剂量效应",该推论看起来应该是合理的,然而在对该假说进行实验验证的过程中,不同的研究组却得出了相互矛盾的结论。如果我们仔细探究,也会觉得该理论似乎有难以自圆其说的内在缺陷,即按照 Ohno 假说,女性体细胞内的 2 个 X 染色体,1 个 X 染色体首先失活,另外 1 个 X 染色体却需要加倍表达,以达到和常染色体的平衡。

为了进一步探究该理论假说的真实性,中山大学贺雄雷教授研究组通过基于新一代测序技术的 RNA-Seq 检测基因表达量,并对获得的数据进行分析,提出哺乳动物中单条 X 染色体的基因表达量约为 2 条常染色体总表达量的一半,而并非表达翻倍,从而与 2 条常染色体的总表达量相当的结论,该研究结果于 2010 年发表在 *Nature Genetics* 上。该研究不仅对性染色体演化的 Ohno 假说提出了挑战,也对性染色体相关的剂量补偿效应理论提供了新的研究思路。

(三)从不同学派理论之间的分歧中发现问题

由于研究者占有材料、所处客观条件、观察和实验能力、对材料的着眼点以及世界观和方法论不同等原因,在一个学科领域中,不同学派对同一事物往往运用不同的理论进行解释,且在不同学科领域之间也可能存在理论上的矛盾。而科学问题往往就存在于这些分歧之中。

1. 细胞群分类聚集结构的形成问题　发育学中关于细胞群分类聚集结构的形成问题,目前学术界至少存在 3 个典型假说。第一种假说强调同类细胞表面的黏触类分子的对应性,认为除普遍性的细胞间附着分子外,这些黏触类分子的特殊亲和性引发了细胞间的接触和之后的细胞皮层细胞骨架产生的力学调节,从而形成聚集结构。第二种假说更加强调细胞皮层原本存在的由细胞骨架分布产生的皮层张力。它认为,该张力强于黏触类分子,对聚类结构的形成产生了决定性作用。第三种假说将细胞视作具有不同(由表面活性和黏弹性参数组成)表面张力的液滴。该学说认为同类细胞间由于电荷、亲水性、黏弹性等原因的低张力性而易于互相接触,但与非同类细胞则相对来说是相斥的。正是由于这种自身的物理特征而非生物学特征,使得不同类细胞之间自动分类并形成聚集结构。这些假说都有相关的经典实验结果支持。我们可以将这种情况理解为:它们分别从不同方面或角度在不同层面反映了这个问题的一些内容。伴随着学术争鸣及现代实验技术能力的不断提升,在未来也许可以通过一些模型更加充分地同时再现这诸多因素产生影响的时空过程。

2. 衰老的不同学说　衰老是指机体对环境的生理和心理适应能力进行性降低、逐渐趋向死亡的现象。围绕衰老的发生、发展机制,研究者们提出了多种多样的学说。这些学说主要包括如下几种。①自由基学说:最早由英国学者 Denham Harman 于 1956 年提出,认为衰老是由于细胞正常代谢过程中产生的自由基的有害作用造成的。支持该学说的证据主要来自体内和体外试验,结果表明:自由基抑制剂及抗氧化剂可以延长细胞和动物的寿命。②体细胞突变学说:该学说认为各种物理、化学、生物诱发因素(如电离辐射、X 射线)和自发的突变破坏了细胞的基因和染色体，这种突变积累到一定程度可导致细胞功能下降，达到临界值后，造成细胞死亡。支持该学说的证据有X射线照射能够加速小鼠老化、老年人染色体畸变率较高等。③端粒学说：端粒具有维持染色体结构完整性的作用。该学说认为，细胞每分裂一次，染色体末端的端粒会缩短，导致细胞修复的速率变慢，损伤逐渐积累，细胞功能逐渐丧失。该学说的最早直接证据是来自对体外培养成纤维细胞的观察，结果发现来源于不同年龄供体的成纤维细胞随着增龄，端粒的长度逐渐变短，有丝分裂能力明显减弱。④自身免疫学说：该学说认为机体在有害因素（如病毒感染、药物、辐射）的作用下，免疫系统功能发生改变，将某些自身组织视为抗原而发生有害的免疫反应，加速机体的衰老。除上述学说外，还有中枢神经系统功能减退学说、生物钟学说、内分泌功能减退学说、交联学说、遗传学说等。围绕这些学说，研究者们从不同的角度提出科学问题，对衰老的机制进行了多方位的探索和解析，取得了多项重要的研究进展。在全球人口老龄化的背景下，衰老依然是当前的研究热点。

（四）从社会需要和现有技术手段的局限性中发现问题

医学科技发展的最终目标是不断满足人类对健康的需求。随着社会的发展与进步，人们对疾病的诊断、治疗和预防要求越来越高，但是由于医学科学技术发展自身进程的局限，临床上掌握的各种医疗技术方法和手段还远远不能满足患者的需求，很多临床实践中产生的问题亟待解决，而这正好为医学科研提供了广阔的天地。总之，临床实践既是考验各种医学理论或技术的终点，又是新的医学理论和技术诞生的起点。

1. 干细胞与再生医学　由创伤、疾病、遗传和衰老造成的组织和器官缺损、衰竭或功能障碍治疗是医学界面临的重大难题，目前药物和手术治疗等经典治疗手段难以满足需求。基于干细胞（stem cell）的修复与再生能力的再生医学有望解决此类重大医学难题，引发新一轮医学革命。干细胞是一类具有多向分化潜能和自我复制能力的原始未分化细胞。1995年，第一例间充质干细胞（MSC）疗法进入临床应用。Lazarus等收集了缓解期血液肿瘤患者的自体间充质干细胞，在体外扩增培养后，再通过静脉回输到患者体内，并证实了临床安全可靠性。1998年，首次报道人胚胎干细胞（ESC）培养成功。2007年，首次成功获得人诱导多能干细胞（iPSC）。2012年，首次报道多能干细胞疗法在黄斑变性治疗中的安全性和生物学功能。截至2022年，全球已经有18款干细胞产品获批上市，逾6000项干细胞临床试验正在进行，涉及呼吸系统、神经系统、内分泌系统、运动系统、免疫系统、生殖系统、循环系统以及消化系统等疾病，且在这些领域均有成功案例报道。虽然在安全性和伦理道德等方面还存在需要进一步解决的问题，干细胞与再生医学新技术在创伤修复、组织再生、重大疾病治疗、抗衰美容等方面展现出巨大的应用前景。

2. 股骨头缺血性坏死研究　股骨头缺血性坏死（avascular necrosis of femoral head，ANFH）是临床多发病和常见病，致残率极高，多见于20~50岁青壮年，并多数累及双侧股骨头，病情呈进行性加重，如未经及时治疗，可引起股骨头塌陷、变形，导致髋关节功能障碍、终身残疾，严重影响患者的生活质量和劳动能力，给社会和家庭造成巨大负担。据WHO不完全统计，全世界约有3000万人患有此病。我国患者有500万~750万，每年新发病例15万~20万，发病率呈逐年上升趋势。近年来，激素引起的ANFH的发病率日渐升高，超过总发病率的57%，成为ANFH的首位病因，引起医学界及社会的高度重视。

ANFH目前尚无特效疗法，已成为世界医学界亟待攻克的难题。早期（ARCO Ⅰ、Ⅱ期）采用药物介入疗法、髓芯减压术、带血管骨移植术、截骨术等方法治疗，但均难以阻止病变的发展。晚期（Ⅲ、Ⅳ期）发生股骨头塌陷，只能进行人工关节置换术，但术后5年失败率高达10%~50%，且ANFH患者大多数为青壮年，而目前最好的人工股骨头也只能使用10~15年，患者往往还要更换2~3次，给其带来极大的痛苦和沉重的经济负担。因此，寻找新的、有效的早期治疗手段治疗 ANFH 显得尤为重要。

（五）从不同学科发展的交叉融合点发现问题

随着现代科学技术的发展，不同学科领域呈现出不断交叉融合的趋势，新兴交叉学科不断涌现。在不同学科发展的交叉融合点，新的技术方法和手段被大量应用，这不仅极大地提升了人类解决科学问题的能力，而且给我们发现新的科学问题带来了无穷的机会。

1. 慢性肝纤维化病理诊断研究　在解决慢性肝纤维化病理诊断问题所采取方法上的不断进步，就是体现这一规律的一个很好的例子。传统的肝纤维化病理诊断方法经过长期临床实践验证，所包含的内容具有重要的诊断价值，但是该方法需进行肝穿刺活组织检测，不仅对于患者具有身体创伤、副作用明显等危害，而且难以重复使用，无法长期、动态监测患者病情的发展。同时在技术上非常依赖于肝病理阅片者的主观能力，是一种比较粗略的等级资料诊断报告。因此，科学家们就针对其优点和缺点，将影像组学领域中基于深度学习的医学影像大数据人工智能（artificial intelligence）分析技术应用于无创性超声弹性成像的计算机辅助诊断。通过相关模型和算法的定制化设计，使其能够基于超声弹性图像，无创、智能化分期诊断患者的肝纤维化程度，从而辅助医师进行患者的个性化治疗决策。研究表明，此类技术在肝纤维化分期无创诊断中，精度可达到 97% 以上，实现了与有创肝穿刺活组织检测相同的诊断效能，充分体现出该技术是一个集临床医学、组织学、光学、图像学等为一体的交叉学科研究。

2. 生物信息学的出现　生物信息学（bioinformatics）是生物学与计算机科学、应用数学、信息学以及物理学等学科相互交叉融合而形成的一门新兴学科。它是建立在分子生物学、统计学和计算机科学交叉融合的基础上而发展起来的，利用计算机对生物学数据进行搜索（收集和筛选）、处理（编辑、整理、管理和显示）及利用（计算、模拟），从而发现和利用生物学规律。20 世纪 90 年代以来，伴随着各种基因组测序计划的展开，分子结构测定技术的突破以及互联网的普及，数以千计的生物学数据库如雨后春笋般建立起来。目前生物信息学已深度渗透到生物医学的每一个角落，形成了基因组信息学、蛋白质组信息学、转录组信息学、多组学信息学等分支学科。通过对上述组学的海量数据进行算法分析，可获取大量信息，用于发现疾病相关基因、预测蛋白质的三维结构、确认新药物分子靶点、设计个体化基因芯片等。

同时，计算机的发展为生物信息学的发展提供了一个必要条件。海量数据和复杂的背景导致机器学习、统计数据分析和系统描述等方法需要在生物信息学所面临的背景之中迅速发展。巨大的计算量、复杂的噪声模式、海量的时变数据给传统的统计分析带来了巨大的困难，需要像非参数统计、聚类分析、偏最小二乘等特征空间的压缩技术，生物系统的模拟、系统稳定性分析、系统鲁棒性分析等方面的建模算法等。

🔵 临床应用

生物信息学在临床上的应用

当前生物信息学是基于四大生物学数据库，对生物学数据进行收集、整理、储存、发布、提取、加工分析和研究，主要包括以下几个方面：①新基因的发现与鉴定；②生物进化研究；③完整基因组的比较研究；④非编码区信息结构分析；⑤基因组信息分析方法的研究；⑥大规模基因功能表达谱分析；⑦蛋白质末端序列、空间构象的预测、模拟和分子设计；⑧药物设计等。

三、基本步骤

在医学科研过程中，存在许多科学问题需要我们研究和解决。但是，确定一个优秀的科研选题，需要考虑各方面的因素，加以综合衡量，按照科研选题的基本步骤和程序，进行细致的筛选和聚焦。

（一）结合实际，确定方向

研究者首先要根据自身条件、兴趣和优势，确定自己是在基础医学、临床医学或是预防医学，还是在其他方面开展研究工作，是从事基础性研究，还是从事应用性研究，或是两者结合开展研究工作，同时还需要根据自己准备申报的项目类别的要求来进行大的研究方向的选择。

（二）科学思维，提出问题

研究者从科学问题的主要来源入手，通过自己掌握的理论知识、实践经验，以丰富的想象力、敏锐的洞察力、锲而不舍的持久力对确定的专业领域方向进行深入思考，应用创新性思维激发科学灵感，发现本专业领域内同行或前人工作中存在的不足、疑惑、缺点乃至错误，提出待研究的科学问题。

（三）查阅文献，调查研究

围绕研究者所发现和提出的科学问题，查证提出问题的根据，主要包括理论根据、文献根据和实现根据。其中重点是进行文献检索和查阅，在掌握大量文献资料的基础之上，仔细分析相关问题的国内外最新进展，查清有关问题的当前研究现状，了解已解决了哪些问题、尚未解决哪些问题、研究的热点有哪些、今后可能的发展趋势是什么，并对文献信息进行综合分析。尤其重要的是，需要同时开展关键的预实验，获得支持科学假说的关键预实验结果，为形成有关问题的假说奠定证据基础。

（四）初步归纳，形成假说

假说是否合理、正确及其水平高低，决定了科研的成败和成果大小。在研究者自己的实际科研工作积累和经验以及反复构思和查阅文献的基础上，针对发现或提出的科学问题，经过严密的类比、分析归纳和演绎推理，进而建立一个预先假定的答案或解释，形成初步的科学假说。

（五）综合分析，确定选题

一个好的假说应该是科学的、合理的，应符合已知的事实并可以被验证。针对自己或他人提出的科学问题，可能会有多种假说，要根据医学科研选题的基本原则，紧密结合自己的研究基础、技术水平、实验条件、兴趣爱好以及社会需求，选取适合自己研究的假说，确定科研选题。

第二节　医学科研项目申请书撰写

参与科研立项竞争是医学科研项目获取经费支持的主要途径和手段。项目申请书是参与各类科研立项竞争评审的重要文件和载体，项目申请书撰写质量的高低，不但反映了研究项目的必要性、创新性、先进性、可行性，还体现了申请者的学术水平、科研作风、科研能力、综合分析能力、解决问题的能力等，往往决定了科研立项的成败。

一、撰写前的准备

申请者在着手进行医学科研项目申请书撰写之前，必须根据具体的项目申报材料的要求，充分做好前期准备工作，这样才能高效、顺利地完成相关内容的撰写工作，形成一份高质量的医学科研项目申请书。

（一）掌握申报要求

任何类别的科研项目都有具体的申报要求。医学科研项目申请书必须严格按照项目主管部门发布的申报要求来撰写，这样才能做到有的放矢，提高项目申请的成功率。了解和掌握项目的申报要求，可以通过向有关科技主管部门咨询或仔细阅读项目的申报指南或申报通知来获得。一般来说，通过了解项目的申报要求，可以得到拟申报项目主要资助的项目类型、主要资助领域、申请者资格要求、经费资助强度、应具备的基本条件、项目申报的时间安排和基本程序等信息，为项目申请书的撰写提供方向。

（二）确定申报选题

根据得到的有关申报要求的信息，结合自身实际、优势和经验，按照科研选题的原则和步骤，确定申报的选题，选题的方向必须符合发布的有关申报要求。项目申报选题一旦确定，申报课题的名称也基本随之确定，项目申请书撰写的主题也因此确定，撰写的所有内容也将紧密围绕这个主题展开。

（三）查阅相关文献

文献资料是科研项目立论依据的重要来源。项目申报选题确定以后，要围绕该选题大量查阅文献，进行有关文献资料的准备。对收集到的文献资料，要进行细致筛选和鉴别，选取与选题关系最为紧密、权威和最新文献作为立项的重要依据材料。

（四）补充必要的预实验

在项目申请书正式撰写之前，可以依据项目确定的选题补充一些必要的预实验结果，通过一些前期的实验结果数据材料来对提出的科学假说进行初步验证，同时也可以作为项目申请的前期工作基础，在项目申请书撰写中加以体现。

（五）形成总体撰写思路

通过前期充分的准备后，项目申请者把所有搜集的信息和自己的思考进行充分汇总和综合，在此基础之上，按照项目申请书撰写的基本要求和原则，梳理项目设计的总体构思，形成项目申请书撰写的整体思路，做到胸有成竹。

（六）初步确定内容要素

申请者形成项目申请书的总体撰写思路以后，要按照构成项目申请书的基本要素，对每一部分撰写的具体内容进行准备，构思和细化每一部分的撰写思路，明确撰写重点，并对涉及的相应内容进行资料准备，特别是针对立论依据和研究方案部分，要重点进行反复斟酌和思考。

（七）收集整理附件材料

一般来说，各类项目在要求申请者提供项目申请书正文的同时，会根据不同项目的类型特点，要求提供相应的证明材料，作为项目申请书的附件材料，申请者需要根据项目申报对附件材料提供的具体要求提前准备。医学科研项目申请书附件材料一般包括各类资质证明（营业执照、法人证书、单位资产证明、财务报表等）、各类证书（成果鉴定证书、奖励证书、专利证书、新药证书、登记证、许可证、环保证等）、查新报告、检测报告、经费匹配证明、联合申报证明、代表性研究论文首页复印件、相关未公开发表的预实验结果等。

二、撰写要点

不同类别的科研项目申请书的撰写格式及要求不尽相同，但是，其作为科研项目立项评审的重要依据，从基本内容上讲，又存在很多共性特征。因此，在医学科研项目申请书撰写过程中，从有利于项目获得评审专家认可的角度出发，每一部分都有一些需要申请者特别注意的地方。

（一）封面

医学科研项目申请书封面最重要的信息就是申报的研究项目名称，它体现了研究的选题。申报项目名称的撰写要明确而具体地表达研究的对象、研究的内容、研究的类型等，且需要语言精练、简洁、准确、聚焦。

例如："早期股骨头缺血性坏死的研究"是研究股骨头缺血性坏死的病因、诊断，还是其治疗？该项目名称既表达不清，又空洞泛泛；如果根据研究内容，修改为"肝细胞生长因子修饰的骨髓基质干细胞治疗早期股骨头缺血性坏死的研究"，就十分清晰明了和准确，直接体现出了该申报项目的主要研究内容以及创新和特色。

（二）简表

一般医学科研项目申请书都会要求申请者填写一个项目简表，以反映项目的基本情况，为项目评审的组织管理以及评审专家评阅提供便利。

1. 基本信息 项目基本信息主要包括了项目名称、所属学科、技术领域、依托单位基本信息等。在填写过程中，需要仔细斟酌有关所属学科的填写，特别是在申报研究项目可能涉及多个学科时。因为填报的学科方向往往是项目主管部门选择由哪些学科领域的专家来对申报项目进行评审的依据，因此要从申报的内容、选题的特色、竞争的优势等方面进行综合考虑来慎重选择申报的学科。

2. 课题组组成 除重大、重点课题外，普通科研项目的课题组一般由 5~8 人组成，填报时要充分考虑到课题组组成的合理性和科学性。一般来说，需要重点关注课题组成员的职称结构是否合理、技术特长是否满足研究需要等方面。一个理想的课题组应该由高级、中级、初级研究人员以及实验技术人员和研究生组成，对于申报的研究项目中需要的特殊专业人才，必须在课题组成员中有所体现。如在一些临床流行病学研究中，具有流行病学和生物统计学专业知识背景的项目组成员是不可或缺的。

3. 项目摘要 项目摘要一般来说限制在 800 字以内，有的要求在 400 字以内，是项目申请书所有内容的高度凝练，也是项目申请书画龙点睛的部分。项目评审专家对申请项目主体内容的了解往往是从项目摘要开始的，因此，申请者必须高度重视项目摘要的撰写，做到字斟句酌。

如某申报项目名称为"新型 siRNA 分子体内给药系统的基础研究"，其摘要部分撰写为：干扰小RNA（siRNA）能特异性沉默靶基因的表达，作为一类全新的药物分子，具有治疗临床疾病的应用前景，美国已有siRNA分子局部给药系统治疗疾病的临床试验方案。系统内直接给予siRNA分子，易被核苷酶降解，半衰期短，靶向性差，细胞内转染效率低，不能高效进入深层组织细胞，必须借助给药载体。目前的核酸类体内应用给药系统存在制备困难和安全性不明确等问题。本课题拟对siRNA分子直接进行PEG化修饰以增加分子量，再偶联小分子寡肽作为组织靶向性结构分子，得到siRNA-PEG-寡肽分子结构。研究其合成工艺、系统给药后在血管内外靶组织中的分布、药代动力学和生物功能。该给药系统延长了siRNA分子体内生物半衰期；靶向性寡肽分子可特异性介导siRNA分子，经细胞表面受体内吞进入血管内、外组织细胞，大大提高了siRNA分子的细胞转染效率。siRNA-PEG-寡肽分子结构解决了目前siRNA分子不能高效进入深层组织细胞内发挥作用的缺陷，可为临床提供一种新的siRNA分子体内给药系统平台。该研究项目摘要共约380个字，语言精练，逻辑性强，逐层表述了项目的研究现况、该领域存在的问题、研究的目标和方法手段、研究的具体内容、可以解决的问题和研究的作用和意义。

（三）立论依据

医学科研项目申请书的立论依据部分主要是阐述为什么要开展本项研究工作，也就是回答为什么要做这件事，因此，必须通过项目申请书的撰写，让评审专家感到开展这项研究工作有理有据，且意义重大。

1. 研究意义　研究意义的撰写可以从项目的科学意义和价值以及实际意义和价值两个方面考虑。对于基础研究和应用基础研究，应该侧重阐述项目的科学意义和价值，也就是可以解决哪些科学问题、对本学科和领域的发展有哪些推动作用以及科学创新和技术突破有哪些等；对于应用研究和产业化研究，应侧重阐述项目的实际意义和价值，也就是可以解决哪些重大实际问题、可以产生哪些社会经济效益等；对于应用基础研究，则需要二者兼顾。在撰写过程中，要根据研究内容进行针对性论述，一般从本学科专业、本行业领域或社会发展需求出发，展开具体分析，切忌泛泛而论。

2. 国内外研究现状　国内外研究现状的撰写方式一般为夹叙夹议，不但要有简洁明了的描述，更要有画龙点睛的分析，并且可以适当展示申请者本人的研究基础。对于国内外研究现状的评述，要抓住重点，主要结合自己的选题，重点阐述本研究领域的发展趋势、主要发展方向、未解决的主要问题和问题的难点、当前需要研究并解决的关键问题是什么、本研究可以解决其中哪些问题等方面，要防止现状分析变成文献的单纯堆积和罗列，致使他人认为申请者的研究是简单地重复、陪衬或多余。

3. 项目创新之处　项目创新之处是对申请项目创新性的归纳和总结，一般归纳为项目的几个创新点予以阐述。项目创新点不宜过多，一般是指研究项目的学术思想创新、技术创新、方法创新，主要包括新现象的发现、新假设的提出、新观点的阐述、全新技术与方法运用等。需要特别注意的是，单纯反映项目难度和工作量的内容不是项目的创新之处。

4. 主要参考文献及出处　立论依据之后往往需要申请者附上主要参考文献及出处，在参考文献的选择上，一方面要紧密结合立论依据撰写内容来确定；另一方面，为了向评审专家展示申请者对该领域了解程度之深、知识结构之完善以及研究内容之重要，参考文献的选择要新，最好为近1~2年发表；要精，最好源自本领域权威期刊。如果申请者有相应的既往研究成果在高水平期刊发表，最好也能够在参考文献处予以体现。

（四）研究方案

医学科研项目申请书的研究方案部分主要是具体阐述要开展的研究工作，也就是回答要干什么、如何干的问题。因此，本部分的撰写，必须让评审专家感到此研究工作目标集中、路线合理、方法可行、结果明确。

1. 研究目标　具体提出研究将解决的科学问题、学术问题和技术性问题就是项目的研究目标。目标具体到什么程度，要根据研究周期、资助程度来确定。研究目标要有一定的高度：注意基础研究与应用研究的区别——"基础研究要做到世界第一，应用研究要做到效益第一"，坚决不重复前人已做过并得到肯定的工作，一般不重复近期文献报道的工作，必须做前人没有做过的工作。研究目标要集中，不能过于分散，可以采取总体目标和分目标分条方式撰写，但分目标之间必须有紧密的逻辑联系。

2. 研究内容　根据研究目标决定研究的具体内容，在兼顾研究内容系统性和完整性的前提下，一定要突出研究重点，抓住关键的科学或技术问题，开展纵深研究，也可以针对某一具体问题深入研究。通常可以采取分条撰写的方法，根据内在逻辑关系将研究内容分别进行阐述，要特别注意分别阐述的研究内容之间一定要有联系，相互协调，不要彼此孤立。

3. 拟解决的关键问题　研究项目拟解决的关键问题要清楚，涉及研究的理论难点和技术难点必须写且一定要写得准确，并有应变措施和备用方案。撰写一般是从关键步骤、关键技术、研究难点以及项目存在的主要风险上寻找拟解决的关键问题，将其作为切入点。研究项目的关键问题不宜过多，一般2～3个足够，在阐述每个关键问题时也要说明解决问题的具体方法或途径，并表明申请人所在课题组有能力解决这个问题。关键问题一定要找准，一定是决定研究成败的主要问题，不能刻意回避已经客观存在或可能存在的问题。找准关键问题也体现出了申请者对申报项目研究内容的认识和把握程度。

4. 拟采取的研究方法　根据要达到的研究目标或要完成的研究内容，决定所采取的具体技术方法。一般来说，在预期结果一致的前提下，研究方法尽量选取成熟、可靠的技术方法。研究方法要特别注意科学合理性，如对象设置、例数、统计分析方法。目前，与高新技术结合的项目越来越受到关注，但是与高新技术结合并不一定是指单纯地运用一些高、精、尖仪器的检测手段，主要指跨学科、跨专业的技术手段和方法的结合与应用。因此，在研究技术方法的选取上，一味追求研究工具或仪器设备的高、精、尖，效果并不一定好。此外，如果研究工作需要运用申请者拥有的自主知识产权的一些技术方法，一定要在申请书中予以重点说明。

5. 技术路线　技术路线是指申请者为达到研究目标而准备采取的包括技术手段、具体步骤及解决关键性问题的方法等在内的研究途径。在撰写过程中，要清晰地阐述研究具体程序的操作步骤，注意逻辑性，对每一步骤的关键点要阐述清楚，并具有可操作性，重点具体回答"怎么做"。一般采取以研究内容为主线设计技术路线。很多研究项目的技术路线采取技术线路图、流程图、示意图的方式进行表述，以达到一目了然的效果。

6. 实验方案及可行性分析　为了实现既定的研究目标，在研究过程中，需要设计若干具体的科学实验来逐步验证申请项目提出的科学假说。所以，实验方案中的实验设计要严谨、翔实，设计的方案和观察指标不能相互矛盾，切忌粗略、笼统，防止观察指标无针对性、大而全。对于实验方案的可行性分析，可以重点从实验方案的科学性、适用性、可操作性、实验条件的完备性、实现的可能性等方面入手。

7. 年度研究计划及预期进展　年度研究计划必须根据研究内容合理分配时间，一般以半年为一个时间段分条阐述。预期进展和结果一般需要列出可检查的一些具体指标，主要包括在每一个阶段完成哪些研究内容；预期在哪些期刊发表多少篇论文；可望获得多少专利、什么专利；产出什么产品；出版多少专著；培养多少人才与什么样的人才；阶段性经济效益与社会效益如何等方面。

（五）研究基础与条件

医学科研项目申请书的研究基础与条件主要是使项目评审者相信申请者有能力和条件完成

所申请项目的研究内容，所以申请者必须对自身的相关工作基础和所具备的研究条件进行充分展示，以增加项目立项的可能性。此部分撰写表述要丰满，笔墨要浓重，善于充分展示自身实力，同时又要客观、适度。

1. 既往研究成绩及与项目相关的研究工作积累　着重阐述申请人以及课题组与本项目相关的研究工作基础和近 5 年的主要研究业绩，重点突出项目申请负责人的工作业绩，同时不要忽视阐述课题组成员的业绩和工作基础。工作基础最好能够和申请项目的研究内容紧密相关，能够证明申请者和课题组科研能力的其他成绩也可简述。一般来说，项目申请者的工作基础主要包括：申请者的研究工作经历情况，如在著名研究机构的工作情况；已搜集的相关资料、已掌握的方法，特别是一些独占性的资源优势，要重点加以表述；已建立的研究系统或技术体系有关的预实验研究结果；已结题或正在承担的其他相关研究课题及进展情况；已发表的主要相关论文或出版的专著；已申请或者授权的专利情况；已取得的科技成果奖励情况等。

2. 现有实验条件、不足及拟解决途径　这一部分主要表明项目申请者所具备的开展研究工作的软件、硬件条件，主要包括：利用国家重点实验室和部门开放实验室的计划与落实情况；研究涉及的主要设备情况和实验室条件；已经建立的和研究相关的实验技术体系情况等。特别需要强调的是，如果申请者所在单位对一些与研究相关的关键科研条件有所欠缺，必须同时提出很好的解决途径和方案，比如在项目组织申报之前就进行广泛的科研合作以弥补自身条件的不足和局限。

3. 以往承担任务完成情况　申请者再次申请同一类别项目课题时，一般需要提供申请者负责的前一个已结题项目的完成情况、后续研究进展及与本申请项目的关系。同时，也需要附上上一个项目的相关成果产出附件证明材料，提供项目名称及项目编号等信息。

（六）经费预算

国家对科研经费的管理日趋规范，很多项目结题时需要先进行财务的审计，其中重点内容就是审查项目经费的使用是否与项目经费预算相符，因此，必须高度重视项目经费预算的撰写，以免对今后研究工作的实际开展造成困难。

在项目经费预算编写中，需要把握如下内容：经费申请要合适，根据不同类型项目资助强度确定申请经费额度，可以适当偏高；经费预算要合理，开支明细尽量具体，可以参照有关项目经费管理办法列出明细填写；对于比较大的课题，适当预算一些课题管理费和人员经费，但是不能超过项目经费管理规定列出的比例。总体来说，申请的研究经费要与研究内容基本相匹配，如果申请经费不能满足研究需要，则要说明其他补充经费的来源，并提供相关的证明材料。

（七）相关附件材料

附件材料是和项目申请相关的一些证明材料，一般严格按照项目申报通知要求提供，不能缺少。同时，最好为附件材料整理一个目录索引，相关材料顺序装订，防止遗漏，且便于查阅。

三、修订

为了提高项目申报的成功率，对科研项目申请书质量进行严格把关非常有必要。一份高质量的科研项目申请书是需要经过反复修改审定的。申请者完成科研项目申请书初稿以后，认真做好相关内容的修订工作，是切实提高科研项目申请书质量的重要途径和手段。

（一）修订关注的重点

科研项目申请书撰写的修订阶段，需要申请者重点关注：研究内容是否具有创新性、必要性、可行性，国内外有无进行同类研究；技术路线是否切实可行、有无应变措施；预期结果是否明确；基本条件是否具备；经费预算是否合理；课题组成员比例是否合理，是否符合规定。

（二）修订达到的目标

通过对科研项目申请书的修订，力求使科研项目申请书达到立意创新、选题准确、方法先进、方案完整的要求，用简洁、流畅、准确的语言表述出申请的科研项目可以解决什么问题、如何才能解决问题以及解决问题的最佳方法。医学科研项目申请书的撰写，就像在向评审专家讲述一个"故事"，因此首先要让评审专家对这个故事感"兴趣"，其次要让评审专家读懂和相信这个"故事"，通过申请者的语言文字表达，要呈献给评审专家一个内容新颖、意义重大、情节完整、可以实现的"故事"。总之，一份优秀的医学科研项目申请书，需要申请者通过自己的不懈努力和反复修订，最终达到"外行看了有兴趣，内行看了有水平"的目标。

（三）修订采用的方法

医学科研项目申请书撰写完成之后，一般采取以下几种方式进行修订：一是申请者通过资料的核实、进一步的思考等进行初步修订；二是申请者可以在一定范围内与同领域的专家对申请书内容进行交流和探讨，听取他们的意见后进行整理修订；三是可以请教具有该类型科研项目申报成功经验的专家，针对该类型项目申报的特点进行针对性审修；四是与本单位科技管理人员沟通、交流，根据项目申报的要求，对项目申请书的撰写和有关资料进行形式上的审核修订；五是项目申请书正式提交之前，对语言的表述形式、字词使用的严谨性等进行修改，并进行认真、仔细的文字校对。

第三节　医学科研项目的分类、来源与申报

随着我国社会和经济的不断发展进步，国家对科技发展的经费投入不断加大，医学科研项目的来源日趋广泛，为我国医学科技的持续发展和进步提供了有力的支撑和保障。

一、分类

根据医学科研项目获取方式的不同，可以将医学科研项目分为指令性课题、指导性课题、委托课题和自选课题四大类。

（一）指令性课题

指令性课题是指各级政府科技主管部门直接下达的科学研究课题、项目。指令性课题主要包括国家和地方政府科技发展规划中一些确定的科研任务，或者是卫生、科技管理部门根据医药卫生事业发展的要求和在防病治病工作中遇到的紧急科学技术难点，需要尽快解决而立即提出的科研课题和项目。

这类课题拟实现的研究目标应准确、具体、可行，项目承担的单位和项目负责人一般要求是本领域公认的高水平研究机构和本专业的权威科学家，具有很高的科学技术水平和较强的研

发能力。例如：科技部为了解决防治新冠病毒感染这一重大需求而紧急启动"新冠专项"等项目均属于指令性课题范畴。

（二）指导性课题

指导性课题是根据各级科技项目主管部门下达的申报通知和项目申报指南，由高校、科研院所和企业的科技人员提出申请，经过同行专家评审后，择优获得批准立项资助并由课题承担单位具体落实完成的科研课题和项目。

目前，指导性课题是政府科研项目支持的主流方式，绝大多数政府科研项目均属于指导性课题，它是我国科研机构获取科研项目的主要途径之一。同时，这类课题需要通过科技竞争获得，故也称竞争性科研课题，其获得与否、数量多少、层次高低，往往作为衡量一个科研机构和个人科研能力高低的重要指标。例如：科技部的国家科技重大专项、国家重点研发计划、科技创新 2030—重大项目，国家自然科学基金委员会面上项目、重点项目、重大研究计划项目、联合基金项目，其他国家各部委、省市级课题、项目等均属于指导性课题范畴。

（三）委托课题

委托课题是根据经济社会和行业发展需求，接受委托的医药卫生和公共卫生方面的定题科研任务。

这类课题是以横向科技合同为依据，主要由企事业单位委托进行，研究经费一般由委托单位提供。随着我国技术市场逐步开放和发展，这类研究项目日益增多，是各单位科研经费来源的一个重要组成部分，同时此类项目可以使科技人员对经济社会发展需求有一定的了解，促进了产学研的科技合作，体现了医药科技发展直接服务于社会和人民健康需求。例如：医药企业根据自身技术需求委托高校和科研院所进行药效动力学、药代动力学、剂型改变和安全性评价等研究课题均属于委托课题研究范畴。

（四）自选课题

自选课题是根据科学发展和科技人员的专长和兴趣，结合医药卫生工作的实际需求，由科研单位和科技人员本人提出的研究课题。

该类项目具有很强的储备性质，各单位应充分重视自选课题，并积极创造条件，给予支持和扶植，以利于争取更高级别的课题、项目。例如：经过评议、审批等程序，由所在单位给予资助立题的培育（启动）基金课题；科技人员根据本人的科研兴趣或在科研、教学和医疗实践中遇到的实际问题而自行开展研究的课题等，均属于自选课题范畴。

另外，根据医学科研项目研究类型的不同，可以将医学科研项目分为基础研究项目、应用研究项目、开发研究项目。

二、主要来源

根据我国目前各类医学科研项目设立的现状，从项目来源的渠道划分，可以将医学科研项目分为国家部委层面项目、地方政府层面项目和社会力量层面项目。

（一）国家部委层面项目

国家部委层面项目主要包括了国家科技部、国家自然科学基金委员会等部门设立的一些医学科研项目。

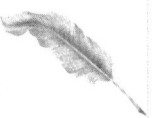

1. 国家科技部

（1）国家重点研发计划：2014年12月3日，国务院制定《关于深化中央财政科技计划（专项、基金等）管理改革的方案》，将科技部管理的国家重点基础研究发展计划（"973"计划）、国家高技术研究发展计划（"863"计划）、国家科技支撑计划、国际科技合作与交流专项、发展改革委、工业和信息化部管理的产业技术研究与开发资金，有关部门管理的公益性行业科研专项等整合归并，形成国家重点研发计划。国家重点研发计划面向世界科技前沿、面向经济主战场、面向国家重大需求，重点资助事关国计民生的农业、能源资源、生态环境、健康等领域中需要长期演进的重大社会公益性研究，事关产业核心竞争力、整体自主创新能力和国家安全的战略性、基础性、前瞻性重大科学问题、重大共性关键技术和产品研发，以及重大国际科技合作等，加强跨部门、跨行业、跨区域研发布局和协同创新，为国民经济和社会发展主要领域提供持续性的支撑和引领。

（2）国家科技重大专项：是为了实现国家目标，通过核心技术突破和资源集成，在一定时限内完成的重大战略产品、关键共性技术和重大工程。《国家中长期科学和技术发展规划纲要（2006—2020）》确定了"载人航天与探月工程"等16个重大科技专项，这些专项是我国科技发展的重中之重，旨在解决制约经济社会发展和事关国家安全的重大科技问题，发挥对民生改善和国家支柱产业发展的辐射带动作用。健康领域相关的"重大新药创制"和"获得性免疫缺陷综合征和病毒性肝炎等重大传染病防治"分别被列为国家科技重大专项。

（3）科技创新2030—重大项目：为贯彻落实《"十三五"国家科技创新规划》，根据国际科技前沿趋势和国家经济社会发展紧迫需求，科技部在实施已有16个科技重大专项基础上，面向2030年再部署一批体现国家战略意图的重大科技项目，力争有所突破。设立"脑科学与类脑研究"等6个重大科技项目及"健康保障"等9个重大工程，按照"成熟一项、启动一项"的原则，分批次有序启动实施。科技创新2030—重大项目与国家科技重大专项，形成远近结合、梯次接续的系统布局。在生物和健康领域，形成涵盖重大疾病防治、基础健康保障服务和前沿医疗技术突破的整体布局。

2. 国家自然科学基金委员会　国家自然科学基金委员会根据科技发展趋势和国家战略需求设立相应的项目类型，经过不断优化调整，形成了结构合理、功能完备的多层次资助体系。

（1）第一层次：孕育原创思想、培育青年人才，构筑体系完整、规模宏大的创新基础。

1）面上项目：支持从事基础研究的科学技术人员在科学基金资助范围内自主选题，开展创新性科学研究，促进各学科均衡、协调和可持续发展。

2）青年科学基金项目：支持青年科学技术人员在科学基金资助范围内自主选题，开展基础研究工作，特别注重培养青年科学技术人员独立主持科研项目、进行创新研究的能力，激励青年科学技术人员的创新思维，培养基础研究后继人才。

3）地区科学基金项目：支持隶属于内蒙古自治区、宁夏回族自治区、青海省、新疆维吾尔自治区等基础研究薄弱地区的依托单位全职科学技术人员在科学基金资助范围内开展创新性的科学研究，培养和扶植该地区的科学技术人员，稳定和凝聚优秀人才，为区域创新体系建设与经济、社会发展服务。

4）专项项目：支持需要及时资助的创新研究，以及与国家自然科学基金发展相关的科技活动，分为研究项目和科技活动项目两个亚类。研究项目用于资助及时落实国家经济社会与科学技术等领域战略研究部署的研究，重大突发事件中涉及的关键科学问题研究，以及需要及时资助的创新性强、有发展潜力、涉及前沿科学问题的研究。科技活动项目用于资助与国家自然科学基金发展相关的战略与管理研究、学术交流、科学传播、平台建设等活动。

（2）第二层次：聚焦关键领域、培养领军人才，强化重要领域方向的持续资助。

1）重点项目：支持从事基础研究的科学技术人员针对已有较好基础的研究方向或学科生

长点开展深入、系统的创新性研究，促进学科发展，推动若干重要领域或科学前沿取得突破。

2）国家杰出青年科学基金项目：支持在基础研究方面已取得突出成绩的青年学者自主选择研究方向并开展创新研究，促进青年科学技术人才的成长，吸引海外人才，培养和造就一批进入世界科技前沿的优秀学术带头人。

3）国家优秀青年科学基金项目：支持在基础研究方面已取得较好成绩的青年学者自主选择研究方向并开展创新研究，促进青年科学技术人才的快速成长，培养一批有望进入世界科技前沿的优秀学术骨干。

4）联合基金项目：联合基金旨在发挥科学基金的导向作用，引导与整合社会资源投入基础研究，促进有关部门、企业、地区与高等学校和科学研究机构的合作，培养科学与技术人才，共同促进区域创新体系建设，推动产业及重要领域自主创新能力的提升。

5）国家重大科研仪器研制项目：面向科学前沿和国家需求，以科学目标为导向，加强顶层设计、明确重点发展方向，鼓励和培育具有原创性思想的探索性科研仪器研制，着力支持原创性重大科研仪器设备研制，为科学研究提供更新颖的手段和工具，以全面提升我国的原始创新能力。

（3）第三层次：瞄准优势方向，推动产出重大原创性、引领性成果。

1）重大项目：面向科学前沿和国家经济、社会、科技发展及国家安全的重大需求中的重大科学问题，超前部署，开展多学科交叉研究和综合性研究，充分发挥支撑和引领作用，提升我国基础研究源头创新能力。

2）重大研究计划项目：围绕国家重大战略需求和重大科学前沿，加强顶层设计，凝练科学目标，凝聚优势力量，形成具有相对统一目标或方向的项目集群，促进学科交叉与融合，培养创新人才和团队，提升我国基础研究的原始创新能力，为国民经济、社会发展和国家安全提供科学支撑。

3）创新研究群体项目：支持优秀学术带头人自主选择研究方向、自主组建和带领研究团队开展创新性基础研究，攻坚克难，培养和造就在国际科学前沿占有一席之地的研究群体。

4）基础科学中心项目：旨在集中和整合国内优势科研资源，瞄准国际科学前沿，超前部署，充分发挥科学基金制的优势和特色，依靠高水平学术带头人，吸引和凝聚不同领域和不同学科方向的优秀科技人才，着力推动学科深度交叉融合，相对长期、稳定地支持科研人员潜心研究和探索，致力科学前沿突破，产出一批国际领先水平的原创成果，抢占国际科学发展的制高点，形成若干具有重要国际影响力的学术高地。

（二）地方政府层面项目

地方政府层面项目主要包括地方有关科技、卫生、教育等行政主管部门根据地方社会经济建设和医学科技发展需求而设立的各类项目。

1. 地方自然科学基金　地方自然科学基金战略目标一般是从本地区实际出发，结合自身基础研究的专长或优势，在人才培养、团队塑造以及基地建设等方面突出地方的重点，主要支持基础和应用基础方面的研究。

2. 地方科技计划项目　地方科技计划项目是指列入地方政府科技计划，通过地方政府财政科技经费支持或以科技政策扶持、引导，由独立法人单位承担，并在一定时期内组织实施的科学研究、技术开发、成果转化及相关科技活动。地方科技计划项目主要面向本地区社会经济发展的实际需求，重点支持应用研究和产业化研究。

（三）社会力量层面项目

随着我国社会经济的发展和人民群众对健康需求的日益增长，以医药企业和社会公益机构为代表的社会力量对医学科技发展的投入不断增加，他们根据自身的需求设立各种医学科研项目，支持医学科技的发展。

1. 企业委托研究项目　企业委托研究项目是指企业根据其自身的技术需求，为解决相关领域的某些关键、具体技术问题，委托具有相应研发能力的科研机构从事的科学研究活动，研究成果一般直接应用于企业生产活动实践。医学科研的委托项目主要来源于医药行业的企业，集中在新药和医疗器械技术研发领域。

2. 社会公益基金项目　来源于各类社会公益基金的科研项目，重点支持科研单位在提高社会公益科研能力和提升科技公共服务水平方面共性问题的研究。由于医药健康领域的科学研究本身具有很强的公益性特征，因此各类公益性基金往往根据自己的宗旨，设立相应的医学科研项目。如吴阶平医学基金会、上海吴孟超医学科技基金会、比尔及梅琳达·盖茨基金会设立的医学科研项目。

三、申报流程

申请者熟悉和掌握各类医学科研项目的申报流程，就可以根据自身科研工作的进展和需求，妥善安排好自己的科研项目申报计划。

（一）获取申报信息

申请者需要经常关注和浏览相关科技主管部门网站上的科研项目申报信息，与本单位的科技管理部门保持密切沟通，掌握本单位科技项目申报的具体要求和安排，特别要关注各级项目主管部门发布的项目申报通知和项目申报指南中的有关要求，认真研读相关文件，提前做好申报准备工作。

（二）撰写项目申请书

撰写项目申请书是医学科研项目申报的关键环节。高质量的项目申请书往往是项目申报成功的决定性因素，申请者可以通过自己的不懈努力来实现项目申请书撰写质量的提升，因此，申请者要留出足够的时间和精力来准备和完成项目申请书的撰写。

（三）提交项目申请

申报所需相关材料和项目申请书准备完毕以后，申请者要与本单位的科技部门和有关管理人员联系，在他们的指导和帮助下完成项目申请的有关审批和行政手续，按照要求向各级项目主管部门提交项目申请材料。

（四）形式资格审查及申报项目受理

有关项目主管部门收到项目申报材料后，一般会组织项目的形式资格审查。这一部分审查一般不涉及项目的学术问题，专门针对项目申报通知要求和有关项目管理规定的内容，对项目是否具有申报资格进行审查判定。通过形式审查的项目将被各级医学科技项目主管部门正式受理，参加评审。

（五）接受专家评议

作为竞争性科研项目，项目立项资助的依据主要来源于同行专家对项目研究水平的评议，项目主管部门主要根据同行专家对项目科研水平的评价结果来决定是否给予申请的科研项目以立项资助。项目的专家评议一般由科技项目主管部门，或者委托专业的评估评审机构来完成。一般来说，根据项目评审管理的有关规定，重点项目和重大项目要经过两轮或三轮的评价评审，这些项目只有通过专家函审的遴选后，才能够获得现场答辩评审的资格，参加下一轮的遴选。

（六）立项手续办理

通过同行专家评议后的科研项目，科技项目主管部门要通过一定的行政审批程序来确定申请的科研项目是否予以立项。一旦申请项目确定立项资助，相关科技项目主管部门便会及时发布项目立项资助通知有关文件，同时要求申请者根据项目申报的内容填报相应的科研合同。一般来说，项目科研合同不允许对项目申请书中的研究内容和目标进行过多、过大的调整。

思 考 题

1. 不同医学科研活动类型的特征和相互之间的联系是什么？
2. 医学科研选题需要遵循的基本原则有哪些？
3. 如何确保科研选题的创新性？
4. 医学科研项目申请书构成的要素有哪些？
5. 国家部委层面的医学科研项目主要有哪些，各有什么特点？
6. 张某博士毕业后入职某医科大学基础医学院担任讲师，其研究方向为某药物对心脏的保护作用及其机制研究，计划申请国家自然科学基金，需要做哪些准备？

（赵醒村　付晓东）

第三章

观察性研究设计

观察性研究（observational study）是医学研究中较为常用方法之一，是以观察法为主要研究手段，即研究者在研究前不采取任何人为干预措施或施加任何干预因素，直接通过人体的感官或仪器设备观察事物的自然现象。在医学研究中，观察性研究就是研究人类在自然条件下的生命表现、疾病特征，如自然状态下的人体结构、生理功能、病理变化、疾病自然史、分布规律、影响因素。对生命和疾病自然现象的研究，是人类揭示生命奥秘、探索疾病流行特征和规律的基础，可以为深入研究健康促进、疾病防治以及制定卫生决策提供科学的依据。观察性研究多是在现场，以人群为对象，主要通过现场调查获取数据和资料。因此本章以现场调查为基础，重点介绍现况研究、病例对照研究和队列研究的基本原理、设计思路和关键技术。

案例 3-1

我国 15~59 岁年龄组人群乙型肝炎表面抗原（HBsAg）携带率为 8.57%，在人群集中的大学校园里，学生之间交往密切，尤其是乙型肝炎病毒携带者隐蔽性较强，增加了病毒传播机会。同时，大学生处于性活跃期，是乙型肝炎感染的高风险人群，应成为我国乙型肝炎防控的重点人群之一。现为了解某地区某校在校大学生 HBsAg 携带情况开展调查。

问题：
1. 在这个大学中抽取多少名大学生能够满足此次调查要求。
2. 请拟出抽样方案。

第一节 调查设计

调查（survey）是根据设计要求在现场经过提问、观察、测试收集研究资料的一种方法，通常将完全以调查方式收集资料进行的观察性研究，称为调查研究。如为了探讨个人的生活习惯与高血压的关系而开展的调查研究。调查获得的数据资料多数直接来自人群或人群中的个体，因此是关于疾病或健康问题的第一手资料。与动物实验相比，研究结果更具有说服力，可以直接用于指导健康促进和疾病防治实践。但在现场调查中，很多因素不易被有效控制，如环境因素、研究对象的行为、研究对象的主观意识，使得调查结果容易出现偏倚，影响了研究结果的真实性。因此，调查前的严格设计是保证调查质量的一个重要环节。

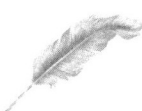

> **知识拓展**
>
> **加强流行病学中观察性研究报告质量声明（STROBE）**
>
> 为了避免在观察性研究的调查设计时出现重要信息缺失、不全及含糊等现象，提高报告质量，2004年，一个由方法学家、科研人员及编辑组成的国际性合作小组成立，对3种主要的流行病学观察性研究（即队列研究、病例对照研究、横断面研究）的报告内容制定了规范，即STROBE声明。经多次修订后，STROBE声明中包含22条被认为高质量的报告应写明的项目，包括7个方面的规范，主要为题目、摘要、引言、方法、结果、讨论、其他信息。STROBE声明已经被越来越多的生物医学期刊认可和接受。国际医学期刊编辑委员会已经将STROBE声明列入《生物医学期刊投稿的统一要求》中，已经有122种期刊将STROBE声明列入作者投稿须知中。

一、设计内容

调查设计（investigation design）是依据客观允许程度而制订的尽可能严密的调查计划，是实施调查研究的行动纲领。尽管调查研究的题目来源有多种渠道，设计报告的格式各不相同，但具体的内容是一致的，主要包括立题依据、调查目的、调查内容、调查方案、预期结果、研究基础、研究进度及经费预算几个方面。

（一）立题依据

设计报告中应该首先阐明开展本次研究的意义与价值，以充分的理由让评审人员或阅读者感觉到有必要开展本次调查。立题依据应包括调查研究问题的提出及重要性、国内外类似课题研究的进展及存在的问题、本调查要解决的问题及拟采取的技术方法、实现的预期目标及将产生的效益等内容。

立题依据的论述可以反映调查者对背景知识掌握的程度，以及科学研究的能力和水平，是做好调查研究的重要前提。立题依据要做到言之有理、论之有据、令人信服，就必须进行大量细致的先期工作，如文献综述、专家咨询、预调查。

（二）调查目的

调查目的是本次调查工作具体要达到的目标和需要解决的问题。调查目的必须明确、具体，因为它决定了调查的内容和调查的方法。调查目的通常包括以下几个方面。

1. 描述自然现象 例如对新发疾病的调查，通过描述疾病的临床表现、分布特征，可以掌握疾病的自然史、流行规律，是临床诊治疾病和预防控制的重要基础。

2. 了解目前状况 即对一个社区存在的健康问题进行调查研究，探索危害社区人群健康的主要疾病和卫生服务存在的问题，为卫生决策提供可靠的依据。

3. 筛选危险因素 疾病的发生、发展过程受到许多因素的影响与作用，当某些因素存在时，疾病的发生概率有所变化，这些因素被称为危险因素。具有危险因素的人群，就是这种疾病的危险人群，是预防和保护的重点。针对某种疾病的影响因素进行调查研究，可发现可疑的危险因素和危险人群，是疾病防治工作的重要内容。

4. 检验病因假设 如果有迹象表明某因子与某疾病的发生有关，可以提出病因假设。

但假设是否成立,需要通过调查、收集和分析二者之间存在关联的证据,进行假设检验。但观察性研究的证据力度有限,即使证明假设成立,也不能肯定为因果关系。

5. 评价防治效果　对人群中自觉或不自觉采用过有关健康促进和疾病防治措施和策略的效果,可以通过调查研究进行评价,例如临床上通常使用利多卡因预防急性心肌梗死患者室性心律失常,效果比较肯定,但有调查研究显示,利多卡因虽然可以改善心律失常,但并不能降低心肌梗死患者的病死率。

6. 开展疾病监测　定期、连续地对一个人群的疾病发生情况进行调查研究,可获得疾病动态变化资料。当疾病的发病率、患病率、死亡率有明显的上升趋势时,提示人群的致病因素增强,是疾病防治系统预警预报的基础。同样,根据疾病的动态变化特征可以预测该人群疾病发展趋势,这将有利于加快实现健康中国。党的二十大报告指出,推进健康中国建设,把保障人民健康放在优先发展的战略位置,建立生育支持政策体系,实施积极应对人口老龄化国家战略,促进中医药传承创新发展,健全公共卫生体系,加强重大疫情防控救治体系和应急能力建设,有效遏制重大传染性疾病传播。

在一次调查设计中,可以围绕一个目的进行深入细致地研究,也可以几个目的同时进行,提高研究的效率,增加投入与产出比,但在有限的精力和能力前提下,目的不宜过多,避免研究结果发散。

(三)调查内容

调查内容是实现调查目的所需要完成的具体的调查项目,例如调查目的是评价吸烟对人群健康的影响,显然要实现这个目的,必须调查吸烟与不吸烟人群的基本特征、某些疾病的发病或患病情况、吸烟人群的吸烟习惯(开始吸烟年龄、每日吸烟量、吸烟类型、是否戒烟等)。研究内容的设计需要依据文献提供线索、咨询专家获得启发、先期工作积累经验和预调查的重要发现等。调查内容设计需要做到周密、细致、翔实和全面。在设计时,考虑的研究内容越多,对问题的解释越深入,研究的收获将越大。

(四)调查方案

每项调查内容需要具体的调查方法去实现,这就是调查方案,是调查设计的核心内容。调查方案设计必须具备可操作性,要求非设计人员按照设计方案完全可以实现调查目的。调查方案一旦设计通过,必须严格执行,贯穿调查的全过程。除非在调查中发现方案存在严重问题,否则不得任意变更有关内容。如果调查工作由多人或在多地进行,实施前必须通过严格的培训,使每个执行者熟悉和掌握基本操作规范,统一标准、统一方法、统一形式。调查方案设计包括以下主要内容。

1. 确定调查方法　调查方法的确定取决于研究的目的和内容。常见的调查方法分类如下。

(1)按照调查数据的性质分类:可分为定性调查(qualitative survey)与定量调查(quantitative survey)两大类。定性调查获取的数据没有量的概念,主要通过调查和观察,了解目标人群对某事物的态度、信念和行为等方面的问题,如调查人们对被动吸烟的态度和感受等较深层次的反应信息。定量调查是按照一定尺度或量化标准收集数据,对数据进行统计分析。一次调查可以是定性的或定量的,也可结合使用。

(2)按照调查对象的范围分类:可分为普查(census)和抽样调查(sampling survey)。普查是对目标人群全部个体进行的调查,其结果最具有代表性,可如实反映目标人群的实际情况。如果目标人群较大或投入(人力、物力、时间等)有限,不可能完成普查,可选择抽样调查,即从目标人群中选取一个样本人群进行调查,最后以样本人群的调查结果推测或代表总体人群的情况。抽样调查的优点是工作范围小、力量集中,调查工作容易做得细致,减少了偏

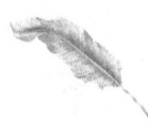

倚。缺点是如果样本量小，抽样误差增大，或者选择样本的偏性较大，致使样本结果不能反映实际情况，研究失去意义。

（3）按照调查研究的目的分类：可分为描述性调查（descriptive survey）和分析性调查（analytic survey）。描述性调查的目的是描述自然现象、了解事物实质、揭示自然规律，是科学研究中发现问题、形成假设的过程，是对一个问题研究的起步阶段。如果所关心的问题在目标人群中未调查过，或调查年代久远，现在状况不甚清楚，就需要考虑选择描述性调查，如现况研究。分析性调查的目的是探求在自然条件下事物之间存在关系的证据，是科学研究中分析原因、检验假设的过程，通常是在描述性调查基础上的进一步调查。如果所关心的问题在目标人群中已描述得很清楚并已形成假设，就需要选择分析性调查，如病例对照研究和队列研究。

（4）按照调查中数据获取的方法分类：不同性质和来源的数据资料需要使用不同的方法收集，在设计时要根据问卷资料的类型和类别，选择一种或几种方法完成调查。常用的调查方法有以下几种。

1）访谈式问卷调查：是调查者根据设计好的调查问卷逐项询问调查对象，获取研究所需资料的一种调查方法，是调查研究使用的最基本方法。访谈式问卷调查可采取个人访谈和小组访谈两种形式。个人访谈也称为面对面访谈，这种方法应答率高、调查资料可靠，用于调查内容较多、内容复杂、要求严格的科学研究。小组访谈是调查员在现场对一组调查对象同时进行的问卷调查，通常是将调查对象集中起来发放问卷，由调查员统一讲解后填写问卷。这种调查的效率高，且调查对象没有拘谨感，回答问题差错少。但调查对象集中在一起，相互之间存在暗示、误导，受现场情绪的影响，回答问题不够准确，不适合对敏感问题以及理解能力和文化水平较低人群的调查。

2）电话调查：与个人访谈方式相同，但是通过电话提问进行的调查，这种方法只适用于问题简单、数量较少，以及研究对象具有电话交流能力的人群。

3）信访调查：是通过信函邮寄问卷给调查对象，由调查对象根据填表说明填写后寄回的一种调查方法。信访调查无须组织现场，不需要大量的调查人员，因此成本较低，容易操作，尤其适合对调查对象比较分散和敏感问题的调查，以及文化程度较高的专业人群的调查。信访调查的前提是调查对象的通信地址清楚，且调查对象具有阅读信函的能力。信访调查的缺点是回收率难以保证，另外调查对象回答问题完全受个人对问题的理解能力的影响。当回收率影响研究结果时，需要对无应答者实施访谈调查，作为补救措施。

4）现场观察：是通过对事物或调查对象行为的直接观察，来收集非语言类资料的一种调查方法。现场观察可以了解人的实际行为，如患者的饮食量、服用药物剂量、体征。进行现场观察时，应明确如下问题：①观察单位，个体、集体；②观察持续时间；③每次观察时间（何时进行观察）；④观察重复的频度。

5）查阅资料：是通过查阅历史记录收集研究资料的一种调查方法，可供研究查阅的资料有医疗卫生工作记录（病历、体检记录等）、报告卡（出生报告、死亡报告、传染病报告等）、统计报表（医疗卫生、气象环境等）、保险资料、职业记录、人口资料等。历史资料既可以补充问卷调查的不足，也可对问卷调查资料进行核实，确定问卷资料的可信程度。

6）检测与检验：是需要借助仪器或实验室技术获得研究资料的调查方法，通常是问卷调查的辅助手段，如查体、病原学、血清学、生化分析。检测、检验的数据具有客观、定量的优点，应当更多引入。需要检测、检验的调查，设计中需要注明使用的仪器设备、试剂、操作规范、评价标准等。

2. 确定调查对象 设计时，要根据研究目的和研究内容的需要选择恰当的调查对象。确定调查对象的步骤如下。

（1）确定目标人群（target population）：目标人群为调查结果和结论适用的人群，也可称为目标总体。目标人群可以很大，如一个国家、一个省或市的人群；也可以是一个具体的人群,如一个社区、一个机构或团体的人。目标人群越大,研究结果应用的范围越大,研究的相对意义就越大。但目标人群过大,需要有足够的能力和投入,因此目标人群的确定要根据调查者的实际能力和拥有的资源以及研究目的来确定。

在设计中,对目标人群要有明确的定义,包括时间、地域、人员特征等信息,如2022年北京市在校大学生,或2022年北京市某高校新入学学生。

(2) 确定研究人群:研究人群是用于进行调查研究的人群,如果采用普查的方法,目标人群就是研究人群;如果采用抽样调查,进行抽样的人群即为研究人群。抽样调查通常要求按照随机的方法抽取研究人群,以减少选择偏倚,最大限度地增加样本代表性。

(3) 确定样本大小:理论上,调查的样本越大,调查的结果越稳定,越具有代表性。但如果样本过大,耗费的人力、物力和时间增加,同时组织工作复杂,容易出现系统误差。因此,设计中需要明确调查需要多大的样本量。样本量大小的确定可以通过公式、软件工具或直接查表获得(详见本书第十一章)。

(4) 确定纳入和排除条件:按照设计被抽中的个体不一定都符合调查要求,需要根据目的制定具体纳入和排除条件,如对某项生理或生化指标的医学参考值研究,调查对象必须是"正常人",但正常人是一个相对概念,只是不包含某些疾病或病理状态。调查对象应具备哪些条件,或不应包含什么,需要在设计时明确下来,这就是纳入与排除条件。条件一旦确定,必须严格执行。

3. 确定调查因素 调查因素是调查中需要获取和收集的具体数据资料,也是调查研究中进行分析的变量。每项调查内容都包含若干调查因素,例如人口学调查包含年龄、性别、民族、职业、文化等因素;生活习惯调查包含吸烟、饮酒、饮食、运动等因素。调查研究就是根据每个因素所提供的信息进行科学评价和推论,因此调查因素是调查研究的核心内容,关系到调查的成败和质量。调查因素的设计原则是:①有用的一项不能少,一次调查中设计的因素越多,调查收获越大;②能量化的必须量化,量化的因素提供的信息量大,可以进行量效分析;③尽量选择客观性因素,主观感受性指标受个体差异影响大,结果不稳定。设计步骤如下。

(1) 选择因素:设计中选择因素的依据是理论假设、文献报道、专家咨询。理论假设来自设计者前期观察与经验,以及对问题的了解和认识,是选择调查因素的重要基础,文献报道和专家咨询可以拓展思路,使问题考虑得更加全面和深入。

(2) 因素分类:将确定需要调查的因素按性质分类,初步可分为人口学因素(一般性资料)、直接作用因素(假设因素或自变量)、干扰作用因素(混杂因素或交互作用因素)、效应因素(目标因素或因变量)4类。分类的优点是便于集中思考,避免遗漏。例如一项调查的目的是观察吸烟对血糖水平的影响,那么自变量就是吸烟,有关吸烟的设计包括开始吸烟年龄、吸烟种类、吸烟方式、平均每日吸烟量、戒烟年龄、戒烟年限等;干扰因素是年龄、体重指数、饮食习惯等,因变量是空腹血糖等。

(3) 因素定义:每个入选的因素都必须有明确的定义,如吸烟的定义为每日至少吸烟1支,持续吸烟1年以上者。因素定义应该选择有明确定义的、公认的或多数文献使用的,便于相互比较和引用。定义要具有可操作性,且是唯一的,不能在调查中任意改动。

(4) 拟定调查表:将选定的因素按照一定关系排列成便于现场使用的问卷表格,即调查表。

(5) 预调查:将完成的调查表在少量调查对象中进行测试,观察每个因素的提问方式及调查对象的接受能力,修改存在缺陷的项目,完善问卷设计,统一调查方式和方法。

4. 调查员培训 如果现场调查工作需要多人共同完成,对调查员应进行统一培训,内容是调查的目的及意义、调查内容及说明、调查方式及方法,务必达到每个人对问卷各个因素理解的标准一致、调查的方法一致。

5. 现场调查组织与实施 大规模人群现场调查是一项复杂的工作,会出现许多意想不到的突发事件,需要周密设计。

（1）现场联系：现场是便于调查对象接受调查的场所，可以是家庭、居委会、学校、工厂、医院等。现场联系的目标是建立友好合作关系，最大限度地获取信任与支持。设计内容包括调查现场选择、与现场管理者联系等，重点讲明工作方式、需要给予的配合、可能存在的问题及解决的办法等。

（2）现场调查：是调查工作具体实施阶段，设计时需要考虑的问题是现场的组织分工、每日工作量、问卷的回收管理、可能的突发事件处理等。

（3）资料核查：对已经完成回收的问卷，需要有专人负责审核，如有缺项、逻辑错项，或模糊不清的内容，尽快与调查员联系，争取在离开现场前补充完善。

（4）无应答（non-response）者的处理办法：设计时要制定针对无应答者的处理方案，如调查无应答的原因、分析无应答者的构成，以及无应答者的补救调查方案。

6. 资料整理与分析　现场调查结束后，需要对问卷进行整理和数据的统计分析。设计内容如下。

（1）资料核对与整理：从专业和逻辑上对每一份问卷进行核对，制定数据剔除标准和极端值的处理方法。

（2）数据录入：核对整理过的问卷，选择计算机数据管理软件，进行数据录入，建立数据文件。数据文件应做好备份，避免损坏或丢失。

（3）统计分析：对于定量调查的数据，设计时需要明确分析的指标，如均数、率，以及进行统计学检验的方法。如果是常规方法，只列出方法的名称，不用列出公式，如卡方检验、方差分析；如果不是常规方法，需要列出分析的公式及其参数。

（五）预期结果

根据设计和预调查，推测本次调查可能得到的结果以及预期的产出。调查研究的成果多以论文和报告的形式呈现。

（六）研究基础

调查研究（特别是较大规模的调查研究）需要一定的基础条件，设计时应该充分分析现有的基础，是否能够完成本项调查任务及可行性。影响可行性的因素包括研究人员的数量与能力、研究经历与成绩、研究方法与技术、可用资源与条件、研究经费与时间等。

（七）研究进度及经费预算

调查的过程大致可分为5个阶段，即选题、设计、调查、分析、论文，设计时要对各阶段需要的时间和经费进行适当安排和预算。

二、抽样方法

抽样调查的目的是期望通过样本的结果推论总体，如某高校2022年入学的新生有10 000人，我们想了解新生入学时乙型肝炎表面抗原携带率，最好的方法是普查。如果我们没有足够的投入进行普查，只能对1/10的学生进行抽样调查，那么选取的样本结果能否反映全部新生的实际情况，取决于所选样本的代表性，而样本的代表性与抽样的方法有关。

（一）随机抽样

按照随机化的原则抽取样本的方法为随机抽样（random sampling）。随机抽样是抽样研究中采用最多的方法，不仅样本的代表性好，而且可以计算抽样误差来推论总体。

随机化原则是指在抽样调查中总体中每一个个体被抽中的机会（概率）均等，目的是避免在抽样过程中人的主观因素的干扰，减少样本的偏性。随机与随意、随便有本质上的区别，后两者不能保证机会均等。

随机抽样是一种具体、可以操作的方法。在调查设计中，要详细描述抽样过程及其操作步骤。常用的随机抽样有以下几种。

1. 简单随机抽样（simple random sampling） 指通过抽签、查随机数字表、计数器或计算机产生随机数字等方法抽样。这种方法操作和计算抽样误差简单，且随机化的程度高，即在抽签的时候能够保证总体中每一个个体被抽到的机会是相等的。但这种方法只适用于小样本研究。如一个班级有40名同学，准备抽取10人为样本，分别以每个同学的姓名或学号生成40个编号，抽到谁，谁就是样本成员。如果总体很大，给每一个个体编号较困难。

2. 系统随机抽样（systematic random sampling） 在有序排列的群体中，如果设计的抽样比例为1/k，就制作k个编号，分别标记为1~k，从中抽取1个，如果抽中的数字为m，则编号为m，m+k，m+2k，……，m+nk的个体均为样本，这种抽样方法为系统随机抽样。如学校学生有学号、企业职工有工号、医院患者有病历号或床位号等。假如在学校进行一项研究，准备抽取1/10的学生为样本，即每10个学生抽取1个作为研究对象，这时可以先做好10个签，分别是1~10，从中抽取1个，如果抽取的数字为6，那么学号为6、16、26……的学生都是样本成员。显然，系统随机抽样方法较简单随机抽样方法简单了许多，适合相对较大人群的研究。但是如果研究对象的排列顺序有某种特征或规律，则容易出现系统误差，例如在医院进行医院感染的检测，如果按照床位号在每个病房里抽取1名患者观察，恰好这个床位的通风、光照条件都很好或都很差，那么检测结果就会出现偏差。系统随机抽样的抽样误差可以借用简单随机抽样的公式计算。

3. 分层随机抽样（stratified random sampling） 分层随机抽样是指将目标人群按照某些特征分成若干层，然后在各层间按随机的方法抽取观察对象。如可以将目标人群按性别分成两层，然后分别在各性别层中按照随机的方法抽取等量的观察对象，组成研究样本。由于这个样本男女比例一致，因此研究结果可以反映一般人群的情况。分层抽样的优点是可以避免样本偏向于某个方面，提高了样本的代表性。

4. 整群随机抽样（cluster random sampling） 当目标人群非常大，以个体为抽样单位难以实现时，可以将目标人群分成若干个亚群，以亚群为抽样单位进行随机抽样，以被抽取的亚群所有个体组成研究样本的抽样方法为整群随机抽样。如在工厂以车间、在市区以居民委员会、在农村以自然村、在学校以班级作为亚群单位。整群随机抽样操作简单，被抽中的人员集中，便于现场组织调查，但抽样误差较大。

5. 多级随机抽样 在大范围人群内开展调查研究时，可以采取分阶段抽样的方法，为多级随机抽样，如研究某市肿瘤发病情况，准备抽取该市1/1000人口为样本，那么第一阶段是抽取县、区，第二阶段是抽取乡镇和居委会，第三阶段是抽取村和居民区。在每个阶段可以根据分层、整群、随机的方法抽取样本。

（二）非随机抽样

如果抽样调查的目的不是为推论总体，或者目标总体缺乏随机抽样的信息，如人员名册、基本信息登记表，或者按照随机抽取的样本很难取得配合，如因为影响工作、学习，抽样单位拒绝调查，可以选择非随机抽样方法，但非随机抽样方法的调查结果是有局限性的，研究结果仅适用于调查的样本。

1. 典型抽样（typical sampling） 为选择目标人群中具有某些特征的人群为样本的调查，

如某个企业、某个职业人群的健康调查。典型抽样往往是为了总结经验。

2. 便利抽样（convenience sampling） 为选择愿意配合调查的人群进行的调查，如中学生健康状况的调查，许多学校不愿意接受，可以选择同意接受调查的学校为样本。便利抽样虽然不能代表目标人群，但可以做初步的探讨，了解趋势与倾向。

3. 偶遇抽样（accidental sampling） 以学校、医院、商场等门口碰到的人为样本进行调查。调查对象是偶然碰到的，方法简便易行，但不具有代表性，一般用于定性调查，或不强调代表性的调查。

三、偏倚控制

医学调查研究通常是以人为对象，由于人的心理反应和依从性在调查中难以控制，且容易受到外界因素的干扰，因此调查研究的结果极易出现各种误差，如调查对象回答问题的真实性（是否如实回答问题）、对发生在过去的事件回忆的准确性（时间、数量记忆是否准确），如果不真实、不准确，将会使调查结果系统地偏离其真实值，这种现象称为偏倚（bias）。偏倚是影响调查质量的重要因素，在调查研究中不可能做到完全没有偏倚，只有通过周密设计和科学处理，尽量减少偏倚的干扰。偏倚控制需要贯穿调查的全过程，包括调查设计、现场调查、资料分析、结果评价等各个阶段。

由于研究的方法、对象、方案等一系列问题是设计阶段决定的，如果存在问题，将会直接影响研究结果的真实性，且一旦执行了设计方案，产生的许多偏倚是无法消除的。因此，研究者在设计上的严格把关是预防和控制偏倚的重要环节。偏倚及其控制内容详见第十章。

第二节　问卷设计

问卷（questionnaire）是调查研究的主要工具，是经过严格设计、便于回答问题和记录结果的表格，也称调查表。从某种意义上讲，问卷设计的质量决定了调查的成败，如调查的目的是筛查某疾病的危险因素，如果在设计时重要的因素没有被列入问卷，那么即便花费再大气力，也达不到目的。

> **◎ 临床应用**
>
> **慢阻肺筛查**
>
> 慢性阻塞性肺疾病简称慢阻肺，是一种常见的、可预防和可治疗的疾病，以持续呼吸道症状和气流受限为特征。我国年龄≥20岁成人慢性阻塞性肺疾病患病率为8.6%，≥40岁人群患病率高达13.7%，估算慢性阻塞性肺疾病患者数量近1亿。面对慢性阻塞性肺疾病防控的严峻形势，早期筛查是关乎慢性阻塞性肺疾病预防和诊断的重要环节。目前，筛查问卷已被推荐作为我国基层发现慢性阻塞性肺疾病高危个体的有效手段。根据2020年7月中国县级《双肺筛查行动》收集的数据，在慢性阻塞性肺疾病高危患者中，接受早期筛查的患者比未接受早期筛查的患者增量0.28个质量调整生命年，成本效益比增量为6366.19元人民币；且与没有接受问卷筛查的患者相比，接受问卷筛查的患者具有显著的成本效益优势。

一、问卷类型

（一）开放式问卷

问卷中只有问题，不设备选答案，应答者根据自己的理解自由回答问题，答案是应答者的语言记录。例如：

（1）您认为吸烟对人体有哪些危害？

（2）您认为健康的生活方式包括哪几个方面的内容？

这种方式的调查，应答者的思维不受限制，可以自由发挥，有利于发现深层次的问题。但由于个体间对问题的理解与认识不同，答案相差较大，不易进行量化分析，一般适合于调查对象人数较少，资料不必量化的调查，如征求意见、建议的社会性调查，或对某个不十分熟悉问题的探索性调查。

（二）封闭式问卷

问卷中对每个问题设置2个及以上备选答案，调查对象从中选择1个或几个（根据设计要求）最适合自己情况的答案。

您知道什么是被动吸烟吗？

①知道　　　　②不知道

您认为被动吸烟对人体有害吗？

①有害　　　　②无害　　　　③不清楚

在多数情况下，每个问题只有一个答案，调查对象只要在选中的答案上画"○"，或画"√"即可，因此这种方式回答问题简单容易、节省时间，且问题的应答率高，答案准确可靠，容易转化成变量进行统计分析，适合于各种文化程度的应答者及大范围的调查研究，是目前调查研究最常采用的问卷类型。

但封闭式问卷局限了应答者的思维，如果设计者对问题考虑得不周全，有时不能得到完整的答案，影响了调查的发现。如在调查婚姻状况与健康关系时，备选答案只有①已婚、②未婚，实际上还应包括离婚、丧偶、再婚等。可见，备选答案设计需要设计者对问题有一个全面的了解。

（三）半封闭式问卷

半封闭式问卷即问卷中的问题既有备选答案，也留有应答者自由回答的余地。这种方式比较灵活，可以弥补备选答案考虑不周全的缺点。例如：

当你有发热症状时，通常首先采取的措施是：

①去医务室　②去医院　③自服解热药物　④在家休息　⑤其他（请详述）

其中备选答案⑤其他（请详述）就是一个开放式问题，当前4个答案均不符合调查对象的实际时，可以描述自己所采取的措施。

在实际操作中，同一份问卷中可以同时采用几种方式设计，例如多数问题是封闭式的，个别问题是开放式的，或对某些不是很成熟的问题，设计成半封闭式的。

二、问卷设计原则

1. 内容丰富、全面和详细 由于调查研究的组织十分困难,需要投入大量人力、物力和时间。因此,为了提高调查的效率,避免由于调查的项目不全或不详细,造成无法进行分析的遗憾,问卷的内容设计应当尽量详细和丰富。理论上是调查的内容越多,产出越高,对问题的认识和解释越全面,成功的把握越大。所以除非有充分的理由,一般不要轻易剔除一些认为无关的因素。当然,如果问卷内容过多,会增加调查的时间,有时会引起调查对象的厌倦与反感,因此大规模人群调查时问卷需要精炼,一般在半小时内完成为宜。

2. 指标客观、量化和标准 无论是自变量还是因变量,设计时要尽量选择具有统一标准的客观指标,如年龄,采用出生年月,而不用成年、未成年;心理因素采用标准的量表测试,而不用个人的描述;体验式的问题可采用间接的方式测试,而不仅凭个人感觉和感受,如对食盐的口味的调查,不仅提问是否"口重",可用含盐的棉拭子测试。对具有量纲的问题,直接记录实际数据,如年龄、身高、体重、血压;对不具有量纲的问题,或不宜精确定量的问题,可以按照问题的严重程度或等级分类,如饮酒习惯可分为每日、经常、偶尔、不饮4个级别。调查因素提供的信息量量化指标>分等级指标>二分类指标。

3. 文字简洁、直接和熟悉 在设计问题时,要考虑是否能够被所有调查对象接受,特别是文化程度较低的调查对象,是否能够理解,因此最好使用通俗易懂的语句,对问题直接提问,尽量避免使用专业术语,以免造成误解和误会。例如"你的孩子接种过哪些计划免疫项目内的疫苗?"这个问题就过于专业,可能多数回答者不知道计划免疫的内容,不如直接提问"打过或吃过以下哪些预防疾病的疫苗?"

4. 问题清晰、明了和明确 模糊的问题不宜提问,也不易准确回答,如果调查对象看不懂或听不懂问题,回答只能是随心所欲,模糊不清。如"您喜欢吃什么?"这个问题就不明确,不知道问题是指主食、蔬菜、水果,还是鱼类、肉类等。有时问题过于精确也无法回答,如"您每天吃多少克蔬菜?"问题主观要求精确,但实际上是无法得到确切答案的。

5. 答案准确、可靠和可用 问题的答案是我们进行分析推理的依据,如果答案不准确、非唯一或无实际意义,将影响结果分析。如调查吃鱼类及水产品的量对健康的影响,问题是"您是否喜欢吃鱼及水产品?"备选答案:①喜欢,②一般,③不喜欢。这个问题似乎比较明确、直观,答案也比较准确、可靠。但问题对研究没有实际作用,喜欢与不喜欢并不反映实际的摄入量,而是个人的感觉。再如,有人调查食盐摄入量与健康的关系,问题是"您平常饮食口重还是口轻?"备选答案:①口重,②一般,③口轻。类似的问题在调查研究中经常遇到,所得答案很难做到准确、可靠和可用。

6. 措词恰当、无偏倚和礼貌 问题应避免使用带有暗示或感情色彩的措词,否则会引起偏倚,特别是在调查职业病、环境污染、政府行为、政策等方面的问题时,要特别注意,此时所有的暗示会夸大事实,导致调查结果出现偏倚。另外,问题要避免影响个人的自尊感,避免尴尬的问题,确实需要询问个人隐私问题时,注意用词要礼貌。

三、问卷设计内容

规范的问卷包括封面信、填表说明、问题及备选答案设计和编码设计几个主要部分。各部分的设计要点如下。

(一)封面信

1. 封面信的内容 封面信是问卷首页写给调查对象的说明信,具体内容有调查组织机构、调查者的身份、调查目的和意义、调查内容和要求、调查员的承诺和保证、对调查对象合作的请求和致谢等。

2. 封面信的表达 调查对象对调查有知情权,封面信的作用就是让调查对象了解调查的组织机构、调查者的身份、调查的目的和意义、对调查者的影响等信息,达到对调查的知情同意,从而取得调查对象的信任,增加其安全感,以便积极、主动地参与调查。因此,封面信的语言表达必须诚恳、真挚、令人信服,多用感激的语言,避免出现"为你们提供免费服务"等商业用语。现场面对面问卷调查时,封面信可单独印制,现场分发集中讲解,调查员可不再重复。当采用信访形式调查时,封面信作为问卷的首页,是问卷的重要组成部分。

3. 封面信实例

尊敬的女士:您好!

我是××医学院的一名学生,现在正在做关于乳腺增生危险因素的调查,以便为乳腺增生的预防提供科学依据。根据科研计划,选中您作为调查对象。您所提供的信息对我们的研究有重要意义。我们向您承诺,您的姓名和其他可以识别您的资料不会出现在任何研究报告和发表的刊物中,请您放心如实填写。衷心感谢您对我们调查工作的支持。

年　　月　　日

(二)填表说明

填表说明是关于问卷中每个问题的定义、解释以及填写方式。

1. 访谈式问卷调查 访谈式问卷调查由调查员直接填写问卷,因此问卷的填写说明可以单独印制成说明书,发给调查员。在调查过程中,调查员严格按照说明书要求进行调查和填写,如果采用的是集体访谈调查,则统一进行讲解和示范,保证调查的质量。

2. 信访式问卷调查 如果采用信访式问卷调查,则填表说明应该印制在问卷封面信的后面,以下是一个信访调查问卷的填表说明实例:

填表说明:

1. 请结合您的工作经历或您的观点认识等填写问卷。
2. 问卷以单选题为主,除非注明"可多选"。
3. 如果问题中的情况您从未遇到过,请选择表示频率或程度最低的选项。
4. 请将回答填写在问题后面的括号内或横线上,请勿遗漏任何问题。

例如:

1. 您的性别:①男　②女
2. 您的年龄:36 岁

需要解释或严格定义的问题,则在每个问题后的括号内注明,例如:

您的职称:

①正高(包括教授、研究员、主任医师等)

②副高(包括副教授、副研究员、副主任医师等)

③中级(包括讲师、助理研究员、主治医师等)

④初级(包括助教、实习研究员、住院医师等)

⑤其他,请注明

(三)问题及备选答案设计

1. 问题的来源 问题就是针对调查因素而设计的便于提问的语句,是问卷设计的核心内容,也是调查的关键技术之一。问题主要来自个人的经验积累、文献报道的研究成果、集体讨论以及咨询专家,也可直接选用他人类似调查时建立的问卷。

2. 问题排列 将收集到的问题进行汇总、筛选,对确定下来的问题,要按照一定顺序排列,问题的排列规则如下。

(1)先一般后特殊:通常是按照基本问题(有关调查对象人口学问题)、主要问题[是需要解释的问题,包括假设因素(自变量)、混杂因素、效应因素(因变量)等]、检测项目等顺序排列。如果有敏感问题,或牵涉个人隐私的问题,应当排在最后。

(2)先简单后复杂:在同一类问题中,容易回答的在前,不容易回答的在后。

(3)先封闭后开放:如果调查表中既有封闭式问题,又有开放式问题,那么开放式问题应该放在最后。

(4)先近况后回忆:如果调查内容与时间有关,应该先调查目前状况,再调查过去情况。例如关于个人疾病史的调查,应先查明现病史后,再调查既往史。

(5)先归类后排列:先根据项目的性质和关系进行分类,将同类或有关系的项目排列在一起。

3. 答案排列 开放式问题的答案是自由式的,在问题后留有一定空间,由调查对象自由发挥。封闭式问题的答案有以下几种形式。

(1)填空式:数字表达的答案多采用填空式。调查对象将数据直接填入问题后的空格内,如"您的出生日期_____年_____月",答案直接填写在横线上即可。在实际调查中,经常出现将量化指标转化成定性指标的情况,如血压不记录实际测量值,而是记录是否为高血压;身高、体重记录为消瘦、正常、超重、肥胖几个档次,这种设计是不科学的。数值变量记录实测值不仅现场调查方便,而且获得的信息量大,可以计算均数、标准差、剂量-效应关系等许多有价值的统计分析指标,如果分析需要分类,可以利用计算机直接转换,简捷、准确。因此,凡是用实测数字表达的答案,一定要填写实际数据。

(2)单选式:每个问题设有2个及2个以上的备选答案,要求调查对象只能选择其中最适合自己的1个,是封闭式问卷最常用的答案形式,答案唯一,便于分析。如:

您的性别:
①男　②女

您经常饮用的酒的种类是:
①白酒　②啤酒　③黄酒　④米酒　⑤葡萄酒

(3)多选式:调查对象可以从备选答案中选择几个符合要求的答案,此类问题需要注明可以多选。例如:

1年中您的孩子患过下列哪几种疾病?(可以多选)
①发热　②咳嗽　③腹泻　④外伤　⑤传染病(病名　　　　　)　⑥其他

(4)等级式:各备选答案之间存在程度上的差别,此类答案排列规则一般是由低到高,例如:

您在学校上网的机会是
①极少　②较少　③一般　④较多　⑤很多

(5)表格式:对同一个主题提出的一系列问题可以采用表格的形式设计答案,例如:

您对本学期开设的课程感兴趣的程度是(1为最低,5为最高,请在对应格中打"√")

序号	课程名称	1	2	3	4	5
1	内科学					
2	外科学					
……	……					
n	预防医学					

（四）编码设计

计算机技术的普及为调查资料的统计分析创造了有利条件。将问卷中文字表达的调查结果转换为计算机能够识别的数字的过程为编码。开放式问卷编码相对困难，只能根据答案的分布状况决定代码，有时无法编码。对于封闭式问卷，多采用先编码，即在列制问卷时已经编码，例如：您是否吸烟：①否 ②是，这里答案的序号可以看作编码，即不吸烟=1，吸烟=2。

1. 编码规则

（1）唯一性：一个问题中，每个编码只代表一种答案，每个答案必须有一个编码对应，不能重复，不能遗漏。如高校学生的专业所属学科调查，理科=1；文科=2；工科=3；医科=4；农科=5；其他=6。

（2）逻辑性：答案为数字填空式或为测量到的实际数据，可直接用数字本身编码，如身高175 cm，该问题的编码为175；答案为定性的，否定的为1，肯定的为2，或肯定的为1，否定的为0；答案为分等级的，程度最低的为1，依次增高；答案为类别的无要求，如学生的学科类别、血型。

（3）极值化：原则上每个问题必须有答案，不能出现空缺。若答案缺失，应采取极值化处理，即对缺失项给予极值编码，如999。

2. 编码方式 简单的编码方式是直接在答案的编码上打"√"，这样调查时简便易行，但输入数据时需要查找对应。如果在问卷的右侧，每个问题后的空白处留有编码空间，将编码填入，则便于计算机输入。如下例中右边的括号为编码区，括号内数字为该问题的编码。

（1）您的性别：①男 ②女 （1）
（2）您的年龄：__30__岁 （30）
（3）您的学历：①大专 ②本科 ③硕士 ④博士 （2）
（4）您的专业： （1）
①医学（包括基础医学、临床医学、口腔医学、预防医学、药学、中医、中西医结合等）
②管理学（包括管理科学与工程、工商管理、公共管理、情报与档案管理等）
③经济学（包括理论经济学、应用经济学等）
④法学（包括法学、政治学、民族学、社会学等）
⑤教育学（包括教育学、心理学、体育学等）
⑥其他，请注明_____

第三节 现况研究

现况研究是在特定时间内对特定人群中某种健康问题现在状况进行调查分析的一种方法。健康问题的现在状况可以是疾病的表现形式、危害程度、分布规律以及影响分布的因素等。由于现况研究揭示的是目前的状况,因此研究工作必须在一个较短的时间内完成,相当于描述一个时间断面上存在的事件,因此也称其为横断面研究(cross-sectional study)。

一、原理与特性

(一)基本原理

现况研究是按照预先设计好的问卷,在人群中同时收集有关疾病(或某个事件)及其相关因素分布状况的资料,比较不同因素状态下(因素的有无,或因素的多少)疾病的患病率(或事件存在的程度)。如果比较结果具有统计学意义,则认为分析因素对疾病或事件有影响。由于因素和疾病(事件)在调查中同时被看到,并不能区分时间的先后顺序,因此该因素只能被认为是疾病病因的一个重要线索,或是因果关系研究的假设。

(二)主要特性

1. 观察法研究 现况研究中所有调查因素是人群固有或已存在的,如年龄、性别、民族、职业、文化程度、生活习惯以及患病状况。

2. "因""果"同时观察到 研究的因(因素)及果(事件)的资料在调查中被同时收集到,无法辨别时序关系,因此现况研究不能确定因素与事件的因果关系,只是探索性研究。

3. 描述性研究 通过描述疾病(事件)在自然状态下(无人为干预)的分布特征,发现影响分布的因素,这些因素将是建立因果关系假设的重要线索。

4. 不专设对照组 现况研究在设计时不专门设置对照组,而是在资料分析时研究人群内固有因素的暴露程度,分组进行对比分析。实际上,现况研究采用的是内对照设计。

二、研究类型与目的

(一)研究类型

1. 普查(census) 普查是将特定范围人群内全部成员作为对象进行的调查,特定范围可以是某个地区、某个单位或是具有某种特征的人群,如患有某种疾病、具有某种症状、从事某种活动。如对某市全部钢铁高温作业工人进行的健康调查。普查的优点是确定观察对象比较简单,且不存在抽样误差,所观察到的现象来自每一个个体,可以完整地描述所研究内容的全貌,研究结果具有代表性。普查的缺点是需要调查的对象多,难以避免漏查。同时,参与调查的人员多,工作不易做细,系统误差较大。

普查通常用于:①建立人体医学参考值范围或临床诊断标准,如人群各项指标的生理常数;②了解人群健康水平,如儿童生长发育状况、某种疾病的人群患病状况;③早期发现患者,许多疾病如果能够早期发现,可以使患者得到及时治疗,提高疾病的治疗效果,如对某些恶性肿瘤的普查。

2. 抽样调查(sampling survey) 抽样调查是通过抽样的方法,在特定范围人群内抽取一个样本进行的调查研究,多数情况下希望以样本的调查结果代表全人群的实际结果,即以样本推论总体。

抽样调查与普查相比,省时、省力,可集中精力将调查工作做深、做细。但抽样调查的设计和资料分析相对复杂，同时抽样误差不可避免，调查的结果能否推论总体，取决于样本的代表性和是否有足够的样本量。

（二）研究目的

1. 描述疾病特征 认识疾病特征是疾病防治工作的基础，然而在自然状态下，疾病的一些特征存在短期波动或长期变异，表现为疾病的临床特征、危害程度、患病率、人群的易感性、分布状态、影响因素等在不同时期会出现变化，例如猩红热在20世纪30年代以前临床表现凶险、病死率高，但随后逐渐温和，现在该病几乎没有特征性的临床表现，也未见病死者。因此，连续地在人群中进行现况研究，描述疾病特征，观察变化动态，可及时发现问题，有利于正确指导疾病的防治工作，也可对已采取的防治策略、措施进行评价。

2. 探索病因线索 描述疾病的分布特征是现况研究的一项重要任务，那些影响分布的因素就是重要的病因线索。如早期人们在描述人群肺癌分布特征时发现，吸烟人群的肺癌死亡率明显高于非吸烟人群，因此吸烟与肺癌有关的假设被提了出来。

3. 确定高危人群 高危人群是指特别容易受到某种疾病威胁的人群，通常是具有某种疾病危险因素的人群。确定高危人群有利于疾病的预防控制，如高血压是脑卒中的危险因素，可将现况研究中发现的高血压患者确定为脑卒中的高危人群。

4. 提供卫生决策依据 通过对社区人群健康及卫生服务状况的现况研究，可以发现该社区人群目前存在的主要公共卫生问题，这是卫生管理和研究部门制定决策的重要依据。

三、研究设计与实施步骤

（一）设计思路及技术要点

1. 技术路线 现况研究过程的主要环节及流程见图3-1。

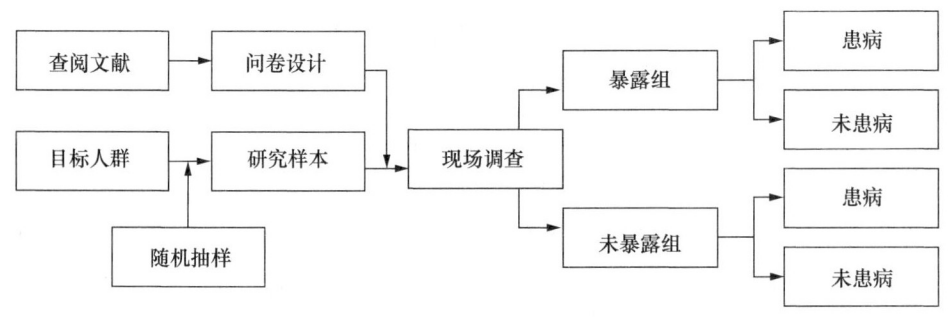

图3-1 现况研究流程图

2. 技术要点

（1）抽样：现况研究的目的是了解事物的本质，揭示客观现象和规律，是深入研究的基础，因此研究结果的真实性是衡量研究质量的重要指标之一。在抽样调查中，随机抽样是保证研究结果质量的一项关键技术。在设计报告或发表的论文中，不能简单地说用随机的方法选取样本，而应详细说明随机的具体实施方法，若样本不是随机抽取，而说成随机，是不科学的。非随机的样本也可进行研究，但研究者必须说明这样研究的意义和局限性。

（2）样本量：描述客观事实、揭示自然规律是现况研究的主要目的，这不仅要求研究的样本有代表性，能够反映客观实际，而且必须有足够的样本量作为保障。现况研究分析的重要指标是患病率，按照大数稳定的原理，调查的样本量越大，所得到的率就越稳定，受个体差异和偶然机会的影响就越小；另外，抽样误差随着样本量的增加而减小，当样本量趋向无穷大时，抽样误差为 0。所以大样本的研究可以降低抽样误差，提高研究结果的真实性和可靠性。在研究设计时，必须严格测算所需样本量，在保证统计学检验所需基础上，保留余地地增加研究的样本量。

（3）时间限制：现况研究是为了揭示现时状况、发现当前问题，为确定下一步研究方向和内容、制定工作计划和决策提供科学依据，因此不能拖延研究时间，特别是对环境和社会因素敏感的问题调查，更需要在短时间内完成。

（二）设计与实施步骤

1. 选题 现况研究是对一个问题进行系统调查分析的起步阶段，通常针对新出现的问题、以前没有研究过的问题或以前研究过又出现新情况的问题。因此，当实际工作中发现某个问题需要解决，或者文献报道的某个问题本地也存在，但以前对该问题了解甚少，可立题开展调查研究。

2. 确定研究目的和意义 如果研究的题目已选定，就必须明确研究的目的和意义，包括立题依据、拟解决的问题以及解决问题的实际意义。

3. 选择研究对象 结合研究目的、基础条件、可行性，确定研究对象的特征、范围。

4. 样本量估计 影响抽样调查样本量的因素如下。①研究事件的患病率（p）：发生的频率高，所需的样本量小；②研究结果的精确度（容许误差 d）：对研究结果的精确度要求越高，样本量越大，通常 $d=10\% p$，即容许研究误差为 10%；③检验的显著性水平（α）：α 取值越小，需要的样本量越大，通常选择 $\alpha=0.05$ 为检验的显著性水平，若 $\alpha=0.01$，则需要的样本量将明显增大。

当上述各项条件确定后，样本量可以根据公式估计，如研究目的是观察某种疾病在人群中的患病率，则可利用下式估计：

$$n = 400 \times \frac{q}{p} \qquad （公式 3-1）$$

式中 n 为所需样本量；p 为所要研究事件预期的发生频率，可以根据预调查结果估计，或根据文献类似研究报道的结果估计；$q=1-p$。

【例 3-1】 根据文献报道，我国大学生乙型肝炎表面抗原携带率在 13% 左右，为了了解某大学在校生乙型肝炎表面抗原携带情况，按照常规设计（$\alpha=0.05$，$d=0.1p$）应抽取多少人？

此例 $p=0.13$；$q=1-p=1-0.13=0.87$，代入上式，得 $n=400 \times \frac{0.87}{0.13} = 2677$（人），即该研究应该抽取 2677 人。

研究目的和指标性质不同，估计样本量的公式也不同，这里所介绍的是一个特例。此外，也可以查阅样本量估计专用表，或利用计算机软件估计，具体方法见本书第十一章第二节。

5. 抽样方法 现况研究应尽量选择随机抽样方法，增强研究结果的代表性。实际中，有时也可采用非随机方法（如典型抽样），或将某年、某医院的患者作为研究对象。非随机方法具有可行性好、便于操作的优点，但研究结果的代表性较差，研究者在下结论或使用研究结果时应慎重。

6. 拟定问卷 现况研究中大部分因素与疾病（事件）是同时观察到的，如疾病的诊断结果和生理生化检测结果，但有些因素也需要通过回忆获得，如过去的生活习惯和经历。虽然现况研究不能区分"因"与"果"的时间顺序，但在制定问卷时仍要考虑因素的时效性，即暴露时间。

7. 现场调查与资料收集 调查员在进入现场前需经过严格训练。负责采访调查的人员需要熟悉问卷内容、调查方法、记录方法，掌握调查技术和标准等；负责临床检查的人员，需要准备好设备,熟悉操作技术和诊断标准等;负责实验室检测的人员,需要准备好采样器材、熟悉采样和样品保管、运送技术等;负责摘录历史数据的人员,需要熟悉资料的来源、摘录内容和记录方法等。

(三)资料的整理与分析

1. 资料录入与整理 将核实和整理过的问卷数据录入计算机,建立数据文件。对定量数据进行正态性分析,非正态分布的数据需进行适当的数据转换,如对数转换,再分析是否符合正态分布。若转换后仍为非正态分布,则这类数据将采用非参数分析。

2. 列制分析表格 将计划分析的内容,根据统计学要求列制成分析表格。现况研究定性资料分析基本表格形式见表3-1,定量资料分析基本表格形式见表3-2。

表3-1 现况研究定性资料分析基本表格形式

组别	阳性例数	阴性例数	合计	阳性率(%)
暴露组	a	b	$a+b$	$a/(a+b)$
非暴露组	c	d	$c+d$	$c/(c+d)$
合计	$a+c$	$b+d$	n	$(a+c)/n$

表3-2 现况研究定量资料分析基本表格形式(单位)

组别	样本量	均数	标准差
暴露组	n_1	$\bar{x}_1$	s_1
非暴露组	n_2	$\bar{x}_2$	s_2
合计	n	$\bar{x}$	s

3. 计算分析指标 根据研究目的和数据性质选择恰当的统计分析指标,现况研究最常用的指标是事件的阳性率,如疾病的患病率、现患率、阳性率、检出率或死亡率,因此现况研究也被称为患病率研究(prevalence study)。定量资料可以计算均数、标准差等重要参数,见表3-2。

4. 描述分析 现况研究分析的重点是描述事件的"三间分布",即事件在人群(人间)、时间、地区(空间)的分布特征。如某大学进行了乙型肝炎表面抗原携带率的抽样调查,分析该校学生乙型肝炎表面抗原阳性的分布特征。结果表明,乙型肝炎表面抗原携带率男性高于女性、南方高于北方、农村高于城市,差异具有统计学意义($P<0.05$),见表3-3。

表3-3 某大学学生乙型肝炎表面抗原阳性者分布特征

因素	组别	乙型肝炎表面抗原		合计	阳性率(%)	χ^2	P
		阳性人数	阴性人数				
性别	男	36	194	230	15.65	10.32	<0.001
	女	57	632	689	8.27		
地域	北方	73	724	797	9.16	6.09	0.01
	南方	20	102	122	16.39		
城乡	城市	37	438	475	7.79	5.87	0.02
	农村	56	388	444	12.61		

5. 统计学检验 不同组间(如暴露组与非暴露组,或不同暴露程度组)比较时,需要进行假设检验,方可做出有无统计学意义的结论。通常单因素分析时,率的比较采用χ^2检验,

均数比较采用 t 检验或 F 检验等。

6. 其他分析　在不同地区和人群进行率的比较时，需要计算标准化率。对个别混杂因素控制可采用分层分析方法，需要同时控制多个混杂因素时可采用多因素分析方法。对定量或分等级的数据，可进行量效关系或线性趋势分析。

四、注意事项

（一）样本代表性

样本结果能否真实反映总体特征，能否代表总体，就是样本的代表性。现况研究的样本代表性与抽样技术和样本量有关。按照随机原则抽样，适当增加样本量，均可提高样本的代表性。如果条件所限，确实无法进行随机、大样本调查，不能用现况研究的结果推测总体，研究的价值和意义将受限。

（二）偏倚

控制偏倚是保证研究质量、提高结果真实性和可靠性的另一项关键技术，现况研究中偏倚主要有无应答偏倚、测量偏倚、调查者偏倚、混杂偏倚等。偏倚的控制应当从设计开始，一些偏倚只有提前认识到，才能有效控制，否则一旦发生，将无法纠正，如样本选择不合适，或仪器设备有故障未及时校正，或操作人员技术不过关导致测量数据不准确。在设计时，要认真分析研究过程中的每个环节，找出可能出现偏倚的细节，并针对偏倚的特性制定出防范措施。同时，研究中要评价措施的效果，估计偏倚的控制程度。

（三）患病率

患病率（prevalence）是现况研究主要的分析指标，也称现患率。现况调查时的患病率计算公式为：

$$患病率 = \frac{调查时发现的患者人数}{调查人数} \times k \qquad （公式3-2）$$

患病率与发病率的概念不同，后者的分子仅仅是调查期间新发生的患者，只有当疾病的病程很短（急性病）或病死率很高时，二者比较接近，在使用时要注意区别。

第四节　病例对照研究

案例 3-2

1950年前后，英国的两位内科医师Doll和Hill针对吸烟与肺癌的关系进行了病例对照研究，成功地揭示了吸烟的危害作用，成为肺癌病因学研究史上经典的范例。该研究选择伦敦市20所医院1948—1952年确诊的肺癌患者为病例组，每确定1例病例，在同一医院选择年龄、性别、居住地等因素相匹配的胃癌等消化道癌症患者为对照组。设计问卷，收集资料，调查表的重点是关于吸烟，包括是否吸烟、吸烟开始年龄、平均每日吸烟量、吸烟类型、是否戒烟、戒烟年数等，同时也包含了大量人口学资料。由经过统一培训的调查员使用同一调查表，采用相同的方式和方法，对病例组与对照组进行调查，收集资料。

问题：
1. 病例来源的代表性如何？对照的选择为何种类型？
2. 病例对照研究中组件均衡性检验的意义是什么？
3. 以上资料分析结果得出的结论是什么？
4. 为何要进行分层分析？该分析结果得出的结论是什么？
5. 在病例对照研究资料分析中进行剂量反应关系分析的意义是什么？

病例对照研究（case-control study）是一种探索病因的流行病学研究方法，是分析流行病学较基本、重要的研究类型之一。相比较于现况研究，病例对照研究探索病因更深入了一步。由于病例对照研究良好的可行性和所提供研究证据的力度较高，因此在医学科研工作中备受研究者青睐。经典的病例对照研究范例是 Doll 和 Hill 关于吸烟与肺癌关系的病例对照研究，以及 Herbst 关于年轻女性阴道腺癌的病例对照研究，Herbst 仅用了 8 例患者和 32 例对照为对象，得出了母亲在妊娠早期服用已烯雌酚是年轻女性阴道腺癌的重要危险因素的结论，显示出这种医学研究方法独到的优越性。

一、原理与特性

（一）基本原理

病例对照研究是在目标人群中选择一组已经确诊的某种疾病的患者为病例组，再在未患该病的人群中选择一组与病例组具有可比性的个体为对照组。通过调查、复查病史或者实验室检测等方法，调查两组过去各种可能的危险因素的暴露史，比较两组之间各个危险因素的暴露比例。如果两组之间某因素的暴露比例差异具有统计学意义，则认为该因素与疾病之间存在统计学联系，在排除了各种偏倚的影响后，依据专业知识做出某个或某些因素为该病危险因素的推断。

病例对照研究是从疾病开始追溯原因，从因和果的时序性来看是由"果"到"因"的研究，故也称为回顾性研究（retrospective study）。当某个问题的基础已经调查清楚，并提出了明确假设，这时可以考虑选择病例对照研究进行假设的检验。

（二）主要特性

1. 观察法研究 研究的因素是研究对象固有或已存在的，通过询问、体格检查、实验室检测、查阅历史资料获得。

2. 分析性研究 病例对照研究是根据病例组与对照组之间某些因素的暴露程度有无差别，分析因素与疾病之间的关系类型，获取有无关系的证据，达到探索和检验病因假设的目的。

3. 回顾性研究 病例对照研究由"果"至"因"，因此病例对照研究结果不能证明因与果的时序关系，这就决定了病例对照研究结果不能得出因果关系的推论，而只是危险因素的推论，是对因果假设的初步检验。

> **临床应用**
>
> **病例对照研究与肿瘤标志物探索**
>
> 　　目前，我国恶性肿瘤患者发病率、死亡率持续上升，疾病负担日益加重，敏感的早期筛查及诊断是降低肿瘤患者死亡率的关键。尽管多种血液标志物已被广泛应用，但在肿瘤早期诊断中仍存在敏感性和特异性相对较低的情况，必须探索新的潜在肿瘤标志物，以提高肿瘤筛查和诊断水平。结合基因组学、蛋白质组学和代谢组学等高通量技术广泛探索生物标志物，是当前肿瘤学研究的重要领域。病例对照研究是其中普遍采用的临床研究设计方法，以病理诊断的肿瘤患者为病例组，一般按照性别、年龄等因素进行匹配，选择同期进行筛查的未发病患者为对照组，利用高通量测序技术，从病例组和对照组的血浆中发现并筛选特异性生物标志物，通过 ROC 曲线分析生物标志物的灵敏度和特异度，推测比较其诊断价值和应用潜力。

二、研究的类型

（一）按照病例与对照是否匹配分类

1. 不匹配设计　也称成组设计，是在目标人群中分别选择一定数量的病例与对照组成病例组与对照组，一般要求对照组的样本量大于或等于病例组。

这种设计的优点是相对比较简单、对照容易选择、资料便于处理、信息丢失较少，适用于病例数量较多，或研究成本较低的大样本研究。如果条件满足，设计时应作为首选。

2. 匹配设计　也称配比设计，匹配（matching）设计要求依据病例的某些特征选择对照，即对照在某些特定的因素或特征上与病例保持一致。匹配的目的是使病例组与对照组之间保持较好的可比性，排除某些因素对研究结果的干扰作用。例如以性别为匹配因素，可使病例组与对照组的性别构成相同，在结果分析过程中性别不再起任何作用，也就避免了由于两组间性别构成不同对结果造成影响，使结果更容易解释。根据匹配因素在资料分析中失去作用的原理，匹配设计通常也作为控制混杂因素的有效方法。另外，匹配设计可以提高统计学效率，即达到同样的统计学检验结果，匹配设计所需要的样本量相对较少，这是选择匹配设计的主要目的。

（1）匹配设计类型：匹配设计可分为频率匹配和个例匹配两类。

1）频率匹配（frequency matching）：按照某个特征在病例组中所占的频率选择对照组。例如病例组中男性占 65%，那么对照组中男性也必须占 65%。实际上，频率匹配是介于成组设计和匹配设计之间的一种类型，即按照成组设计选择病例组，按照匹配条件选择对照组。

2）个例匹配（individual matching）：按照每个病例的某些特征选择与之匹配的对照。如果每个病例均选 1 个与之匹配的对照，称为 1∶1 匹配的病例对照研究，或配对匹配（pair matching）；如果每个病例均选 2 个对照，称为 1∶2，依次类推，有 1∶3，1∶4，不宜超过 1∶4。增加对照数量是为了提高病例信息的使用效率，但对照数在 4 个以上，效率增加不明显，因此最多为 4 个。如果在一次病例对照研究中，每个病例匹配的对照数不一致，如有 1 个的，也有 2 个或 3 个、4 个的，称为 1∶R 可变匹配设计。每个病例与之匹配的对照组成对子，是匹配设计资料分析的基本单位。在 Herbst 关于年轻妇女阴道腺癌的经典研究中，采取的是 1∶4 匹配设计，8 个病例与 32 个对照组成了 8 个对子。

（2）匹配因素（匹配条件）：是选择对照的限制因素，即要求对照与病例保持一致的因素。匹配因素在设计中一旦确定，就应该严格按照要求选择对照。理论上，匹配因素越多，对照组与病例组一致性越高，两组的可比性越好，但在实际操作中，匹配的因素过多有如下缺点。

1）增加了研究的难度：如果匹配的条件过多，合适的对照不易找到，增加了研究的难度，甚至使研究无法进行。

2）降低研究的信息量：因为一个因素一旦被确定为匹配因素后，这个因素就不再起任何作用，由该因素所含有的任何信息均不能参与研究，也就无法分析该因素与疾病的关系，以及与其他因素的交互关系，降低了研究的效率。

3）匹配过度（over-matching）：有些因素之间存在内在联系，如果一个因素被控制，与该因素有关联的因素实际上也被控制了，如饮酒与吸烟习惯通常是密不可分的，如果拟研究吸烟与某种疾病的关系，将饮酒习惯作为匹配因素，就相当于吸烟也被匹配了，吸烟与疾病的关系就会被掩盖，难以发现。即使被发现，二者之间的关联程度也将被低估，这种由于过度匹配导致的掩盖或将降低研究因素的实际作用的错误称为匹配过度。

匹配的因素过多不行，但过少则达不到匹配目的，一般在实际操作中，选 4 个左右为宜，一般是将已知的或具有潜在可能的混杂因子作为匹配因素。通常年龄、性别是必须要考虑的因素，因为在多数研究中，年龄与性别均是混杂因子，其他因素的选择可依据研究的具体需要，如在以医院患者作为研究对象时，患者的病情、病程是重要的混杂因子；在职业人群研究中，工种、工龄等是重要的混杂因子。

（3）匹配设计的适用范围：匹配设计较成组设计复杂、对照选择困难、资料处理烦琐（1∶1 配对设计除外），容易丢失信息，因此一般多用于不易开展大样本研究的情况，如病例较少、研究成本较高、研究投入不足。

（二）按照病例的来源分类

1. 以医院为基础的（hospital based）病例对照研究　在医院的门诊或住院患者中，选择病例进行病例对照研究。这种研究病例选择简单、成本低、可行性好，是许多研究者做课题时首选的研究方法。Herbst 关于己烯雌酚与年轻妇女阴道腺癌的关系研究，就是典型的以医院为基础的病例对照研究。但是病例缺乏代表性，因为不是每个患者均到医院就医，容易出现选择偏倚。

2. 以人群为基础的（population based）病例对照研究　在社区人群中选择病例，进行病例对照研究。这种研究代表性好，但工作难度大，研究成本高。

（三）衍生类型

衍生类型是将传统的病例对照研究与其他类型研究方法结合派生出的新的病例对照研究类型。

1. 巢式病例对照研究（nested case control study）　在队列研究的基础上，将随访结束时所观察到的全部发病者作为病例组，再在同一个队列匹配对照中选择一定数量的未发病者作为对照组，进行病例对照研究。

巢式病例对照研究是将队列研究设计和病例对照研究设计结合起来进行的研究，因此同时具有这两种设计的特征，其优点如下。

（1）前瞻性：队列研究是由暴露开始随访至结局出现，是先因后果的研究。巢式病例对照研究应用的是队列研究的暴露与结局事件，也是先因后果的，在因果时序关系上为前瞻性的。因此，巢式病例对照研究克服了普通病例对照研究不能判断因与果时序性的缺陷，极大地提高了获得病因学证据的力度。

（2）可比性：巢式病例对照研究的病例组与对照组来自同一个队列人群，病例组与对照组同质性好，可以提高组间的可比性，减少了选择偏倚。

2. 病例队列研究（case-cohort study） 在队列研究的起始，随机抽取一个样本作为对照组，在随访结束时将全部新发患者作为病例组进行病例对照研究。病例队列研究也是队列研究与病例对照研究方法的结合，与巢式病例对照研究的不同点是：①对照是随机的，巢式病例对照研究是在队列研究结束时，按照匹配条件在未发病人群中选定的，而病例队列研究的对照组是在队列研究开始随机选定的，虽然不一定与病例匹配，但能够较好地代表产生病例的源人群特征。②病例队列研究对照组是在病例发生前选定的，而巢式病例对照研究是在病例发生之后选定的；③对照组中含有病例，因为病例队列研究的对照组是在队列建立时选定的一个随机样本，随访结束时样本中也有出现病例的可能，但为了保持样本的完整性，病例是不剔除的。对照组中含有病例在某种程度上会降低研究结果的灵敏度，低估暴露与疾病的关系。

三、研究目的、优点与缺点

（一）研究目的

1. 检验病因假设 病例对照研究属于分析性研究，其主要作用是对描述性研究获得的病因假设进行检验。假设检验的基础是分析因素与疾病之间是否存在联系。如病例组与对照组某个或某些因素暴露程度不同，如果统计学证明不是偶然机会造成的，那么就认为假设成立，即暴露与疾病有联系；否则，假设不成立，暴露与疾病无联系。在病例对照研究中，当得到假设不成立的结论时，具有肯定意义，即因素与疾病之间不存在因果关系；得到假设成立时的结论则没有肯定意义，只能说明二者因果关系在假设的基础上又进了一步，需要进行前瞻性研究的验证。

2. 筛选危险因素 病例对照研究设计的一个特点是可以同时对多个因素进行分析，经过统计学检验先将有统计学联系的因素筛选出来，再将因偏倚造成的虚假联系和非生物性效应的纯数字关系因素排除，剩余的就是该病的危险因素。筛选危险因素是疾病预防与控制的重要环节。

3. 快速发现问题 病例对照研究是从果（疾病）出发，探寻过去的因，只要有病例存在，收集数据就可分析出结果，甚至当日或当时就可以解决问题，因此对于急需探明原因的突发公共卫生事件，病例对照研究是首选方法。例如集体性食物中毒时，病例组食用过，而对照组没有食用过的食物，最有可能是毒物的载体。

（二）优点与缺点

病例对照研究的优点与缺点是相对现况研究和队列研究而言的。

1. 优点

（1）出结果快：病例对照研究调查的事件是已经存在的，如疾病已经确诊，不需要等待，节省时间，是快速研究方法之一，在暴发调查、突发事件调查中常用。

（2）可行性好：尤其是以医院为基础的病例对照研究，更容易组织实施，且投入相对较少。

（3）适用于罕见疾病的研究：病例对照研究是直接找病例作为研究的对象。如在队列研究中，如果某病的发病率为1/10万，那么仅仅调查10个患者，就需要观察100万人，这是几乎不可能做到的。因此，对于某些罕见病的研究，病例对照研究可能是唯一的方法。在Herbst

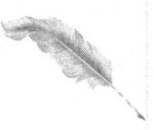

经典研究范例中，仅用了 8 个病例，就获得了成功。

（4）探索性：因为病例对照研究可以同时探讨多个因素与一种疾病的关系，因此虽为分析性方法，但是同时可进行病因的探索性研究，既可以进行假设检验，同时又是进一步假设的基础。

2. 缺点

（1）不能计算发病率、患病率、死亡率：病例对照研究的病例组和对照组是分别选来的，没有分子和分母的关系，因此不能计算类似发病率、患病率、死亡率等重要指标，不能评价疾病对人群健康的影响及其损害程度。

（2）不能证明因果关系的时序性：因为先果后因的设计，所观察到的因素与疾病的关系，有可能是由于患病导致的某种暴露的出现，如在煤矿工人Ⅲ期矽肺发病因素的研究中，发现结核病与Ⅲ期矽肺的关系十分密切，几乎达到 100%，而Ⅰ期、Ⅱ期矽肺患者较少。对于这个结果，出现两种解释：一种是结核分枝杆菌感染会加速矽肺的晋期，由Ⅱ期、Ⅰ期迅速发展为Ⅲ期；另一种解释是Ⅲ期矽肺患者肺组织严重破坏，更容易感染结核分枝杆菌。孰为因果，病例对照研究不能给出答案。

（3）出现偏倚的环节较多：由于病例组与对照组并非一个完整人群的两个部分，因此外部影响因素难以完全控制，出现混杂偏倚的机会增大；由于获取信息是回顾过去，数据的准确性和可靠性难以保障，信息偏倚比较严重。

（4）不适合人群暴露率低的因素的研究：因素的暴露率低，需要的样本量大。

四、研究设计与实施步骤

（一）设计思路及技术要点

1. 技术路线 病例对照研究的主要环节及流程见图 3-2。

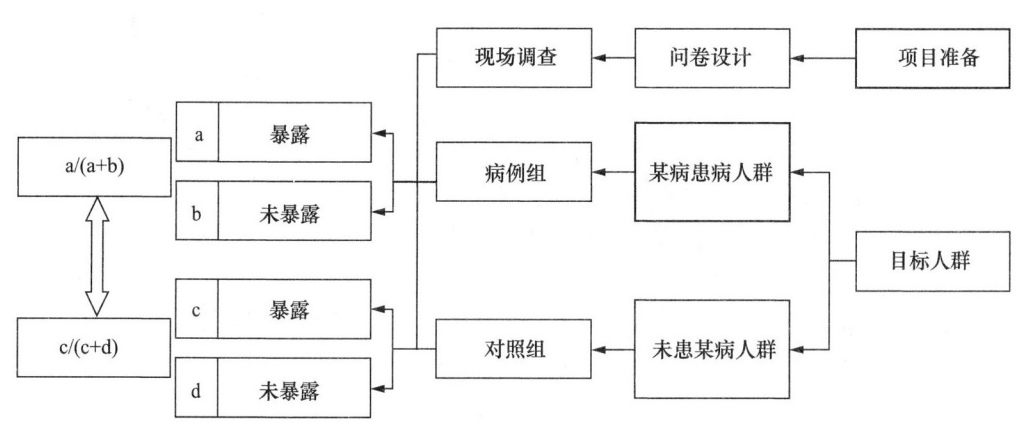

图 3-2 病例对照研究流程

2. 技术要点

（1）病例与对照选择：在病例对照研究中，虽然不刻意追求研究对象的代表性，但病例与对照的可比性是必须要保证的。

（2）研究因素：病例对照研究的主要目的是筛查危险因素，因此确定研究因素，制定调查表问卷，是病例对照研究的一项重要任务，关系到研究的质量、水平和成败。

（3）偏倚控制：病例对照研究与其他类型的研究方法比较更容易出现偏倚，因此采取有效的措施识别与控制偏倚,保证研究质量,是病例对照研究的关键。

(二)设计内容与实施步骤

1. 确定选题 根据现况调查提出的假设,在查阅文献的基础上,确定研究的选题。

2. 病例选择 研究的题目确定下来之后,病例选择是病例对照研究的第一步,病例选择步骤如下。

(1)病例来源:以医院为基础的病例对照研究是在医院选择病例,这种方法选择病例方便,容易取得病例的配合。通过阅读病历,可以获得准确的临床信息,使研究的成本及难度大大降低。但这种病例的代表性差,容易出现选择偏倚;以人群为基础的病例对照研究是在社区选择病例,这种方法虽然选择病例的难度大,但可以明确源人群即产生病例的人群,研究样本具有较好的代表性。

在设计时,具体选择哪种方法,要根据研究者的能力和目的,如果不是为了把研究结果推论到一般人群,或研究者没有足够的投入开展人群的研究,可以在医院选择病例,这时更多关注的不是代表性,而是病例组与对照组的可比性。

(2)病例的定义:应该包括疾病的名称、诊断的标准、时间、地点等信息。定义中使用的诊断标准尽量采用国际或国内通用的标准,便于被他人接受和比较。

(3)纳入与排除条件:为了保证入选的病例具有相同的性质,排除特殊因素对病例的干扰作用,需要对病例的一些特征进行限定。另外,病例对照研究不一定是对患病的全体进行研究,可以是自己感兴趣的某种类型或某个人群,因此也需要对某些因素进行限定,如患病部位、病理类型、患病时间、并发症、治疗史,或对非研究因素(外部因素)加以限定,如年龄、性别、民族。在病因学研究时,病例最好为新发病患者。

(4)病例选择程序:即选择病例的具体方法,如怎样发现病例、如何核实诊断、由谁确定入选与排除、怎样确保无遗漏和降低无应答等的具体操作程序。

3. 对照选择 在病例对照研究中,对照的意义十分重要,关系到研究的质量和水平,许多时候选择对照的难度大于选择病例。理想的对照应该是能够代表产生病例的源人群,对照组的危险因素暴露率应该能够代表源人群的该因素的暴露水平。对照选择的步骤如下。

(1)对照来源:不同来源的对照,研究的结论是不同的。对照的来源包括如下几种。

1)医疗机构:以医院为基础的病例对照研究,可在产生病例的同一所医院中选择确诊为其他疾病的患者为对照,这种对照选择方便,容易实施,但选择偏倚较大,且不能代表源人群。因此,在医院选择对照时,更多关注的是与病例的可比性。

2)社区人群:是利用随机抽样的方法在社区无该病或健康人群中选择对照组。这种对照代表性较好,但与病例的可比性不易控制。

3)病例的邻居:在病例生活的邻居中选择未患该病的人作为对照。这种对照可以排除生活环境、社会经济因素的混杂影响。

4)病例的亲友:将病例的配偶、同胞、亲戚、同学、同事中无该病的人选为对照,可以观察来自环境或遗传方面的作用。

在实际研究中,对照多在医疗机构中选择,而一些大规模的研究选择人群对照,邻居和亲友对照多用于匹配设计。

(2)对照定义:包括类别、诊断标准、时间、地点等信息。类别是指健康人或具体哪种疾病的患者,此时对照也必须有明确的诊断标准。为了降低选择偏倚,在一次病例对照研究中可以设置多组对照,如肺癌的研究,在医院可以选择其他癌症患者为第一组对照,再选非癌症疾病患者为另一组对照,分别进行分析;也可以设计在医院选择一组对照,在人群中选择另一组对照。多组对照设计不仅可以对疾病的危险因素的认识更加深入和全面,而且可以判断对照有无选择偏倚。

（3）纳入与排除条件：为了保持与病例组的可比性，根据病例的某些要求限定对照组的一些外部特征，如年龄、性别。另外，对照中还应排除那些与所研究的疾病具有共同病因或共同发病机制的疾病，或身患多种疾病的人，或可能因与暴露因素有关的疾病入院的患者，如肺癌研究，不能以慢性支气管炎患者作为对照。

（4）匹配条件：如果选择匹配设计，需要制定匹配条件及匹配方式。

（5）对照选择程序：与病例选择一样，对照选择也需要按照严格设计的程序和方法进行，不能随意或盲目进行。

匹配设计的对照选择程序是每确定1例病例后，立即根据匹配条件和匹配的个体数，在规定的人群中选择适合的对照，与病例组成分析的对子。

成组设计的对照是独立完成的，但是选择的过程需要设计清楚，最好与病例选择同步进行。以人群为基础的病例对照研究，需要按照随机抽样的方法选择对照。如果涉及的人口比较广泛，可以根据病例的某些特征在限定范围内抽样选取，如在产生病例的周围，年龄接近、性别相同的人群中抽取。以医院为基础的病例对照研究，如果是利用既往住院患者病历资料，则可以根据病例的数量计算抽样比例（病例数/总患者数），采取系统抽样的方法选择对照；如果是利用新住院的病例，则可根据每周获得的病例数确定每周选择对照的数量及方法。

4. 样本量估计 当研究的检验水准 α 和把握度 $1-\beta$ 确定后，影响病例对照研究样本量的因素如下：①危险因素在人群中的暴露率，暴露率越低，所需要的样本量越大；②危险因素预期的相对危险度（OR），OR 值越大，所需要的样本量越小。样本量可以通过公式计算，或查表获得。成组设计常用的计算公式如下：

$$n = 2\overline{pq}(\mu_\alpha + \mu_\beta)^2 / (p_1 - p_0)^2 \quad \text{（公式 3-3）}$$

式中 n 为病例组人数，对照组的人数可以等于或大于病例组人数，当 α 和 β 一定时，u_α、u_β 是常数，可由标准正态分布界值表查得。p_1 是病例组某个因素的暴露率，p_0 是对照组该因素的暴露率，p_0 可以根据文献报道的人群暴露率，或预调查获得的对照人群的暴露率来估计，p_1 可根据公式计算。

$$p_1 = (OR \times p_0) / [1 + p_0(OR - 1)]$$
$$\overline{p} = (p_0 + p_1)/2 \quad \text{（公式 3-4）}$$
$$\overline{q} = 1 - \overline{p}$$

式中 OR 是某暴露因素的相对危险度（RR）的估计值，也需要根据文献或预调查获得。

【例 3-2】 吸烟与心血管病关系的病例对照研究，预期吸烟者心血管疾病的 $OR=2.6$，人群吸烟率 $p_0=30\%$，当 $\alpha=0.05$，$\beta=0.10$ 时：

$$p_1 = (2.6 \times 0.3)/(1 + 0.3 \times 1.6) = 0.527$$
$$\overline{p} = (0.3 + 0.527)/2 = 0.414$$
$$\overline{q} = 1 - 0.414 = 0.586$$
$$n = 2 \times 0.414 \times 0.586 \times (1.96 + 1.28)^2 / (0.527 - 0.3)^2 = 99 \text{（人）}$$

即每组需要调查 99 人。

5. 研究因素选择 病例对照研究的目的之一是筛选危险因素，因此选择研究因素、拟定调查表是病例对照研究的一个关键环节。选择研究因素的原则：①包括一切可疑的危险因素和可能的混杂因素；②尽可能采用量化和客观的测量方法。

6. 拟制调查表 按照问卷设计要求制定调查表，列入问卷中的每个因素必须有明确的定义和测量的方法。

7. 调查与测量方法 调查表中大部分内容是通过调查员询问病例与对照获得的，部分可通过查阅历史资料和临床检验、检测获得。在调查过程中，病例与对照必须采用同样的问卷、方式和方法调查，且每个调查员完成的病例与对照的比例相同，确保调查的质量和数据准确。如果需要检验和检测收集资料，设计时要确定使用的仪器设施、试剂、操作方法和评价标准；需要查阅历史资料的，需要明确资料的来源和记录方法。

五、资料的整理与分析

（一）资料录入与整理

将经过核实和整理过的问卷数据录入计算机，建立数据文件。

（二）样本的描述性分析

1. 基本特征描述 分别计算病例组与对照组在年龄、性别、职业等人口学特征方面的构成，以及两组各自疾病的类型、种类、病期等的构成。描述和分析研究对象的特征，以便推测本次研究结果的适用范围。

2. 均衡性分析 在成组设计时，需要对一些研究因素以外的且可能对研究结果产生干扰作用的因素（如年龄、性别）进行病例组与对照组之间构成的比较分析，如果使用统计学检验，两组间构成差异无统计学意义，则认为该因素组间均衡可比，该因素对研究结果的影响可以忽略；如果有统计学意义，则认为该因素组间不均衡，可能对研究结果产生一定的影响，需要在分析时采取措施加以校正，如分层分析。在匹配设计时，主要的因素已经被控制，可以不进行均衡性分析。

（三）危险因素分析

1. 拟制分析表格 将要分析的因素按照暴露的有无或暴露的程度分类制定分析表格，成组设计时基本分析表格形式见表3-4。

表 3-4 成组设计病例对照研究基本分析表格形式

组别	暴露	非暴露	合计
病例组	a	b	a+b
对照组	c	d	c+d
合计	a+c	b+d	n

2. 分析内容及指标

（1）暴露与疾病是否有关联：回答暴露与疾病是否有联系的依据是 χ^2 检验，如果病例组与对照组的暴露程度无统计学意义，则暴露与疾病之间无关联；如果有统计学意义，且病例组的暴露程度大于对照组，则认为暴露与疾病之间有关联，暴露是危险的；相反，对照组的暴露程度大于病例组，也认为暴露与疾病之间有关联，但暴露是有益的。对于四格表资料，常用的检验公式为：

$$\chi^2 = \frac{(ad-bc)^2 n}{(a+b)(c+d)(a+c)(b+d)} \quad （公式 3-5）$$

自由度为1，当 $\chi^2 \geq 3.84$，$P \leq 0.05$，则差别具有统计学意义，此时暴露与疾病之间存在关联，否则不存在关联。

（2）暴露与疾病联系的强度：如果 χ^2 检验证实暴露与疾病存在关联，需要估计二者关联的密切程度，即关联的强度。表示因素之间关联强度的指标是相对危险度（relative risk，RR），即暴露人群的发病率与非暴露人群的发病率的比值。但是病例对照研究不能计算发病率，因此不能直接计算 RR 值，这也是病例对照研究的局限性之一。根据数学推理，比值比（odds ratio，OR）即病例组和对照组暴露比值之比，可以替代 RR，尤其是疾病的患病率或发病率较低时（小于5%），OR 可以在病例对照研究中表示暴露与疾病的联系强度。

根据表 3-4 可知，病例组的暴露比值为：

$$\frac{a/(a+b)}{b/(a+b)}=\frac{a}{b}$$

对照组的暴露比值为：

$$\frac{c/(c+d)}{d/(c+d)}=\frac{c}{d}$$

比值比为：

$$OR=\frac{a/b}{c/d}=\frac{ad}{bc} \qquad (公式3-6)$$

OR 值表示暴露者的疾病危险性是非暴露者的多少倍。当 $OR=1$ 时，病例与疾病无关联；当 $OR>1$ 时，暴露增加疾病危险性，此时 OR 值越大，危险性越大，暴露与疾病的关联强度越大；当 $OR<1$ 时，暴露减少疾病危险性，此时 OR 值越小，危险性越低，暴露与疾病的关联强度越大。当然，是否 $OR=1$，取决于 χ^2 检验，只有当 χ^2 检验有统计学意义时，$OR \neq 1$，才能根据 OR 值的大小判断关联的强度。

（3）暴露与疾病关联的范围：OR 值是根据一个样本对暴露与疾病联系强度做出的点估计值，进一步可以根据抽样误差进行区间估计，即总体 OR 值的范围，通常以 95% 置信区间（CI）表示。区间估计可以采用 Miettnen 卡方值法，其公式为：

$$OR\ 95\%\ CI = OR^{(1 \pm 1.96/\sqrt{\chi^2})} \qquad (公式3-7)$$

在此区间内，如果包含1，例如 0.8~1.2，则暴露与疾病无关联；否则为有关联。如 0.6~0.9 或 1.2~1.8，这个结果与 χ^2 检验完全一致，不会出现矛盾现象。

3. 示例 一项关于收缩压与心肌梗死关系的病例对照研究资料见表 3-5。

表 3-5 收缩压与心肌梗死的关系（mmHg）

组别	收缩压 ≥140	收缩压 <140	合计
病例组	145	135	280
对照组	178	249	427
合计	323	384	707

（1）χ^2 检验确定是否有关联

$$\chi^2 = (145 \times 249 - 135 \times 178) \times 707 / (323 \times 384 \times 280 \times 427) = 6.95$$

因为 $\chi^2 > 6.63$，$p<0.01$，具有统计学意义，表明收缩压与心肌梗死有关联。

（2）计算 OR 值判断关联的强度

$$OR = (145 \times 249) / (135 \times 178) = 1.50$$

表明收缩压高于 140 mmHg 的人心肌梗死的危险性是收缩压低于 140 mmHg 人的 1.5 倍，收缩压是心肌梗死的危险因素。

（3）计算 $OR\ 95\%CI$

$$OR\ 95\%\ CI = 1.50^{(1 \pm 1.96/\sqrt{6.95})} = 1.11 \sim 2.03$$

区间不包含1，收缩压与心肌梗死有关联。

(四)深入分析

是否有关联、关联的强度、关联的范围是病例对照研究必须要分析的3个基本内容。有时为了进一步解释因素的作用，还需要进行一些深入分析。

1. 分层分析（stratification analysis） 将均衡性检验中分布不均的那些因素，即选出缺乏可比性的因素，按照因素的有无或等级分成若干层，再对各层人群进行暴露与疾病联系的分析，这种方法称为分层分析，如对性别分层后，分别在男性或女性之间分析暴露与疾病的关系，此时各比较组间性别构成完全相同，可以排除由于性别构成不同对研究结果的混杂作用。所以分层分析是对资料缺乏可比性的一种处理手段，是单因素水平控制混杂偏倚的有效方法。分层分析的步骤如下。

（1）分析表格：根据分层因素的有无，可以将资料分成两层，分层分析基本表见表3-6。如果按照分层因素的等级，可以继续分为第三层，……，第n层等，表格的形式是相同的。

表3-6 病例对照研究分层分析基本表

组别	第一层			第二层		
	暴露	未暴露	合计	暴露	未暴露	合计
病例组	a_1	b_1	n_{11}	a_2	b_2	n_{12}
对照组	c_1	d_1	n_{01}	c_2	d_2	n_{02}
合计	m_{11}	m_{01}	t_1	m_{12}	m_{02}	t_2

（2）计算各层的OR值：第一层$OR_1=(a_1d_1)/(b_1c_1)$；第二层$OR_2=(a_2d_2)/(b_2c_2)$，依次类推。如果各层的OR值比较接近，如$OR_1\approx OR_2$，表明两层资料是同质的，可以计算分层后总的效应。

（3）计算总的指标：分层分析不是为了分别计算各层的效应，而是希望得到控制了分层因素影响后总的指标，即总的χ^2检验、OR值及其95%CI。总的指标计算采用Mantel-Haensel方法，分别以χ^2_{MH}、OR_{MH}、OR_{MH} 95%CI表示，计算公式分别为：

$$\chi^2_{MH}=\frac{\left[\sum(a_id_i-b_ic_i)/t_i\right]^2}{\sum m_{1i}m_{0i}n_{1i}n_{0i}/[t_i^2(t_i-1)]} \quad \text{（公式3-8）}$$

$$OR_{MH}=\sum(a_id_i/t_i)/\sum(b_ic_i/t_i) \quad \text{（公式3-9）}$$

$$OR_{MH}\ 95\%CI=OR^{(1\pm 1.96/\sqrt{\chi^2_{MH}})} \quad \text{（公式3-10）}$$

（4）分层分析的意义：分层分析的目的是控制混杂因素，分层后使各因素处于同一水平进行比较，从而克服了混杂因素在病例组与对照组分布不均造成的偏倚。通常将分层前的OR值称为粗的OR，分层后计算的OR_{MH}是调整了分层因素的混杂影响后的OR值，也称调整的OR值。

如果$OR=OR_{MH}$，表明分层因素不起混杂作用。如果$OR>OR_{MH}$，或$OR<OR_{MH}$，且$OR_1\approx OR_2$，则表明分层因素是混杂因素，OR值受到了分层因素的混杂影响，此时OR_{MH}更能反映暴露与疾病之间的实际联系水平。

（5）示例：表3-5分析的是没有考虑其他任何因素干扰时的收缩压与心肌梗死的关系。实际上，有很多因素同时与心肌梗死及收缩压有关，如性别，因此在做出结论之前，必须排除性别的混杂影响。根据性别分层的资料见表3-7。

表 3-7　按性别分层后收缩压与心肌梗死的关系（mmHg）

组别	男		合计	女		合计
	≥140	<140		≥140	<140	
病例组	107	92	199	38	43	81
对照组	101	124	225	77	125	202
合计	208	216	424	115	168	283

1）分别计算各层的 OR 值

$$男性 OR=(107×124)/(92×101)=1.43$$
$$女性 OR=(38×125)/(43×77)=1.43$$

分层后各层的 OR 值相同，说明两层资料具有同质性。

2）计算 χ^2_{MH}

$$\chi^2_{MH}=\frac{[(107×124-92×101)/424+(38×125-43×77)/283]^2}{208×216×199×225/(424^2×423)+115×168×81×202/(283^2×282)}$$

$$=5.17$$

自由度为 1，$\chi^2_{MH}>3.84$，具有统计学意义，说明分层后收缩压与心肌梗死仍有关联。

3）计算 OR_{MH}

$$OR_{MH}=\frac{(107×124/424)+(38×125/283)}{(92×101/424)+(43×77/283)}=1.43$$

与分层前的 OR 比较，OR_{MH} 有所降低，可以认为这是性别混杂作用的结果，性别夸大了关联的强度，相对而言，OR_{MH} 更能真实地反映暴露与疾病的关联程度。

4）计算 OR_{MH} 95%CI

$$OR_{MH}\ 95\%CI=1.43^{(1±1.96/\sqrt{5.17})}=1.05\sim1.95$$

此区间不包含 1，收缩压与心肌梗死有关联。

2. 剂量-效应关系分析　在病例对照研究中，对于定量或分等级因素，可以分析暴露的剂量或等级与 OR 值的关系，即剂量-效应关系（dose-effect relationship）。暴露因素与疾病之间存在剂量-效应关系是判断二者因果关系的重要证据之一。因此，在调查中，要尽量收集暴露因素的暴露剂量或暴露的程度等资料。

（1）分析表格：等级资料可以直接根据暴露的级别由低到高列表，如表 3-8 所示。如果是定量资料，需要先划分若干个数量组，再由低到高列表，如每日吸烟量与肺癌的关系，吸烟量可分为每日 "0"、"1~5"、"6~10"、"≥11" 支 4 个组。

表 3-8　病例对照研究剂量-效应关系分析基本表格形式

组别	暴露程度					合计
	0	1	2	3	……	
病例组	c	a_1	a_2	a_3	……	n_1
对照组	d	b_1	b_2	b_3	……	n_2
合计	m_0	m_1	m_2	m_3	……	Nn
OR	1.0	OR_1	OR_2	OR_3	……	

（2）χ^2 检验：利用 R×C 表 χ^2 检验进行数据分析，判断病例组与对照组暴露程度构成有无统计学意义。

（3）计算各暴露程度的 OR 值：以不暴露或最低暴露为参比，令其 $OR_0=1$，其他各暴露水平的 OR 值分别为：$OR_1=(a_1d)/(b_1c)$；$OR_2=(a_2d)/(b_2c)$，依次类推。

（4）线性趋势 χ^2 检验：暴露等级与各 OR 之间的剂量 - 效应关系需要通过线性趋势 χ^2 检验后进行判断，公式为：

$$\chi^2 = [T_1 - (n_1 T_2/n)]^2 / Var \quad \text{（公式 3-11）}$$

$$Var = n_1 n_2 (n T_3 - T_2^2) / n^2 (n-1) \quad \text{（公式 3-12）}$$

$$T_1 = \sum a_i x_i$$

$$T_2 = \sum m_i x_i$$

$$T_3 = \sum m_i x_i^2$$

式中，x_i 为暴露的水平，可直接取值 0，1，2……。检验的自由度为 1，如果 $\chi^2 \geq 3.84$，则说明暴露程度与 OR 值存在线性趋势，即剂量 - 效应关系。

（5）示例：体重指数（BMI）与脑卒中复发关系的病例对照研究结果见表 3-9。

表 3-9　体重指数（BMI）与脑卒中复发关系

BMI（kg/m²）	复发组（人）	未复发组（人）	合计（人）	OR
<24.0	20	105	125	1.0
24.0~27.9	60	248	308	1.3
≥28.0	15	52	67	1.5
合计	95	405	500	—

以 BMI < 24.0 kg/m² 为参比，计算各水平的 OR 值。结果显示，脑卒中的危险性随体重指数增加而升高，但是否存在剂量 - 效应关系，需要进行线性趋势检验，检验过程如下：

$$T_1 = 60 \times 1 + 15 \times 2 = 90$$

$$T_2 = 308 \times 1 + 67 \times 2 = 442$$

$$T_3 = 308 \times 1^2 + 67 \times 2^2 = 576$$

$$Var = \frac{95 \times 405 \times (500 \times 564 - 436^2)}{500^2 \times (500 - 1)} = 28.34$$

$$\chi^2 = \frac{[90 - (95 \times 436/500)]^2}{28.34} = 1.81$$

自由度为 1，$\chi^2 = 1.81 < 3.84$，$P > 0.05$，无统计学意义，表明根据该研究结果还不能认为体重指数与脑卒中复发之间存在剂量 - 效应关系。

（五）匹配设计资料分析

频率匹配设计的资料分析与成组设计相同。当个例匹配时，对照的数目越多，分析方法越复杂，下面仅介绍 1∶1 匹配的资料分析。

1. 分析表格　1∶1 匹配设计的分析表格基本形式见表 3-10。成组设计的四格表中，a、b、c、d 分别代表人数，而 1∶1 匹配设计表格中的 a、b、c、d 分别代表病例与对照的对子数，即 a 为病例与对照均为暴露的有 a 对，均不暴露的有 d 对，实际上，a 和 d 在分析中是没有贡献的，只有 b 和 c 对分析有意义。

表 3-10　1∶1 匹配设计病例对照研究基本分析表格形式

对照	病例		合计
	暴露	非暴露	
暴露	a	b	$a+b$
非暴露	c	d	$c+d$
合计	$a+c$	$b+d$	n

2. 分析内容

（1）有无联系：仍然以 χ^2 检验判断暴露与疾病有无关联，检验采用 McNemar 公式：

$$\chi^2 = (b-c)^2/(b+c) \qquad \text{（公式 3-13）}$$

当 $(b+c) < 40$ 时，采用校正的公式：

$$\chi^2 = (|b-c|-1)^2/(b+c) \qquad \text{（公式 3-14）}$$

自由度为 1，如果 $\chi^2 \geq 3.84$，具有统计学意义，暴露与疾病有关联。

（2）关联强度：OR 的计算公式为：

$$OR = c/b \qquad \text{（公式 3-15）}$$

（3）关联范围：仍应用 Miettnen 公式计算 $OR\ 95\%CI$。

$$OR\ 95\%CI = OR^{(1 \pm 1.96/\sqrt{\chi^2})} \qquad \text{（公式 3-16）}$$

3. 示例　在一项关于服用雌激素与子宫内膜癌关系的研究中，共计选择病例 63 人，采用 1∶1 配对设计，组成 63 个对子，资料见表 3-11。

表 3-11　服用雌激素与子宫内膜癌的关系（人）

对照	病例		合计
	暴露	未暴露	
暴露	27	3	30
未暴露	29	4	33
合计对子数	56	7	63

（1）χ^2 检验：采用 McNemar 校正公式计算：

$$\chi^2 = (26-1)^2/(3+29) = 19.53$$

自由度为 1，$P < 0.001$，具有统计学意义，可以认为服用雌激素与子宫内膜癌有关联。

（2）计算 OR 值：

$$OR = 29/3 = 9.67$$

说明服用雌激素者发生子宫内膜癌的危险性是未服用者的 9.67 倍，关联非常密切。

（3）计算 $OR\ 95\%CI$：

$$OR\ 95\%CI = 9.67^{(1 \pm 1.96/\sqrt{19.53})} = 3.54 \sim 26.45$$

$95\%CI$ 不包含 1，服用雌激素与子宫内膜癌存在关联。

六、注意事项

（一）代表性

病例对照研究要求病例代表目标人群所有该病的患者，对照代表全部非该病人群，这是一种理想的状态。在实际研究中，病例可以是任何一类我们感兴趣的病例，例如家庭微小环境与女性肺癌的关系，病例只是女性；青年脑梗死危险因素研究，病例只是青年人。此时的病例并不代表全部患病人群，而只代表这一类病例。由于病例被局限在某一个范围，选择能够代表这一类病例，以及确定病例的源人群相对容易做到。对照的代表性不一定是未患该病的全人群，应该是非病例的源人群。以医院为基础的病例对照研究，几乎无法保证样本的代表性，能够做的是尽量扩大研究的样本量，提高暴露组与对照组的均衡性。

（二）可比性

病例对照研究的设计存在缺陷，即病例与对照并非同一个人群的两个部分，而是分别单独选来的,这样就很难做到两组的同质性,因此外部因素对研究结果的干扰与混杂影响的程度要大于其他类型研究。基于这种原因,对病例对照研究的结果解释和评价必须十分谨慎,有时需要借助一些资料分析技术,如分层分析、多因素分析,对一些重要特征进行处理,保证病例与对照在同质的基础上进行比较,使研究结果得到合理解释和评价。

(三)对照选择

在病例对照研究中,普遍存在的一个问题是对病例选择比较重视,忽视对照的选择。这是因为研究者往往认为研究的目标变量是疾病,且是单一病种,数量有限。因此,把精力几乎全部投入病例的选择上。实际上,对照的选择有时更加困难和重要,许多研究是由于合适的对照不好选择而影响了研究的进度和质量。因此,在设计和实施过程中,病例和对照应同等对待,最好是同时进行、同时完成。

(四)偏倚控制

病例对照研究的设计特点决定了这种方法更容易出现偏倚,因此控制偏倚是病例对照研究的关键技术。病例对照研究的主要偏倚包括选择偏倚、信息偏倚和混杂偏倚三大类。病例对照研究选择研究对象时很难做到随机抽样,另外,由于条件等的限制,多数是在医院患者中选择研究对象,极易产生选择偏倚。病例对照研究最主要的信息偏倚是回忆偏倚,产生于调查员和调查对象的心理作用及对往事记忆的准确性。外部因素难以控制是病例对照研究中产生混杂偏倚的主要原因。只要设计严密、合理,实施时重视质量控制,并能有效地预防与控制各类偏倚对研究结果的影响,病例对照研究是临床研究中一种值得选择的有效的研究方法。偏倚及其控制内容详见第十章。

第五节 队列研究

案例 3-3

英国医师 Doll 和 Hill 通过病例对照研究获得了吸烟与肺癌相关的假设,为进一步探讨二者的关系,开展了前瞻性队列研究。研究以英国登记的注册医师为对象建立队列。基线调查时,将拟定的问卷随信函发给每个注册医师,说明调查目的、调查内容、问卷填写方式等。共计发放问卷 59 600 份,回收有效问卷 40 701 份。采用信访和查阅医学会登记资料结合的方式定期随访,详细记录每个死亡者的死亡日期、死亡原因等信息,计划随访期为 20 年。随访 4 年后的阶段分析结果:35 岁以下年龄组男性肺癌死亡率为 7.28/10 万人年,75 岁以上年龄组为 321.98/10 万人年,45 岁以后升高速度加快,65 岁后趋于平缓(年龄线性趋势 χ^2=121.14,$P < 0.001$)。男性吸烟组肺癌死亡率为 135.59/10 万人年,不吸烟组为 19.86/10 万人年(χ^2=14.59,$P < 0.001$)。

问题:
1. 研究中,为什么选择登记注册的医师作为研究对象?研究对象应如何分组?
2. 队列研究可计算哪些指标以反映吸烟与肺癌的关联强度?
3. 为进一步证实吸烟与肺癌的关联,还可做何种分析?
4. 队列研究可得出什么结论?

队列研究（cohort study）与病例对照研究同是分析性研究方法。队列原意是古罗马军队中的步兵大队，作战时方队成员同步冲锋陷阵。流行病学家借用队列一词表示一个特定的研究人群组，指在某个问题上具有相同起点的一个人群，例如同年出生，或同时暴露，或同时观察的一群人。由于队列研究的设计是先看到人群的暴露情况，并以此为起点追踪结局事件的出现，就像队列一样，研究人群同步走向将来的某一时刻，等待结局的发生。因此，从因果时序关系上是由因及果的研究方法，因而有时也称为前瞻性研究（prospective study）、随访研究（follow-up study）、纵向研究（longitudinal study）等。队列研究所获得的因果关系证据的强度大于病例对照研究，是更深层次的研究方法。

一、原理与特性

（一）基本原理

队列研究是先选定一个研究人群，即建立队列，再根据某因素的暴露情况，将研究对象分成若干组，如暴露组和非暴露组，或不同暴露水平组，剔除各组内已经有结局事件（如发病或死亡）或不可能再发生结局事件的个体，随访观察一段时间，统计各组研究事件结局的发生情况，如发病人数、死亡人数，计算和比较各组结局事件的发生率。如果暴露组的发生率与非暴露组的发生率存在统计学差异，则推断暴露与事件可能存在因果关系，当暴露组的率高于非暴露组，该因素为危险因素；当暴露组的率低于非暴露组，该因素为保护性因素。

在建立队列时，必须保证队列成员没有结局事件发生，且将来有发生结局事件的可能，否则不符合进入队列要求。队列可分为固定队列和动态队列两种。固定队列（fixed cohort）是指队列成员均在某一固定时间或短时间内进入队列，随访观察开始后到终止观察期间，没有成员退出队列和新成员加入队列。动态队列（dynamic cohort）是观察期内新成员可随时加入队列，但加入队列后，同时随访观察结局。

（二）基本特性

1. 观察法研究 与现况研究、病例对照研究相同，队列研究的暴露因素也是研究前已经存在的，或过去某一时期暴露过的，而非研究者施加的因素。

2. 先因后果 队列研究的设计特点是先确定暴露状态，再随访观察结局的发生，是前瞻性的，是由因到果的设计，这种设计模式与实验性研究相似，区别是实验性研究的暴露是人为决定的（详见第四章）。

3. 设立对照组 队列研究必须设立不同暴露状态的对照组，以便对比分析暴露对结局事件的作用。为了合理比较，暴露组与对照组必须具有可比性。理论上，对照组与暴露组除暴露状态不同外，其他方面均应该保持一致。暴露组与对照组来自同一个人群，这种对照为内对照，可比性较好；对照来自其他人群，这种对照为外对照，需要关注对照的可比性。

二、研究类型

（一）前瞻性队列研究

前瞻性队列研究（prospective cohort study）是从研究对象目前的暴露状态开始，随访到将来某一时刻，结局事件需要等待一段时间才能观察到，是队列研究的基本模式。前瞻性设计暴露和结局资料是直接通过调查得到的，相对比较可信，偏倚较小。但对于发病率较低、需要长时间随访的疾病，前瞻性设计需要的样本量大、观察期长、投入多，执行难度大，可行性较差。

（二）历史性队列研究

历史性队列研究（historical cohort study）是以过去某个时点的人群为基础建立队列，并根据当时资料记载的每个对象的暴露情况进行分组。在剔除该人群已经发生过研究事件的个体后，开始模拟随访到现在，比较各人群事件的发生率。历史性队列研究是利用已经发生过的资料，不需要等待事件的发生，因此可以在短时间内完成。虽然是回忆过去，但是根据历史记载，仍可判断先因后果的时序关系。因此，较前瞻性设计而言，历史性队列研究是一种快速、节省资源的研究方法。历史性队列研究必须依据翔实的历史资料，且目前已经有结局发生，常见于职业人群的研究，因为每个人的职业档案可以提供确切的职业暴露史和健康体检资料，是建立历史性队列和模拟随访的重要依据。

（三）双向性队列研究

双向性队列研究（ambispective cohort study）是将历史性队列研究与前瞻性队列研究结合应用的设计模式，即在历史性队列研究的基础上，从现在起继续前瞻性随访一段时间，通常是因为历史性队列研究观察的时间不够，结局事件尚未出现，需要延长随访至结局事件出现。双向性队列研究可以充分利用历史资料提供的有价值的信息，最大限度地节省研究时间和投入。

三、研究目的、优点与缺点

（一）研究目的

1. 检验病因假设　因为队列研究能够提供先因后果的时序关系证据，所以检验病因假设的能力要远远大于病例对照研究。一般经过队列研究检验成立的假设，因果关系的可能性就更大。但队列研究执行起来难度大，需要大量的人力、物力和时间的投入，因此多是在病例对照研究获得比较确切的假设基础上，采取的更为深入的研究方法。

2. 探究疾病自然史　通过人群长期随访观察，可以掌握疾病在个体和人群中发生、发展、消亡的自然过程，如早期血压、血脂水平及变化规律，以及遗传学的某些特征与今后心脑血管事件的关系。研究疾病自然史有助于制定疾病防治策略和措施。

3. 评价防治效果　为评价人群中那些自觉或不自觉采纳的，或者是传统经验的防治疾病的措施及方法等的效果，可以采用队列研究。如观察戒烟是否会降低肺癌发生的危险性，健康饮食对心血管疾病的影响。队列研究评价的措施是研究前人群已经存在或自发的行为，而非研究开始后人为施加的干预，这是与实验性研究本质的区别之一。

> **临床应用**
>
> **队列研究与新药上市后监测**
>
> 临床新药从开发至上市应用需在药物临床试验质量管理规范（good clinical practice, GCP）下完成，但受限于样本量以及观察时间，Ⅰ~Ⅲ期临床试验的结果仍不能全面发

现新药存在的不良反应,因此需要在新药上市使用后做进一步的监测,方法之一即为队列研究。研究中以使用新药的患者作为暴露组,未使用该药物的患者为非暴露组,或者以不同给药剂量作为暴露组和非暴露组,随访观察用药期间以至停药后一段时间内出现的各种不良反应,以确认用药后的不良事件发生情况。这类研究通常需满足以下条件:①药物处方是在正常诊疗过程中开具的;②研究对象基于真实的诊疗环境,药物的使用情况与患者是否纳入研究无关;③对患者不施加额外的监测程序。

(二)优点与缺点

与现况研究和病例对照研究比较而言,队列研究存在一定的优点与缺点。

1. 优点

(1)信息偏倚较小:因为暴露是在结局事件发生之前获得的,属于双盲调查,因此资料受调查员和调查对象心理影响较小,且所调查的暴露是调查对象当时的情况,资料相对准确、可靠。

(2)可以直接计算相对危险度(RR)(详见本节分析指标的计算):队列研究观察队列人群结局事件的发生情况,可以计算得到各暴露人群的发病率或死亡率,因而可以直接计算暴露因素的相对危险度。

(3)因果论证强度高:在队列研究中,所有的暴露因素均在发病前确定,通过随访一个潜伏期(incubation period)或潜隐期(latency period)观察疾病的发生情况,可以确定因在前、果在后的时序关系,因此检验病因假设的能力较强。

(4)可以同时研究多种疾病的危险因素:队列人群在随访过程中可以发生各种疾病,因此所观察到的每一种疾病均可以分析与暴露因素的关系。

2. 缺点

(1)实施难度大:队列研究需要对一个较大规模的人群进行随访,如果所研究的疾病的潜伏期(潜隐期)较长,不仅需要花费较多的时间,而且失访难以控制,没有大量的人力、物力和技术保障,几乎是不可能完成的。因此,队列研究往往是在反复的病例对照研究的基础上,在有充分把握的前提下设计实施的。

(2)资料处理复杂:队列研究的资料包含了时间因素,在随访过程中,每个人的年龄在变化,由于失访和结局事件的发生,每个人在队列中贡献的观察时间不同,这些因素在资料处理中均需要考虑,造成队列研究资料处理复杂,尤其是人年计算。

(3)不适合发病率较低疾病的研究:每种研究方法都需要一定数量的具有阳性事件的个体,如果所研究的疾病发病率较低,只有扩大队列规模,才能满足研究的要求。当队列过于庞大时,失访及随访质量难以控制,偏倚和误差将会增大,导致研究失败,因此,发病率低的疾病,尤其是非常罕见的疾病,只能采用病例对照研究设计。

四、研究设计与实施步骤

(一)设计思路及技术要点

1. 技术路线 队列研究过程的主要环节及流程见图 3-3。

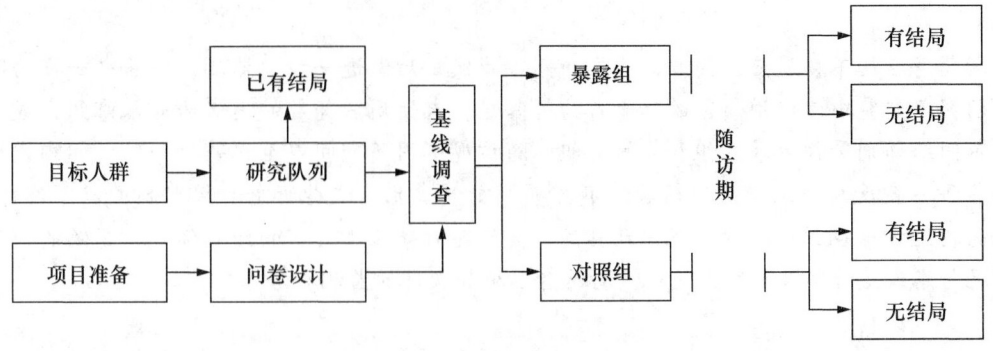

图 3-3　队列研究流程图

2. 技术要点

（1）队列建立：队列是研究开始时确定的需进行追踪观察的人群，必须含有暴露组和对照组，或不同暴露剂量组。进入队列的成员必须保证尚未发生结局事件，并在今后有发生结局的可能。各组之间除研究的暴露因素外，其他因素尽量保持均衡可比。

（2）随访（follow-up）：从研究对象进入队列开始至研究终止，这一期间内跟踪观察的过程为随访。随访是队列研究的重要特征和关键环节。随访期的长短取决于所研究的疾病的潜伏期或潜隐期，潜伏期越长，随访期越长，难度越大。随访期间的两项关键任务是记录结局事件和控制失访。

（3）失访偏倚（follow-up bias）：队列成员随访期间失去联系，或因研究结局之外的原因死亡，研究终止时无法判断结局为失访（loss to follow-up），是队列研究偏倚的重要来源。研究的队列规模越大，随访期越长，失访越多。控制失访是保证研究质量，降低偏倚的重要技术。

（4）人时（person time）计算：如果队列成员进入和退出队列的时间相差较大，在资料处理时，需要引入一个新的概念——人时，即人和时间的乘积。例如 1 个人观察 10 年为 10 人年，10 个人观察 1 年也为 10 人年。以人时为单位计算发病率是队列研究一项重要技术和烦琐的任务。

（二）设计内容与实施步骤

1. 选题　队列研究的成本高、难度大，一般只用于验证病因假设，而非探索，因此选题的假设必须确切，通常是经过了现况研究和病例对照研究反复论证确定的。选题的同时，暴露因素和结局事件也随之被确定。

2. 研究因素的设计　研究因素包括暴露因素和影响因素两大类。

（1）暴露因素设计：暴露因素是研究假设中的因，是最终需要做出解释的变量，即自变量。暴露因素设计内容包括因素定义及测量方法。定义尽量采用标准的、公认的，或文献经常使用的；测量方法应该灵敏、简便、客观和量化。暴露的测量还要注意暴露的开始时间、持续时间、暴露方式（直接与间接、连续与间断、长期与偶尔）等。

（2）影响因素设计：影响因素指暴露因素以外的因素，如人口学因素。设计目的是估计各暴露组的可比性、调整混杂因素的影响、参与结果的深入分析等，设计时也应该包括定义和测量方法。

3. 研究结局事件设计　结局事件是研究假设中的果，是队列随访期望得到的结果变量，即因变量，也称结局。结局的设计内容包括结局的定义、测量方法、评价标准。结局可以是某个事件的最终结果，如发病、死亡，也可以是中间的某个发展阶段，如脑梗死研究中的短暂性脑缺血发作，心肌梗死研究中的心绞痛、冠状动脉狭窄程度。因此，结局的定义应当有准确的名称、诊断的程序和确诊的标准。队列研究可同时观察多种结局与暴露的关系，设计时列入随访的疾病种类越多，研究的效率越高。

4. 建立队列 研究队列至少需包括暴露组和非暴露组两个人群。

（1）暴露组：由具有所研究的暴露因素的个体组成，研究中可以只设一个暴露组，也可以按照暴露的水平设几个亚组。根据研究的目的，暴露组有以下来源。

1）一般人群：如果所研究的暴露和疾病是常见的，而非某个特殊人群固有的，或者研究的目的是指导该病在一般人群中的防治，最好从一般人群中暴露于所研究的因素的个体中选择暴露组。

2）职业人群：如果所研究的暴露是某个职业因素，或暴露因素在某个职业相对比较集中，如煤矿工人的粉尘暴露、炼钢工人的高温暴露，需要在职业人群中选择暴露组。

3）特殊暴露人群：如果所研究的暴露因素与某些特殊的经历、自然环境、社会因素等密切相关，研究这些暴露与疾病的关系时，需要在特殊暴露人群中选择暴露组，如在地震灾区研究灾害对人心理健康的远期影响。

4）社会团体人群：某些有组织的社会团体成员，如学会会员、学校学生或教师，具有系统的组织性和相同的职业或经历，便于队列研究的资料收集、随访观察和外部因素的控制。

（2）非暴露组：是队列研究的对照组，因此要求与暴露组具有良好的可比性，即除对所研究的因素暴露状态不同外，其他因素尽可能地与暴露组一致或接近。非暴露组的设计类型有如下几种。

1）内对照（internal control）：在选择暴露组的人群内，选择未暴露的个体组成的对照组为内对照。内对照与暴露组是同一个人群的两个部分，因此对照的选择比较方便，而且外部因素相对一致，可比性较好。有时一个人群内很难区分完全未暴露者，如工厂的有害气体，厂区的所有人都可能暴露，但不同工种暴露的程度差别很大，这时可以将暴露水平最低的工种作为对照组。

2）外对照（external control）：如果产生暴露组的人群确实无对照组可选，则需要从其他人群中选对照，这种对照为外对照。外对照与暴露组并非来自同一个人群，接触暴露因素的可能性小，但与暴露组的外界因素差别较大。因此，外对照的选择需要考量与暴露组的可比性问题。

3）总人群对照：是以暴露组所在地区全人群为对照，这种设计不需要专门技术选取对照组，也不需要调查对照组的每一个个体，而是直接利用该地区人口有关疾病或死亡的现有统计资料。因此，这种对照设计简单、资料收集容易，但资料不够精细，可控制和分析的因素有限，研究结果比较粗糙。由于对照中含有暴露人群的信息，因此该对照仅适用于人群暴露率很低的因素的研究。

5. 样本量估计 除检验水准 α 和把握度（$1-\beta$）外，影响队列研究样本量的因素主要有对照人群所研究疾病的发病率 p_0 和暴露组与对照组该病发病率之差 d。通常 p_0 越接近 50%，或 d 值越小，所需样本量越大。队列研究样本量的计算公式：

$$n = \frac{\left(z_{\alpha/2}\sqrt{2pq} + z_{\beta}\sqrt{p_0 q_0 + p_1 q_1}\right)^2}{(p_1 - p_0)^2}$$ （公式3-17）

式中 n 是暴露组（对照组）的样本量，$z_{\alpha/2}$、z_{β} 分别是双侧 α、单侧 β 所对应的标准正态曲线下面积，可由标准正态分布界值表查得，对照人群发病率 p_0 和相对危险度 RR 可以根据文献估计，其他指标计算公式如下：

$$q_0 = 1-p_0$$
$$p_1 = p_0 \times RR,$$
$$q_1 = 1-p_1 \quad \quad \text{(公式 3-18)}$$
$$\bar{p} = (p_0+p_1)/2$$
$$\bar{q} = 1-\bar{p}$$

由公式 3-17 估算的样本量未考虑研究过程中的失访，因此一般需在计算得到的样本量基础上扩大 10% 作为最终研究所需的样本量。

6. 基线资料收集 队列建立后，需要对每个研究对象进行调查，即基线调查，详细收集研究开始时的相关资料，这些资料称为基线资料（baseline information）。设计时，要明确基线调查的内容和方法。基线资料包括暴露因素、影响因素和健康状况，是暴露分组和结果分析的重要依据。将所要调查的内容制成问卷或调查表，依据问卷开始调查。调查方式包括问卷调查、访谈、查阅档案、体格检查、实验室检测及环境测试等。

7. 随访 完成基线调查后，队列开始随访。这是队列研究中最为艰难和重要的一项内容，随访的质量直接关系到研究的成败，因此必须提前周密设计，按照计划严格实施。设计的主要内容如下。

（1）随访期限：根据研究疾病的潜伏期（或潜隐期）确定随访的期限。暴露因素的潜伏期以文献报道为依据，如肿瘤等慢性疾病的潜隐期较长，通常为 10~15 年。在设计时要考虑到许多暴露在建立队列时已经存在，因此随访期限不一定要满足 1 个潜伏期，可以适当缩短，减少随访时间过长带来的失访偏倚以及不必要的人力、物力、财力浪费。

（2）随访内容：重点是结局，要详细记录结局发生的时间、诊断的依据、诊断机构及诊断者的资质等内容。随访过程中要密切注意每个人的暴露状况及其他特征的变化情况，随时记录变化的时间及变化的内容，如吸烟者的吸烟量、种类、方式有无变化，是否戒烟；非暴露者是否开始暴露，暴露的开始时间、暴露的剂量、方式等。

（3）随访方式：对暴露因素及其他特征因素，可以通过面对面、电话、信函等调查形式随访；对结局及其他疾病，需要体检诊断；对环境因素，需要现场检测和实验室分析。注意随访方式在暴露组与对照组应保持一致。

（4）随访间隔：对于随访期较短的研究，可以在研究结束时一次性完成随访，而对随访期较长的研究，每 1~2 年随访 1 次。若随访间隔过长，不易及时发现失访者，信息损失较大。

五、资料整理与分析

（一）资料整理

1. 建立数据文件 队列研究的资料包括基线资料和随访资料。在基线调查后，及时将核实无误的数据录入计算机，建立数据文件。随访资料需要独立录入，建立平行数据文件，并与基线资料数据文件进行对比，将有变化的数据补充到基线数据文件。为了保证随访资料与基线资料准确合并，研究对象的统一编号至关重要，并在全部研究过程中保持编号的唯一性。

2. 资料描述 利用基线数据描述队列的人口学特征，随访数据描述平均随访时间、失访情况等；对暴露组与对照组重要特征构成进行比较，分析两组的可比性；将基线资料与随访资料比较，描述重要特征变化情况及规律。

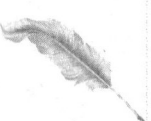

> **知识拓展**
>
> **大型生物医学队列研究**
>
> 经典的队列研究可利用的信息较少，投入巨大，而产出有限。因此，目前国内大多选择一定范围内符合某种条件的全部人群组成研究队列，全面收集队列人群各种可能的暴露因素以及健康状况，然后进行定期随访，获得数据资料。如2006年启动的英国生物银行（UK Biobank）就是一个基于50万人群的大型生物医学队列研究。该队列通过采集生物样本和调查问卷获得了遗传、生活环境、健康等数据，用于慢性病研究。有学者统计，截至2022年，已发表论文2300余篇。
>
> 针对我国人民生活习惯及种族特点，2017年科技部"十三五"国家重点研发计划中的"精准医学研究"重点专项批准了36个大规模人群队列项目，简称"百万人群队列"，投入科研经费5.8亿元。队列涵盖东北、西北、华东、华南和西南五大区域的健康人群和重点疾病人群，微观与宏观结合。研究数据将为实现健康中国目标做出突出贡献。

（二）数据分析

1. 分析表格 队列研究资料有两种分析形式，即累积发病率和发病密度资料。两种资料分析基本表格形式见表3-12和表3-13。

表3-12 队列研究累积发病率分析基本表格形式

组别	发病人数	未发病人数	合计	累积发病率
暴露组	a	b	$a+b$	$a/(a+b)$
对照组	c	d	$c+d$	$c/(c+d)$
合计	$a+c$	$b+d$	n	$(a+c)/n$

表3-13 队列研究发病密度分析基本表格形式

组别	发病人数	人时数	发病密度
暴露组	a	n_1	a/n_1
对照组	b	n_0	b/n_0
合计	$a+b$	n	$(a+b)/n$

2. 人时计算 在队列研究中，由于队列成员进入队列的时间不完全一致，或因为失访、过早死亡、出现结局、中途退出等原因，使队列成员之间实际的观察期限不同。显然，在这种情况下，仅仅利用队列开始的成员数或终止时的成员数做分母计算发病率都是不合理的。一种处理方法是引入时间因素，即将每个成员在队列中实际观察的时间作为对研究的贡献，如某人观察了10年，那么他就贡献了10个人年，另一人观察了6年，就贡献了6个人年，两个人共计观察了16个人年。以队列中总的观察人年数为分母计算发病率，可以得到以人时为单位的发病率，能够较好地处理起始队列与终止队列人数不相等的问题。人时单位最常用的为人年、人月。人时计算是队列研究中极为复杂的工作，目前有专用计算机软件辅助计算，这里介绍几种人工计算方法，以加深对人时单位的理解。

（1）以个人为单位计算：是将队列中每个成员的人时数逐一计算，最后求队列总观察人时数的方法。这种方法适用于小样本资料,虽然计算烦琐,但比较精确,同时可以获得各年龄段的观察人时数,便于计算年龄别的人时发病率。

例如,甲、乙2人,甲2000年1月1日进入队列,当时23岁,2007年6月30日失访;乙2000年6月30日进入队列,当时28岁,观察到2010年1月1日。2人的人年计算过程见表3-14,共计观察了17人年。

表3-14 2名研究对象的观察人年计算(人年)

研究对象	年龄段(岁)				合计
	20~24	25~29	30~34	35~	
甲	2.0	5.0	0.5	—	7.5
乙	—	2.0	5.0	2.5	9.5
合计	2.0	7.0	5.5	2.5	17.0

(2)以群体为单位计算:如果对人年计算要求不是太精确,或队列成员进入和退出的时间不是很清楚,可以采用各随访期的平均人数乘以观察年数的方法计算,平均人数为相邻两次随访人数的平均值。例如2006年建立队列,2008年随访一次,2010年终止队列,总观察期限为4年,该队列观察人年计算见表3-15。因为每次随访观察期为2年,所以各随访期观察的人年数是各随访时的平均人数×2,总的随访人年数是两次随访观察人年数之和。

表3-15 某队列观察人年计算

年龄(岁)	2006年队列人数	2008年随访			2010年终止队列			观察人年数
		队列人数	平均人数	人年数	队列人数	平均人数	人年数	
35~44	9836	9857	9847	19 694	9840	9849	19 698	39 392
45~54	12 593	12 578	12 586	25 172	12 562	12 570	25 140	50 312
55~	7625	7643	7634	15 268	7621	7632	15 264	30 532
合计	30 054	30 078	30 067	60 134	30 023	30 051	60 102	120 236

此外,以群体为单位的资料计算人年数还可以借鉴简略寿命表的思想实现,即观察当年进入队列、失访或出现结局的个人均以1/2个人年计算。计算方法简单,能够保证一定的精度。详细计算过程参阅相关书籍。

3. 分析指标的计算及统计学检验

(1)累积发病率(cumulative incidence rate):当队列比较稳定时,以起始人数为分母,以所观察到的全部病例为分子计算的发病率为累积发病率。如所得率不是过小,可以用四格表χ^2检验,判断暴露组与对照组发病率差异是否具有统计学意义。

(2)发病密度(incidence density):以队列成员观察的总人时数为分母,以队列中观察到的全部病例为分子计算的人时单位发病率为发病密度。发病密度用于队列研究中各成员观察期限相差较大时的资料分析。例如一项煤矿工人粉尘暴露与肺癌关系的随访资料见表3-16。

表3-16 煤矿工人粉尘暴露与肺癌关系的队列研究结果

组别	肺癌人数	观察人年数	发病密度(1/10万人年)
暴露组	41(a)	214 300(L_1)	19.13(a/L_1)
对照组	9(b)	331 200(L_0)	2.72(b/L_0)
合计	50($a+b$)	545 500(L)	9.17[($a+b$)/L]

其中：

暴露组的发病密度 $ID_1=(a/L_1)$ =41/214 300=19.13（/10 万人年）；

对照组的发病密度 $ID_0=(b/L_0)$ =9/331 200=2.72（/10 万人年）。

发病密度组间比较的显著性检验公式为：

$$\chi^2 = \frac{[aL-(a+b)L_1]^2}{(a+b)L_1L_0}$$ （公式3-19）

如上例中：

$$\chi^2 = \frac{[41 \times 545\,500 - (41+9) \times 214\,300]^2}{(41+9) \times 214\,300 \times 331\,200} = 38.25$$

自由度为1，$P<0.001$，暴露组与对照组肺癌发病密度差异具有统计学意义，暴露组高于对照组。

（3）相对危险度（relative risk，RR）：是暴露组的发病率（I_e）或死亡率与对照组发病率（I_0）或死亡率的比值，也称为率比（rate ratio，RR），是表示暴露与疾病关联强度的重要指标。

$$RR = \frac{I_e}{I_0}$$ （公式3-20）

由公式3-20可见，相对危险度是以倍数关系表示暴露与疾病之间的关联强度。相对危险度越大，暴露与疾病的关联强度越大。相对危险度的大小与关联强度的判断见表3-17。

表3-17 相对危险度（RR）与关联强度的关系

RR（或OR）		关联强度
0.9 ~ 1.0	1.0 ~ 1.1	无
0.7 ~ 0.8	1.2 ~ 1.4	弱
0.4 ~ 0.6	1.5 ~ 2.9	中等
0.1 ~ 0.3	3.0 ~ 9.9	强
< 0.1	10 ~	极强

以表3-16资料为例，相对危险度（RR）=19.13/2.72=7.03，表明暴露于粉尘的煤矿工人发生肺癌的危险性是对照组的7倍，关联强度较高。

RR是一个点的估计值，是否具有统计学意义还需要进行显著性检验。实际上，对两个组发病率的检验就是对RR的检验。如果两个组的率存在统计学意义，那么可以认为RR也具有统计学意义。

RR的区间估计仍可采用Miettinen方法，即：

$$RR\ 95\%CI = RR^{(1 \pm 1.96/\sqrt{\chi^2})}$$ （公式3-21）

表3-16例子中，$RR\ 95\%CI$=3.79 ~ 13.04，区间不包含1。

（4）归因危险度（attributable risk，AR）：是暴露组的发病率与对照组发病率的差值，也称为率差（rate difference），表示完全由于暴露导致的超额发病率。

$$AR = I_e - I_0$$ （公式3-22）

以表3-16资料为例，AR=19.13-2.72=16.41（/10 万人年）。结果表明，由于暴露于粉尘导致工人肺癌发病率超出16.41/10万人年，可以解释为如果工人不接触粉尘，就可以避免这个数量的疾病发生。

AR值与RR值都是反映暴露危害程度的指标，但由于AR值的大小与疾病的发病率高低有关，因此实际应用意义有所不同。RR主要用于病因学研究，AR主要用于疾病预防的社会效益评估。例如表3-18数据显示，吸烟与肺癌的RR=10.7，与心血管疾病的RR=1.7，显然吸烟与肺癌的关联强度大于心血管疾病，因此吸烟更有可能是肺癌的致病因素；但是吸烟与肺癌的 AR=45.43/10 万人年，而与心血管疾病的 AR=126.43/10 万人年，远远大于吸烟与肺癌。所以从公共卫生的角度看，采取控烟措施，真正获益的是对心血管疾病的预防。

表 3-18　发病率对 RR 和 AR 的影响

疾病	发病率（1/10 万人年）		RR	AR（1/10 万人年）
	吸烟人群	非吸烟人群		
肺癌	50.12	4.69	10.7	45.43
心血管疾病	296.75	170.32	1.7	126.43

（5）归因危险度百分比（$AR\%$）：是归因于暴露导致的超额发病率占全部发病率的比值。归因危险度百分比表示在全部病因中暴露因素所占的比重，也称为病因分值（etiologic fraction，EF）。

$$AR\% = (I_e - I_0)/I_e \times 100\% \qquad \text{（公式 3-23）}$$

如果 $AR\%$=100%，说明该暴露是该病的唯一病因。在表 3-16 例子中，$AR\%$=85.8%，说明矿工中的肺癌患者 85.8% 是因为粉尘暴露所致。

（6）人群归因危险度（population attributable risk，PAR）：是人群中因为暴露导致的超额发病率，是人群某病的发病率（I_t）与对照组发病率的差值，即：

$$PAR = I_t - I_0 \qquad \text{（公式 3-24）}$$

AR 是单纯的样本生物学效应，而 PAR 是实际的人群效应，即在人群中控制了该暴露因素会取得的效益。进一步还可以观察人群归因危险度百分比（$PAR\%$）：

$$PAR\% = (I_t - I_0)/I_t \times 100\% \qquad \text{（公式 3-25）}$$

4. 剂量效应关系分析　如果暴露是定量或分等级的资料，可以分析暴露与相对危险度之间的剂量效应关系。先计算出各暴露水平的发病率，以未暴露组或最低暴露组为对照组，即以该组的 RR 为 1，计算其他各暴露组的 RR，通过线性趋势检验，判断是否存在剂量效应关系。例如男性舒张压水平与脑卒中关系的人群随访资料见表 3-19。结果显示，随舒张压水平的增加，脑卒中的相对危险度增大，经过线性趋势 χ^2 检验，具有统计学意义（χ^2=28.34，$P < 0.001$）说明存在剂量效应关系。

表 3-19　40~49 岁男性舒张压水平与脑卒中关系的 10 年随访结果

舒张压水平（mmHg）	观察人年数	病例数	发病密度（1/10 万人年）	RR
< 80	32 680	6	18.36	1.00
80~89	36 700	18	49.05	2.67
90~99	27 670	23	83.12	4.53
100~	14 590	21	143.93	7.84
合计	111 640	68	60.91	—

六、注意事项

（一）研究目的要明确，假设要准确

病因学研究的思路是由浅入深，先易后难。研究的内容顺序是：形成假设→检验假设→验证假设。研究方法的顺序是：现况研究→病例对照研究→队列研究→实验性研究。因此，选择

何种方法做研究是依据对该问题的研究进行到哪种状态。队列研究是一项耗时、费力的高投入性研究方法，因此在选择队列研究之前，必须要有充分的前期基础性工作和大量文献证据，确保研究能够达到预期目的，避免造成不必要的浪费。

（二）研究的疾病发病率不能过低

如果所研究的疾病在队列人群中的发病率较低，随访结束后没有病例产生，显然研究失败；如果有病例出现，但数量很少，达不到统计分析的基本要求，也不能得出研究的结论。因此，当所研究的疾病的发病率或死亡率较高时，才能得到足够的病例数进行分析，达到预期研究目的。

（三）选择人口相对稳定，数量足够的人群建立队列

队列研究需要长时间的随访观察，在人口数量较大、人口流动性较小的相对稳定的人群建立队列，可以获得足够的符合研究条件的样本，保证随访结束时大多数队列成员能够追踪随访到。在考虑选择的人群对研究总体代表性的前提下，还要考虑当地领导和群众对研究的理解和支持程度、交通情况、教育水平、医疗卫生状况等。

（四）队列成员的入选条件

先因后果和随访是队列研究的两个重要特点。为了确保因在先，起始队列中必须剔除已经出现结局或不可能再出现结局（如传染病后的免疫人口），以及随访后不久（达不到设计潜伏期要求）出现结局的个体。同时，对于因各种原因不能坚持随访的个体，也应剔除。

（五）队列研究中的伦理问题

队列研究是在现况研究和病例对照研究的基础上进一步验证病因假设的一种研究方法，因此，研究中的暴露因素很大程度地影响人体健康。当暴露因素为危险因素时，研究设计一定要遵循伦理学的基本原则，即研究者应从中受益，而不能因参与研究而受到伤害。队列研究一般需经伦理委员会审核批准后方可申报实施。

（六）偏倚控制

队列研究中同样存在选择性偏倚、信息偏倚和混杂偏倚，其中最具有特殊性的是失访偏倚。如果失访在暴露组和对照组之间分布不均，或失访者的发病率与未失访者不同，会使暴露与疾病之间关系的研究结果偏离于实际情况，这种现象为失访偏倚（follow-up bias）。失访偏倚类似现况研究中的无应答偏倚，属于选择性偏倚。常见的失访原因有：①拒绝随访，有些成员因为对研究不感兴趣或反复参加随访比较麻烦而拒绝继续随访；②迁移外地，因为工作调动或生活等原因移居外地，失去联系；③因其他原因死亡，即随访期间死于非研究疾病，如意外伤害、其他疾病，使研究者不能判断将来是否会发生结局。

失访在队列研究中很难避免，尤其是规模大、时间长的队列研究。失访对研究结果的影响与失访率高低和失访者特征有关。一般认为，当失访率小于 5% 时，结果可以接受。如果失访率大于 5%，要分析失访是否具有偏性。例如：①暴露组与对照组失访率是否接近，如果接近，偏倚会相对较小；②比较失访者与未失访者基线资料，如果某些重要特征比较接近，失访可能是随机的，对结果影响较小；否则，失访对结果的影响不能忽视，必须采取补救措施。

1. 预防失访的措施
（1）选择在人口稳定，交通、通信比较发达的地区建立队列。
（2）通过地方管理机构做好人群的组织和宣传工作，最大限度地获取当地管理人员和队列

成员的信任与合作。

（3）随访方法简便易行，既能使参与者从中受益，又不会带来麻烦与干扰。

（4）每个成员建立多种联系方式，包括单位、社区、亲友等。

2. 失访的补救措施

（1）通过多个渠道（如医院、保险、单位、社区、亲友）获得失访者的信息，弥补有关失访后资料的缺失及不全。

（2）以多种方式获得失访者的合作，如通过单位及社区组织健康教育、知识宣传、健康体检等活动，提高参与者的兴趣和热情。

（3）通过多种途径获得失访者的下落，如通过失访者的工作单位、居委会、亲友取得失访者的去向和联系方式。如有可能，与失访者建立新的联系，全力收集相关资料和数据。

思 考 题

1. 简述常用的抽样方法。
2. 简述现况研究的主要特征。
3. 病例对照研究的优点、缺点有哪些？
4. 病例对照研究常见的偏倚有哪些？如何避免或控制？
5. 预防失访偏倚的措施有哪些？
6. 简述 RR、AR、$AR\%$ 的意义及其应用范围。
7. 案例讨论：智力残疾是一种由于神经系统结构、功能障碍而导致的严重精神残疾，给家庭和社会带来沉重的负担，是目前国内外重大的公共卫生问题。参照美国智力落后协会（AAIDD）的标准，智力残疾指发生在 18 岁之前的智力明显低于同龄人的平均水平，智商（IQ）测试得分低于 70 者。为探讨此类疾病的流行现状及影响因素，请完成如下讨论题：

（1）为了解某市智力残疾的现状，现针对该问题设计一个现况研究，调查该市智力残疾的分布现状和相关因素。

（2）通过现况调查，发现智力残疾可疑致病因素主要以产前因素为主、产后因素次之，产时因素最少。如何通过病例对照研究设计进一步筛选确定智力残疾发生的危险因素。

（3）前期的现况调查与病例对照研究结果发现，产前因素中药物先兆流产可能与智力残疾的发生有关，为进一步验证这一危险因素的作用，请设计恰当的研究方案。

（赵灵燕　杨巧媛　葛　杰）

第四章 实验性研究设计

实验设计（experimental design）是医学科研的重要组成部分。它着重从数理统计学理论技术出发，在专业设计的基础上，合理安排实验观察内容，以便对实验观察结果能够进行相应最有效率的统计整理分析，使用最少的实验观察次数（例数）和比较经济的人力、物力和时间，获得相对最优和最可靠的结果，尽量缩小可能发生的各种误差，保证实验观察结果的可重复性和经济性，提高实验效率和科研质量。

实验性研究设计的基本前提是具有明确的研究方向和目的。根据研究目的才能正确定义实验对象，才能选择合适的样本，才能确定合理的测量方法和测量指标，才知道选用什么样的统计分析方法，才能选择合适的着眼点去分析、讨论问题，并得出合理的结论。明确研究目的是实施实验研究的前提，是开展实验性研究设计的基础。

第一节 实验设计的基本要素

案例 4-1

1921年德国科学家Otto Loewi提出了一个大胆猜想，他猜想神经系统是通过化学物质对身体各部分进行控制的。

他解剖了两只青蛙，取出心脏，其中一个心脏连接迷走神经，另一个心脏剥离或割断。他将两个蛙心用导管连接，实施灌流试验。他先电击了第一个心脏连着的迷走神经，第一个心脏受到抑制，当连着迷走神经的心脏的灌注液流到第二个心脏上时，第二个心脏的搏动变缓了。

问题：
1. 该实验中，受试对象是什么？
2. 该实验中，实验因素是什么？
3. 该实验中，实验效应是什么？

大多数的医学科研目的是阐明某种因素（如药物、手术或其他治疗手段）作用于研究对象时所产生的效应或影响。因此，任何一项实验都要包括受试对象、实验因素和实验效应3个基本要素。例如用胰岛素治疗糖尿病，观察患者血糖值的下降情况，这里所用的胰岛素即实验因素，糖尿病患者即受试对象，血糖的变化值即实验效应。基本要素确定的正确与否会直接影响实验的结果。如何正确选择三大要素是科研设计中的关键问题。

一、受试对象

设计具体的实验观察内容和方法时，必然要考虑以什么作为实验或试验观察对象，也称受试对象（study subject）。受试对象可以是人、动物、微生物，也可以是离体的器官、组织和细胞等。如临床观察，试验对象是人；疾病模型复制，实验对象要选择动物；病理形态学检查，检验对象是组织、器官。受试对象可以是正常的，也可以是病理性的。

受试对象是处理因素作用的客体，是指接受试验的动物或人，也称实验对象（experimental subject）、观察单位或受试者。实质上他（它）所代表的就是根据研究目的而确定的观察总体。医学研究的对象一般分为人和动物两类，在进行实验之前，必须对研究对象的条件作严格的规定，以保证他（它）们的同质性。受试对象应满足两个基本条件：①对处理因素敏感；②反应必须稳定。因此，在观察新药的临床疗效的试验中，应当选择中等程度中青年患者，只有这样，才能显示有效率高低的差别。如观察某药物对高血压的疗效，一般情况下，Ⅲ期高血压患者对药物不够敏感，而Ⅰ期患者本身血压波动较大，因此宜选择Ⅱ期高血压患者为受试对象。同时，受试对象还应具有明确的标准，受试对象的疾病应诊断明确（依照国内或国际统一的诊断标准），且表现具有典型性。如研究对象为女童性早熟患者，则应根据有关规定，给"女童"和"性早熟"权威定义，明确判定依据或标准。研究者必须深知患者的心理状况、情绪起落、病情程度、病程长短、生活习惯、个人嗜好、家庭经济收入、食品种类等，这些影响因素都不同程度地影响疗效，必须很好地加以控制，使组间均衡化。根据研究目的不同，对实验动物的选择要求也不同。动物的选择应有针对性，注意种类、品系、年龄（月龄）、性别、体重、窝别和营养状况等。为保证实验效应的精确性，对某些动物的生活环境还有严格要求。如进行动物实验时，要求受试动物均为同种属、同性别、同体重、同窝者，因为这些条件可能影响实验结果，必须控制一致。受试对象的选择非常重要，它对实验结果有着极为重要的影响，受试对象选择合适与否，对实验成败是很关键的。

（一）实验动物

生物医学研究的进展常常依赖于使用动物模型作为实验假说和临床假说二者的试验基础。人类各种疾病的发生、发展是十分复杂的，要深入探讨其疾病的发病机制及疗效机制，不能也不应该在患者身上进行。可以通过对动物各种疾病和生命现象的研究，进而推用到人类，探索人类生命的奥秘，以控制人类的疾病及衰老，延长人类的寿命。

人类疾病的动物模型（animal model of human disease）是生物医学科研中所建立的具有人类疾病模拟性表现的动物实验对象和材料。使用动物模型是现代生物医学研究中的一个极为重要的实验方法和手段，有助于更方便、更有效地认识人类疾病的发生、发展规律和研究防治措施。

1. 动物模型的意义及优越性 模型（model）即模板，与原型相似的东西。所谓人类疾病模型，是指为医学科研而建立的，具有人类疾病模拟表现的各种疾病材料。长久以来，人们发现，以人本身作为实验对象来推动医学的发展是困难的，临床所积累的经验不仅在时间和空间上存在着局限性，许多实验在道义上和方法学上还受到种种限制。动物模型的优越性主要表现在以下几个方面。

（1）避免了在人身上进行实验所带来的风险：临床上，对外伤、中毒、肿瘤病因等研究是有一定困难的，甚至是不可能的，如急性和慢性呼吸系统疾病研究很难重复环境污染的作用。

而动物可以作为人类的替代者，在人为设计的实验条件下反复观察和研究。

（2）临床上平时不易见到的疾病可用动物随时复制出来：临床上平时很难收集到放射病、毒气中毒、烈性传染病等患者，而实验室可以根据研究目的要求随时采用实验性诱发的方法在动物身上复制出来。

（3）可以克服人类某些疾病潜伏期长、病程长和发病率低的缺点：一般遗传性、免疫性、代谢性和内分泌等疾病在临床上发病率很低，如急性白血病的发病率较低，研究人员可以有意识地提高其在动物种群中的发生频率，从而推进研究。临床上，某些疾病潜伏期很长，很难进行研究，如肿瘤、慢性气管炎，这些疾病发生、发展很缓慢，有的可能要几年，甚至几十年时间。有些致病因素需要隔代或者几代才能显示出来，人类的寿命期相对来说是很长的，一个科学家很难进行三代以上的观察，而许多动物由于生命周期很短，在实验室观察几十代是较为容易的。如果使用微生物，甚至可以观察几百代。

（4）可以严格控制实验条件，增强实验材料的可比性：临床上，很多疾病是十分复杂的，各种因素均起作用。患有心脏病的患者，可能同时患有肺病或肾病等其他疾病，即使疾病完全相同，因患者的年龄、性别、体质、遗传等各不相同，对疾病的发生、发展均有影响。采用动物来复制疾病模型，可以选择相同种属、品系、性别、年龄、体重、活动性、健康状态，甚至遗传和微生物等方面严加控制的各种等级的标准实验动物，用单一的病因作用复制成各种疾病。温度、湿度、光照、噪声、饲料等实验条件也可以严格控制。

（5）可以简化实验操作和样品收集：动物模型作为人类疾病的"缩影"，便于研究者按实验目的需要随时采取各种样品，甚至及时处死动物，收集样本，这在临床是难以办到的。实验动物向小型化的发展趋势更有利于实验者的日常管理和实验操作。

（6）有助于更全面地认识疾病的本质：临床研究不可避免带有一定的局限性。已知很多病原体除人以外也能引起多种动物感染，其表现可能各有特点。通过对人畜共患病的比较研究，可以充分认识同一病原体（或病因）对不同机体带来的各种损害，从而更有利于解释在人体上所发生的一些病理变化。

动物疾病模型的另一个用途在于能够细致地观察环境或遗传因素对疾病发生、发展的影响。利用动物疾病模型来研究人类疾病，可以克服平时一些不易见到，且不便于在患者身上进行试验的各种人类疾病的研究。

2. 动物模型的分类

（1）按产生原因分类

1）自发性动物模型（spontaneous animal model）：是指实验动物未经任何有意识的人工处置，在自然情况下发生疾病。自发性动物模型包括突变系的遗传疾病和近交系的肿瘤疾病模型。突变系的遗传疾病很多，可分为代谢性疾病、分子疾病和特种蛋白质合成异常性疾病。如无胸腺裸鼠、肌肉萎缩症小鼠、肥胖症小鼠、癫痫大鼠、高血压大鼠、无脾小鼠和青光眼兔。近交系的肿瘤模型随实验动物种属、品系的不同，其肿瘤的发生类型和发病率也有很大差异。

很多自发性动物模型在研究人类疾病时具有重要的价值，如自发性高血压大鼠、中国地鼠的自发性真性糖尿病、山羊的家族性甲状腺肿。利用这类动物疾病模型来研究人类疾病的最大优点，就是疾病的发生、发展与人类相应的疾病很相似，均是在自然条件下发生的疾病，其应用价值很高。但是这类模型来源较困难，不可能大量应用。由于诱发模型和自然产生的疾病模型是有一定差异的，如诱发的肿瘤和自发的肿瘤对药物的敏感性是不同的，加之有些人类的疾病至今尚不能用人工的方法在动物身上诱发出来。因此，近年来，人们十分重视对自发的动物疾病模型的开发，甚至有些学者对狗、猫的疾病进行大规模的普查，以发现自发性疾病的病例，然后通过遗传育种，将这种自发性疾病模型保持下来，并培育成具有特定遗传性状的突变系，以供研究。许多动物遗传病的模型就是通过这种方法建立的，其中小鼠和大鼠的各种自发性疾病模型开发和应用得最多。这类模型在遗传病、代谢病、免疫缺陷病、内分泌疾病和肿瘤等方面的应用正日益增多。

2）诱发性动物模型（artificially induced animal model）或实验性动物模型（experimental animal model）：是指研究者通过使用物理的、化学的和生物的致病因素作用于动物，造成动物组织、器官或全身一定的损害，出现某些类似人类疾病时的功能、代谢变化；或病毒使动物患相应的疾病，如用化学致癌剂、放射线、致癌病毒诱发动物的肿瘤。诱发性动物模型具有能在短时间内复制出大量模型病例，并能严格控制各种条件，使复制出的疾病模型适合研究目的需要的特点，因而为近代医学研究所常用，特别是适用于药物筛选研究工作。但诱发模型和自然产生的疾病模型在某些方面毕竟存在一定的差异，因此在设计诱发性动物模型时，要尽量克服其不足，发挥其优点。

必须指出，以上两种动物模型各有优点、缺点。事实上，很多疾病可用不同方式获得，如已知有不少自发性肿瘤模型，也可用各种致癌剂诱发产生肿瘤模型。值得注意的是，它们在发病机制和疾病内在特征方面存在各自的特点。如自发性肿瘤和诱发性肿瘤对药物的敏感性有明显的区别。此外，大部分自发性动物模型是通过人为定向培育而成的，毕竟不同于人类自然发病情况。因此，自发和诱发模型所具有的优点、缺点只是相对的，对使用者来说，最重要的是所选择的模型是否能够达到研究目的。

（2）按系统范围分类

1）疾病的基本病理过程动物模型：这类动物疾病模型是指各种疾病共同性的一些病理变化过程的模型。致病因素在一定条件下作用于动物，使动物组织、器官或全身发生一定的病理损伤，出现各种功能、代谢和形成结构的变化，其中有些变化是各种疾病都可能发生的，不是各种疾病所特有的一些变化，如发热、缺氧、水肿、炎症、休克、弥散性血管内凝血、电解质代谢紊乱、酸碱平衡失调，我们称其为疾病的基本病理过程。

2）各系统疾病动物模型：是指与人类各系统疾病相应的动物模型，如心血管、呼吸、消化、造血、泌尿、生殖、内分泌、神经、运动等系统疾病模型，还包括各种传染病、寄生虫病、地方病、维生素缺乏病、物理损伤性疾病、职业病和化学中毒性疾病的动物模型。

（3）按模型种类分类：疾病模型的种类包括整体动物、离体器官和组织、细胞株等。疾病的动物模型是常用的疾病模型之一，也是研究人类疾病的常用手段。

3. 动物模型必须具备的3个条件

（1）必须能反映现实原型的本质特征和关系。

（2）能够对所研究的问题进行定性、定量分析，并能得出一定的结果。

（3）在模型上得出的结果必须能够回到具体研究对象（原型）中去解决实际问题。

4. 建立和复制人类疾病模型的目的和用途　为什么要建立和复制动物模型呢？这是因为：第一，大多数疾病的实验观察和各种新药的疗效试验必须借助于动物、微生物等，或必须首先在动物身上实验观察后才能进入临床试验并应用于临床；第二，这种实验观察不是简单的实验观察，必须运用疾病模型方可进行。

人类疾病模型在医学研究中有着广泛的用途，可归纳为以下几个方面。

（1）探讨和揭示疾病的病因、发病机制、病理变化和病程转归等：如杂合子无胸腺无脾脏裸小鼠自发性乳腺癌是研究人类乳腺癌的理想模型，可用作乳腺癌病因的研究；通过喂饲含有足量酒精的液状饲料复制的大鼠酒精依赖性和脂肪肝模型，可以作为酒精引起肝损害、代谢异常和依赖等机制的研究；用穿刺针通过室间隔注射甲醛至房室结复制的狗房室传导阻滞模型，可以用于评定代偿心脏对各种病理、生理和药理应激的反应。

（2）探讨和寻找新的诊断和治疗方法：如用关节软骨细胞退行性变的细胞因子单一和交叉联合分别注入血管、关节腔内诱导的兔骨关节炎模型，可以用于探讨关节炎的早期预防和治疗方法。用流行性出血热病毒腹腔接种感染获得的 NIH 系无胸腺裸鼠流行性出血热模型，既可用于揭示流行性出血热的发病机制，又可进行药物筛选和疫苗的研制。

（3）筛选和研制新药、新生物制品、新医疗器械以及它们的疗效或使用效果判定：筛选和研制每一种新药、新生物制品以及新医疗器械，都必须首先进行基础实验研究，证明有效和安全后方可依次进入一期、二期、三期临床试验。如筛选一种抗癌药物，首先必须在动物身上进行安全性实验和在肿瘤模型上进行疗效实验，然后再进行临床试验，最后才能应用于临床。

（4）进行各种因素的细微探讨：机体的某一种功能同时受许多因素的影响。要研究某一特定因素对这一过程的影响，就希望能使其他的因素保持固定。在人体很难做到这一点，但在动物，无论是整体、离体或试管实验中，都比较容易做到。以实验条件为例，实验室可以严格控制实验室的温度、湿度、光线、声音、动物的饮食及活动等，而临床上很难对患者的生活条件、活动范围加以严格控制。患者对药物治疗以外的其他护理工作的反应、对医务人员的信赖程度及合作程度更是实验室中所不存在的问题。又如受试对象的选择，动物实验完全可以选择相同的动物，在动物的种属、品系、性别、年龄、体重、身长、活动性、健康状态，甚至遗传和微生物等方面也可严加限制；但在临床试验中，患者的年龄、性别、体质、遗传等方面是不可能加以选择的，特别是健康状况。在动物实验中，动物或者是健康的，或者是人工造成的某种疾病模型。而临床试验是人在自然环境下所得的疾病，因此即使是同一种疾病，每个人的疾病情况都比较复杂，对同一药物的反应也不相同。何况，除试验治疗的疾病以外，还时常伴有一些其他疾病，这样可影响或掩盖试验效果。动物可以同时选取所需要的数量，同时进行实验并取得结果；而患者则是陆续发生，陆续进入试验，逐渐积累试验结果资料，前后可能掺入了不少干扰因素，有时难以区分。由于医学科研中利用动物实验的这些优点，我们就把一个非常复杂的"多元方程"转变成简单的"函数运算"，使许多医学上的实践问题和重大政策问题解决得比较容易，从而大大地推动了医学科学的发展。

（5）观察药物的长期疗效和远期效应：在实验室采用动物实验的方法来观察，没有过多的影响因素，但在临床研究中，问题就比较复杂。如患者多吃或少吃药、患者自身停药、患者另外求医、患者又患其他疾病、患者死亡及患者失去联系，均可影响治疗效果的最终判定。

（6）确立医学上的重要概念：如关于神经与内分泌的关系早就引起了人们的注意。在 20 世纪，临床上就观察到下丘脑损伤可引起生殖、代谢的紊乱，尸体解剖与动物实验都强烈地提示下丘脑可能通过分泌某些激素调节腺垂体的功能，从而控制许多内分泌器官的功能。如果这一现象得到肯定，神经体液调节的概念将得到决定性的支持。但是人们花费了 40 年时间却无法找到下丘脑调节垂体的物质。直到 20 世纪 70 年代两组科学家分别从 10 余万个羊和猪的下丘脑中提取出了几毫克下丘脑的释放激素，而仅需注射几微克这类激素，就可导致垂体分泌大量激素，这才确定了下丘脑对垂体激素调节的新概念。由于下丘脑释放激素的分离、合成，为神经内分泌调节的概念提供了有力的证据，并改变了许多内分泌疾病诊断与治疗的方法，因而这两组科学家凭借此项工作获得了诺贝尔奖。

5. 建立和复制人类疾病动物模型应遵循的原则　建立和复制人类医学疾病动物模型，其目的是通过必要的模拟实验，探讨疾病的发病规律和寻找有效的诊断与防治方法。疾病模型的建立和复制是一项比较复杂的工作，因而应遵循一定的原则。

（1）尽可能与人类疾病相近、相似：在动物身上复制人类疾病模型，目的在于从中找出可以外推应用于患者的有关规律。外推要冒风险，因为动物与人不是一种生物。在动物身上无效的药物不等于临床无效，反之亦然。所以，设计动物疾病模型的一个重要原则是，所选的动物疾病模型应尽可能与人类疾病相近、相似，与人类疾病相近、相似性最好的动物模型当属自发性疾病动物模型和通过遗传操作获得的转基因疾病动物模型。如日本人找到的大白鼠原发性高血压就是研究人类原发性高血压的理想模型；自发性狗类风湿性关节炎与人类幼年型类风湿性关节炎十分相似，也是一种理想模型；鸡原发遗传性自体免疫性甲状腺炎临床表现类似人类，是研究人自体免疫性疾病的发病机制和作为一种甲状腺依赖性高脂血症的动物模型。

转基因动物是研究人类遗传病的理想动物。近年来已建立了多种遗传病模型，如家族性淀粉状蛋白多发神经病变转基因小鼠模型、阿尔茨海默病小鼠模型、骨生成不完全小鼠模型、α_1-抗胰蛋白酶缺陷（肺气肿）小鼠模型、糖尿病1型和2型小鼠模型、镰状细胞贫血小鼠模型、HbE异常血红蛋白小鼠模型、β-地中海贫血小鼠模型。

与人类完全相同的动物自发性疾病模型是有限的，因而往往需要人工诱发复制。人工复制的重要环节就是动物的选择，因为不合适的动物不一定能复制出所需要的模型，或即使复制出，也因与人类发病情况相差甚远而不能使用。如复制高脂血症的模型最好选用小鸡，因为小鸡的血浆甘油三酯、胆固醇以及游离脂肪酸水平与人十分相似，低密度脂蛋白和极低密度脂蛋白的脂质构成也与人相似。复制人类食管癌的模型最好选用大鼠，因为诱发的大鼠食管鳞癌分化一般较好，有角化珠，呈浸润生长，同时形态也与人的食管癌相似，向腔内突起的乳头型类似人类的菌伞型，浸润管壁的类似浸润型，而且25%食管癌表面有溃疡。另外，为了尽可能做到模型与人类相似，还要在实践中对方法不断加以改进。

为了判定所复制的模型是否与人相似，需要进行一系列的检查。如有人检查了动脉压、脉率、静脉压、呼吸频率、动脉血pH、动脉血氧分压和二氧化碳分压、静脉血乳酸盐浓度以及血容量等指标，发现一次定量放血法造成的休克模型与临床出血性休克十分相似，因此认为此法复制的模型是一种较理想的模型。同理，按中医理论用大黄喂小鼠，使其出现类似人的"脾虚症"，如果又按中医理论用四君子汤把它治好，那么就有理由将其看成人类"脾虚症"的动物模型。

（2）应当具有可重复性和一致性：理想的动物模型不仅有相似性，而且还应当具有可重复性和一致性。所谓可重复性（repeatability），是指这种模型的复制可以重复，只要方法一致，诱发因素相同，都可以在同样的动物上复制出同样的模型。可重复性是判定能否经得起科学校验的最重要指标，不具有可重复性的动物模型是无法推广应用的。所谓一致性（consistency），是指标准化程度，标准化程度越高，一致性就越好。如用一次定量放血法可百分之百造成出血性休克，百分之百死亡，这就符合可重复性和达到了标准化要求。又如，狗具有发达的血液循环系统，而且它的冠状动脉循环与人相似，按理说复制心肌梗死模型应该很合适，然而狗结扎冠状动脉后的结果差异过大，不同狗的同一动脉同一部位结扎，其结果很不一致，无法标准化。相反，猫、大白鼠、小白鼠、地鼠、豚鼠结扎冠状动脉后的结果就比较稳定，因而可以标准化。

为了增强动物模型复制时的重复性，必须在以下方面保持一致：动物种属、品系、年龄、性别、体重、健康情况、饲养管理；实验及环境条件，季节、昼夜节律、应激、室温、湿度、气压、消毒灭菌；实验方法步骤；药品生产厂家、批号、纯度规格、给药剂型、剂量、途径、方法；麻醉、镇静、镇痛等用药情况；仪器型号、灵敏度、精确度；实验者操作技术熟练程度。一致性是重现性的可靠保证。

那么，如何减少实验模型的不一致性呢？一方面，可以根据积累的经验和参考有关资料选择合适的动物；另一方面，最好的办法是采用纯系动物，由于纯系动物有着遗传的均质性、反应的一致性、个体差异小、实验结果精确及可靠等优点，因而已广泛应用于医学科研的各个领域。

（3）必须保证其可靠性和确定性：复制的动物模型应该力求可靠地反映人类疾病，即可以特异地、可靠地反映某种疾病或某种功能、代谢、结构变化，应具备该种疾病的主要症状和体征，经实验室检查或X射线片、心电图、病理切片等证实。若易自发地出现某些相应病变的动物，就不应加以选用，易产生与复制疾病相混淆的疾病者也不宜选用。疾病模型的可靠性

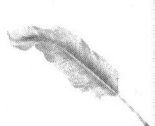

和确定性涉及模型的质量问题，也意味着利用模型获得的模拟实验的结果是否可靠、可信的问题。提高模型的可靠性和确定性首先还是动物的选择问题，如铅中毒模型最好选用蒙古沙土鼠而不选择大鼠，因为大鼠易患进行性肾病，容易与铅中毒所致的肾病相混淆。而蒙古沙鼠就比较容易确定，一般只有铅中毒时才会有相应的肾病变。狗的汗腺很不发达，用狗复制发热模型并进行解热实验结果就不可靠。观察药物对排卵的影响进而筛选避孕药物，这种模型最好选用成年母兔和母猫，而不选用猴、狗、猪、羊、大鼠和小鼠，因为后者这些动物是按一定周期进行排卵，不交配也可以正常排卵。而兔和猫则只有经过交配的刺激，才能排卵，实验结果就比较确定、可靠。

动物的性别有时也影响模型的确定性和可靠性。如骨折愈合模型应选用雄鼠而不选用雌鼠，后者骨折愈合易受动情影响；放射线实验模型中，在一个笼子中的雄性动物越多，对放射线敏感性越低；而雌性动物则恰恰相反，在一个笼子中的雌性动物越少，对放射线敏感性越低。

许多实验表明，不同性别的动物对同一药物的敏感性也有较大的差异，对各种刺激的反应也不尽一致，故在复制模型并进行模拟实验时一般优选雄性动物或雌雄各半，当然特殊需要的除外。

复制模型时，年龄、时间和季节因素也应考虑进去。幼年动物一般比成年动物敏感，如果复制的一批动物模型在年龄上相差很大，得出的结果其可靠性就很值得怀疑。不同的实验季节，动物的机体反应性有一定的改变。如狗在春、夏两季对放射线反应敏感，死亡率比秋、冬季高；而小鼠在初夏和冬季对放射线敏感性显著升高，初春和夏季则降低；再如狗在深秋及冬季比春季和夏季耐受失血，因而复制失血性休克模型一般选在 8～9 月份。可见，由于实验季节的影响，其结果可能会出现一定的差异，如果不加分析地笼统对比，就很难保证其结论的可靠性。

（4）注意适用性和可控性：这里所说的适用性是指所选动物必须适于复制某种所需要的疾病模型，而同时所复制出的模型必须适于进行某些所需要的模拟实验。可控性是指在适于复制某种疾病模型的动物中，应选择比较好处理、操作难度相对较小的动物，使复制出的模型易于控制。如大白鼠、小白鼠不适于复制钩端螺旋体感染模型，因为它们对钩端螺旋体不敏感。相反，金地鼠和豚鼠则是合适的动物。大白鼠、小白鼠也不适于复制实验性腹膜炎模型，因为它们对革兰氏阴性细菌具有较高的抵抗力，很不容易造成腹膜炎。大白鼠、小白鼠还不适于做呕吐实验，因为它们根本就无呕吐反应；而鸽子、狗、猫、猴则是做呕吐实验合适的动物。

如果同一疾病模型可由不同的动物复制获得，在模型质量差别不大的情况下，当然要选用容易控制、易操作处理的动物。如猪和小鼠都可以复制心肌梗死模型，当然首选小鼠而不是猪。

复制模型的目的就是进行模拟实验观察，如果存活时间过短，不能控制，就失去了意义。如家兔对放射线十分敏感，照射后常发生休克样反应，有的照射后立即死亡或不久死亡。如果用其做放射病治疗研究，由于实验效应不易控制而没有时间观察，就失去了意义；狗腹腔注射粪便滤液复制腹膜炎模型很容易成功，但 80% 的动物来不及进行实验治疗，观察 24 小时内就死亡，而且粪便剂量及细菌菌株也不好控制，显然模拟实验难以进行。

（5）尽量做到经济可行：复制动物模型必然要考虑经济性、易行性和可行性问题。毋庸置疑，实验动物进化程度越高等，其结构、功能和代谢就越复杂，反应就越接近于人类，如猴、狒狒、猩猩、长臂猿。然而，这些灵长类动物难以获得、价格高昂，又要求特殊动物房和饲养条件，对于一般研究者来说，可行性就很低。所以，我们还是以选择价廉、易得，年龄、性别、种类、品系和饲养条件容易控制，又能复制出十分近似于人类疾病模型的小鼠、大鼠、地鼠、豚鼠、鸡、兔、猫、狗等为主。

对于能复制出同一疾病模型的不同动物，则宜选择易于获得、易于驾驭、易于处理而又经济的动物，如鸡、鸽、家兔和猴，都可以复制动脉粥样硬化模型，首选鸡。

在模型设计时，我们还可以有意识地利用动物的固有特点，如利用狗做骨折愈合实验模型时，骨折要加以固定，就比较麻烦。如果改用大鼠或豚鼠，就简单得多了，因为它们不用固定，它们的腓骨与胫骨本来就有着相当牢固的完全性骨性联接（骨间膜），使腓骨中段骨折，胫骨就自然成为腓骨骨折的内固定支架，就很省事易行了；使用鸡、鸽、兔、猴复制动脉粥样硬化模型时，只喂饲一定时间的高胆固醇、高脂肪饲料就可以了，简单易行，如果采取其他途径复制，难度就大得多了。

6. 动物的选择　动物的选择受下列条件影响：在特定原则内的实践习惯性；对所研究问题的背景知识的积累和掌握；以及对某种动物特殊性利用价值的运用程度。选择时需考虑如下问题。

（1）种属：如非哺乳类动物对乙型肝炎病毒不敏感。

（2）品系：目前，小鼠已有300余个纯系，大鼠约有100个纯系，兔有20余个纯系。特殊品系有特殊的应用价值，如自发性高血压大鼠、先天性尿崩症大鼠，不同品系的大鼠对脑缺血的反应也不相同。同样，结扎正常大鼠的大脑中动脉，Fish344大鼠脑梗死的面积最大，而Wistar大鼠脑梗死的面积最小，因此在比较实验结果时应注意到实验动物的品系。

（3）年龄（月龄）和体重：动物的生理和解剖性状及对处理的敏感度和反应性是随年龄（月龄）的变化而变化的。因此，应根据实验目的选择动物的年龄（月龄）。如动脉粥样硬化多选择老龄动物。对于年龄（月龄）无法确定的动物，应用发育指标来判定，小型动物通常用体重来衡量。

（4）性别：雌性和雄性动物在解剖和生理上有很大差异，在进行内分泌和生存期的研究中，应注意某些动物雌雄两性的差异。

（5）生理和解剖学特性：小鼠无胆囊，大鼠缺乏呕吐反应，而猫的呕吐反应较敏感，沙鼠缺少交通动脉。熟悉这些生物学特性，避免或利用这些特性是动物模型制备的技巧之一。

（6）环境、营养和健康状态：在进行长期的慢性动物实验中尤其应注意。手术合并症、慢性感染等因素不仅使受试动物过早死亡，而且影响实验结果。

（7）微生物净化控制级别：对于严格的免疫和移植实验，可采用无特殊病原体（SPF）和无菌动物。实验者应根据课题的需要进行选择。

7. 医学疾病动物模型复制的基本步骤

（1）直接复制的基本步骤

1）选择动物：可根据需要和可行性选择最合适的动物，一般雌雄各半，特殊要求例外。

2）选择诱发因素：包括生物因素、化学因素、物理因素等。最常用的是化学药品、细菌、射线、特殊饮食等。

3）选择诱发途径：多为静脉注射、腹腔接种、黏膜涂抹、皮肤划痕、体外照射及喂饲等。

4）进行人工实验诱发复制：复制的具体操作技术可参见有关专业书籍，这里不再一一介绍。

5）结果检测与分析：复制是否成功，必须通过结果检测与分析方可判定。

6）重复验证：为确保模型的可靠性和可重复性，应进行重复复制加以验证。只有可重复的模型，才具有准确性和可靠性，通过模型获得的模拟实验结果才经得起科学校验。

（2）遗传操作复制的基本步骤

1）选择动物：动物必须为健康雌性，多选择小鼠。

2）选择目的基因：可根据需要选择某疾病的遗传基因或缺陷基因。

3）选择操作途径：最常用的是显微注射法和病毒感染法。

4）进行遗传操作：首先，克隆目的基因；其次，经显微注射将目的基因直接导入受精卵雄原核或早期胚胎干细胞中；再次，把处理后的受精卵导入假母输卵管或子宫内；最后，经培育分娩出子代。

5）结果检测验证：用目的基因探针检测子代个体，如果检测到这种导入的外源性基因，即标志着转基因动物疾病模型复制成功。

8. 对动物的要求 研究课题不同，对动物的要求也不同。如果选用动物适当，将使方法简化、时间缩短，为实验成功提供有利的条件。

在选择动物时，应考虑种属、品系、年龄、性别、体重、窝别、营养状况等。如研究醋酸棉酚对雄性动物生殖功能的影响，不同动物的反应很不一样，小鼠对醋酸棉酚很不敏感，显然不如大鼠。在胃癌的实验研究中，普遍用小鼠复制模型。年龄（月龄）也是一个重要的生物量，如研究性激素对性分化的影响，要用新生动物。制备 Alloxan 糖尿病模型，用老年动物更易成功。一般的研究多选用成年动物。

（1）基本要求：①对拟施加的处理因素反应敏感；②对拟施加的处理因素反应稳定；③对拟施加的处理因素所做出的反应尽可能近似于人；④经济可行、容易获得。

（2）特殊要求：①健康合格；②种属一致；③品系相同；④年龄、窝别、体重差别不大；⑤性别要求雌雄各半（特殊实验除外）。

（3）常用动物：常用的动物有小鼠、大鼠、豚鼠、兔、猫、狗等。具体选择哪一种，应视实验观察内容、目的和技术条件以及经济条件而定。

（二）受试者

受试者包括患者或健康人。如果是患者，选择时最基本的要求是诊断明确，依从性好，能真实、可靠地反映主观感觉。

1. 诊断明确 应根据国际疾病分类和全国性学术会议规定的诊断标准（金标准）来选择患者，因为这些标准具有权威性，还可以对同类的研究结果进行比较。

有时某些疾病尚无公认的诊断标准，研究人员可自行拟订。此时应尽量采用客观指标，如病理组织学、微生物学、生物化学、免疫学、X 射线、内镜所见。为了解其灵敏度和特异度，研究人员要在患者身上进行多次检验。

符合诊断标准的患者也未必都会被选择作为研究对象，如患者年龄过大或过于体弱。应根据研究工作的目的，在诊断标准的基础上制定适当的入选标准。如标准过高，将增加选择研究对象时的困难；标准过低，又会影响研究工作的真实性。如在使用吲达帕胺治疗高血压的研究中，研究人员根据国际标准选择一批高血压患者，从中选出 82 名原发性高血压患者作为初步的研究对象。住院后先服安慰剂 2 周，发现 18 例患者因血压水平低于上述标准而被剔除。这个例子说明应根据入选标准选择研究对象。

设计时还应规定排除标准，即有些患者虽符合诊断标准，但仍不能选作研究对象。如该患者同时患另一种会影响本实验结果的疾病时，就不宜选作研究对象。此外，选中的患者也不宜同时患其他病情险恶的疾病，因为这样的患者会在研究过程中死亡或因病情恶化而被迫退出。已知研究对象对药物有不良反应时也不应将其选入，如不应将患胃出血者选作抗炎药物试验的对象。

例如，研究某新药治疗类风湿性关节炎的疗效时，受试对象的选择标准如下。

（1）纳入标准（inclusive criteria）：指合格受试者所应具备的条件。①对于病情、病型、病期、病程的规定；②对年龄、性别、婚姻状况的规定；③对职业、居住地、个人嗜好情况等的规定。

如类风湿性关节炎病例入选标准可概括为：①年龄 18～65 岁；②确诊为类风湿性关节炎；③入选前 1 周未使用影响本试验观察的药物，如非甾体抗炎药、甾体抗炎药、免疫抑制药、抗溃疡药；④无严重心脏、肝、肾及血液系统等重要脏器疾病；⑤患者已签署知情同意书。

（2）排除标准（exclusive criteria）：指不应该被纳入研究的条件。

1）不符合诊断标准和纳入标准者。

2）虽符合诊断标准，但有下列情况之一者：①同时患有其他病或合并症者；②已接受有关治疗，可能影响对效应指标观测者；③伴有影响效应指标观测、判断的其他生理或病理状况，如月经周期，心脏、肝、肾损害，影响药物体内代谢者；④某些特殊人群如被纳入研究则有悖于医疗道德者，如孕妇、婴幼儿、未成年人、高龄患者、过敏体质者、病情危笃或疾病晚期患者；⑤不配合者，如不愿意接受研究措施或因患有精神病未能合作者；⑥其他：如住地过远，未能随访者。

因此，类风湿性关节炎病例排除标准可概括如下：①患有器质性消化道疾病，如消化性溃疡、消化道肿瘤、炎症性肠病；②患有严重心脏、肝、肾功能不全、糖尿病等其他疾病者；③患有精神疾病，包括严重的癔症，不具备自主能力者；④对本品过敏或不耐受者；⑤妊娠期或哺乳期妇女，或准备妊娠妇女；⑥最近3个月参加过其他临床试验；⑦任何病史，根据研究者判断可能干扰试验结果或增加患者风险；⑧研究者判断患者依从性不好，不能严格执行方案。

（3）退出试验的标准：①病情恶化；②患者坚持退出试验；③严重不良事件；④发生其他可能影响患者治疗结果的疾病；⑤服用了该研究禁止的药物；⑥主要研究者认为有理由退出。

因此，类风湿性关节炎病例退出试验的标准可概括为：①服药过程中出现其他疾病影响药效观察；②患者未能按规定剂量、次数、疗程服药超过3天；③试验期间合并使用非甾体抗炎药、甾体抗炎药、免疫抑制药、抗溃疡药等可能影响本试验观察的药物；④严重不良事件或意外妊娠；⑤依从性差；⑥失访；⑦研究对象要求退出；⑧研究者认为研究对象有必要终止本项研究。

2. 估计施加处理因素后不会引起副作用　必须在无损于人体健康的原则下进行试验，凡尚未证实对人体无害的药物或疗法，不可轻易对人体进行试验。因此，有很多探索性的医学研究，于临床试验之前，应有一系列的动物实验或实验室研究资料作为依据。

3. 对处理因素所引起效应敏感　选择受试对象，还需要根据研究目的，认真考虑受试对象对处理因素所引起效应的敏感性问题。如事先已对处理因素有相当多的了解，试验者根据已有知识可以判断什么样的对象最有可能对处理因素敏感，从而规定应从什么样的人群中抽样，这种抽样所代表的群体比较均一。如经过动物实验，已经知道某种新抗生素能通过肝代谢以原型状态到达胆汁，又有抑制厌氧菌的能力，因此凡有胆道厌氧菌感染者适于作为受试对象。这样的对象就代表了在同一部位有相同类型菌种感染的人群。当然，如果对处理因素的作用机制尚不明确，或虽然知道处理因素的作用机制，但限于技术条件，也无法获得一个均一的群体。例如，试验一种治疗头痛的新方法时，选择头痛患者为对象，但由于头痛的原因很多，目前还难以客观鉴别，因此很难获得一个均一的群体。

4. 依从性好　临床试验和动物实验不同，试验者不可能完全控制受试者。而临床试验一般持续时间较长，因此要想使试验进行到底，并取得完整的结果，重要的是应取得受试者的积极配合，从始至终参加试验，并严格遵守各项要求（包括回答问题、接受治疗或作为对照，按时复查或接受随访等），这就是对受试者的依从性（compliance）的要求。在进行临床对照试验的过程中，特别是在规模较大、随访期较长时，被随机或非随机地分配到治疗组和对照组的患者都有可能由于某种原因而变更或脱离规定的治疗程序。不依从可有多种原因，其中有一些是有客观原因而难以避免的，有一些则是由受试对象自身的主观因素所引起的。

在临床研究中，如果发生不依从现象，必然会导致受试者减少，试验数据不完整，不仅直接影响了试验结果的分析，而且有可能使整个试验半途而废。因此，必须采取切实措施，努力防止不依从现象的发生。首先，在进行试验设计时，要努力使整个试验的时间不要拖得过长。时间越长，越容易发生不依从。其次，处理因素应力求简单易行，如每日服药一次就比每日服药多次易于依从，次数多了，容易忘记。最后，要求的内容不宜过多、过于复杂，如要求受试者又要停止吸烟，又要加强运动，又要控制饮食，恐怕就难以完全配合。在选择受试对象时，要注意选择那些既符合条件，又能自始至终乐意配合的人。一般来讲，住院患者比门诊患者依从性好。如果需要随访，受试对象尽可能选择住处离医院不远的患者。如果出院即返回遥远的

外省,或病情严重,估计在试验结束前即预后不良者,不宜选作受试对象。

>
>
> **替代动物实验的技术**
>
> 长久以来,科研人员都采用活体动物来进行各种体内实验。近些年也会使用人体细胞或组织进行体外实验。一般而言,体外实验比体内实验更便宜、更快捷,但体内实验可以更好地了解实验因素在生物体内的表现。
>
> 随着生物技术的进步,现在我们能够更好地模拟人体器官及其生理学特征。如果这些技术被证明能够比动物实验更好地预测药物对人体的影响,那么最终它们可能会取代动物实验。不过,动物疾病模型可能依然无法被完全取代。无论如何,这些技术正在改变药物研发的面貌,减少我们对动物模型的依赖,从而使新的疾病治疗方案应用于临床,并最终给患者提供更实惠、更快捷的治疗方案。这些有望代替动物实验的技术包括组织生物打印、类器官和器官芯片等。

二、处理因素

处理因素(treatment factor)又称实验因素,指外加于受试对象身上,在实验中需要观察并阐明其处理效应的因素。外加的因素种类繁多,包括化学的(如药物、毒物、激素、营养素等各种有机和无机的化学物质)、物理的(如电、磁、射线、温度、湿度、力)、生物的(如寄生虫、病毒、细菌)因素等。在每次进行实验时,我们总希望要探讨的特定因素对动物或人体发生作用,成为处理因素。这样,就有一个如何控制处理因素的问题。同一种因素还可能有不同水平,如药物的浓度、时间的长短。因素不同或同一因素水平不同,造成了处理因素的多样性。所以,准确控制处理因素,排除干扰因素,方能保证科学实验的成功。

(一)处理因素

任何实验效应都是由多种因素(包括已知的和未知的)作用的结果,而我们却难以,也不必要把所知的一切因素都放在一次或几次实验之中,只能抓主要的、关键性的某几个因素。研究中的处理因素是按以往研究基础上(本人或他人)提出的某些假设和要求来决定的。一次实验涉及的处理因素不宜过多,否则会使分组增多,受试对象的例数增多,在实施中难以控制误差。然而,处理因素过少,又难以提高实验的广度和深度。因此,需根据研究目的的需要与实施的可能性来确定关键因素。如我们要改进某种病毒的培养方法,与其有关的因素很多,如温度、pH、培养液、培养时间、培养细胞种类。其中每个因素又分为若干个水平(等级),如温度从34 ℃至38 ℃,每1 ℃为一个水平,则有5个水平;pH从6.5至7.4,每0.1为一个水平,则有10个水平。若选定2个因素,各为10个水平,就要做10^2=100次实验;若选定5个因素,各取10个水平,那将要做10^5=100 000次实验。因此,一个良好的实验设计,首先要求在众多因素与水平中抓住主要的几个。

(二)非处理因素

在设计实验时,要根据实验目的确定该实验的处理因素以及非处理因素。非处理因素又称混杂因素，是除处理因素以外，影响实验结果的其他因素，其所产生的混杂效应可以影响处理因素产生的效应对比和分析。如使用两种不同药物治疗缺铁性贫血患者的试验，非处理因素可能有年龄、性别、营养状况等。如果两组患者的年龄、性别、营养等构成不一，则可能影响药物疗效的比较。因此，设计时应设法控制这些非处理因素，只有这样，才能平衡它们的干扰作用，减小实验误差。如大白鼠经不同功率光波照射后的皮肤温度实验，不同功率光波照射是处理因素，室温是非处理因素。如做冷水试验，受试者将手浸入0～3℃的冷水中，一定时间后拿出，观察手部皮肤温度的恢复情况。这时冷水是处理因素，室温是非处理因素。但若进一步观察室温对冷水试验的影响，这时室温又成为处理因素。前者如果不控制室温，或者后者不控制水温，那么冷水和室温会同时影响皮肤温度，其结果就不被单独的处理因素所影响。因此，必须注意控制非处理因素，尤其是那些重要的非处理因素。

（三）处理因素标准化

处理因素标准化就是如何保证处理因素在整个实验过程中始终如一，保持不变。处理因素的强度、频率、持续时间与施加方法等，都要通过查阅文献和预实验找出各自的最适条件，然后制定有关规定和制度，并使之相对固定，否则会影响实验结果的评价。如处理因素是药物，必须正确选择批号，给药途径和时间也应标准化和相对固定化。一种药物在实验的不同阶段使用了不同的批号，或者实验的某一阶段使用了超过有效期的药物，或者手术开始阶段不熟练而后期熟练，这实际上等于处理因素不同，所得结果当然是不准确的，甚至会得出错误的结论。因此，在设计时，应使处理因素标准化，并制订保证标准化的具体措施。

（四）处理因素的水平

处理因素可按其期别、大小、类型、量度、等级等划分水平。如剂量可划分为高、中、低；浓度可划分为5%、10%、20%等。

水平又可按数量或非数量划分，前者称为数量因素，后者称为非数量因素。水平的划分是人为的，可多可少。为了设计的方便和高效，最好以2～3个水平为好。为了尽量高效地得到最佳水平，需要有一定的经验和参考资料或预实验作为依据。

（五）选择处理因素的要求

选择何种处理因素，同样需要根据实验观察的内容、目的和条件确定。

1. 易于控制 处理因素必须可控，难以驾驭的要慎重选择。如四氯化碳致肝纤维化动物模型实验。因为高浓度四氯化碳蒸气对黏膜有轻度刺激作用，对中枢神经系统有麻醉作用，对肝、肾有严重损害，严重者甚至会发生肝坏死、肝性脑病或急性肾衰竭。吸入极高浓度四氯化碳蒸气可迅速出现昏迷、抽搐，可因心室颤动和呼吸中枢麻痹而猝死。少数病例发生周围神经炎、球后视神经炎。皮肤直接接触可导致损害。慢性中毒时，出现神经衰弱综合征、肝肾损害、皮炎。严格、正确使用四氯化碳，要求密闭操作，加强通风。没有条件的实验室不要选择四氯化碳复制肝纤维化动物模型。操作人员必须经过专门培训，严格遵守操作规程。建议操作人员佩戴直接式防毒面具（半面罩），戴安全护目镜，穿防毒物渗透工作服，戴防化学品手套。防止蒸气泄漏到工作场所空气中。避免与氧化剂、活性金属粉末接触。因为处理因素难以驾驭，所以要慎重选择。

2. 标准化 标准化是指处理因素和施加方法在整个实验观察过程中要始终如一。所用仪器、设备、药品、试剂、实验条件和操作方法均前后一致。如果前后不一致，就有可能得出不同的结果，有时甚至是相反的结果。应通过阅读文献和开展预试验找出使用研究因素的最适强度，并制订常规和制度，且应相对固定。在正式实验过程中，要加以贯彻，不允许轻易变动。

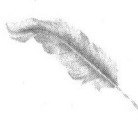

标准化的目的是保证正式研究过程中研究因素的各种条件始终一致，有利于分析研究因素与效应间的明确因果关系，保证科研结论的可靠性。在科研设计中，处理因素的标准化应具体而细致。以中药研究为例，应对中药的种属、产地、采收季节、加工炮制方式、浸煎方法、剂量、用法、用药次数、间隔时间、疗程及制剂的保存期限等一一规定好。以化学药品为例，还应明确厂商、纯度、批号及配制常规等。

3. 剂量高低 实验因素暴露剂量的选择与确定是较重要的内容之一，因为它常常是研究成败的关键。确定暴露剂量，就是根据研究目的，在选择暴露途径或方式后选择并确定一个合适的接触剂量及剂量区间。如研究药物的半数有效剂量与研究药物毒性的半数致死量，所选择的剂量范围就不一样。获得良好的剂量-效应（反应）关系的观察结果，是实验学研究中的主要内容，因为这在因果关系推定、作用机制探索中具有突出的意义。通常，实验研究可设3~5个剂量组（含对照组），组间可呈等比或等差级数，相邻两组间剂量比多在2~6倍。任何性质的研究因素都有一个量的问题。如药物放射线的强弱、剂量大小、进入体内病菌总数。这些都是外界强加于研究对象的因素。而研究对象本身所具有的某些特征也作为研究因素时，也有一个与强度相类似的问题，如年龄大小、病情的轻重，如这些因素也有几个等级，就是前面所说的不同水平。研究因素的剂量应适宜。剂量过大，易伤害研究对象或实际上无法使用；剂量过小，则难以观察到应出现的效应。如以观察药物疗效为例，理论上，所使用的药物剂量应在最小有效剂量和最大不中毒剂量范围之内。但在设计药物筛选试验时，应实施大剂量原则，即所使用的剂量应接近中毒水平，这样才不会漏掉较弱的疗效。如证实有疗效，可减量再行试验。若剂量不足，所获得的结论是难以成立的。因为药物可有疗效，只不过因使用的剂量未达到有效的水平。但若性别作为处理因素时，就无强度之分了。

4. 交互作用 处理因素可以为单因素，也可以为多因素。如临床新药疗效观察，由于治疗的需要，往往不能只用一种药。所以，治疗效果就不只是那种新药的单因素作用，要注意处理它们之间的交互作用。事物之间的关系是复杂的，对于生物来说更是如此。除考虑单因素的作用外，还应考虑诸因素的综合作用。几种因素联合使作用增强称为协同作用；作用减弱称为拮抗作用。如对于原因不明的疾病病因的探讨，对于克山病的病因，有人认为应归结于饮水问题，有人认为应归结于粮食问题。为探明水质与粮食的作用，可设计为4个组（患区水+患区粮；患区水+非患区粮；非患区水+患区粮；非患区水+非患区粮），这样设计，可分清水、粮的单独作用，又可分清水、粮的协同或拮抗作用，即交互作用。

三、实验效应

实验效应（experimental effect）是处理因素作用于受试对象的反应和结果，它通过具体的观察指标来表现。实验效应不是抽象的，而是具体的，有时是一些可以量度的物理量，有时是可以判断的正负反应。为了具体地反映出效应，就必然需要使用观测指标。观测指标通常包括观察指标和检测指标两类。指标不仅可以用于揭示受试对象的某些特征，也可以作为判断某些特定现象或事实的依据与标准。因此，效应指标的选择是很重要的。如果选择不当，未能准确地反映处理因素的作用，那么获得的研究结果就缺乏科学性，因此选择好观测指标是关系研究成功的重要环节。选择指标时，应考虑指标客观性、特异性、敏感性等。

观测指标（observational index）也称效应指标，包括观察指标和检测指标，它是判定实验观察结果的尺度。指标的类型多种多样，如生理指标、病理指标、生化指标、生物物理指标；功能指标、形态指标；质反应指标、量反应指标；主观指标、客观指标；绝对指标、相对指标；综合性指标、单一性指标；直接指标、间接指标。在实际研究工作中，统计学按其性质将指标分为定量指标和定性指标两大类。

在实验观察中，选择什么样的指标和选择多少指标，主要取决于实验观察的内容和目的。指标要按照一定的原则和要求进行。

（一）选择观测指标应坚持的原则

1. 指标必需有用、合理、勿滥，无助于结论或与之无密切关系的不要 指标必须与课题紧密相关，为探明事物之间的关系，应分析事物之间有无统计联系。有统计联系，应分清是因果联系还是非因果联系，因果联系则需分清是直接或间接因果联系。关系确定之后，还要进一步分析这种关系的强度、一致性、特异性、时间顺序等。

2. 尽可能采用定量指标、客观指标、直接指标和无创性指标 对患者的主诉，应减少暗示。对患者进行体格检查时，可采取通过对称部位的检查等措施，以求结果真实、可靠。对于医师或研究者的主观判断，可采取多人、多次检查，（单、双、多）盲法、交叉法、积分法等。

3. 主次分明 主要指标一个不能少，次要指标依其重要性择优选用。如某药预防冠心病的效应指标是合理的、有用的，因为已证明高胆固醇血症患者冠心病发病较早、较多，降低血脂可以降低该病的发病率。然而，当冠心病已发生，再以血脂作为指标，相对意义就较小了。因为已证明，降低血脂并不能降低冠心病的复发率和病死率，在此情况下，有意义的指标应是突发性心动过速、血栓形成倾向、心肌收缩性等。指标的合理性有时不能由单一指标来满足，可取多个指标或成组指标。如冠心病的诊断或临床疗效，不能单独由心绞痛的有无或心电图的变化改变判断，因为有的冠心病患者无心绞痛或心电图变化。只有采取多个症状、体征及实验室检查等成组指标判定才合理。

（二）选择观测指标应注意的条件要求

1. 指标种类 观测指标可分为定量指标、定性指标。一般情况下，应该首先选择定量指标作为实验观察指标。

2. 指标的关联性 选用的指标必须与所研究的题目具有本质性联系，且能确切反映被试因素的效应。确定指标的关联性可通过查阅文献、分析推理，预试验或用标准阳性对照来验证。所选指标是否具有关联性，充分反映了研究者的专业知识与技术水平。如比较泼尼松龙冲剂加小剂量口服泼尼松与大剂量口服泼尼松两种疗法的疗效研究，疗效制定指标为：①微小病变型肾病综合征的症状完全缓解；②反应时期：从开始治疗到缓解的第一天所需的天数；③复发；④患者有无初期反应（若无，则中断治疗和考虑其他疗法）。在这项试验中，使用统一的类固醇副作用判定标准作为评价副作用和合并症的指标。随着医学的进展，某些现代效应指标可供选用，但它们未必能够确切地反映研究因素所引起的效应，解决试验所要阐明的问题。如曾有人在筛选治疗冠状动脉血栓形成的药物时采用抗凝血为指标，经实验后认识到抗凝血与冠状动脉形成血栓并无本质上的联系。

3. 客观性 观测指标有主观指标与客观指标之分。主观指标是由患者回答或医师定性判断来描述观察结果，易受研究者和受试对象心理因素的影响。如疼痛程度这个指标，因医师抚慰而减轻，也可随患者耐受性降低而加重。而客观指标则是借助仪器等手段进行测量来反映观察结果，比主观指标准确、客观、可信。因此，应尽量选用易于量化的客观指标作为实验观察指标。如实验室检查数据、仪器测量数据，这些数据比临床问诊获得的资料客观、可靠。如要评价某药对胃溃疡的疗效，用胃镜检查结果作为观测指标比用患者对疗效的评价作为观测指标更加客观。

4. 特异性与敏感性 特异性表示该指标能鉴别真阴性的能力，特异性高的指标最易揭示处理因素的作用，不易受混杂因素干扰，可减少假阳性率。如甲胎蛋白（AFP）对于原发性肝癌就是比较特异的指标。又如血糖水平是诊断糖尿病的基本依据，显然血糖在糖尿病研究中是特异性高的指标。敏感性则是表示该指标检出真阳性的能力。敏感性高的指标可减少假阴性率，对外界的刺激反应灵敏，即便处理因素发生了较小的变化，该观察指标也能相应地发生变化。如临床治疗缺铁性贫血，可以用临床症状、体征和血红蛋白含量变化作为观测指标，也可用血清运铁蛋白的含量变化作为观测指标，前三个指标只有在贫血较严重的情况才有改变，因此作为观测指标还不够灵敏，而血清运铁蛋白的含量随着病情的变化而变化，是观察疗效的优秀指标。又如红细胞沉降率在结核病活动期明显升高，属于敏感指标，但它在风湿病活跃期也发生改变，显然对研究结核病不具有高特异性，仅能作为辅助指标或次要指标（secondary index）。因此，选择的观测指标应能反映处理因素的效应本质，高特异性、高敏感性是指标可用性的体现。

5. 准确度与精密度 指标的精确性包括准确度与精密度双重含义。准确度（accuracy）是指效应的观察值与真实值的接近程度，说明观察有无系统误差。精密度（precision）是指在重复测量或观察时，观察值与其平均值之间的接近程度，说明随机误差的大小。在选择观测指标时，应选准确度与精密度皆优的指标，若二者存在矛盾，则优先考虑准确度。应当强调的是，指标的精确性除与检测指标的方法、仪器、试剂及试验条件有关外，还取决于研究者的技术水平及操作情况。指标的测定应有一定的精确性，这样科研结果的可靠性才有保证。可用重复检测同一样本的办法来验证指标的精确性，数据摆动小者精确性好；反之，精确性差。从设计角度来分析，第一强调准确，第二要求精密。既准确又精密最好，准确但精密度不理想尚可，而精密度高但准确度低或准确度及精密度均低则不行。

6. 指标的有效性 指标的有效性是由该指标的敏感性（敏感度）与特异性（特异度）来决定的。医学中，理想的试验是阳性只出现在患有本病的人群，未患本病时，试验结果为阴性。

第二节 实验设计的基本原则

案例 4-2

苏格兰医师 James Lind 1747 年担任英国皇家海军军医。为了治疗坏血病，他在战舰索尔兹伯里号上进行了历史上第一次临床试验。当时索尔兹伯里号在海上执行巡逻任务已经有 2 个月，船上不少水手都患上了坏血病，James Lind 把 12 名患病水手分为六组，分别用苹果汁、硫酸、醋、海水、橙子和柠檬，以及辣酱和大麦茶进行治疗。结果在 1 周内，用橙子和柠檬治疗的 2 名水手迅速康复，一名已经能够重返工作岗位，另一名则负责照顾其他患者。在其他五组患者中，只有每日饮用苹果汁的一组水手康复速度稍快。James Lind 因此得出结论，食用橙子和柠檬是治疗坏血病的最有效方法。他不仅用这种方法解决了夺走过无数水手生命的坏血病，其首创的临床试验方法也一直沿用到 200 余年后的今天。

问题：
1. 你认为 James Lind 得出的结论可靠吗？
2. 还需要补充什么样的实验才能让结果更可信？

实验设计的目的是能够确切地得到处理因素的实验效应,也就是说实验效应必须是处理因素所引起的。所以实验设计要符合科学原则,实验结果的预期要有科学依据,实验的各个环节都不能偏离生物学基本知识和基本原理以及其他学科领域的基本原则。科学性原则具有两方面的含义:第一,必须保证实验的设计不出现科学性错误;第二,实验设计要具有科学思想和科学方法的因素。具体来说,生物学实验设计的科学性原则体现在以下几个方面。①实验原理的科学性:实验原理是实验设计的依据,也是用于检验和修正实验过程中失误的依据,因此它必须是经前人总结或经科学检验得出的科学理论。②实验材料选择的科学性:根据实验目的和实验原理选择恰当的实验材料,是保证实验达到预期效果的关键因素之一。③实验方法的科学性:巴甫洛夫有这样一句名言"方法掌握着研究的命运"。只有使用科学而严谨的实验方法,才能得出正确而可靠的实验结果。④实验结果处理的科学性:是指对于实验结果不能简单对待,而应该首先记录,然后整理,最后再经过仔细分析,找出它们所能够透露给我们的最大信息量。

研究设计必须遵循的统计学原则是对照原则、随机原则、重复原则,即要设立对照组、做到随机抽样及随机化分组、有一定数量的重复观察样本。

一、对照原则

(一)对照的意义

对照(control)在于它可以使处理因素和非处理因素的差异有一个科学对比。处理因素的效应大小重要的不是其本身,而是通过对比所得的结论,这个结论才是有意义的。医学上有许多疾病是可以自愈的,能够自行减轻和缓解的疾病则更为多见。所以设立对照组是必不可少的。

对照的意义还在于通过对照,鉴别处理因素与非处理因素的差异及处理因素的效应大小,消除和减少随机化原则所不能控制的抽样误差及实验者操作熟练程度等所造成的差异。在医学实验中,不仅自然环境和实验条件对实验有很大影响,而且生物的变异使实验更加复杂而难以控制。对照就可使实验组与对照组的非处理因素处于相同状态,使实验误差得到相应的抵消和减少。Ross 于 20 世纪 50 年代首次统计美国 5 种有名的医学期刊中的 100 篇论文,发现其中 45% 没有对照,28% 对照不良,只有 27% 对照比较好。印度于 1924—1939 年长达 15 年之久一直以吞金的方法治疗结核病,上百名学者发表文章证明有效,甚至编入教材。直至 1939 年,有人进行了对照实验,证明吞金有害无益,此法方休。1945 年,有人以对照的方法只用了 16 个月的时间就证明链霉素对结核病治疗有效,沿用至今。

(二)对照的形式

对照的形式有多种,可根据研究目的和内容加以选择。常用的有以下几种。

1. 空白对照 对照组不施加任何处理措施,用于确定实验对象生物学特征的本底值,进行质量控制。如观察某种疫苗预防某种传染病的效果,实验组的一批儿童接种该疫苗,对照组的一批儿童不接种该疫苗,也不接种任何其他制剂,处理因素完全空白。追踪观察一段时间后,比较两组儿童预防某种传染病的效果。空白对照简单易行,但容易引起实验组与对照组在心理上的差异,从而影响实验效应的测定。

2. 实验对照 对照组施加部分实验因素,但不是所研究的处理因素。如观察赖氨酸对儿童发育的影响,试验组儿童的课间餐为加赖氨酸的面包,对照组为不加赖氨酸的面包。处理因素是赖氨酸，非处理因素的面包量两组是相同的。

3. 标准对照　用现有的标准方法或常规方法作对照。如实验指标心率的对比，即可用正常值 72 次 / 分作为对照。这种对照在临床试验中用得较多，而实验研究一般不常用标准对照，因为实验条件不一致，常会影响对比的效果。一般常以"标准药品或常规治疗组"作为对照组，即以平时认为最好的疗法或一种习惯用的疗法作为对照组。如肝炎的保肝疗法、急性肾炎的综合疗法、结核病的抗痨疗法等作为标准组。

4. 历史对照　以过去的研究结果作为对照。历史对照仅适用于非处理因素影响较小的少数疾病，一般不宜使用，使用时要特别注意资料的可比性。

5. 自身对照　对照与实验在同一受试对象中进行。如用药前后作对比，用药前怎么样，用药后怎么样；又如同一患者两种植皮方法的比较；再如观察动物双下肢骨折不同的外科治疗方法的疗效对比，都属于自身对照。

6. 相互对照　不设对照组，而是几种处理（或水平）互为对照。例如 3 种方案治疗贫血，3 个方案组可互为对照，以比较疗效。

7. 潜在对照　不专门设立对照组。有些试验研究似乎事先无任何对照，而只有几例，甚至是 1 例病例报告。例如断手再植第一次成功的报告，公认是一项了不起的医学成就。它之所以有意义，就在于许多人所做的众多病例中无一成功，而这些失败病例就成为这一例成功手术的对照，我们就称其为潜在对照。又如假如现在有一种药物确实能治愈获得性免疫缺陷综合征，那么过去未治愈而死亡的成千上万的获得性免疫缺陷综合征患者就是这种药物服用者的潜在对照。这种对照在定性研究阶段是完全可以的，但在积累了大量病例之后，还应进行定量的比较分析，才有实际意义。

8. 安慰剂对照　对照组采用一种无药理作用的物质（可称其为假药），但其剂型或处置上不能为受试者识别，称为安慰剂（placebo）。使用安慰剂有助于防止对照组患者产生与实验组患者不同的心理作用，但使用时一定要慎重，应做好保密工作。为了防止患者与研究者两方面的心理作用的干扰，可采用盲法，使用较多的为双盲，即不让患者与研究者双方知道患者属于实验组还是对照组。但要注意这种方法的适用条件，如副作用明显的疗法、老年及儿童患者是否可以接受。这里涉及医德问题，故应持慎重态度，且应以不损害患者健康为前提，安慰剂对照主要适用于新药或老药用于慢性临床试验的阴性对照。

二、随机原则

（一）随机的意义

在实验（或试验）研究中，对照组和处理组的选择以及施于受试对象的实验顺序等都应随机化（randomization）。这是保证实验中非处理因素均衡一致的又一个重要手段，同时也是数据处理的前提。

随机不等于"随便"，也不是随意。所谓随机，是指每个受试对象接受每个处理的机会完全相等。也就是说，被研究的样本是由总体中任意抽取的，抽取时每一个受试对象都有同等机会被抽取。不但各个受试对象要随机分配到各处理组，施于各组的操作顺序也要随机安排。凡能影响实验结果的非处理因素和条件都要随机化，以保证处理组间的均衡和齐同性，否则假设检验便是毫无意义的。通过随机化，一是使所抽取样本能够代表总体，缩小误差；二是使各组实验对象尽量一致，消除和缩小非实验因素在组间的差别，以提高实验因素的效应。

随机化分组是指每个受试单位以概率均等的原则，随机地分配到实验组与对照组。如将30只动物等分为3组，对其中每只动物来说，分到甲组、乙组、丙组的概率都应是1/3。如果违背随机原则，不论是有意的或无意的，都会人为地夸大或缩小组与组之间的差别，给实验结果带来偏性。如在营养学研究中，有的以实验动物体重增加情况作为饲料营养价值高低的标志。但体重的增加还同动物健康状况、食量大小等因素有密切关系。如果在实验研究之前，实验者希望某组获得较理想的结果，于是将那些雄性的、健康状况最佳的、食量最大的动物都分到该组，这就是有意夸大了组间差别，必然造成实验结果虚假和不稳定。为了避免此类偏性，随机化分组就是一个重要手段。如本例，要求分配到各组的动物必须性别相同、体重相近、健康状况相似。总之，要使各处理组非实验因素的条件均衡一致，以平衡这些非实验因素对实验结果的影响。强调实验设计要遵守随机化原则，还有一个理由，就是只有合乎随机原则的资料才能正确应用数理统计上的各种分析方法，因为数理统计各种理论公式都是建立在随机化原则基础上的。那些事先加入主观因素，以致不同程度失真的资料，统计方法是不能弥补其先天不足的，得出的结论也必然是错误的。

（二）随机化的方法

随机化的方法有多种，除抓阄、摸球、抽签外，也可以用随机数字表或随机化分组表进行随机分配。

1. 摸球或抽签 如将40只雌雄各半，年龄、体重大致相等的小鼠分成4个组。先将小鼠按体重大小顺序排列，雄鼠编为1~20号，雌鼠编为21~40号。然后用红色、黄色、蓝色、黑色4种颜色的球表示甲、乙、丙、丁4个组，将数量相等的4种颜色的球放入一个口袋，每次摸取时都要充分混匀。每次取一个球，记下颜色后再放回口袋。若第一次摸出的是红球，1号鼠应分到甲组；若第二次摸出的是蓝球，2号鼠应分到丙组；若第三次又摸出蓝球，可不记，再放入袋中；若第四次摸出的是黑球，3号鼠应分到丁组；4号鼠不必再通过摸球决定，剩下的乙组就是4号鼠应分入的组。如此，1~4号鼠即分配完毕。然后，5~8号鼠，9~12号鼠……，也用同样的方法分配。

2. 随机数字表法 随机数字表是根据随机抽样的原理编制而成的，除可用于随机分配外，还可用于随机抽样。表中各个数字都是彼此独立的，无论从横向、纵向或斜向的顺序，数字都是随机出现的，因此可以在任意一方向从任意处开始按顺序取用随机数。举例说明如下：

（1）分两组方法：预定观察20例（编号1~20）糖尿病患者，对照组以胰岛素作为有效药，试验组给予丹参酮Ⅱ。查随机数字表，产生20个两位数的随机数，将随机数从小到大排列后得序号R，并规定R=1~10者为A组，R=11~20者为B组，分组结果见表4-1。

表4-1 20例患者随机分组

受试者编号	1	2	3	4	5	6	7	8	9	10	11	12	13	14	15	16	17	18	19	20
随机数字	93	22	53	64	39	07	10	63	76	35	87	03	04	79	88	08	13	85	51	34
序号R	20	7	12	14	10	3	5	13	15	9	18	1	2	16	19	4	6	17	11	8
组别	B	A	B	B	A	A	A	B	B	A	B	A	A	B	B	A	A	B	B	A

（2）三组以上随机化分组：要将15只动物随机分为A、B、C三组，先将动物编号1~15号。查随机数字表，产生15个两位数的随机数，将随机数从小到大排列后得序号R，并规定R=1~5者为A组，R=6~10者为B组，R=11~15者为C组。分组结果见表4-2。

表 4-2 15 只动物随机分组

受试动物编号	1	2	3	4	5	6	7	8	9	10	11	12	13	14	15
随机数字	33	35	72	67	47	77	34	55	45	70	08	18	27	38	90
序号R	4	6	13	11	9	14	5	10	8	12	1	2	3	7	15
组别	A	B	C	C	B	C	A	B	B	C	A	A	A	B	C

三、重复原则

知识拓展

顶尖科学家的实验结果也无法重复

2016年，Nature针对1576名科研人员所做的关于科研试验的可重复性的在线网络调查结果显示，近80%的生物学家无法重复他人的实验结果，60%的生物学家无法重复自己的实验结果。

实验设计中的重复原则指的是重复实验，即在相同实验条件下的独立重复实验的次数应足够多，以降低因个体差异而导致的各种实验误差。需要注意的是，"独立重复"则是指要用不同的个体或样品做实验，而不是在同一个体或样品上做多次实验。在实施中主要考虑以下几点：合适的样本量、必要的独立重复次数、样本自身的可重复性。

重复（replication）是消除非处理因素影响的又一重要手段。重复程度表现为样本含量的大小和重复次数的多少。样本含量越大或重复次数越多，则越能反映机遇变异的客观真实情况。样本含量过大或实验次数过多，不仅会增加严格控制实验条件的困难，也会造成不必要的浪费。但是，样本含量过少，就有可能将个别情况误认为普遍情况，将偶然或巧合的现象当作必然的规律性现象，以致将实验结果错误地推广到群体。为此，必须在保证实验结果具有一定可靠性的条件下，确定最少的样本含量，以节约人力和经费。因此，在实验设计中，要对样本大小做出科学估计，以满足数据处理的要求。

第三节 常用的实验设计方法

案例 4-3

在一项动物实验研究中，将40只雄性小鼠做成肥胖动物模型，然后随机分为4组，接受高糖和高脂两种方法饲养1个月后，对无糖无脂组、高糖无脂组、无糖高脂组、高糖高脂组分别测量体重。

问题：
1. 本案例中的实验设计是何种设计？
2. 如何比较高糖和高脂对体重的影响？

一、完全随机设计

完全随机设计（completely randomized design）是根据实验处理数将全部受试对象随机地分成若干组，然后再按组别实施不同处理因素的设计方法。这种设计保证每个受试对象都有相同机会接受任何一种处理，且不受实验人员主观倾向的影响。当实验条件特别是实验动物的初始条件比较一致时，可采用完全随机设计。这种设计能使实验结果受非处理因素的影响基本保持一致，真实反映出实验的处理效应。

（一）两组比较的完全随机设计

【例 4-1】将品种、性别、月龄相同，体重相近的健康豚鼠 18 只，使用完全随机的方法分成甲、乙两组（表 4-3）。

表 4-3　运用随机数字表对 18 只豚鼠随机分组

动物编号	1	2	3	4	5	6	7	8	9	10	11	12	13	14	15	16	17	18
随机数字	16	07	44	99	83	11	46	32	24	20	14	85	88	45	10	93	72	88
组别	乙	甲	乙	甲	甲	甲	乙	乙	乙	乙	甲	甲	乙	甲	乙	甲	乙	乙
调整后组别							甲		甲									

首先将 18 只豚鼠编号为 1，2，……，18，然后从随机数字表中任意一个随机数字开始，向任一方向（左、右、上、下）连续抄写 18 个两位随机数字，分别代表 18 只豚鼠。随机数字中的单数为甲组，双数为乙组。

随机分组结果：

甲组：2　4　5　6　12　14　16

乙组：1　3　7　8　9　10　11　13　15　17　18

甲组比乙组少 4 只，需要从乙组调整 2 只到甲组。仍用随机的方法进行调整。在前面 18 个随机数字后再接着抄下 2 个数字：71、23，分别除以 11（调整时乙组的豚鼠只数）、10（调整 1 只豚鼠去甲组后乙组剩余的豚鼠只数），余数为 5、3，则把分配于乙组的第 5 只豚鼠（9 号）和余下 10 只的第 3 只豚鼠（7 号）分到甲组。调整后的甲、乙两组豚鼠编号见表 4-4。

表 4-4　18 只豚鼠随机分为 2 组

甲组	2	4	5	6	7	9	12	14	16
乙组	1	3	8	10	11	13	15	17	18

（二）3 个以上处理比较的完全随机设计

【例 4-2】设有品种、性别相同、体重相近的健康仔鼠 18 只，按体重大小依次编为 1，2，3，……，18 号，试用完全随机的方法将它们等分成甲、乙、丙三组。

从随机数字表中任意一个随机数字开始，向任一方向（左、右、上、下）连续抄下 18 个两位随机数字，填入表 4-5 第 2 行。

表 4-5　运用随机数字表对 18 只仔鼠随机分 3 组

编号	1	2	3	4	5	6	7	8	9	10	11	12	13	14	15	16	17	18
随机数字	94	94	88	46	56	00	04	00	56	47	93	91	90	88	26	53	12	25
组别	甲	甲	甲	甲	乙	丙	甲	丙	乙	乙	丙	甲	丙	甲	乙	乙	丙	甲
调整后组别												丙		乙				

一律以 3（处理数）除以各随机数字，若余数为 1，即将该动物归入甲组；余数为 2，归入乙组；商为 0 或余数为 0，归入丙组。结果归入甲组 8 只，乙组 5 只，丙组 5 只。各组只数不等，应将甲组多余的 2 只调整 1 只给乙组、1 只给丙组。调整甲组的 2 只动物仍然采用随机的方法。从随机数字中，按原顺序，在 25 后面接下去抄 2 个两位数，假定为 63、62，然后分别以 8（甲组原分配 8 只）、7 除之（注意：若甲组原分配有 9 只，须将多余的 3 只调整给另外两组，则抄下 3 个随机数，分别以 9、8、7 除之），得第一个余数为 7，第二个余数为 6，则把原分配在甲组的 8 只仔鼠中第 7 只仔鼠（即 14 号仔鼠）分到乙组；把甲组中余下的 7 只仔鼠中第 6 只仔鼠（即 12 号仔鼠）分到丙组。这样各组的仔鼠数就相等了。调整后各组的仔鼠编号见表 4-6。

表 4-6　18 只仔鼠随机分为 3 组

组别	仔鼠编号					
甲组	1	2	3	4	7	18
乙组	5	9	10	14	15	16
丙组	6	8	11	12	13	17

以上是用完全随机的方法将实验动物分为 2 组或 3 组的情形，若将实验动物分为 4 组、5 组或更多的组，方法相同。

（三）完全随机设计的优点与缺点

1. 优点　设计简单，处理数与组数都不受限制，各组的样本含量可以相等，也可以不等。完全随机设计适用于实验条件、环境、实验动物差异较小的实验。统计分析简单，无论所获得的实验资料各处理重复数是否相同，如获得的资料符合参数检验条件，都可采用 t 检验或方差分析法进行统计分析。

2. 缺点　由于未应用实验设计三原则中的局部控制原则，非实验因素的影响被归入实验误差，所以实验误差较大，实验的精确性较低。另外，当实验条件、环境、实验动物差异较大时，不宜采用此种设计方法。

二、配对设计

配对设计（paired design）是将实验对象按照影响效应的相同或相近条件（如年龄、性别、体重、病情）配成对子，每对中两个实验对象随机分配到实验组与对照组（或者是两个不同的处理组），给予每对中的个体以不同的处理方法。

在动物实验中，常将种属、品系、性别相同，月龄、体重、窝别相近的两个动物配成对子；人群试验中，则将除处理因素以外的其他有关因素，如健康状况、性别、年龄、生活条件、职业等特征相似的两人配成对子。对子配好后，分别把每对中的两个受试对象随机分配到

实验组、对照组或不同的处理组中。

配对设计方法有两种：一种是直接配对；另一种是分层配对。

（一）直接配对

直接配对是按照上述要求直接配成对子，每对中的一个是实验，另一个是对照。

【例4-3】将20只小白鼠，按体重、月龄、性别配成10对，随机分入甲、乙两组。

先将10对小白鼠编上配对号，再由随机数字表任意指定，如第5行第21列数字6起，向右查，将随机数字抄录于配对号下，并规定：遇单数取甲乙顺序，双数取乙甲顺序，见表4-7。

表4-7 20只小鼠随机配对分组

受试者号	1.1	2.1	3.1	4.1	5.1	6.1	7.1	8.1	9.1	10.1
	1.2	2.2	3.2	4.2	5.2	6.2	7.2	8.2	9.2	10.2
随机数字	6	9	3	0	1	6	0	9	0	5
组别	乙	甲	甲	乙	甲	乙	乙	甲	乙	甲
	甲	乙	乙	甲	乙	甲	甲	乙	甲	乙

（二）分层配对

配对的条件也可以看成是一种分层。

【例4-4】肝癌临床治疗试验研究，可将患者按年龄、肿瘤大小、病程分为3个层次。

A—40岁以上　　　a—40岁以下
B—大瘤　　　　　b—小瘤
C—半年以上　　　c—半年以下

这3个层次，即3个因素，每个因素均2个水平，可组成8个小群，见表4-8。

表4-8 肝癌治疗分层后组成的小群

对子号	分层	对子号	分层
1	ABC	5	aBC
2	ABc	6	aBc
3	AbC	7	abC
4	Abc	8	abc

每小群所获得的对子，谁进入试验组，谁进入对照组，可按随机方法确定。如此，不论病例数量和时间长短，两组的例数是相等的，组间一致性也可基本得到保证。

（三）配对设计的优点和缺点

配对设计在相同样本含量的条件下，组间可比性、检验效能高于完全随机设计。配对设计是解决均衡性的一个较理想的方法。可以事先对影响实验结果的因素加以控制，尽可能让组间受试对象均衡，减少实验误差。但是在实际工作中，配对的条件不宜过多、过严，因为在配对过程中容易损失样本含量，延长实验时间，对子间的条件易发生变化。另外，自身配对实验只适用于短期或急性实验，不适用于长期观察分析。

此种设计常用于临床试验、流行病学调查研究，尤其是在临床设计中更为多见。

三、随机区组设计

随机区组设计（randomized block design）也称配伍组设计。它是组间设计在医学实验设计中的应用，是配对设计的扩展。它是将几个受试对象按一定相同或相近的条件（实验动物的性别、体重、月龄等，患者的性别、年龄、病情等）配成配伍组或区组，使每个配伍组的例数等于处理组个数，再将每一配伍组的受试者随机分配到各处理组中。

【例4-5】将已分成8个配伍组的32名受试者随机分配到A、B、C、D 4个处理组。

32名受试者已编成8个配伍组，1~4号为第一配伍组，5~8号为第二配伍组，以此类推。查随机排列表（表4-9），随机指定第4~11行，共8行，每行只取随机数1~4，其余数舍去，依次标于各配伍组的受试者编号下。预先规定随机数字为1的分入A组，为2的分入B组，为3的分入C组，为4的分入D组。分配结果见表4-10。

表4-9　随机排列表（n=20）

编号	1	2	3	4	5	6	7	8	9	10	11	12	13	14	15	16	17	18	19	20	r_k
1	8	6	19	13	5	18	12	1	4	3	9	2	17	14	11	7	16	15	10	0	-0.063 2
2	8	19	7	6	11	14	2	13	5	17	9	12	0	16	15	1	4	10	18	3	-0.063 2
3	18	1	10	13	17	2	0	3	8	15	7	4	19	12	5	14	9	11	6	16	0.105 3
4	6	19	1	5	18	12	4	0	13	10	16	17	7	14	11	15	8	3	9	2	-0.084 2
5	1	2	7	4	18	0	15	13	5	12	19	10	9	4	16	8	6	11	3	17	0.200 0
6	11	19	2	15	14	10	8	12	1	17	4	3	0	9	16	6	13	7	18	5	-0.105 3
7	14	8	16	7	9	2	15	12	11	4	13	19	8	1	18	6	0	5	17	10	-0.052 6
8	3	2	16	6	1	13	17	19	8	14	0	15	9	18	11	5	4	10	7	12	0.052 6
9	16	9	10	3	15	0	11	2	1	5	18	8	13	6	12	0	4	7	14	0.094 7
10	4	11	18	6	0	8	12	16	17	3	2	9	5	7	19	10	15	13	14	1	0.094 7
11	5	15	18	13	9	10	14	16	1	8	2	17	6	9	4	0	12	19	11	-0.052 6
12	0	18	10	15	11	2	3	13	14	1	17	2	6	9	16	4	7	8	19	5	-0.010 5
13	10	7	4	1	3	8	2	11	19	9	8	0	1	4	5	17	13	6	16	-0.157 9
14	11	9	13	0	14	12	18	7	2	8	10	4	17	9	6	5	3	15	1	16	-0.052 6
15	17	1	0	16	9	12	4	2	11	5	7	18	14	15	7	6	3	10	13	0.105 3
16	17	1	5	2	8	12	15	13	19	14	7	16	6	3	9	10	4	11	0	18	0.010 5
17	5	16	15	7	18	10	12	9	11	6	13	17	14	1	0	4	3	2	19	8	-0.200 0
18	16	19	0	3	8	6	10	13	17	4	3	15	18	11	1	12	9	5	7	2	14	-0.136 8
19	13	9	17	2	15	4	1	16	2	10	18	0	8	6	3	9	14	11	0	5	-0.126 3
20	11	12	8	16	3	19	14	7	9	4	7	1	10	0	18	15	6	5	13	2	-0.210 5
21	19	12	18	8	4	15	16	7	0	11	1	5	14	9	18	3	6	10	9	2	17	-0.136 8
22	2	18	8	14	6	11	1	9	15	0	17	10	4	7	13	12	5	16	19	0.115 8
23	9	16	11	18	6	1	2	14	5	8	10	17	3	14	15	6	11	19	-0.063 2
24	15	0	14	6	1	2	8	18	4	10	17	3	12	16	19	13	7	5	0.178 9
25	14	0	9	18	19	16	10	4	5	1	6	2	12	3	11	13	7	8	17	15	0.052 6

表 4-10 随机区组设计分配示例

受试者编号	1	2	3	4	5	6	7	8	9	10	11	12	13	14	15	16
随机数字	1	4	3	2	1	2	4	3	2	1	4	3	3	2	4	1
组别	A	D	C	B	A	B	D	C	B	A	D	C	C	B	D	A
受试者编号	17	18	19	20	21	22	23	24	25	26	27	28	29	30	31	32
随机数字	3	2	1	4	3	2	1	4	4	3	2	1	3	1	2	4
组别	C	B	A	D	C	B	A	D	D	C	B	A	C	A	B	D

随机区组设计增强了组间的可比性,具有减少实验误差、提高实验效率、能够分析两个因素(处理因素与区组因素)的作用等优点。缺点是不能分析交互作用。

> **知识拓展**
>
> **使用 SPSS 进行简单随机分组**
>
> 随着计算机的广泛普及,可以利用计算机生成的随机数进行随机分组。现以 30 只小鼠随机分成 5 组,每组 6 只为例,简介使用 SPSS 随机分组,操作如下:
>
> 1. 编号及定义变量　将 30 只小鼠从 1 到 30 编号。
> 2. 设置随机种子　点击"转换"→"随机数生成器"。在弹出的"随机数生成器"窗口中,选择"设置起点"-"固定值",输入固定值,这里随意输入"20210608",然后点击"确定"。
> 3. 产生随机数字　点击"转换"→"计算变量";在弹出的"计算变量"窗口中,输入"目标变量"的名称,这里输入"随机数字";找到函数组"随机数"中的"Rv.Uniform"函数,双击函数或者点击"删除"右边向上的箭头,选择的函数会被选入"数字表达式"列表中——"RV.UNIFORM(?,?)",在(?,?)输入随机数字产生的区间,这里输入"0,10",然后点击"确定"。
> 4. 分组编号　将随机数大小升序排序,则 1~5 行为 1 组,6~10 行为 2 组,以此类推。其组内的编号就是实验动物的分组编号。

四、析因设计

析因设计(factorial design)是一种多因素的交叉分组设计。它不仅可以进行每个因素各水平间的比较,而且还可以进行交互作用的分析。在医学研究中,各因素之间常常有交互作用(interaction),即各因素不是各自独立的,而是一个因素改变时,另一个或几个因素的效应也相应改变。如果既要比较每个因素各水平间的差异,又要分析因素之间的交互作用,可进行析因设计。

例如,为了预防儿童贫血,给高蛋白、含铁剂或富含维生素 C 的食物,究竟哪种有效,要通过试验才知道。如果分别做试验来回答上述问题,需花费较多的人力、物力和时间。应用析因设计,一次试验就可以解决这个问题。

析因设计的一个重要功能是可以分析各因素之间是否存在交互作用,即各因素合在一起的效果与它们的单独效应之和是否相同。上例中,同时给高蛋白、含铁剂、富含维生素 C 食物所能增加的血红蛋白是否与单独给这三种处理（食物）时各自增加的血红蛋白之和相同，如果不同，就说明存在交互作用。

2个因素为A和B的交互作用，称为一阶交互作用，用"AB"表示；3个因素如A、B、C间的交互作用，称为二阶交互作用，以"ABC"表示；二阶及二阶以上交互作用也称为高阶交互作用。分析这种作用的方法称为交互作用分析。

（一）两因素两水平的2×2析因设计

2×2析因设计，设A与B 2个因素各2个水平，其设计方案见表4-11。

在实验设计时，因素水平互相交叉组合，使每个因素都与不同水平有一次组合的机会而不重复，这样就组合成2×2析因设计模型。

表4-11　2×2析因设计列联表

A因素	B因素	
	B_1	B_2
A_1	A_1B_1	A_1B_2
A_2	A_2B_1	A_2B_2

【例4-6】12例缺铁性贫血患者的疗效观察，分为4组，给予不同治疗，1个月后检查各组患者的红细胞增加数（$10^6/mm^3$），见表4-12。

第1组：一般疗法
第2组：一般疗法+甲药
第3组：一般疗法+乙药
第4组：一般疗法+甲药+乙药

甲药与乙药均有"用"和"不用"两个水平，是一个2×2析因设计，可以检验甲药与乙药有无交互作用。

表4-12　缺铁性贫血4种不同疗法1个月后红细胞增加数（$10^6/mm^3$）

	第1组	第2组	第3组	第4组
	0.8	0.9	1.3	2.1
	0.9	1.1	1.2	2.2
	0.7	1.0	1.1	2.0
合计	2.4	3.0	3.6	6.3
均数	0.8	1.0	1.2	2.1

从表4-12中四组均数来看，第3组与第4组红细胞数平均增加较多，其中又以第4组为最多。若要分析甲药用否与乙药用否之间是否存在交互作用；根据交互作用的定义，当某因素的各个单独效应随另一因素变化而变化，则因素间存在交互作用。本例，甲药和乙药之间的交互作用为：

用乙药的前提下，甲药的作用为（第4组均数–第3组均数）：2.1-1.2=0.9（$10^6/mm^3$）
不用乙药的前提下，甲药的作用为（第2组均数–第1组均数）：1.0-0.8=0.2（$10^6/mm^3$）
甲药和乙药的交互作用为：0.9-0.2=0.7（$10^6/mm^3$）

通过方差分析，交互作用F值为36.75，$P < 0.001$，说明甲药与乙药的交互作用影响有统计学意义（分析过程略）。

析因设计可以对多个因素加以控制，排除其影响，并解决诸因素的交互作用。缺点是实验数为各因素水平的乘积，故设计水平不宜过多，一般取 2~3 个水平，否则实验量过大。

（二）多因素多水平的析因设计

实验组的组合分组，按因素和水平不同，可随机分成不同的实验组。如 3 个因素，每个因素 2 个水平，其实验的总数为 $2^3=2 \times 2 \times 2=8$ 组；若是每个因素 3 个水平，其实验组的总数为 $3^3=3 \times 3 \times 3=27$ 组；若每个因素 4 个水平，则实验组总数为 $4^3=4 \times 4 \times 4=64$ 组。

由此可见，析因设计是将每个因素的所有水平都互相组合在一起，总的实验数是各因素水平数的乘积。也就是说，多因素多水平的析因设计，其实验组总数是以水平作底数，以因素为指数的乘方和。因此，在实际应用中，析因设计的处理因素和水平不宜过多，一般以 2~3 个为宜，否则实验量如此之大，是很难做到的。

思 考 题

1. 实验设计的基本要素有哪些？
2. 实验观察对象包括哪些？以人或动物作为实验对象的基本要求是什么？
3. 实验设计的基本原则是什么？
4. 常用的实验设计方法有哪些？
5. 欲研究 A 药和 B 药对高血压模型小鼠降压的效果，请设计一份实验研究计划。

（吴传城　谢志平）

第五章 临床试验设计

临床试验（clinical trial）是在人体进行的干预性研究。国家药品监督管理局会同国家卫生健康委员会于 2020 年颁布的《药物临床试验质量管理规范》将临床试验定义为以人体（患者或健康受试者）为对象的试验、研究，意在发现或验证某种试验药物的临床医学、药理学、其他药效学作用、不良反应，或者试验药物的吸收、分布、代谢和排泄，以确定药物的疗效与安全性的系统性试验。由于以人为研究对象，需要考虑受试者的知情同意、心理因素、伦理道德等问题，因此临床试验的设计有其特殊性。本章主要介绍临床试验的基本原则、设计类型、比较类型和数据管理与统计分析，重点介绍临床试验设计方面的特殊部分。

案例 5-1

数据显示，2020 年食管癌分别位列全球恶性肿瘤新发病例数和死亡病例数的第 5 位和第 4 位。多数食管癌患者在诊断时已处于晚期或发生转移，患者总生存期有限，亟须创新药物来改善患者的临床结局。因此，某研究者开展了一项多中心、随机、双盲、安慰剂对照、适应性临床试验设计，以评价某新药联合一线化疗以治疗晚期或转移性食管鳞状细胞癌的疗效和安全性。

问题：
1. 什么是适应性设计？
2. 临床试验的随机、对照和盲法是指什么？
3. 如何评价临床试验的疗效和安全性？

第一节 临床试验基本原则

临床试验设计仍属于实验设计的范畴，除必须遵循实验设计的基本原则——随机化、对照与盲法、重复外，还需要考虑一些特殊问题。本节主要针对临床试验基本原则的特殊方面进行介绍。

一、随机化

随机化（randomization）是保证组间均衡、减少偏倚的重要手段，也是进行统计分析、推

断的理论基础。临床试验中的受试者分配必须按照试验设计确定的随机分配方案进行，常用的随机化方法有简单随机化（simple randomization）、区组随机化（block randomization）、分层随机化（stratified randomization）、适应性随机化（adaptive randomization）等。

简单随机化指除了为获得期望的统计学把握度而对患者的数量及组间分配比例有所要求外，对随机化序列不强加任何限制的随机化过程。区组随机化指将受试者在每个区组内进行随机分配。区组长度，即区组内计划入组的受试者数，可以相等，也可以不等，长度应适中，一般为组别数的倍数。分层随机化指先按对疗效影响较大的基线特征对受试者进行分层，然后在每层内再进行独立的随机分配。分层因素需根据疾病的特点而定，不宜过多。适应性随机化指根据已经入组的受试者信息来调整当前受试者被分配到不同处理组概率的随机分配过程。与上述三种随机化方法不同，适应性随机化时，受试者随机分配的概率并不是固定不变的，而是根据已入组受试者的信息变化而变化的，因此能有效地保证各处理组间例数和某些重要的预后因素在组间的分布接近一致。

在跨地域多中心的临床试验中，由于存在地域差异，各中心在受试者招募、药物消耗等方面进度会不尽相同，从而导致临床试验超期、药物浪费等一系列问题。为了解决这些问题，集合计算机、网络技术和电信技术的中央随机化系统（central randomization system）出现了。中央随机化系统是指在多中心临床试验中为克服人为或其他未知因素对研究结果的偏倚影响，由一个独立的组织或机构基于电话语音或网络方式实施药物随机分配的自动化计算机管理系统。常见的有基于电话的交互式语音应答系统（interactive voice response system，IVRS）和基于网络的交互式网络应答系统（interactive web response system，IWRS）。利用中央随机化系统，试验可以实施各种随机化方法；各分中心研究者可以随时进行受试者筛选、随机化分组、药物发放和紧急揭盲等操作；物流管理中心可以实时监控各分中心药物分发情况和库存信息，并及时进行药物补给；申办者可以实时掌握各分中心受试者入组进度并进行调整和优化。案例 5-1 因为是多中心试验，可以采用基于中央随机化系统的分层区组随机化方法，即在各层中采用区组随机化的方法。

二、对照与盲法

（一）对照

临床试验中，设立具有可比性的对照组是评价药物或治疗方法是否安全、有效的关键。常用的对照形式有安慰剂对照（placebo control）、阳性对照（active/positive control）、剂量-反应对照（dose-response control）和多重对照（multiple control）。没有一种对照类型能通用于各种不同的临床试验，需视具体情况（尤其是试验目标）而选择合适的对照形式。

安慰剂对照是指对照组使用一种不含药物有效成分的"伪药物"，即安慰剂，其外观、气味、剂型、大小等均与试验药物尽可能一致，不能为受试对象所识别。案例 5-1 采用的即为安慰剂对照，在接受一线化疗的基础上，试验组加用试验药物，对照组加用安慰剂。阳性对照通常以公认有效的药物或现有的标准方法作为对照，且阳性对照药物使用的剂量、给药方案必须是该药最优剂量和最优方案。剂量-反应对照是将试验药物设计成几个剂量，将受试者随机地分入其中一个剂量组中，几个剂量组之间互为对照。多重对照指在同一个临床试验中采用多个类型的对照组形式，如在一个阳性对照的临床试验中，增加一个安慰剂对照组，就形成试验药物同时与安慰剂和阳性药物进行对照的试验。

> **知识拓展**
>
> **中国第一个有记录的对照试验**
>
> 　　人参是多年生草本植物,药用价值较高。1061年宋代成书的《本草图经》中记载了鉴别人参的方法:"相传欲试上党人参者,当使二人同走,一与人参含之,一不与,度走三五里许,其不含人参者,必大喘,含者气息自如者,其人参乃真也"。这一记载被认为是中国第一个有记录的朴素的对照试验。

(二)盲法

盲法也称设盲,指在临床试验中使受试者方(受试者及其委托的人员)和(或)研究者方(申办者及其委托机构、临床试验机构、其他第三方机构等的人员)不知道治疗分组信息,是控制试验偏倚的一项重要措施。

根据设盲程度,临床试验分为双盲(double blind)、单盲(single blind)和开放试验(open trial)。双盲试验指受试者方和研究者方对受试者的治疗分组信息均处于盲态,是最严格的盲法。案例5-1采用的即双盲设计,除生成盲底的人员外,不论是研究者、统计人员还是受试者,均不知道分组信息。单盲试验指受试者方对受试者的治疗分组信息处于盲态,且应尽可能缩小研究者方中知晓受试者的治疗分组信息的试验相关人员范围。开放试验是指在临床试验中受试者方和研究者方均知道受试者的治疗分组信息。原则上,在具有可行性且不存在伦理问题时,临床试验应尽量采用双盲设计。如果双盲试验不可行,则应优先考虑单盲试验;若单盲试验也不可行,则采用开放试验。

临床试验的盲法通常由多种设盲措施构成,应根据试验确定的盲法选择合适的设盲措施。以双盲试验为例,应预先制定详细的分配隐藏标准操作规程,包括生成治疗分组信息和保管分组信息的方法和执行人员等。治疗分组信息及其生成方法和参数称为临床试验的盲底,由独立于研究者方的第三方机构生成和保管,可以采用纸质或电子形式。药物编码指按照已生成的治疗分组信息对试验用药品(包含试验药物、阳性对照药物、安慰剂)的最小独立包装预先进行编号。试验用药品的标签上只标明编号和用量、用法、疗程、有效期等,使试验相关人员均无法从药物外观及包装上知道受试者的治疗分组信息。药物编码由参与分配隐藏的人员主导完成,编码过程应有相应的监督措施和详细的记录。

揭盲指揭晓受试者的治疗分组信息。研究结束后揭盲又称常规揭盲,是指按照临床试验方案规定,在数据库锁定、分析人群划分及统计分析计划定稿完成后,揭晓受试者的治疗分组信息,以进行分析和总结。在临床试验过程中,如果受试者发生紧急情况(如严重不良事件或需要抢救),研究者必须了解其治疗分组信息时,可进行紧急揭盲,即按照临床试验方案规定,基于受试者安全考虑和其他特殊原因,通过预先制定的标准操作规程,在紧急情况下获得单个或部分受试者的治疗分组信息。一旦发生紧急揭盲,研究者需要及时记录紧急揭盲的时间、原因和执行人员,将终止治疗原因记录在病例报告表中,并递交安全性事件报告至伦理委员会,该受试者必须终止治疗,但需继续随访。

在阳性药物对照试验中,阳性对照药物通常选用已知的标准药物。由于用上市药品作为阳性对照药物时不允许改变其原有的制剂、外观,如果试验药物与阳性对照药物在色、香、味、形、包装等方面相同,则容易实行盲法,而如果两药在外观、剂型等方面不一致,则难以进行盲法试验。此时,可采用双盲双模拟法(double blind and double dummy technique)。由申办者制备一个与试验药物完全相同的安慰剂,称为试验药物的安慰剂;再制备一个与对照药物外观相同的安慰剂，称为对照药物的安慰剂。按随机分配结果，如果一个受试者属于试验组，则服用试验药物加上对照药物的安慰剂；如属于对照组，则服用对照药物加上试验药物的安慰剂。各药及其安慰剂服用方法相同。从整个用药情况来看，每个入组受试者所服用的药物及用量、用法都一样，保证了双盲试验的实施。

三、重复

重复（replication）原则是指接受相同处理的受试者不止一个，即每个处理组都要有一定的样本含量。试验设计中所需样本量可以用统计学方法进行估计。在开始估算之前，主要考虑以下几个关键问题：①试验的主要目的；②主要指标及其统计分析方法；③检验水准 α；④总体参数的估计值；⑤处理组间的差别；⑥把握度 $1-\beta$。样本量应当根据主要指标来估算，研究目的不同，主要指标不同，所用的统计分析方法也不同，样本量估计方法也不相同。用公式估算出所需的样本量后，实际工作中还要考虑患者来源、脱落、物资、试验进度等问题而加以调整。不同试验比较类型的样本量估算方法详见本章第三节。

第二节　临床试验设计类型

不同的研究目的和研究条件决定了不同的临床试验设计类型，而不同的设计类型，其样本量计算方法、统计分析方法、研究过程等均不相同。本节主要介绍平行组设计、交叉设计、析因设计、适应性设计。

一、平行组设计

平行组设计（parallel group design）是目前临床试验中最常见的设计类型，即试验仅考虑一个处理因素，该因素分为若干水平，将受试者随机地分配到各个水平组中进行试验，各组同时进行、平行推进，其设计格式见图 5-1。平行组设计可为试验药物设置一个或多个对照组，试验药物也可设置多个剂量组。

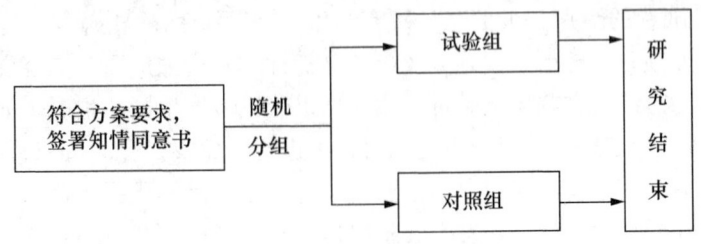

图 5-1　平行组设计示意图

平行组设计简单，易于实施，由于贯彻随机化的原则，可有效地避免非处理因素的影响，增强试验组和对照组的均衡可比性，控制试验误差，更重要的是可满足统计学假设检验的要求。

二、交叉设计

交叉设计（cross-over design）是一种特殊的自身对照设计，使每个受试者随机地在两个或多个不同试验阶段分别接受指定的处理。两个试验阶段之间需要一定时间的洗脱期，确保前一个给药阶段中所使用的治疗作用不会带入下一个阶段。最简单的交叉设计是 2×2 交叉设计，即将每个受试者随机分配到两种不同的试验顺序组中，如 AB 或 BA 两种治疗顺序。其中 AB 顺序组的受试者在第一阶段接受 A 处理，在第二阶段接受 B 处理；而 BA 顺序组的受试者在第一阶段接受 B 处理，在第二阶段接受 A 处理。交叉设计格式见图 5-2。

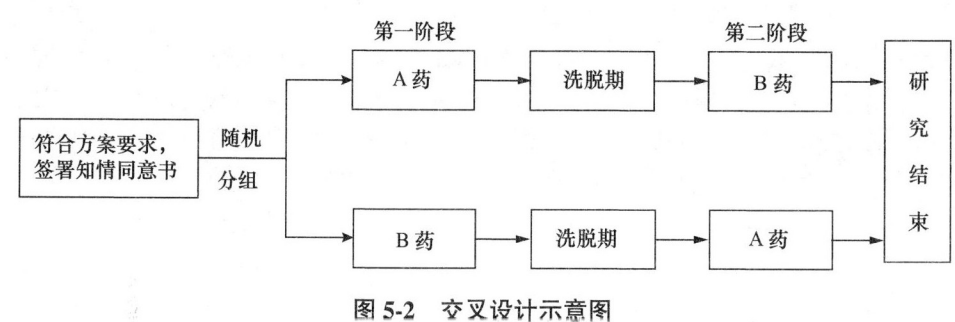

图 5-2　交叉设计示意图

由于每一个受试者均接受多次处理，多倍地使用了受试者，故交叉设计可以节约样本量，还能控制个体差异和时间对处理因素的影响。另外，由于每个受试者均接受了各种处理，因此均等地考虑了每一个受试者的利益。但同样地，由于同一个受试者可能需要接受多种处理和经历多个洗脱期，研究周期过长，受试者可能无法坚持到底而退出试验。如果受试者出现治愈、死亡等结局，则后一时期的处理将无法实施。因此，交叉设计不适宜有自愈倾向或病程较短的疾病的治疗研究。

三、析因设计

析因设计（factorial design）是将两个或多个处理因素的不同水平进行全面组合，通过比较各种组合，寻求最佳组合。它不仅可检验每个因素各水平间的差异，而且可以检验各因素之间的交互作用。当交互作用存在时，表示各因素不是相互独立的，而是一个因素的水平有所改变时，另一个或几个因素的效应也相应有所改变。反之，若不存在交互作用，则表示各因素具有独立性。最简单的析因设计是 2×2 析因设计，即两因素两水平析因设计，其设计格式见图 5-3。

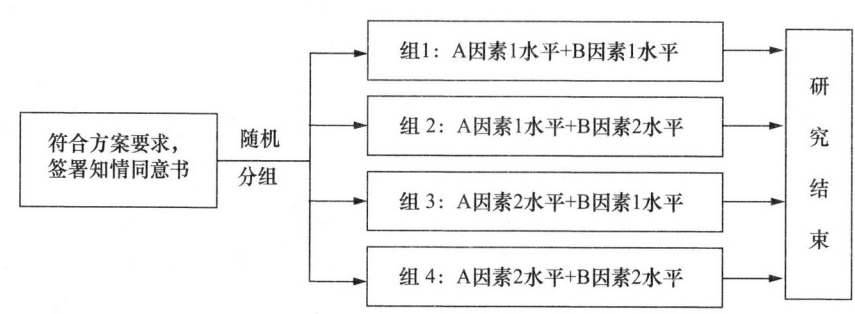

图 5-3　2×2 析因设计示意图

析因设计全面、高效，可以均衡地对各因素的不同水平全面进行组合。但当因素过多或水平数过多时，要求的组别数会很多，对试验实施和管理的要求也就越高。

四、适应性设计

适应性设计（adaptive design）指按照预先设定的计划，在期中分析时使用试验期间累积的数据对试验做出相应修改的临床试验设计。相对于传统设计，适应性设计可以及时修正初始设计的偏差，更客观、准确地估计下一步试验的诸多参数。但需要注意的是，所有调整都需要在设计之初就考虑好，并在试验方案中给予规定。常用的适应性设计包括成组序贯设计、样本量重新估计、两阶段适应性设计、适应性无缝剂量选择设计等。

成组序贯设计（group sequential design）指方案中预先计划在试验过程中进行一次或多次期中分析，根据每次期中分析的结果做出后续试验的决策。决策通常有4种可能：①依据优效性终止试验；②依据无效性终止试验；③依据安全性终止试验；④继续试验。期中分析的时间一般基于累积数据的占比，如受试者入组比例或发生目标事件数的比例，或日历时间，即研究进行到目前为止所花时间占总研究时间的比例。多次期中分析会使总Ⅰ类错误率α增大，因此需调整每次分析的Ⅰ类错误率，以控制总Ⅰ类错误率在事先设定的水平，常用方法有Pocock法、O'Brien-Fleming法和Lan-DeMets法等。Pocock法是根据期中分析次数为每次期中分析设定对应的、校正的、相等的名义检验水准。O'Brien-Fleming法利用公式$u_{iK} = \dfrac{c_K\sqrt{K}}{\sqrt{i}}$（$K$是期中分析总次数，$i$是第$i$次期中分析，$c_K$是期中分析总次数为$K$时所对应的常数值）获得名义检验水准对应的标准正态分布界值u_{iK}。总Ⅰ类错误率为双侧$\alpha=0.05$时，O'Brien-Fleming法和Pocock法的名义检验水准α'及其界值u'。从表5-1可以看出，每次期中分析时，Pocock法的名义检验水准相同，而O'Brien-Fleming法则每次都不同，在试验早期名义检验水准α'较小，随着期

表5-1 期中分析名义检验水准及其界值（双侧 $\alpha=0.05$）

K	i	Pocock法		O'Brien-Fleming法		
		u'	α'	c_k	u'	α'
2	1	2.178	0.029 41	1.978	2.797 31	0.005 15
	2	2.178	0.029 41	1.978	1.978 00	0.047 93
3	1	2.289	0.022 08	2.004	3.471 03	0.000 52
	2	2.289	0.022 08	2.004	2.454 39	0.014 11
	3	2.289	0.022 08	2.004	2.004 00	0.045 07
4	1	2.361	0.018 23	2.024	4.048 00	0.000 05
	2	2.361	0.018 23	2.024	2.862 37	0.004 20
	3	2.361	0.018 23	2.024	2.337 11	0.019 43
	4	2.361	0.018 23	2.024	2.024 00	0.042 97
5	1	2.413	0.015 82	2.040	4.561 58	0.000 01
	2	2.413	0.015 82	2.040	3.225 52	0.001 26
	3	2.413	0.015 82	2.040	2.633 63	0.008 45
	4	2.413	0.015 82	2.040	2.280 79	0.022 56
	5	2.413	0.015 82	2.040	2.040 00	0.041 35

中分析次数的增加,名义检验水准逐渐增加,且最后一次名义检验水准 α' 和总 α 数值相近。案例5-1即采用了成组序贯设计,计划在出现33.3%和66.6%的预期死亡事件时进行期中分析,采用O'Brien-Fleming法控制总Ⅰ类错误率。

与上述两种方法需要预先确定期中分析次数,且要求信息时间(研究到目前为止所收集的信息占总信息的比例)间隔及每次评价的病例数相等不同,Lan-DeMets法将整个临床试验看作总检验水准随着信息时间不断被消耗的过程,且该消耗过程遵循一定的函数形式 $\alpha(t)$。其实施不需要用到总期中分析次数,信息时间可以不等间隔。Lan-DeMets法给出了5种 α 消耗函数来计算每次期中分析的名义检验水准:

(1) $\alpha_1(t) = \begin{cases} 0 & (t=0) \\ 2[1-\Phi(Z_{\alpha/2}/\sqrt{t})] & (0<t\leq 0) \end{cases}$

(2) $\alpha_2(t) = \alpha \ln\{1+(e-1)t\}$

(3) $\alpha_3(t) = \alpha t$

(4) $\alpha_4(t) = \alpha t^{3/2}$

(5) $\alpha_5(t) = \alpha t^2$

对于任一 α 消耗函数,随着信息时间 t 的增加,其名义检验水准逐渐增大,最后一次分析时的名义检验水准接近总 α。

第三节 临床试验比较类型

除比较两组(或多组)总体参数间有没有差别的差异性检验外,在临床试验中还有优效性试验(superiority trial)、等效性试验(equivalence trial)和非劣效性试验(non-inferiority trial)3种比较类型。

一、优效性试验

优效性试验是指检验一种药物或治疗是否优于另一种药物或治疗的试验。一般以安慰剂为对照的试验尤其应当进行优效性试验。以两种药物有效率比较为例,优效性试验(统计优效)的检验假设如下:

H_0: $\pi_T \leq \pi_C$(两药疗效相等或试验药物劣于对照药物)

H_1: $\pi_T > \pi_C$(试验药物优于对照药物)

其中,π_T 为试验药物的总体有效率;π_C 为对照药物的总体有效率。

若认为试验组比对照组优于某一具有临床意义的数值时才是优效,则称为临床优效性试验,其检验假设如下:

$\pi_T - \pi_C \leq \Delta$(临床上两药疗效相等或试验药物劣于对照药物)

$\pi_T - \pi_C > \Delta$(临床上试验药物优于对照药物)

Δ 为某一具有临床意义的数值,即优效性界值。当采取统计优效设计时,Δ 即为0。优效性试验采用单侧检验,一般 α 取单侧0.025。拒绝原假设即可得出试验药物比对照药物优效的结论。

(一)两样本率比较

两样本率比较的优效性检验可用卡方检验或 u 检验,以检验试验药物是否优于对照药物。u 检验统计量的计算可用如下公式。

$$u=\frac{p_T-p_C-\Delta}{S_{p_T-p_C}} \quad (\Delta \geq 0) \qquad \text{(公式 5-1)}$$

$$S_{p_T-p_C}=\sqrt{p(1-p)\left(\frac{1}{n_T}+\frac{1}{n_C}\right)}, \quad p=\frac{n_T p_T+n_C p_C}{n_T+n_C}$$

式中，p_T 和 p_C 分别为试验组和对照组的样本率；n_T 和 n_C 分别为试验组和对照组的例数；p 为两组合计的率；$S_{p_T-p_C}$ 为两样本率之差的标准误。

除采用假设检验方法进行统计推断外，优效性检验也可以通过置信区间法进行统计推断。对于两样本率比较的优效性试验，可按单侧 $100(1-\alpha)$ 的置信度，计算 p_T-p_C 单侧置信区间下限 C_L，$C_L=(p_T-p_C)-u_\alpha S_{p_T-p_C}$。若 $C_L>0$，可得到试验组统计优效于对照组的结论。若 $C_L>\Delta$，可得到试验组临床优效于对照组的结论。例如，某试验方案规定优效性界值为 6%，计算试验组与对照组两组率差的单侧 97.5%CI 下限为 7%，7%>6%，可得出试验组临床优效于对照组的结论。

不同比较类型的临床试验其样本量估算公式不同，两样本率比较的优效性试验的样本量估算公式如下：

对照组样本量为：

$$n_C=\frac{(u_{1-\alpha}+u_{1-\beta})^2}{(\pi_T-\pi_C-\Delta)^2}\left[\frac{\pi_T(1-\pi_T)}{K}+\pi_C(1-\pi_C)\right] \qquad \text{(公式 5-2)}$$

试验组样本量为：$n_T=Kn_C$。

式中，π_T 为试验组率，π_C 为对照组率，Δ 为优效性界值，α 为 I 类错误（常取单侧 0.025），β 为 II 类错误，K 为试验组与对照组例数分配比。

（二）两样本均数比较

两样本均数比较的优效性检验可采用 t 检验，其公式如下

$$t=\frac{\bar{x}_T-\bar{x}_C-\Delta}{S_{\bar{x}_T-\bar{x}_C}} \; (\Delta \geq 0), \; v=n_T+n_C-2 \qquad \text{(公式 5-3)}$$

式中，$\bar{x}_T$ 和 $\bar{x}_C$ 分别为试验组和对照组的样本均数，n_T 和 n_C 分别为试验组和对照组的例数，v 为自由度，$S_{\bar{x}_T-\bar{x}_C}$ 为两样本均数之差的标准误。

同样，可以按单侧 $100(1-\alpha)$ 的置信度，计算单侧 $\bar{x}_T-\bar{x}_C$ 置信区间下限 C_L，$C_L=(\bar{x}_T-\bar{x}_C)-t_{\alpha,n_T+n_C-2}S_{\bar{x}_T-\bar{x}_C}$。若 $C_L>0$，可得到试验组比对照组统计优效的结论；若 $C_L>\Delta$，可得到试验组比对照组临床优效的结论。

两样本均数比较的优效性试验，其样本量估算公式如下：
对照组样本量为：

$$n_C=\frac{(u_{1-\alpha}+u_{1-\beta})^2\sigma^2\left(1+\frac{1}{K}\right)}{(\mu_T-\mu_C-\Delta)^2} \qquad \text{(公式 5-4)}$$

试验组样本量为：$n_T=Kn_C$。

其中 μ_T 为试验组均数，μ_C 为对照组均数，Δ 为优效性界值，σ 为标准差（假设两组标准差相同），α 为 I 类错误（常取单侧 0.025），β 为 II 类错误，K 为试验组与对照组例数分配比。

二、等效性试验

等效性试验的目的在于确认两种或多种药物或治疗的效果差别大小在临床上并无重要意

义,即试验组与对照组在疗效上相当(实际为相差不超过一个指定的有临床意义的数值,即等效性界值 Δ)。例如,以一种仿制药与原研药进行比较,若其疗效被判为"相等",则仿制药可被接受。

等效性试验的原假设为总体参数间差值超过或等于一个研究者规定的等效性界值 Δ,而备择假设为总体参数间差值小于研究者规定的 Δ。等效性试验需进行两次单侧检验,只有两个原假设均被拒绝,才可得出等效的结论。

H_0:$|\pi_T-\pi_C| \geq \Delta$ 或 H_{01}:$\pi_T-\pi_C \leq -\Delta$,H_{02}:$\pi_C-\pi_T \leq -\Delta$

即试验药物劣于对照药物,其差值小于或等于 $-\Delta$ 或对照药物劣于试验药物,其差值小于或等于 $-\Delta$。

H_1:$|\pi_T-\pi_C| < \Delta$ 或 H_{11}:$\pi_T-\pi_C > -\Delta$,H_{12}:$\pi_C-\pi_T > -\Delta$

即试验药物与对照药物差值不超过 Δ。

在生物等效性研究中,当评价两种剂型的药代动力学参数是否等效,标准是两者比值的 $90\%CI$ 在(80%,125%)内。当不可能采用生物等效性试验时(如仿制的吸入药或外用药等局部用药),可进行临床等效性试验,得出双侧 $95\%CI$,其等效性界值的确定应是统计学推断和临床判断相结合,具体药品具体分析,而非恒定的界值数值。

(一)两样本率比较

两样本率比较的等效性检验可以采用双单侧 u 检验,即

$$u = \frac{p_T - p_C - \Delta}{\sqrt{p_T(1-p_T)/n_T + p_C(1-p_C)/n_C}} < -u_{\alpha/2} \quad (公式 5\text{-}5)$$

同时

$$u = \frac{p_T - p_C + \Delta}{\sqrt{p_T(1-p_T)/n_T + p_C(1-p_C)/n_C}} > u_{\alpha/2}$$

则可认为等效。这里 α 常取双侧 0.1。

也可采用置信区间法评价,计算 $p_T - p_C$ 的双侧 $100(1-\alpha)$ 置信区间下限 C_L,$C_L = (p_T - p_C) - u_{\alpha/2}S_{p_T-p_C}$ 和置信区间上限 C_U,$C_U = (p_T - p_C) + u_{\alpha/2}S_{p_T-p_C}$,若 (C_L, C_U) 完全在 $(-\Delta, \Delta)$ 范围内,可以下等效结论。例如,某试验方案规定等效性界值为 5%,计算试验组与对照组两组率差的 $90\%CI$ 为(-3%,4%),可得出两组等效性的结论。

两样本率比较的等效性试验样本量估算公式如下:

对照组样本量为:

$$n_C = \frac{(u_{1-\alpha/2} + u_{1-\beta/2})^2}{(\Delta - |\pi_T - \pi_C|)^2} \left[\frac{\pi_T(1-\pi_T)}{K} + \pi_C(1-\pi_C) \right] \quad (公式 5\text{-}6)$$

试验组样本量为:$n_T = Kn_C$。

式中,π_T 为试验组率,π_C 为对照组率,Δ 为等效性界值,α 为 I 类错误,β 为 II 类错误,K 为试验组与对照组例数分配比。

(二)两样本均数比较

两样本均数比较的等效性检验采用双单侧 t 检验,即:

$$t = \frac{\bar{x}_T - \bar{x}_C - \Delta}{S_{x_T - x_C}} < -t_{\alpha/2,\ n_T + n_C - 2} \quad (公式 5\text{-}7)$$

同时

$$t = \frac{\bar{x}_T - \bar{x}_C + \Delta}{S_{x_T - x_C}} > t_{\alpha/2,\ n_T + n_C - 2}$$

同样,可采用置信区间法评价。按双侧 $100(1-\alpha)$ 的置信度,计算 $\bar{x}_T - \bar{x}_C$ 置信区间下限

C_L，$C_L = (\bar{x}_T - \bar{x}_C) - t_{\alpha/2, n_T+n_C-2} S_{\bar{x}_T - \bar{x}_C}$，置信区间上限 C_U，$C_U = (\bar{x}_T - \bar{x}_C) + t_{\alpha/2, n_T+n_C-2} S_{\bar{x}_T - \bar{x}_C}$，若（$C_L$，$C_U$）完全在（$-\Delta$，$\Delta$）范围内，可以下等效性结论。

两样本均数比较的等效性试验样本量估算公式如下：

对照组样本量为：

$$n_C = \frac{(u_{1-\alpha/2} + u_{1-\beta/2})^2 \sigma^2 \left(1 + \dfrac{1}{K}\right)}{(\Delta - |\mu_T - \mu_C|)^2} \tag{公式5-8}$$

试验组样本量为：$n_T = K n_C$。

其中 μ_T 为试验组均数，μ_C 为对照组均数，Δ 为等效性界值，σ 为标准差，α 为 I 类错误，β 为 II 类错误，K 为试验组与对照组例数分配比。

三、非劣效性试验

当确证某个药物疗效时，优效性试验一般是理想选择。当优效性试验不适用，如使用安慰剂对照不符合伦理要求时，可考虑采用非劣效性试验。非劣效性试验是为了确证试验药物的临床疗效，即使低于阳性对照药物，但其差异也是在临床可接受范围之内。

以两种药物有效率比较为例，非劣效性试验的检验假设如下：

H_0：$\pi_T - \pi_C \leq -\Delta$（试验药物劣于对照药物，差值是 $-\Delta$ 或更小的负值）

H_1：$\pi_T - \pi_C > -\Delta$（试验药物虽劣于对照药物，但差值比 $-\Delta$ 大，或试验药物优于对照药物）

其中，π_T 为试验药物的总体有效率，π_C 为对照药物的总体有效率，Δ 为非劣效性界值。非劣效性界值是试验药物与阳性对照药物相比在临床上可接受的最大疗效损失。因此，非劣效性界值不应大于阳性对照药物相对于安慰剂的临床获益，以确保试验药物的疗效至少能够优于安慰剂。非劣效性界值的确定通常应根据统计分析和临床判断综合考虑，并在试验方案中说明非劣效性界值确定的依据。非劣效性界值的确定及其统计推断主要包括固定界值法和综合法。一般情况下，固定界值法可以更直观地描述试验药物的疗效。采用固定界值法时，先估计出阳性对照药物与安慰剂的疗效差异 M_1，通常通过 meta 分析法，得到阳性对照药物与安慰剂疗效差异的 95% 双侧置信区间下限。如果对既往证据的变异性和恒定假设存在顾虑，可采用"折扣"策略确定 M_1，即将 M_1 通过一定幅度的"折扣"（如减半）转换为更加保守的 M_1。非劣效性界值一般取 $\Delta = M_2 = f \times M_1$。$f$ 的确定则依赖于临床判断。

（一）两样本率比较

两样本率比较的非劣效性检验可以采用 u 检验，即

$$u = \frac{p_T - p_C - (-\Delta)}{S_{p_T - p_C}} = \frac{p_T - p_C + \Delta}{S_{p_T - p_C}} \tag{公式5-9}$$

式中，p_T 和 p_C 分别为试验组和对照组的样本率；n_T 和 n_C 分别为试验组和对照组的例数；p 为两组合计的率；$S_{p_T - p_C}$ 为两样本率之差的标准误；Δ 为非劣效性界值。

此外，可以采用置信区间法评价，计算 $p_T - p_C$ 的单侧 $100(1-\alpha)$ 置信区间下限 C_L，$C_L = (p_T - p_C) - u_\alpha S_{p_T - p_C}$。若 $C_L > -\Delta$，可以下非劣效的结论。例如，某研究规定非劣效性界值为 10%，试验数据显示试验组与对照组两组率差的单侧 97.5% 置信区间下限为 -11%，$-11\% < -10\%$，不能得出试验组非劣于对照组的结论。

两样本率比较的非劣效性试验的样本量计算公式如下：

对照组样本量为：

$$n_C = \frac{(u_{1-\alpha}+u_{1-\beta})^2}{(\pi_T-\pi_C+\Delta)^2}\left[\frac{\pi_T(1-\pi_T)}{K}+\pi_C(1-\pi_C)\right] \quad (公式5-10)$$

试验组样本量为：$n_T=Kn_C$。

式中，π_T为试验组率，π_C为对照组率，Δ为非劣效性界值，α为Ⅰ类错误，β为Ⅱ类错误，K为试验组与对照组例数分配比。

（二）两样本均数比较

两样本均数比较的非劣效性检验可以采用 t 检验，即

$$t = \frac{\bar{x}_T-\bar{x}_C-(-\Delta)}{S_{\bar{x}_T-\bar{x}_C}} = \frac{\bar{x}_T-\bar{x}_C+\Delta}{S_{\bar{x}_T-\bar{x}_C}}, \quad v=n_T+n_C-2 \quad (公式5-11)$$

式中，$\bar{x}_T$和$\bar{x}_C$分别为试验组和对照组的样本均数，n_T和n_C分别为试验组和对照组的例数，$S_{\bar{x}_T-\bar{x}_C}$为两样本均数之差的标准误，Δ为非劣效性界值。

同样，可以计算$\bar{x}_T-\bar{x}_C$的单侧$100(1-\alpha)$置信区间下限C_L，$C_L=(\bar{x}_T-\bar{x}_C)-t_{\alpha,n_T+n_C-2}S_{\bar{x}_T-\bar{x}_C}$，若$C_L>-\Delta$，可以得出非劣效的结论。

两样本均数比较的非劣效性试验的样本量计算公式如下：
对照组样本量为：

$$n_C = \frac{(u_{1-\alpha}+u_{1-\beta})^2\sigma^2\left(1+\frac{1}{K}\right)}{(\mu_T-\mu_C+\Delta)^2} \quad (公式5-12)$$

试验组样本量为：$n_T=Kn_C$。

其中μ_T为试验组均数，μ_C为对照组均数，Δ为非劣效性界值，σ为标准差，α为Ⅰ类错误，β为Ⅱ类错误，K为试验组与对照组例数分配比。

【例5-1】6项临床试验的试验组与阳性对照组疗效之差的双侧95%CI结果如图5-4，疗效指标为高优指标。M_1为借助meta分析法确定的阳性对照药物与安慰剂的疗效差异的保守估计，Δ为非劣效性界值。从图5-4可以看出，研究1、2、4、5、6中两组疗效之差置信区间下限大于$-M_1$，提示试验药物优于安慰剂，研究2两组疗效之差置信区间下限大于$-\Delta$，提示试验药物非劣效于阳性对照药物，研究5两组疗效之差置信区间下限大于0，提示试验药物统计优效于对照药物。

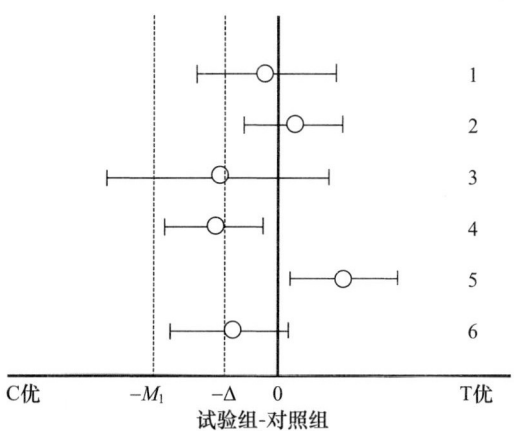

图5-4 非劣效性试验置信区间示意图

【例5-2】试验药物主要指标均数μ_T估计为15分，阳性对照药物均数μ_C估计为16分，拟开展一项随机对照非劣效性临床试验。已知既往该阳性对照药物与安慰剂比较的临床试验中，两组疗效之差的单侧97.5%置信区间下限为3.65分，取$M_1=3.60$，设置非劣效性界值$\Delta=0.5\times3.60=1.80$。假设两组标准差相同，均为2.0，$\alpha=0.025$，$\beta=0.20$，$K=1$，则每组需要例数为：

$$n_T=n_C=\frac{2\times(1.960+0.842)^2\times2.0^2}{(15-16+1.80)^2}=98.14$$

即每组至少需要99例。

第四节　临床试验数据管理与统计分析

一、病例报告表

病例报告表（case report form，CRF）是临床试验中收集、记录和保存受试者数据的载体。一份设计良好的病例报告表不仅便于研究者填写，能收集到正确、完整的数据，而且便于数据管理，能减少错误的发生。病例报告表必须按照试验方案的要求和内容来制订，不得出现受试者的姓名、住院号、身份证号等隐私信息，具体内容包括如下信息。

（一）封面

封面应当有研究题目、研究机构名称、病例报告表版本信息和受试者编号等内容。

（二）人口学信息

人口学信息一般包括受试者的性别、民族、出生日期等。

（三）病史

病史一般包括受试者的既往史和伴随疾病（包括疾病名称、开始日期、结束日期或是否继续等）。

既往史				
受试者是否有任何既往史？			□是　□否	
序号	疾病名称	开始日期	目前是否持续	结束日期
		□□□□年 □□月 □□日	□是 □否	□□□□年 □□月 □□日
		□□□□年 □□月 □□日	□是 □否	□□□□年 □□月 □□日
		□□□□年 □□月 □□日	□是 □否	□□□□年 □□月 □□日

（四）入选及排除标准

入选及排除标准是临床试验中非常重要且在试验方案中有明确说明的部分，只有当入选标准全部是"是"而排除标准全部为"否"时才可以入组。

入选标准：以下全部选择"是"，才能入选。		
1. 年满 18 岁且不到 75 岁	□是	□否
2. 至少 1 个月以上的该病典型病史	□是	□否
3. 已签署书面知情同意书	□是	□否
排除标准：以下全部选择"否"，才能入选。		
1. 近 6 个月内发生过心肌梗死	□是	□否

续表

2. 有症状的充血性心力衰竭，NYHA 分级Ⅲ~Ⅳ级	□是	□否
3. 患有周围动脉阻塞性疾病或其他限制进行运动负荷试验的疾病	□是	□否
4. 患有需要治疗的心律失常（如室性心动过速、三度房室传导阻滞）	□是	□否
5. 高血压 SBP＞170 mmHg 或 DBP＞100 mmHg，或低血压 SBP＜100 mmHg 或 DBP＜60 mmHg	□是	□否
6. 妊娠期和哺乳期妇女	□是	□否
7. 糖尿病，测定空腹血糖＞160 mg/dl（8.88 mmol/L）	□是	□否
8. 肝功能异常：按当地实验室测定标准，肝功能指标（如 ALT/SGPT）测定值超过正常上限的 1.5 倍	□是	□否
9. 肾功能异常：按当地实验室测定标准，肾功能指标（如血清肌酐）测定值超过正常上限的 1.5 倍	□是	□否
10. 最近 3 个月参加过其他临床试验	□是	□否
11. 不具有行为能力或行为能力受到限制	□是	□否
12. 研究者认为有不适合参加该试验的任何其他情况，请说明	□是	□否

（五）体格检查和生命体征等安全性指标

生命体征检查通常包括血压、呼吸、脉搏、体温指标。体格检查通常包括各系统的检查，检查结果以"正常""异常有临床意义""异常无临床意义"记录，如有异常结果，再进行具体描述。对于心脑血管疾病的药物，还常常有关于心电图检查的记录等。以下是具体示例：

生命体征				
是否检查	□是　□否			
检测日期	□□□□年 □□月 □□日			
检测项目		检查结果	单位	临床评估
血压	收缩压	□□□	mmHg	□正常 □异常无临床意义 □异常有临床意义 □未查
	舒张压	□□□	mmHg	□正常 □异常无临床意义 □异常有临床意义 □未查
呼吸		□□□	次/分	□正常 □异常无临床意义 □异常有临床意义 □未查
脉搏		□□□	次/分	□正常 □异常无临床意义 □异常有临床意义 □未查
体温		□□□	℃	□正常 □异常无临床意义 □异常有临床意义 □未查

体格检查		
是否检查	□是　□否	
检查日期	□□□□年 □□月 □□日	
检查项目	检查结果	异常描述
一般情况	□正常 □异常无临床意义 □异常有临床意义 □未查	
皮肤/黏膜	□正常 □异常无临床意义 □异常有临床意义 □未查	
淋巴结	□正常 □异常无临床意义 □异常有临床意义 □未查	
头部	□正常 □异常无临床意义 □异常有临床意义 □未查	
颈部	□正常 □异常无临床意义 □异常有临床意义 □未查	
胸部	□正常 □异常无临床意义 □异常有临床意义 □未查	
腹部	□正常 □异常无临床意义 □异常有临床意义 □未查	
脊柱及四肢	□正常 □异常无临床意义 □异常有临床意义 □未查	

(六)试验用药使用记录

在临床试验中,需要记录试验药物的发放、回收等情况,收集内容示例如下:

试验药物的发放和回收	
发放日期	□□□□年 □□月 □□日
数量	□□□片
是否回收	□是　　□否
回收日期	□□□□年 □□月 □□日
数量	□□□片
实际服药数量	□□□片
备注	

(七)实验室检查

实验室检查内容在各种试验中比较类似,注意标注单位。

实验室检查			
指标	结果	单位	临床意义判定
血常规		检查时间:□□□□/□□/□□	
RBC(血红细胞)		10^{12}/L	□₁ □₂ □₃ □₄
HGB(血红蛋白)		g/L	□₁ □₂ □₃ □₄
WBC(血白细胞)		10^9/L	□₁ □₂ □₃ □₄
PLT(血小板)		10^9/L	□₁ □₂ □₃ □₄
尿常规		检查时间:□□□□/□□/□□	
LEU(尿白细胞)		—	□₁ □₂ □₃ □₄
ERY(尿红细胞)		—	□₁ □₂ □₃ □₄
PRO(尿蛋白)		—	□₁ □₂ □₃ □₄
粪便常规+潜血		检查时间:□□□□/□□/□□	
粪便常规+潜血		—	□₁ □₂ □₃ □₄
血生化检查		检查时间:□□□□/□□/□□	
ALT(谷丙转氨酶)		IU/L	□₁ □₂ □₃ □₄
AST(谷草转氨酶)		IU/L	□₁ □₂ □₃ □₄
TBil(总胆红素)		μmol/L	□₁ □₂ □₃ □₄
γGTP(谷氨酰转移酶)		IU/L	□₁ □₂ □₃ □₄
ALP(碱性磷酸酶)		IU/L	□₁ □₂ □₃ □₄
TP(总蛋白)		g/L	□₁ □₂ □₃ □₄
BUN(尿素氮)		mmol/L	□₁ □₂ □₃ □₄
Cr(肌酐)		μmol/L	□₁ □₂ □₃ □₄

注:临床意义判定:1=正常;2=异常无临床意义;3=异常有临床意义;4=未查。

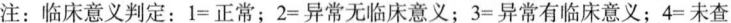

（八）不良事件

不良事件（adverse event，AE）指受试者接受试验药物后出现的所有不良医学事件，可以表现为症状、体征、疾病或者实验室检查异常，但不一定与试验药物有因果关系。不良事件表格放在病例报告表的后面部分，当随访时发生了，就填写在后面相应的表格上。

不良事件

试验期间有无不良事件：□有　□无

不良事件名称			
开始日期和时间	□□□□年□□月□□日 □□时□□分	□□□□年□□月□□日 □□时□□分	□□□□年□□月□□日 □□时□□分
不良事件的严重程度	□轻度　□中度　□重度	□轻度　□中度　□重度	□轻度　□中度　□重度
采取其他措施	□药物治疗 □非药物治疗 □未采取措施	□药物治疗 □非药物治疗 □未采取措施	□药物治疗 □非药物治疗 □未采取措施
对试验药物采取的措施	□剂量不变 □增加剂量 □减小剂量 □暂停用药 □永久停药 □研究结束	□剂量不变 □增加剂量 □减小剂量 □暂停用药 □永久停药 □研究结束	□剂量不变 □增加剂量 □减小剂量 □暂停用药 □永久停药 □研究结束
与试验用药品的关系	□肯定有关 □很可能有关 □可能有关 □可能无关 □肯定无关	□肯定有关 □很可能有关 □可能有关 □可能无关 □肯定无关	□肯定有关 □很可能有关 □可能有关 □可能无关 □肯定无关
是否符合严重不良事件定义	□是　　□否	□是　　□否	□是　　□否
在不良事件中止或研究结束时填写以下部分			
不良事件的结局	□死亡 □已康复/已解决 □虽康复/解决，但有后遗症 □康复/解决中 □持续 □未知	□死亡 □已康复/已解决 □虽康复/解决，但有后遗症 □康复/解决中 □持续 □未知	□死亡 □已康复/已解决 □虽康复/解决，但有后遗症 □康复/解决中 □持续 □未知
结束日期和时间	□□□□年□□月□□日 □□时□□分	□□□□年□□月□□日 □□时□□分	□□□□年□□月□□日 □□时□□分
受试者是否因此不良事件而退出试验	□是　　□否	□是　　□否	□是　　□否

（九）合并用药

合并用药是指使用除试验药物外的其他药物。此表主要用于判断有无违反合并用药的规定，因而比较重要。在填写合并用药表时，一行内只能填写一种剂型和使用方法。同一种药物

如果在使用上发生任何改变，也应记录在另一行，并填写起止日期。

合并用药表

试验期间有无合并用药：□有　□无

序号	药物名称（通用名）	每日剂量	给药途径	用药原因	开始日期	结束日期	持续
1			□口服 □肌内注射 □静脉滴注 □静脉注射 □其他	□既往疾病（病史编号　　　） □不良事件（AE号　　　） □其他（　　　）	□□□□年 □□月□□日	□□□□年 □□月□□日	□是 □否
2			□口服 □肌内注射 □静脉滴注 □静脉注射 □其他	□既往疾病（病史编号　　　） □不良事件（AE号　　　） □其他（　　　）	□□□□年 □□月□□日	□□□□年 □□月□□日	□是 □否
3			□口服 □肌内注射 □静脉滴注 □静脉注射 □其他	□既往疾病（病史编号　　　） □不良事件（AE号　　　） □其他（　　　）	□□□□年 □□月□□日	□□□□年 □□月□□日	□是 □否
4			□口服 □肌内注射 □静脉滴注 □静脉注射 □其他	□既往疾病（病史编号　　　） □不良事件（AE号　　　） □其他（　　　）	□□□□年 □□月□□日	□□□□年 □□月□□日	□是 □否

（十）疗效评价

临床试验疗效评价可能是通过实验室检查、量表等综合指标进行评价，可能是评价某些事件发生率（如不良事件发生率、死亡率），也可能是专门的疗效评价指标（如肿瘤疗效评价）。无论哪种评价方式，CRF中疗效评价相关表单收集的数据点均应涵盖试验方案中统计分析需要的所有疗效指标（包括主要指标、次要指标等）。

（十一）研究总结

完成试验时，应当收集完成试验的日期。如果是中途提前中止的受试者，则需收集提前中止理由（包括受试者主动退出或由研究者决定等）及提前中止日期等内容。

二、数据管理

临床数据管理是指一系列的工作，它涉及源数据的填写、传输、转换以及录入临床试验数据库。广义的数据管理还应包括在资料收集阶段进行的数据检查核对、数据库的建立、数据的录入、审查、编码、更改、质量控制、数据库锁定和数据归档等。

数据管理工作主要涉及三方面人员：第一是研究者（investigator），负责根据研究方案的要求安排受试者的访视，将受试者的信息正确、清晰地填入预先设计好的CRF，并在CRF上签名。CRF 上的数据不能随意修改，如确实需要修改，可将原数据划去，并在旁边写上正确的数据，签署姓名并注明日期。此外，研究者对数据管理员返回的数据疑问表（data query form，DQF）应认真核对并予以及时回复。第二是监查员（monitor），监查员不仅仅是数据的传递者，也是沟通申办者和研究者，以及研究者和数据管理员之间的桥梁。因此，监查员要定期去各个研究中心监查试验进度及 CRF 填写。CRF 在送给数据管理员之前，要由监查员对每一份收到的表格进行一系列的核对，主要是所有数据是否与原始资料一致，填写是否合乎方案要求，有无错误、遗漏以及逻辑矛盾等，包括入选与排除标准的检查、缺失数据的核查、范围核对等。一旦查出有误，应及时送回研究者处加以纠正。第三是数据管理员（data manager），负责将 CRF 数据准确录入临床研究数据库，进行相应的范围及逻辑检查。数据管理过程中发现无法解决的数据问题时，数据管理员应向研究者发出数据疑问表，请研究者对有问题的数据做出解答。确定数据无误后，进行数据库的锁定。

数据管理过程主要包括 CRF 的接收、追踪、录入、清理、编码、更正和数据的传输等。

（一）CRF 的传输、交接和接收后的检查

数据传输过程主要有以下几种方式：普通邮件、传真、具有追踪记录的快递公司、私人信使传递公司、临床监查员的手工传递、通过网页或其他电子方式传送，如文件传输协议（file transfer protocol，FTP）。无论数据是通过何种方法传输的，都应当在数据管理计划中详细记录数据的接收、接收确认，以确保数据来源清晰、可靠。

数据管理部门与监查员之间 CRF 的交接应有记录，其内容应包括 CRF 的编号（有时包括页号）、交接的日期、交接人员、签名以及备注等，以核对收到的 CRF 是否完整，有无缺页、缺表，编号与监查员的移交记录是否一致等。

（二）CRF 的追踪

在接收 CRF 的同时，数据管理部门还要检查 CRF 的状况，以保证没有 CRF 缺失与遗漏，即 CRF 追踪（CRF tracking）。CRF 追踪的方式在数据录入数据库之前只能依靠人工手动检查，在数据录入后，则可依靠计算机系统进行追踪。

（三）数据文件与数据库建立

利用计算机进行统计分析时，首先要用数据库管理系统建立数据文件（data file）。数据库是计算机存储设备上合理存放的相互关联的数据集合。用数据库管理系统可以建立数据文件的数据结构，存储、插入、修改和检索数据，也可以把数据库中的数据文件转换成所需要的格式，为其他统计分析软件（如 SAS）所应用。

建立数据文件首先要建立数据文件结构，有些数据库管理系统/软件在建立数据文件结构的同时就建立了数据的录入界面（如 EpiInfo）。建立录入界面时，应充分考虑方案的要求，符合临床操作的次序，数据录入的便利和统计分析的要求，尽可能减少数据录入中错误的发生，并保证其完整、正确和安全。

建好的数据文件结构经过测试运行正常后才能使用。以后数据文件结构所做的修改都应遵循版本控制，记录并保存修改前的数据文件结构。

（四）数据录入和校对

数据录入的基本要求是准确，指导原则是"看见什么就录入什么"。一般使用的数据录入流程有采用电子数据采集（electronic data capture，EDC）方式录入、双人双份录入、带手工复查的单人单次录入。

采用 EDC 方式录入数据，即由研究者或其授权的临床协调员直接在 EDC 中录入数据，经过监查员、数据管理员等核查后，在 EDC 系统中直接进行研究者签字流程。双人双份录入为两人独立录入相同的数据，分别存储在数据库中，双份录入产生的差异需要经过验证。双份录入比对是降低录入错误率的有效方法。单人单次录入后应进行审核，第二个人应对照 CRF 检查录入的数据，多见于文本型的处理。

（五）数据核查

数据核查是数据管理的重要组成部分，是数据质量的保证。主要工作是检查 CRF 填写质量，检查数据的有效性、完整性、逻辑性以及方案的依从性等。

按照被核查数据的内容，数据核查可分为源数据核查、数据库核查以及汇总统计。源数据核查主要是监查员检查源数据文件与 CRF 数据的差异；数据库核查指对数据库数据进行检查，包括数据格式、完整性、一致性和合理性的检查；汇总统计是通过制作图表的汇总数据进行核查，以发现潜在的数据问题。对于发现的问题，数据核查员可通过发出数据澄清表或在 EDC 系统发出质疑，由研究者或第三方相关人员逐一回答。

（六）数据清理与疑问表管理

临床研究数据的任何问题，如果数据管理员无法自行解决，则必须通过外部途径，即通过向研究者发出数据疑问表的形式使问题得以解决。

DQF 是要求研究者对 CRF 上潜在的数据问题作具体说明或澄清的一种表格。研究者在数据疑问表上对所提出的问题加以回答或解释并签名，然后将 DQF 返还给数据管理员。数据疑问表可以由计算机系统自动生成，也可以由数据管理员手工制成。每一个数据疑问表都有其唯一的自身识别号（unique discrepancy，ID），便于检查该数据疑问表的状态，以防缺失。数据疑问表可经影印后与 CRF 一同保存于研究机构的研究文件档案，其原件则返回数据管理中心。

（七）数据更改

数据管理员在接收到由研究机构/研究者返回的数据疑问表后，根据数据疑问表上研究者提供的信息，如果研究者的回答合理、满意，数据管理员便关闭该质疑，并根据需要更改数据库数据。

（八）数据盲态审核

数据盲态审核是对临床试验数据进行最终的核查和质量评估，通常在数据清理结束后、第一次揭盲前进行。数据盲态审核的核心内容是审核试验数据和确定统计分析计划。具体内容包括对数据管理流程的确认、全部入组受试者的确认、试验盲态维持与随机完整性的确认、全部数据（包括脱落病例、数据缺失、离群值、入排标准、方案偏离、合并用药、安全性数据等）的确认，以及对统计分析人群划分的确认等。

（九）数据库锁定

数据库锁定指数据库只具有浏览权限，不再具有可以被修改权限的过程和状态。数据库锁定分为中期锁定和最终锁定。锁定之后的数据将提供可用于临床试验最终统计分析的稳定数据集。数据库锁定后，如果又发现严重影响药物有效性、安全性分析以及试验结论的错误，可以解锁数据库，并在数据库中纠正数据。在数据错误被纠正之后，再重新锁定数据库。

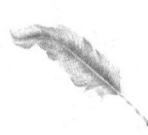

> **临床应用**
>
> **临床数据交换标准协会**
>
> 临床数据交换标准协会（Clinical Data Interchange Standards Consortium，CDISC）是一个全球性、开放、多学科、非盈利组织，通过建立标准来支持采集、交换、递交和储存临床研究数据与元数据。CDISC创建了一系列临床研究数据的标准，如临床数据采集标准（clinical data acquisition standards harmonization，CDASH）、实验室数据模型（laboratory data model，LAB）、操作数据模型（operational data model，ODM）、研究数据表格模型（study data tabulation model，SDTM）、分析数据库模型（analysis dataset model，ADaM）。这些标准的应用能够优化数据采集、传递、储存，并简化申办者/研究者向管理部门递交数据的程序，从而提高临床研究的效率，加速研究药物投入市场的进程。

三、统计分析

统计分析是临床试验中必不可少的一部分。在进行统计分析之前，应明确如何确定分析集，并拟订详细的统计分析计划，针对不同的基线、疗效、安全性等指标，采用合适的统计分析方法进行分析。

（一）统计分析数据集

临床试验的统计分析首先要考虑统计分析数据集的问题，根据不同的研究目的描述统计分析数据集的定义，哪些受试者应当包括在内，哪些受试者不应当包括在内。统计分析数据集一般包括基于随机分组的分析集和安全性分析集。

基于随机分组的分析集应遵循意向性分析（intention to treat，ITT）原则，即主要分析应当包括所有随机化的受试者，按其所分到的组别进行随访、评价和分析，而不管其是否依从计划完成过程。意向性分析的重要性是它保证了原始的随机化分组，可以避免由于破坏了随机化而造成偏性的发生。意向性分析一般适用于人口学资料和基线特征的分析以及不同疗效指标的评价。如果用于评价疗效的人群不是该分析集的全部人群，则应在分析集中对这部分人群进行标记。

安全性分析集应包括所有随机化后至少接受一次治疗的受试者，一般适用于安全性分析。

（二）统计分析方法

临床试验中数据分析所采用的统计方法和软件应是国内外公认的；统计分析应建立在正确、完整的数据基础上；采用的统计模型应根据研究目的、试验方案和观察指标选择。数据分析大致可概括为以下几个方面。

1. 描述性统计分析 多用于人口学资料、基线资料和安全性资料，包括对主要指标和次要指标的统计描述。

2. 参数估计、置信区间和假设检验 参数估计、置信区间和假设检验是对主要指标及次要指标进行评价和估计的必不可少的手段。试验方案以及统计分析计划中，应当说明检验假设、待估计的处理效应、统计分析方法以及所涉及的统计模型。若考虑应用统计模型控制基线以提高估计精度，或利用可能有差异的基线对估计值进行校正（如采用协方差分析方法），均需在试验方案或统计分析计划中事先说明。假设检验应说明所采用的是单侧还是双侧检验，如果采用单侧检验，应说明理由。主要指标效应分析采用固定效应模型还是随机效应模型，应在试验方案或统计分析计划中事先规定。统计分析方法的选择要注意考虑指标的性质及数据分布的特性。无论采用参数方法或非参数方法，处理效应的估计应同时给出效应大小、置信区间和假设检验结果。除主要指标和次要指标外，其他指标的汇总和报告也应在试验方案或统计分析计划中简要说明，如在整个试验过程中对安全性数据分析所采用的方法。

3. 协变量校正 临床试验中的协变量指在干预之前（通常是在随机化之前）观测到的，并且预期与主要研究结果有关联的变量，如人口统计学指标（如年龄或体重）、疾病特征（如病程或严重程度）、主要疗效指标的基线值。在试验之前，应认真考虑可能对主要指标有重要影响的协变量以及采用的可以提高估计精度的方法，以控制处理组间由于协变量不均衡所产生的影响。对于确证性分析，应事先在方案中规定在统计模型中校正哪些协变量，以及校正的依据。当采用分层随机时，分层因素应作为协变量进行校正。对于事先没有规定校正的协变量，通常不应进行校正，或做敏感性分析，将校正后的结果作为参考，而不应该取代事先规定的分析模型。

4. 亚组分析 临床试验中的亚组分析是对整体中根据某种因素分层的部分数据进行分析。根据研究目的，亚组分析分为探索性亚组分析、支持性亚组分析和确证性亚组分析。对于探索性亚组分析，亚组既可以在设计阶段事先定义，也可以在分析阶段事后定义（如根据数据驱动划分亚组）。对于支持性亚组分析，亚组一般应在临床试验的设计阶段事先定义，并在试验方案中详细描述。而对于确证性亚组分析，则必须在临床试验的设计阶段事先对亚组进行定义，并在试验方案中详细描述。

> **临床应用**
>
> **估计目标**
>
> 为推动药品注册技术标准与国际接轨，我国国家药品监督管理局决定适用 ICH《E9（R1）：临床试验中的估计目标与敏感性分析》指导原则，并要求在 2022 年 1 月 25 日后启动的药物临床研究中实施。
>
> 估计目标是对治疗效应的精确描述，反映了既定临床试验目的提出的临床问题。它在群体层面上总结了同一批患者在不同治疗条件下比较的结果。估计的目标应在临床试验之前定义。一旦定义了估计的目标，即可设计试验，以可靠地估计治疗效应。估计目标有五大属性，包括目标人群（population）、治疗/处理（treatment）、目标变量/终点（variable or endpoint）、伴发事件（intercurrent event）以及伴发事件的处理策略和群体层面汇总（population-level summary）。通过对这些属性的描述来定义治疗效应的本质。

第五节 研究实例

【例 5-3】 近 10 年，全球原发性高血压的发病率逐年上升，2005 年统计数据表明，世界抗高血压处方用药已超过了 350 亿美元。而抗高血压复方制剂的疗效优于单方剂型，且副作用相对较少而轻,因此某研究机构研发了一种抗高血压复方新药,拟进行一项临床试验,对该药物的疗效和安全性进行进一步探索。

一、研究设计

本试验采用多中心、随机、双盲双模拟、阳性对照、平行试验的设计。

1. 随机化方法 由生物统计学家用SAS9.4统计软件,按试验组与对照组1:1的比例,采用区组随机化方法产生随机分配表,区组长度和产生随机分配表的种子参数等作为保密数据一起密封在盲底中。根据此随机分配表由与本试验无关的人员对药物进行编盲。本试验将在10家医院同时开展,采用竞争入组的方法,即各中心先分配若干区组的药物编号,根据入组速度的快慢,再给速度较快的中心分配若干区组的药物编号。各中心按分配的药物编号按受试者入组先后顺序依次使用。

2. 双盲双模拟 采用双盲设计,即除负责随机化的人员外,受试者和研究者方(申办者及其委托机构、临床试验机构、其他第三方机构等的人员)均不知道治疗分组信息。为试验药物和阳性对照药物准备模拟剂,两种模拟剂与其对应的药物在颜色、规格、气味、包装、标签等方面完全一致。

3. 阳性对照 本试验采用抗高血压单方制剂进行对照。

4. 平行试验 本试验每名受试者只接受一种药物治疗,即或为试验药物,或为对照药物,不能交叉使用。

5. 样本量估计 本试验为优效性试验,主要试验目的是比较试验组的疗效是否优于对照组。主要疗效评价指标是治疗前、治疗后舒张压差值。国外同类品种药物的数据显示,两组最小有临床意义的差值为3 mmHg,同类药物治疗前、治疗后舒张压变化值的标准差为7.5 mmHg,假定检验效能为80%,α为单侧0.025,试验组和对照组按1:1比例估算试验组、对照组各需100例。考虑20%的脱落率,本试验共计划入组240例,试验组、对照组各120例。

二、病例选择

临床试验的入选患者必须满足一定的条件,即入选标准和排除标准,同时还需对患者出现何种情况需终止试验制定标准。

(一)入选标准

(1)自愿参加,并签署知情同意书。
(2)年龄18~70岁,性别不限。
(3)轻中度原发性高血压患者(坐位舒张压95~109 mmHg,坐位收缩压<180 mmHg)。
(4)筛选期末坐位舒张压90~109 mmHg;坐位收缩压<180 mmHg。

(二)排除标准

(1)各种原因引起的继发性高血压,恶性高血压。
(2)妊娠期或哺乳期女性,试验期间不能保证避孕。
(3)基础血压过高(坐位收缩压≥180 mmHg或坐位舒张压≥110 mmHg)或已有明显脑、心脏、肾并发症的Ⅲ级高血压。

（4）高血压合并下列病变：6个月内有脑血管意外、心肌梗死或心力衰竭病史；大动脉瘤或夹层动脉瘤；明确的心绞痛；二度以上房室传导阻滞、病态窦房结综合征、心房颤动及其他恶性或潜在恶性心律失常。

（5）具有临床意义的内科疾病，如心脏、肺、肝、肾、血液系统疾病或恶性肿瘤、已知人类免疫缺陷病毒（HIV）感染、未控制的糖尿病（空腹血糖≥7.0 mmol/L，餐后2小时血糖≥7.8 mmol/L）等。

（6）有临床意义的实验室异常发现：包括血钾＜3.5 mmol/L或＞5.5 mmol/L，血ALT或AST超过正常值上限2倍，血肌酐值超过正常值上限。

（7）尿酸值超过正常值上限，明确诊断痛风。

（8）胃肠病变或胃肠手术后有可能影响药物吸收。

（9）诊断为甲状腺功能亢进、甲状腺功能减退。

（10）对本品中所含的任何成分、代谢产物过敏或结构相似药物（普利类、噻嗪类）过敏。

（11）入组时有下列情况之一：严重烟瘾（＞25支/天）；酗酒（相当于白酒＞250 ml/d）。

（12）药物成瘾。

（13）精神性疾病，无自制力，不能确切表达。

（14）过度肥胖，体重指数（BMI）＞30 kg/m^2。

（15）夜班或睡眠无规律、严重失眠。

（16）试验前3个月参加过其他临床试验。

（17）存在其他研究者认为不适合参加临床试验的情况。

（三）终止标准

（1）非同日连续2次舒张压≥110 mmHg或收缩压≥180 mmHg。

（2）患者在用药过程中受孕。

（3）试验期间同时服用可能影响血压的其他药物及使用本试验禁忌的药物。

（4）受试者要求退出试验。

（5）研究者认为不适宜继续服药。

（四）脱落标准

患者无论何时、何因退出临床研究，只要没有完成临床研究全程观察，均视为脱落病例。常见脱落原因为失访、不良事件、患者撤回知情同意书、患者自觉疗效不佳、其他。如为其他，则需说明具体原因。

当病例脱落后，研究者必须在病例报告表中填写脱落原因，并尽可能与患者联系，完成所能完成的评估项目，并填写治疗末随访记录表，尽可能记录最后一次服药时间。对因不良事件而脱落，经判断与试验药物有关者，必须记录在病例报告表中，并通知申办者。

三、给药方法

1. 服药时间及方法　早餐后8:00～10:00，口服。
2. 用药剂量

试验组：每日1次，每次2片（试验药物1片+对照药物模拟片1片）。

对照组：每日1次，每次2片（对照药物1片+试验药物模拟片1片）。

3. 疗程　8周。

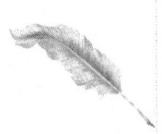

四、疗效指标

（一）主要疗效指标

主要疗效指标为治疗 8 周后的坐位舒张压与基线期坐位舒张压的差值。

（二）次要疗效指标

次要疗效指标为治疗 8 周后的坐位收缩压与基线期坐位收缩压的差值。

（三）安全性指标

基线期、治疗后 4 周及治疗后 8 周进行随访，记录体格检查、血常规、尿常规、血生化、心电图等的结果及不良事件的观测。对于不良事件的所有信息，无论患者提到、研究者发现，或通过体格检查、实验室检查及其他方法发现的，均应记录在病例报告表的不良事件页上，并进行适当的随访，包括不良事件的发生时间、严重程度、持续时间、采取的措施和转归等。严重不良事件指受试者接受试验药物后出现死亡、危及生命、永久或者严重的残疾或者功能丧失、受试者需要住院治疗或者延长住院时间，以及先天性异常或者出生缺陷等不良医学事件。除严重不良事件外，受试者在应用一种药物后发生的任何导致采用针对性医疗措施（如停药、减少剂量和对症治疗）的不良事件和血液学或其他实验室检查明显异常，称为重要不良事件，也应记录。

五、数据管理

（一）数据库建立及数据采集

采用电子数据采集（EDC）方式收集数据。按照研究方案，数据管理员设计 eCRF，基于 EDC 系统建立数据库，并进行内部和外部测试。研究人员需按照 GCP 和研究方案要求收集受试者数据，直接在 EDC 中录入数据。

（二）数据核查

数据管理员根据方案要求，对数据库中的数据进行核查，包括违背方案核查、时间窗核查、逻辑核查、范围核查等。根据核查结果，数据管理员发送数据疑问表给研究者，研究者应尽快解答，并由数据管理员确认。EDC 系统保留稽查轨迹，每一条电子数据记录的输入、修改或删除的日期、时间以及修改原因都会存档，以便日后数据的重现。

（三）数据锁定

数据清理干净并盲态审核后，锁定数据库，防止对数据库文档进行无意或未授权的更改。

（四）揭盲

数据库锁定后进行第一次揭盲，即揭示哪些患者接受 A 处理，哪些患者接受 B 处理，同时将盲底和数据库交给统计学专业人员进行统计分析，撰写统计分析报告。统计报告完成后，主要研究者撰写试验总结报告。总结报告完成后，进行第二次揭盲，揭示 A 处理和 B 处理哪种为试验药物，哪种为对照药物。

六、统计分析

（一）数据集人群确定

1. 全分析集 全分析集（full analysis set，FAS）包括所有随机化入组的病例，且至少服用过一次药物，并有至少一次疗效记录者。

2. 安全数据集 安全数据集（safety set，SS）为所有使用过药物并有至少一次安全性记录的病例。

（二）统计分析计划

所有计量资料均采用均数、标准差、中位数、上下四分位数、最大值及最小值进行描述。计数资料或等级资料采用频数和频率描述。

统计分析内容包括：

1. 病例分布分析 对脱落、剔除患者进行描述，同时比较两组脱落剔除率差异有无统计学意义。

2. 可比性分析 对治疗前两组基本情况进行分析。两组二分类资料的比较采用卡方检验或确切概率法；两组多分类资料的比较采用 CMH 检验；两组等级资料比较采用秩和检验；两组正态分布且方差齐性定量资料的比较采用 t 检验；两组非正态资料或方差不齐定量资料的比较采用 Wilcoxon 秩和检验。

3. 疗效分析 主要疗效指标采用协方差分析，以治疗前后舒张压差值为因变量，治疗前舒张压值为协变量，并考虑中心与组别之间的交互作用。次要疗效指标的分析，采用 t 检验比较两组治疗前、治疗后的收缩压差值之间的差异有无统计学意义。

4. 安全性分析 对两组不良事件和不良反应发生率比较采用确切概率法，体格检查、生命体征、实验室检查、心电图等检查结果主要进行统计描述分析治疗前、治疗后变化情况。

七、统计分析结果及结论

（一）基线分析

本试验共入组患者 240 例，其中试验组和对照组分别为 120 例和 120 例。试验组 117 例和对照组 119 例进入 FAS，试验组 117 例和对照组 119 例进入 SS。试验组 3 例、对照组 1 例脱落，两组脱落剔除率差别无统计学意义。

两组患者人口学特征、基线生命体征、既往治疗、基线体格检查、伴随疾病等方面的分布相近，差异无统计学意义。

两组患者基线时的坐位舒张压和坐位收缩压差异均无统计学意义。

（二）疗效分析

FAS 分析显示，主要疗效指标治疗 8 周前后坐位舒张压差值，试验组均数为 9.78 mmHg，对照组为 6.61 mmHg，经控制中心、基线的协方差分析，两组的差异有统计学意义，可认为试验组疗效优于对照组。

次要疗效指标治疗 8 周前后坐位收缩压差值，试验组均数为 11.98 mmHg，对照组为 6.09 mmHg，经 t 检验，两组差异有统计学意义，可认为试验组疗效优于对照组。

（三）安全性分析

试验组不良事件发生率为 33.09%，对照组为 35.03%，两组差异无统计学意义。试验组重要不良事件发生率为 6.69%，对照组为 7.71%，两组差异无统计学意义。试验组、对照组均无严重不良事件发生。试验组不良反应发生率为 12.97%，对照组为 14.24%，两组差异无统计学意义。

思 考 题

1. 临床试验比较类型有哪些？
2. 何为成组序贯设计？它有什么优点？
3. 有人认为双盲试验比单盲试验更好，你怎么看？
4. 某研究者欲了解自己根据古方研制的降脂中成药的疗效，进行了如下的试验：通过刊登广告找到 10 名原发性高胆固醇血症患者作为志愿者参加该项研究，在研究前测量了这些志愿者的总胆固醇，随后志愿者每日按规定服用中成药，连续服用 4 周后，再次测量这些志愿者的总胆固醇，发现平均降低了 0.2 mmol/L，故认为该中成药能有效地降低胆固醇。你认为这项研究存在什么问题？如何才能解决这些问题？

（贺　佳　王　睿）

第六章

诊断试验设计

第六章数字资源

诊断（diagnosis）是医师在日常工作中的常规工作，对疾病做出诊断的过程是人们不断认识疾病的过程。中医在长期的医疗实践中，总结出了诊断疾病的方法：望、闻、问、切；西方医学则将经验主义、逻辑与推理引入诊断过程中。无论是中医还是西医，诊断都是为了判断一个人是否患有某种疾病，其本质是将患者与非患者区分开来。从统计学的角度而言，诊断过程就是一个分类测试，如判断以胸痛为主诉就诊的患者是否患有冠心病。

在诊断过程中，医师会全面采集信息，并对获取的信息进行综合分析，做出诊断。在临床工作中，人为地将诊断过程界定为三级：一级诊断是指医师在掌握患者临床症状与体征检查结果后，在医学知识架构与临床经验的基础上，进行初步的印象判断。如医师可以根据心绞痛发作时的部位、性质、诱因、持续时间、缓解方式等特点、伴随症状及体征，初步鉴别心绞痛和心肌梗死。二级诊断是指医师要收集实验室检查与影像学检查结果，如果这些检查结果支持医师的印象判断，疾病的诊断就可以明确。否则，需要进入三级诊断过程，其一般是指进行诊断的"金标准"检测，如给疑似冠心病患者行冠状动脉造影，疑似肿瘤患者行活体组织病理学检查。

随着医学科学技术的快速发展，人们对疾病的认识不断深化，大量新方法、新设备、新技术被应用到临床诊断过程中。无论采用哪一种诊断测试，均需要以达到下列目的为前提，即增加诊断的准确性；支持医师制定临床治疗方案；评估疾病预后；监测疾病的发展过程，如疾病在治疗前、治疗中与治疗后的变化。由于不同的诊断测试有不同的特性和要求，有不同的应用范围和价值，尽善尽美的可能性较小。因此，当我们决定是否在临床上引入某种诊断测试时，常常需要评估其能否实现上述目的。同时，对其在具体临床环境下的可行性及可能产生的风险进行评估。

临床应用

根据疾病自然史大致可将疾病的进展分为易感期、临床前期、临床期和结局4个阶段。人们希望在疾病发生之前就开展针对病因的干预，阻止疾病的发生。但由于许多慢性疾病（如恶性肿瘤）的病因复杂，这一目标往往难以实现。随着医学技术的发展，人们已经可以在某些疾病的临床前期或早期，通过适当的检测技术，将机体出现的一些异常特征（如肿瘤的早期标志物、血压升高、血脂升高）及早检测出来，并采取适当的治疗措施，最终可以明显提高疾病的治愈率和患者的生存质量，降低人群死亡风险。据此，人们提出在表面健康的人群中开展筛查，这也是抗击慢性疾病，保障人群健康的重要公共卫生措施。

第一节 诊断试验设计基本程序

诊断试验准确性(diagnostic accuracy test,DAT)指对诊断测试的诊断效果进行评估的研究,即以诊断金标准(gold standard)或参考诊断(reference test)的诊断结果作为参照,比较一项或多项诊断测试区分患者是否"真正"患病的能力。医师在完成诊断过程中需要收集的信息有:患者人口学信息、症状、体征、病史、体格检查、实验室检测、影像学检查、病理学检查结果等。医师可以利用这些信息对疾病状态进行诊断。

一、明确研究问题

关于待评估的诊断测试结果与目标疾病状态之间存在何种联系,在临床实践中常常可体现为以下4种问题。

(一)患者与对照人群的诊断测试结果是否相同

这类问题大多来源于临床观察,如某医师在临床工作中发现确诊的冠心病患者血浆同型半胱氨酸的水平远远高于非冠心病与高血压患者组成的对照组,整理数据见表6-1。从中可见,冠心病患者的血浆同型半胱氨酸浓度的平均水平高于对照组,且差异有统计学意义。但由于此研究的研究对象是两组明确诊断患有或未患有目标疾病的人群,我们很难根据这一阶段的研究做出在临床中用血浆同型半胱氨酸水平诊断冠心病的决定。但是,此类研究成果可能会为我们提供发现更高效、更经济诊断测试方法的线索。

表 6-1 血浆同型半胱氨酸在冠心病患者与正常对照人群的比较(μmol/L)

分组	N	$M(Q_1, Q_3)$	U^*	P
冠心病	100	42(18,80)	10.365	0.003
对照	100	11(4,14)		

注:*.Wilcoxon 秩和检验。

(二)某些检测结果异常的人是否比检测结果正常的人有更大的可能患某种目标疾病

当临床医师从第一个问题得到肯定的结果后,接下来,医师会逆向思考某诊断检测结果与目标疾病之间的关系。如在门诊收集到20例确诊的冠心病病例,180例确诊的非冠心病病例,全部测量其血浆同型半胱氨酸浓度并将其按照标准分类为正常或异常,然后获得这些患者的最终诊断结果,那么我们就可以整理得到表6-2。基于表6-2的数据,运用四格表资料的卡方检验,$\chi^2=70.17$,$P<0.0001$。可见,血浆同型半胱氨酸异常人群中患冠心病的风险远高于正常人群。但由于这一研究的研究对象是两组明确诊断患有或不患有目标疾病的人群,因此只能评价血浆同型半胱氨酸区分真正患病与未患病的两种理想状态的能力。而将一项测试用于诊断的真正意义并不是在临床环境下区分"绝对"的患病或未患病,而是可以在一个符合疾病谱分布的疑似患者中发现真正的患者。

(三)在临床疑似病例中,诊断测试是否可以正确区分患病与未患病

在回答这一问题时,研究者一般以因某一种症状就诊的连续病例为研究对象,对所有患者

表 6-2 血浆同型半胱氨酸异常与冠心病之间的关联（n/%）

血浆同型半胱氨酸	患冠心病	未患冠心病	合计
异常	18/48.6	19/51.4	37/100.0
正常	2/10.0	161/98.8	163/100.0
合计	20/10.0	180/90.0	200/100.0

进行检验，将获得的检测结果与最终的确诊结果进行比较分析。

（四）采用了诊断测试的患者的健康结局是否比未采用的患者好

诊断测试的最终价值体现在由于诊断测试而增加了诊断的准确性，减少了诊断过程中的潜在健康风险，从而改善了治疗干预的质量，最终改善患者的健康结局。而对诊断测试对于健康结局影响的评价一般要求采用随机对照试验（详细介绍见第五章）。

二、确定金标准

诊断金标准是指当前可获得的，临床医学界公认的诊断疾病的最准确、可靠的诊断测试（diagnostic test）。常用的金标准有病理学诊断（如活体组织病理学检查和尸体解剖）、手术发现、特殊的影像学检查（如冠状动脉造影诊断冠心病）或检查（如肺功能检测诊断慢性阻塞性肺病）。在缺乏可行金标准的前提下，可以通过长期临床随访获得肯定诊断，作为金标准诊断结果。其实，金标准是一个比较模糊的定义，因为理想中经金标准检测获得的诊断结果应该无限趋近于正确的诊断，但事实并非如此，如肝纤维化的诊断分级，即使进行肝穿刺，取活体组织进行病理学检查，因为技术操作等各种因素的影响，也不可能得到完全真实的诊断结果。此外，真正的金标准测试在实际临床工作中可能是不可行的，如肿瘤诊断最真实的结果来自尸体解剖，或有些金标准检测必须等待较长的一段时间才能获得检测结果。更重要的是，金标准不是绝对的，会随着技术的发展而变化，如主动脉夹层的诊断金标准曾经是"主动脉造影"，其灵敏度与特异度分别为83%和87%，随着磁共振血管成像的出现，主动脉夹层的诊断灵敏度与特异度提高到95%和92%。

评估一项诊断测试的诊断准确性（正确区分患病与未患病的能力），需要将诊断测试的结果与独立的诊断金标准结果进行比较，选择诊断金标准时，应考虑以下几个问题。

（一）是否有诊断金标准

从严格意义上讲，没有绝对的诊断金标准，只是理论上无限趋于真实区分疾病状态而已，即使通过尸体解剖也不能得到100%正确的诊断。到目前为止，不是所有的疾病都有诊断金标准。一般情况下，我们会遵循循证临床指南的建议，使用其推荐的金标准。如果目前的指南中没有推荐金标准，我们要想到在将来，随着人们对疾病认识的深入、诊断技术的发展，可能会产生金标准，或者开展队列研究，通过随访获得正确的诊断结果，如一些需要手术的疾病，我们就可以将手术后得到的诊断作为金标准，去研究新的、可以在术前做出准确判断的诊断测试方法。

（二）诊断金标准是否可行

其实，临床中很多诊断金标准可行性并不好。如肝纤维化分期诊断的金标准是肝穿刺活检组织病理学检查。但是，在临床研究中，很多患者由于其为有创检查，且肝穿刺可能会引起出血、疼痛、感染等不良事件，患者往往拒绝接受肝穿刺活检组织病理学检查，从而影响了研究的可行性。此外，有些疾病虽然有公认的诊断金标准，但价格非常昂贵，也是需要研究者进行权衡的。

三、研究方法

明确研究问题之后，就可以根据具体的研究目的考虑研究的可行性（如金标准诊断结果是可以立即获得，还是需要经过随访才能获得），选择科学、可行的研究方法（表6-3）。

表6-3 诊断试验常见研究方法

研究问题	研究目的	常用研究方法
患者与对照人群的诊断测试结果是否相同？	评价诊断测试结果在确诊患者与对照中的差异	病例对照研究
某些检测结果异常的人是否比检测结果正常的人有更大的可能患某种目标疾病？	评价诊断测试区分患病与未患病的能力	横断面研究 病例对照研究
在临床疑似病例中，诊断测试是否可以正确地区分患病与未患病？	评价诊断的准确性	横断面研究 队列研究
采用了诊断测试的患者的健康结局是否比未采用的患者好？	评价诊断测试对治疗及预后的影响	随机对照试验 队列研究 病例对照研究

四、研究对象

根据不同的研究问题和研究方法，制定明确的研究对象纳入与排除标准，确定研究对象选择标准时，应考虑：①研究对象的代表性，即是否纳入疾病谱中的连续病例，包括未患病、疑似患病、病情较轻、病情较重的患者，而不是截然的患病与未患病；②研究对象有无接受过相应的治疗；③研究对象有无相关的并发症。

案例 6-1

血清D-二聚体是纤维蛋白的降解产物，其数值上升常反映人体高凝、纤溶亢进，考虑有可能存在肺栓塞。如研究急性肺栓塞患者与对照人群的血清D-二聚体浓度是否有差异，即可以采用病例对照研究。

问题：如何设计此研究对象的纳入与排除标准？

案例 6-2

肌酸激酶同工酶存在于心肌内，其特异度较高、检测方便、价格低廉、可操作性强，易在临床尤其是基层医疗机构普及。临床上如果出现肌酸激酶同工酶升高，一般认为是有心肌损害。如评价肌酸激酶同工酶诊断冠心病的准确性时，一般考虑采用横断面研究设计。

问题：如何设计此研究对象的纳入与排除标准？

五、确定诊断试验指标

除诊断测试指标外,还应明确收集哪些可能影响诊断准确性的临床指标,并详细描述其测量方法与标准。

六、估算样本量

与其他研究一样,诊断试验的样本量估算也是基于研究假设的。如评估一项诊断测试区分患病与未患病的能力时,可以按照一条受试者操作特征曲线(receiver operating characteristic curve,ROC curve)的检验计算样本量。如欲评估两项诊断测试的预测能力大小,则可以根据两项诊断测试的灵敏度差异性检验计算样本量。针对不同的假设,其样本量估算的公式也不同,本章不做详细介绍,有兴趣的同学可以阅读相关研究文献。本书推荐大家使用 PASS(Power Analysis and Sample Size)软件估算样本量。以一条 ROC 的检验为例(图 6-1)。

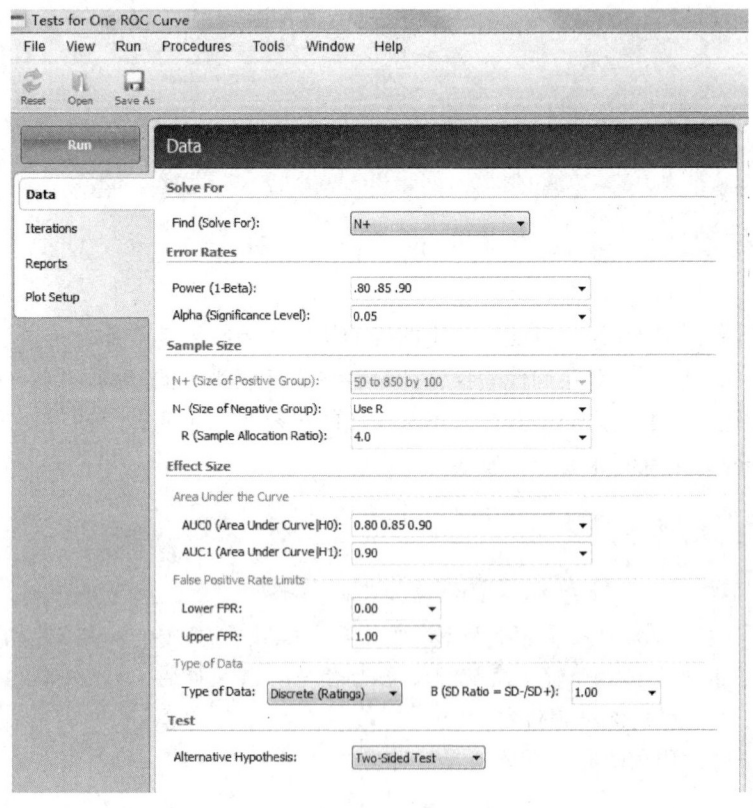

图 6-1　PASS 软件估算样本含量的界面截图

图 6-1 中,假设检验的双侧检验水准 α 取 0.05;把握度($1-\beta$)可以取 0.80、0.85、0.90;如果为横断面研究,可以根据临床经验,估计门诊以"胸痛、胸闷"为主诉就诊的患者中,最终确诊为冠心病的患者所占构成比,本例假设其为 20%,那么可以得到金标准诊断阳性与阴性的比例为 1∶4。则可以设 $R=4$,即非患者是患者的 4 倍。曲线下面积(area under curve,AUC)越大,诊断测试区别患病与非患病的能力就越大。因此,假设诊断测试的 AUC0 一般

不低于80%，与金标准（AUC1）进行比较。其他参数按软件设定的默认值即可。

点击RUN按钮，即可得到样本含量估算的结果，如图6-2。由图6-2可知，随着把握度要求的增加，样本量增加。但对样本含量影响较大的是无效假设的阈值，当AUC0=85%时，所需样本量约为AUC0=80%时的4倍。研究者在进行研究设计时，可以根据研究经费与临床可行性（如是否能招募到足够的研究对象）对样本量进行调整。

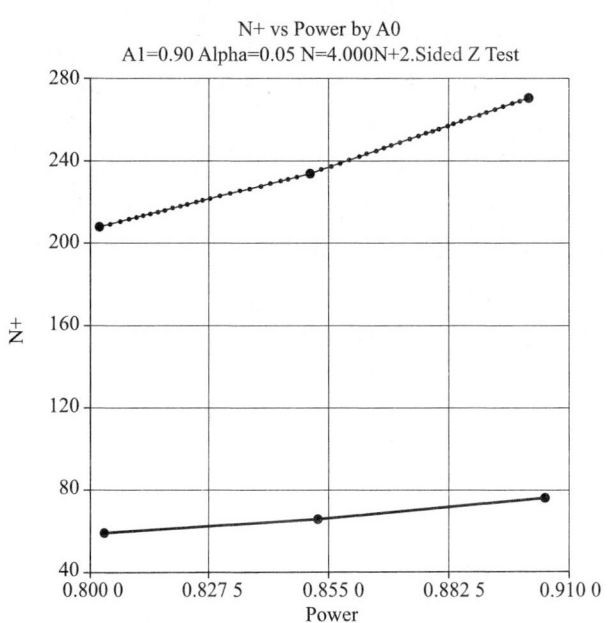

图 6-2 PASS 软件估算样本含量的结果

注：虚线为设曲线下面积（AUC）为85%时，在不同把握度要求下需要的样本量；
实线为设曲线下面积为80%时，在不同把握度要求下需要的样本量

七、确定金标准诊断工作组

虽然诊断金标准一般是客观指标，但对金标准检测结果做出判断的人是会受其自身经验、所处临床环境等各种因素影响的。因此，选择谁来完成诊断金标准的判读是至关重要的。此外，如果研究样本量大时，不可能由一位专家完成所有的金标准结果判读工作；而多个专家必然会引入工作者间的差异，所以要进行规范化培训，并测量不同判读者之间的一致性，达到标准后才可以开展工作。

八、诊断试验的检测

研究前拟定标准化操作流程（standard operating procedure，SOP），对研究者进行统一规范化培训，以保证测试结果的准确性与可靠性。

九、制订数据管理与统计分析计划

制订严格的数据管理规范，保证原始研究数据在向数据库转移过程中的正确性，并制订统

计分析计划,包括数据的清理、统计分析数据集的确定、诊断试验评价的指标、是否进行亚组分析等,详细内容请参见本章第三节。

第二节 诊断标准界定

在临床诊断过程中,我们看待每一项检测指标,都会问检测结果是"正常(normality)"还是"异常(abnormality)"?诊断试验的目的也是评价根据诊断测试结果判断的正常与异常与金标准诊断结果之间的一致性。所以,我们必须了解正常与异常的概念,判定标准是如何界定的。

表 6-4 列出一些常见的临床检验结果。临床检验结果可分为以下几类。①二分类变量:如胃镜检查会报告十二指肠降部无充血,未见溃疡等。②等级变量:如尿潜血检测结果,经过离心沉淀后的尿液,在显微镜下每高倍视野发现红细胞数少于 2 个,即为"阴性",发现 10 个红细胞就计为"+",20 个计为"++",30 个计为"+++",40 个计为"++++",加号越多,说明肾固有细胞损伤越严重。③连续变量:如 ALT。

表 6-4 常见临床检验结果

检验项目	检验结果	参考范围	单位
生化六项			
ALT(丙氨酸氨基转移酶)	42	5~40	IU/L
CREA(肌酐)	48	18~104	μmol/L
Urea(尿素)	3.65	1.7~8.3	μmol/L
GLU(葡萄糖)	4.66	3.9~6.1	μmol/L
TG(甘油三酯)	0.68	0.45~2.25	μmol/L
TCH(总胆固醇)	4.99	3.24~5.7	μmol/L
尿常规			
URO(尿胆原)	弱阳性		mg/dl
BLD(尿潜血)	阴性		Cells/μl

一、正常与异常的概念

对于直观的检查结果,如胃镜、心电图、胸部 X 线片、CT,一般会报告有无病变,容易理解。但对于等级变量与连续变量,其测量值与疾病的进展与严重程度有关,而临床实践中又需要界定其诊断标准,因此了解诊断标准的界定方法将有助于我们理解诊断试验的准确性。

正常值是指正常人体的各种生理常数,如体液、排泄物中各种成分的含量。但事实上,正常与异常是两个相对的概念,很少有生理指标的测量值在患者与非患者之间是截然区分开来的,相反,患者与非患者的测量值常常会有重叠覆盖。如我们利用基金芯片筛查某基因的表达,发现有基因表达的人群中,超过 95% 的人会罹患结肠癌,而没有基因表达的人群中,罹患结肠癌者不超过 5%,那么根据此基因有无表达,还不可以将受检者截然地划分为正常与异常。在实际情况下,诊断检测数值不仅因人而异,而且同一个人还会随着机体内、外环境的改变而不同,因而需要确定正常与异常的界定标准。

二、确定诊断界值的方法

（一）正常值范围

正常值范围也称参考值范围（reference range），是指某项生理指标在绝大多数"正常人"中的分布范围。这里的绝大多数常指95%的人。所谓"正常人"，不是指健康人，而是指排除了影响所研究指标的疾病和有关因素的同质人群。当某生理指标为连续变量，且符合正态或近似正态分布时，可采用正态分布法确定正常值范围；当其分布不符合正态分布时，采用百分位数法确定正常值范围。

1. 决定正常值范围的单双侧 根据一个指标是否过大、过小均属异常，决定该指标的参考值范围是双侧范围还是单侧范围。若一个指标过大、过小均属异常，则相应的参考值范围既有上限，又有下限，是双侧参考值范围；若一个指标仅过大属于异常，则此指标的参考值范围只有上限，是单侧参考值范围；若一个指标仅过小属于异常，则此指标的参考值范围只有下限，也是单侧参考值范围。

2. 利用大样本资料制定正常值范围 从总体中随机抽取样本（研究对象患病或不患病）后，测量某一指标，如果指标服从正态分布，就采用正态分布法制定其参考值范围（公式6-1）。

$$95\%\text{正常值范围} = \bar{x} \pm t_{0.975,\ n-1}\sqrt{\frac{n+1}{n}}s \qquad （公式6-1）$$

当 $n \geq 30$ 时，$t_{0.975,\ n-1} \approx 2$，$n$ 为样本量，S 为标准差。

如果指标不服从正态分布，可采用对数转换后，采用正态分布法制定其参考值范围。如仍不能呈正态分布，可采用百分位数法估算正常值范围。

（二）ROC 曲线

对于等级变量或连续变量，不可能出现绝对的异常或正常，如有的患者空腹血糖值一直高出正常值范围，但却一直没有观察到糖尿病眼底的微血管改变。因此，异常不一定代表有临床意义。常用受试者工作特征曲线确定有临床诊断价值的诊断阈值（cut-off point），也称截点值。

ROC 曲线绘制，将诊断测试结果（等级变量或连续变量）按大小排序，设定多个（3个以上）不同的临界值，根据每一个临界值，可计算出相应的一对灵敏度与特异度值（详细计算方法见本章第三节），如图6-3所示，每改变一次诊断阈值时，就可以得到一对灵敏度与（1－特异度）的值，从而在正方形内对应一个点，用直线连接各相邻两点即可构建 ROC 曲线。一般情况下，我们会取离左上角距离最短的一点所对应的诊断试验测量值作为确定诊断试验阳性或阴性的诊断参考值，因为在这一点时，诊断试验的灵敏度与特异度均较高，假阳性和假阴性的总数最少。

此外，我们还可以计算 ROC 曲线下面积。AUC 的大小反映诊断测试的诊断效率。当 AUC=0.5 时，说明此项诊断测试没有诊断价值；当 $0.5<\text{AUC}\leq 0.7$ 时，说明此项诊断测试的诊断准确性较低；当 $0.7<\text{AUC}\leq 0.9$ 时，说明此项诊断测试有一定的诊断准确性；当 $0.9<\text{AUC}\leq 1.0$ 时，说明此项诊断测试的诊断准确性较高。

（三）临床判断

在临床上，一项诊断测试的测量值为多大时才需要治疗，常根据人群调查中其是否是危险

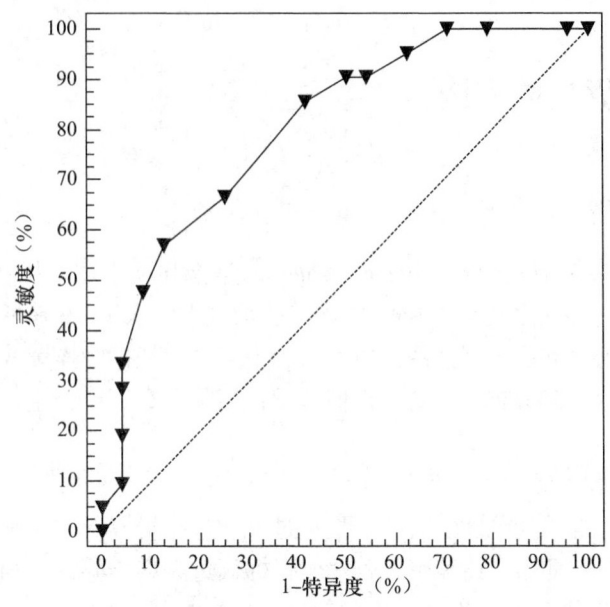

图 6-3 Well 量表评分诊断肺栓塞试验的 ROC 曲线

因素来判断。如血糖控制在什么水平可以最大限度地降低患者发生卒中的风险。这些界值一般是通过大样本、前瞻性的临床观察获得的。

第三节 评价指标

参考 ROC 曲线获得的截点值或正常值范围,将诊断测试的结果转化为阳性和阴性,其与疾病真实存在与否之间的关系都可以整理成四格表(表 6-5)。在此四格表提供的数据基础上,可评价诊断试验正确区分患者与非患者的能力,即诊断试验的准确性(accuracy),又称真实性(validity)或效度,可以反映诊断测试结果与金标准结果的符合程度。

表 6-5 诊断测试结果与疾病存在与否的关系

诊断测试	疾病状态(金标准诊断结果)		合计
	患有目标疾病	不患有目标疾病	
阳性	a(真阳性,TP)	b(假阳性,FP)	a+b
阴性	c(假阴性,FN)	d(真阴性,TN)	c+d
合计	a+c	b+d	N

一、诊断试验的真实性评价

1. 灵敏度(sensitivity,Se) 在全部患病的人群中,诊断测试阳性结果所占的百分比,也称真阳性率(true positive ratio,TPR)。

$$S_e = TPR = \frac{a}{a+c} \times 100\%$$ (公式 6-2)

2. 特异度(specificity,Sp) 在全部没有患病的人群中,诊断试验阴性结果所占的百分比，也称为真阴性率（true negative ratio，TNR）。

$$S_p = TNR = \frac{d}{b+d} \times 100\% \quad \text{（公式 6-3）}$$

3. 假阳性率（false positive ratio，FPR） 在全部没有患病的人群中，诊断试验阳性结果所占的百分比，代表误诊率。

$$FPR = \frac{b}{b+d} \times 100\% = 1 - S_p \quad \text{（公式 6-4）}$$

4. 假阴性率（false negative ratio，FNR） 在全部患病人群中，诊断试验阴性结果所占的百分比，代表漏诊率。

$$FNR = \frac{c}{a+c} \times 100\% = 1 - S_e \quad \text{（公式 6-5）}$$

5. 约登指数（Youden index） 表示诊断测试区别患者与非患者的综合能力。指数越大，其诊断的真实性越高。

$$\text{约登指数} = (S_e + S_p) - 1 \quad \text{（公式 6-6）}$$

6. 似然比（likelihood ratio，LR） 即患病人群中诊断测试为阳性或阴性的百分比与非患病人群中诊断测试为阳性或阴性的百分比的比值。可以分别计算阳性似然比（positive likelihood ratio，+LR）和阴性似然比（negative likelihood ratio，-LR）。阳性似然比反映诊断测试正确判断患病的可能性是错误判断患病的可能性的多少倍。阳性似然比越大，说明诊断测试的诊断价值越高，即诊断测试结果为阳性时，确诊患病的可能性就越大；阴性似然比则反映诊断测试错误判断不患病的可能性是正确判断不患病的可能性的多少倍，阴性似然比越小，诊断测试结果为阴性时，不患病的可能性就越大。

$$+LR = \frac{S_e}{1 - S_p} \quad \text{（公式 6-7）}$$

$$-LR = \frac{1 - S_e}{S_p} \quad \text{（公式 6-8）}$$

二、诊断试验的可靠性评价

可靠性（reliability）也称信度，指在相同条件下用某种诊断测试重复测量同一受试者时获得相同结果的稳定程度。影响诊断测试可靠性的因素有：①研究对象自身的生物学变异，如同一患者的血压在一天内不同时间的测量值存在变异；②研究者引入的变异，包括同一研究者自身的变异和多个研究者之间的变异；③其他条件的影响，如测量仪器的稳定性，测量环境的变化。在评价诊断测试的可靠性时，除控制好外界环境条件外，应重点评价多次诊断测试结果之间的符合率。

1. 符合率（agreement rate） 符合率是诊断测试结果与金标准诊断结果相同的人数占总人数的百分比。可以用符合率评价同一研究者多次针对同一组研究对象，或多名研究者对同一组研究对象进行诊断检测的可靠性。

$$A_c = \frac{a+d}{a+b+c+d} \times 100\% \quad \text{（公式 6-9）}$$

2. Kappa 检验 评价两种诊断测试（两个研究者）对同一组研究对象诊断结果之间的一致性，或评价采用同一诊断测试（研究者）对研究对象进行两次测量结果之间的一致性时，可以进行 Kappa 检验。四格表数据的 Kappa 值计算公式为：

$$k = \frac{P_0 - P_e}{1 - P_e} \qquad \text{(公式 6-10)}$$

其中 P_0 为符合率，P_e 为理论上诊断一致的期望符合率。

$$P_e = \frac{(a+b)(a+c)(b+d)(c+d)}{n^2} \qquad \text{(公式 6-11)}$$

Kappa 检验可以评估随机误差对一致性的影响，Kappa 值大小介于 -1 和 +1 之间，根据 Kappa 值评估一致性的建议标准为：

（1）Kappa=0：诊断一致性完全由机遇所致。
（2）Kappa<0：机遇所致诊断一致性大于观察一致性。
（3）Kappa>0：观察一致性大于机遇所致一致性。
（4）Kappa=1：结果完全一致。
（5）0.75≤Kappa<1：一致性好。
（6）0.4≤Kappa<0.75：一致性中等。
（7）Kappa<0.4：一致性差。

三、诊断试验的临床重要性评价

在临床实践中，我们不能简单地将诊断测试结果等同于诊断结果，即使采用的是金标准，其诊断结果也不可能是绝对正确的。诊断测试的结果只能为医师推断某患者确实患有某种疾病的可能性大小提供证据。在未实施诊断测试之前，临床医师根据临床经验，结合初步采集的症状、体征、病史等信息对就诊者可能患何种病的可能性，即验前概率（pretest probability）给予初步估计。验前概率的大小在总体上一般符合医师工作环境下该病的患病率。患者行诊断测试后，医师结合诊断测试的结果，可以对就诊者患病可能性大小进行再次估计，称为验后概率（posttest probability），也称预测值。

一项诊断测试的应用能否提高临床医师的诊断准确性、起到改善患者预后的作用，取决于根据诊断测试结果判断受试者患病概率的大小，即预测值的大小。阳性预测值（positive predictive value，PPV）指诊断试验结果为阳性的患者中，金标准证实患病（真阳性）的病例所占的比例。阴性预测值（negative predictive value，NPV）指诊断试验结果为阴性的患者中，金标准证实无病（真阴性）的病例所占的比例。在临床实际中，阳性预测值与阴性预测值会受到患病率的影响，根据 Bayes 条件概率理论推导的预测值与灵敏度（S_e）、特异度（S_p）与患病率（p）的关系如下：

$$PPV+ = \frac{S_e \times p}{S_e \times p + (1-S_p) \times (1-p)} \qquad \text{(公式 6-12)}$$

$$NPV- = \frac{S_p \times (1-p)}{(1-S_e) \times p + S_p \times (1-p)} \qquad \text{(公式 6-13)}$$

例如，一项 18-氟脱氧葡萄糖正电子发射体层摄影术（positron emission tomography with 18-fluorodeoxyglucose，FDG-PET）诊断孤立性肺结节的诊断试验的 meta 分析结果显示：其区分结节良性、恶性的灵敏度为 93%，特异度为 78%。假设甲医院恶性肺结节的患病率为 10%，而乙医院的恶性肺结节的患病率为 1%，可以计算得到，当 FDG-PET 诊断肺结节为恶性时，判断患者为肺癌的阳性预测值分别为 31% 和 5%。不难看出，FDG-PET 在甲医院的使用价值要高于乙医院。

第四节 提高诊断试验效率的方法

由于诊断准确性影响着临床干预的及时性与合理性,影响着疾病的转归与人们对疾病的认识程度,因此,临床工作者都在努力寻求既灵敏又特异的诊断测试,但在临床实践中这种理想的方法并不多,可以采用下述两种方法来提高诊断测试的效率。

一、采用联合测试

在临床实践中,医师常常需要综合多项诊断检测结果,才能做出正确诊断。将两种或两种以上的诊断测试结合起来,称为联合测试。如联合测试血清中甲胎蛋白与影像学检查诊断肝癌。联合测试有平行测试(parallel test)与系列测试(serial test)两种方式。举例见表6-6及相关分析。

(一)平行测试

平行测试也称并联试验,即同时完成几项诊断测试,只要有其中一项测试结果阳性,即可认为测试阳性,只有全部测试结果为阴性,才认为测试结果阴性。平行测试可以提高医师发现患者的能力,即提高诊断的灵敏度,减少漏诊,但会增加误诊,降低特异度。

(二)系列测试

系列测试也称串联试验,即患者依次完成几项诊断测试,如对慢性乙型肝炎患者,如患者血清中甲胎蛋白水平高出正常值范围,医师会要求其继续进行影像学检查,如果多项诊断测试均提示异常,医师会判断其诊断结果为阳性。只要有一项诊断测试结果为阴性,医师就不能判断其诊断结果为阳性。系列测试可以提高医师正确做出诊断的能力,即提高特异度,减少误诊,但会增加漏诊,降低灵敏度。

理论上,如果几项联合测试的结果彼此独立,可以应用概率论原理估计联合测试后的灵敏度与特异度,对其诊断准确性进行评价。在临床实践中,如果医师需要一项灵敏度高的诊断试验,而此时只有两项或多项不十分灵敏的诊断方法,平行测试将是首选方法。如果医师需要提高诊断的特异度,可以选择系列测试,如急性肺栓塞的诊断,首先根据临床症状进行综合评分,结果阳性者检测血清D-二聚体浓度,D-二聚体检测提示阳性者,行肺血管CT扫描。医师可以根据具体的临床要求选择联合测试的方法以提高诊断效率,但应考虑各项诊断测试的临床价值、风险和价格等因素。

表6-6 乳腺肿块的诊断结果

诊断测试		金标准诊断结果		合计
AFP	超声肿块	乳腺癌	纤维腺瘤	
+	-	13	80	93
+	+	51	8	59
-	-	2	203	205
-	+	14	29	43
合计		80	320	400

AFP 检测：灵敏度 = $\frac{64}{80}$ × 100%=80.0%，特异度 = $\frac{232}{320}$ × 100%=72.5%

超声检测：灵敏度 = $\frac{65}{80}$ × 100%=81.3%，特异度 = $\frac{283}{320}$ × 100%=88.4%

平行测试：灵敏度 = $\frac{78}{80}$ × 100%=97.5%，特异度 = $\frac{203}{320}$ × 100%=63.4%

系列测试：灵敏度 = $\frac{51}{80}$ × 100%=63.8%，特异度 = $\frac{312}{320}$ × 100%=97.5%

二、提高先验概率

当确定诊断测试的诊断界值后，其灵敏度与特异度是固定的，此时诊断测试的预测值主要受患病率的影响。由图6-4可以看出，在灵敏度与特异度固定的前提下，阳性预测值随患病率（先验概率）的增大而增大。因此，在临床实践中，可以先采用快速、简便、安全的诊断测试，在提高先验概率后，再在初步诊断阳性的患者中进行进一步诊断测试，以提高诊断效率。

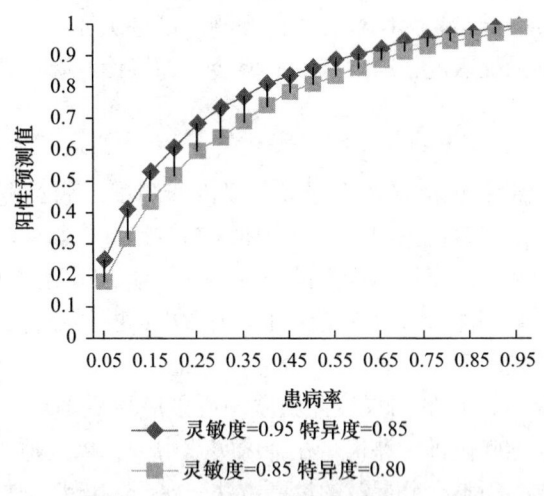

图 6-4　不同患病率时阳性预测值的变化

知识拓展

筛检计划的10条标准

Wilse 和 Junger 在1968年提出了实施筛检计划的10条标准，包含合适的疾病、合适的筛检试验与合适的筛检计划3个方面。

（1）所筛查疾病或状态应是该地区当前重大的公共卫生问题。

（2）所筛查疾病或状态经确诊后有可行的治疗方法。

（3）所筛查疾病或状态应有可识别的早期临床症状和体征。

（4）对所筛检疾病的自然史，从潜伏期到临床期的全部过程有比较清楚的了解。

（5）用于筛检的试验必须具备快速、经济、有效的特点。

（6）所用筛检技术应易于被群众接受。
（7）对筛检试验阳性者，保证能提供进一步的诊断和治疗。
（8）对患者的治疗标准应有统一的规定。
（9）必须考虑整个筛检、诊断与治疗的成本与效益问题。
（10）筛检计划是一个连续过程，应定期进行。
最基本的条件是：适当的筛检方法、确诊方法和有效的治疗手段，三者缺一不可。

第五节　研究实例

急性上消化道出血严重者可导致出血性休克，甚至危及生命。因此，准确评估急性上消化道出血患者的出血严重程度，并对患者再出血及死亡情况等做出预判，是临床医师首先需要考虑的问题。当前国内外广泛应用 Rockall 评分系统进行评估，由哈佛大学医学院新近研发的 AIMS65 评分系统也逐渐应用起来，但这两种评分系统对中国人群的急性上消化道出血患者再出血的预测价值需要进一步比较。

一、研究目的

比较 Rockall、AIMS65 两种评分系统对急性上消化道出血患者再出血的预测价值，以期选择适合我国急性上消化道出血患者再出血预测的最佳评分方法。

二、研究对象

选择 2014 年 8 月至 2016 年 8 月于某三级甲等医院就诊的 130 例急性上消化道出血患者为研究对象，出血病因主要是十二指肠球部溃疡、胃溃疡、上消化道肿瘤和食管贲门黏膜撕裂综合征等，所有患者或家属均签署知情同意书同意进入本研究。纳入标准：①入院后 1~2 天经急诊内镜检查确诊；②有完整的临床资料和实验室检查资料。排除标准：①合并其他严重急性疾病；②合并上消化道出血以外的出血；③因患者原因提前出院或转院；④因非消化道出血原因所致死亡。

三、确定诊断的金标准

上消化道再出血是指住院期间首次急性出血停止后再次出现黑便或呕血，具体标准参照《急性上消化道出血急诊诊治流程专家共识（修订稿）》。

四、Rockall 与 AIMS65 危险性积分系统评分

记录患者的基本信息、临床资料和实验室检查结果，并采用 Rockall 和 AIMS65 危险性积

分系统分别对患者危险程度进行评分,具体评分方法见表 6-7、表 6-8。

表 6-7 Rockall 危险性积分系统评分标准

危险因素	评分			
	0	1	2	3
年龄	<60	60~79	≥80	—
休克	无 1	心动过速 2	低血压 3	—
合并症	无明显合并症	—	心功能不全、缺血性心脏病、其他重要伴发病	肝肾功能不全转移性肿瘤
诊断	无病变,贲门黏膜撕裂综合征	所有其他诊断:包括消化性溃疡等其他疾病	上消化道肿瘤	—
近期出血征象	未发现明显病变无或仅有陈旧性出血点	—	活动性出血,血凝块,裸露血管或喷射性血管	—

表 6-8 AIMS65 危险性积分系统评分标准

项目	评分
血浆白蛋白<3 g/dl	1 是 0 否
凝血时间国际标准化比值≥1.5	1 是 0 否
收缩压<90 mmHg	1 是 0 否
格拉斯哥昏迷评分<15	1 是 0 否
年龄>65 岁	1 是 0 否

五、统计分析

急性上消化道出血诊断结果为金标准,采用最大似然估计法拟合 ROC 曲线,确定诊断截点值并计算 AUC,采用 U 检验比较 Rockall 和 AIMS65 危险性积分系统预测患者再出血的 AUC,以评价两种评分方法对再出血的预测效能。同时,分别对两种评分方法预测再出血的准确性进行评价,计算灵敏度、特异度等指标。所有的分析在 Med Cal 软件下完成。

六、研究结果

Rockall 危险性积分系统评分的 AUC 及其 95%CI 0.627(0.538~0.710),AIMS65 危险性积分系统评分的 AUC 及其 95%CI 0.724(0.639~0.799)。二者之间的差异无统计学意义(U=1.040,P=0.298,详见图 6-5)。Rockall 危险性积分系统评分取 4 为截点值时,其预测再出血的灵敏度与特异度分别为 66.7% 和 62.0%,AIMS65 危险性积分系统评分取 3 为截点值时,其预测再出血的灵敏度与特异度分别为 88.9% 和 56.2%。

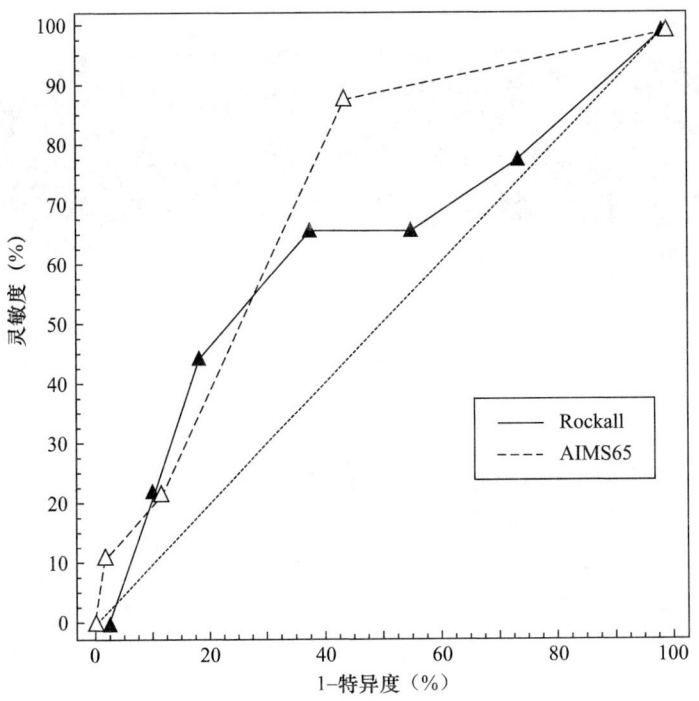

图 6-5 两种诊断测试的比较

思 考 题

1. 诊断试验的概念及其目的是什么?
2. 如何在临床界定正常与异常?
3. 诊断试验评价的内容及其相应指标有哪些?
4. 在临床实践中,应采取哪些措施提高诊断效率?
5. 70 例糖尿病患者及 510 例正常人在口服葡萄糖 2 小时后进行血糖测试,若以血糖≥7.2 mmol/L 为阳性标准,其检测结果如下表,用上述指标对此筛检试验的真实性进行评价。

糖尿病的筛检试验

筛检试验(血糖测定)	金标准		合计
	糖尿病患者	正常人	
阳性 (≥7.2 mmol/L)	62 (真阳性)	162 (假阳性)	224
阴性 (<7.2 mmol/L)	8 (假阴性)	348 (真阴性)	356
合计	70	510	580

(李长平)

第七章 疾病预后研究设计

第七章数字资源

在临床上,当一种疾病被确诊以后,患者及其家属都非常关心疾病进一步的发展、可选的治疗方式及结局,如该疾病的危险性有多大、是否会导致死亡、不同治疗方案的效果如何、治疗后复发的可能性多大。这些问题均是关于疾病预后方面的,要回答这些问题,就需要开展疾病预后研究来提供循证医学证据。对疾病的预后进行科学研究具有非常重要的临床意义,可以帮助我们了解疾病的发展趋势,合理地制定干预、治疗策略,正确评价干预、治疗的效果,改善疾病预后,并回答患者及其家属关心的有关疾病预后的问题。

本章从疾病预后及预后因素的概念、疾病预后的评价指标、研究设计以及数据管理和统计分析等方面介绍预后研究的相关内容。

案例 7-1

一名女性患者,36岁,常规体检发现左侧乳腺肿块,进一步的病理分型显示为早期(临床分期为T1b-3N0-3cM0)三阴性(雌激素受体、孕激素受体和原癌基因均为阴性)乳腺癌。该患者按要求完成了标准治疗,医师按诊疗规范建议她后续定期随访即可,不需要进行其他治疗。但是,考虑到患者比较年轻,虽为早期乳腺癌,但对应分型的预后相对较差,患者非常担心肿瘤会复发。医师查阅文献发现,我国研究者2020年发表在《美国医学会杂志》(*JAMA*)上的一项长达10年的多中心临床试验报道,采用卡培他滨节拍化疗进行维持治疗可以降低此类乳腺癌患者的复发风险。

问题:
1. 描述患者预后的指标有哪些?
2. 影响患者预后的因素有哪些?
3. 如何评价一项预后研究的质量及结果?

第一节 疾病预后研究的基本内容

一、疾病的自然史与病程

疾病的自然史(natural history of disease)是指在没有任何医学干预或治疗的情况下,疾病在自然状态下从发生、发展到出现结局（如治愈、残疾、死亡）的整个过程。疾病的自然史可以分为生物学发病期（biologic onset）、亚临床期（subclinical stage）、临床期（clinical stage）、结局（outcome）4个阶段。生物学发病期是指在各种致病因素的作用下，引起机体有关器官、组织的生物学反应，造成复杂的病理生理改变，此阶段的患者无任何症状，临床上的检查方法也难以发现疾病的存在。亚临床期又称临床前期，是指机体相应系统、器官或组织的损害程度逐渐加重，但患者一般尚未出现明显的临床症状，采用一些灵敏度和特异度高的检查方法有可能发现疾病引起的改变，被早期诊断并获得早期治疗。临床期的患者则表现出明显的临床症状和体征，主动到医院就诊，多有实验室检查结果的异常，临床医师接触最多的是这一时期的患者。结局或称转归，是指疾病经过上述过程后的结果，如痊愈、复发、伤残、死亡。同一种疾病在不同患者身上的结局可能不同，有的患者可能痊愈，有的患者可能致残或死亡。不同疾病的自然史有较大的差别，有的疾病自然史简单，阶段清楚，变化小，结局稳定，如局部皮肤的细菌感染；但有的疾病自然史复杂或不清楚，阶段模糊，病情变化大，结局复杂，如心脑血管病、恶性肿瘤等慢性疾病，病程较长，并发症复杂，对疾病的预后往往较难预测。疾病的自然史是通过对大量患者的疾病过程的全貌进行观察研究得到的。研究疾病的自然史对疾病的病因、预防、早诊、早治、判断治疗效果等方面都具有重要的意义。

在临床上，通常将疾病从首次出现症状和体征到最后的结局经历的全过程称为临床病程（clinical course）。与疾病的自然史不同，疾病的病程可以因为临床的干预而发生改变，从而影响疾病的预后。如对早期糖尿病进行干预可以减少心血管等并发症的发生，对细菌感染进行抗生素治疗可以帮助患者尽快恢复健康等。

二、疾病预后及预后因素

（一）疾病的预后

疾病的预后（prognosis）是指疾病发展过程中可能出现的各种结局（如治愈、复发、恶化、并发症、伤残、死亡），既包括疾病的自然转归，又包括医疗干预下的各种结局。预后研究则是对疾病发展过程中出现各种可能结局的事先估计，包括两个方面：一是判断疾病发生后可能出现的各种结局及其发生概率，如预测某段时间内发生某种结局的可能性，通常以概率的形式表达，如治愈率、复发率、5年生存率、死亡率；二是探讨影响疾病预后的因素，根据疾病的特征和一些临床指标，判断疾病的预后以及筛选影响预后的指标。

疾病预后研究的意义在于：①了解疾病的自然史、病程、危害程度和结局，帮助临床医师选择合适的治疗方案。②明确影响疾病预后的因素，有助于改变疾病的发展结局，并从中确定某项治疗的效果。如肺癌的预后与年龄、细胞学分型、浸润范围、肺功能以及是否合并其他疾病都有密切关系。③正确评价某项治疗措施的效果，促进诊疗水平的提高。④可以进行预后预测标志物方面的研究。

（二）疾病预后因素

疾病预后因素（prognostic factor）是指影响疾病预后与结局的因素。若患者具有这些特征，就会导致其疾病的发展过程中出现某些结局的概率发生改变。因此，研究影响疾病预后的因素有助于临床医师及时进行医学干预，如早期筛查、早期诊断、及时治疗和通过健康教育改变患者的不良行为习惯，从而改善疾病的预后。

值得注意的是，疾病的预后因素与疾病的危险因素（risk factor）是两个不同的概念，主要体现在：①针对的人群不同，危险因素研究的人群一般是未患某病的人群，而预后因素研究的人群一般是已经患某病的人群。②两者的含义不同，危险因素是指增加疾病发生风险的因素；而预后因素则是指影响或改变疾病的发展过程或改变疾病结局的因素。③两者导致的结局不同，危险因素导致疾病发生，而疾病预后因素影响疾病的转归，如死亡、并发症、残疾。④两者对应结局的发生频率不同，大多数疾病的年发病率在 1/100 万 ~ 1/10 万，属于低概率事件；而预后因素对应的结局一般是相对频率较高的事件，有经验的临床医师能够在一定程度上对疾病的预后进行估计。通常而言，促进疾病发生的危险因素与影响疾病预后的因素并不完全相同。尽管某些时候危险因素也许会影响疾病的预后，如吸烟和年龄既是心肌梗死的危险因素，又是心肌梗死的预后因素。但两者往往是不同的，如高血压是发生心肌梗死的危险因素，但是发生心肌梗死后的患者如出现低血压，则提示预后不佳（图 7-1）。所以，危险因素的研究并不能取代预后因素的研究。

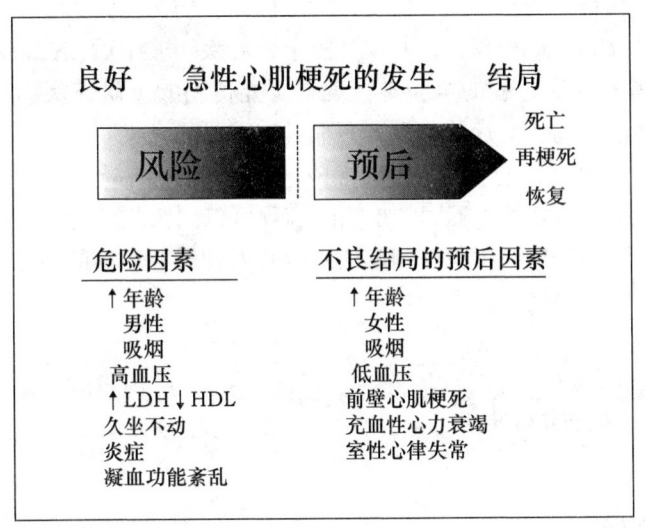

图 7-1 急性心肌梗死的危险因素与预后因素的区别与联系

（三）疾病预后因素的种类

影响疾病预后的因素是多方面的，概括起来有以下几个方面。

1. 患者本身的情况 包括年龄、性别、种族、营养状况、精神状态、心理素质等。同一种疾病，患者身体素质不同，预后差别可能很大。如在通常情况下，青壮年患者的预后优于婴幼儿和老年患者；营养状况好的患者机体抵抗力较强，疾病恢复比营养状况差的患者更快；积极乐观的态度有利于疾病的康复。

2. 疾病本身的特征 包括疾病性质、严重程度、病程、临床类型、是否伴随并发症等。病情轻则预后较好，反之，预后较差；早期疾病的预后好，晚期则预后差；高分化癌症比低分化癌症患者的预后要好；单纯性疾病比伴随并发症的疾病的预后要好。对于感染性疾病，病原体的种类、毒力、感染的部位以及是否对抗生素敏感等都影响着疾病的预后。

3. 医疗干预方面 包括药物、医疗器械、医疗技术水平以及治疗方案等。医疗条件对疾病预后的影响十分明显，相同疾病在医疗条件好的医院，治疗效果明显更好。但是，因不同等级的医院患者的病情不一样，如很多疾病在基层医院治疗不能取得效果后，需要转往高级别医院。因此，由于病情严重程度的不同，在高级别医院疾病的预后不一定比基层医院的预后好。

4. 早期诊断，及时治疗 早期发现疾病并及时治疗能使疾病获得良好的预后。特别是肿瘤，早诊、早治能取得良好的治疗效果。如早期乳腺癌患者手术后 10 年的存活率能达到

85%,但如果初诊时即发生转移,则预后比较差。

5. 治疗的依从性 一个好的治疗方案,需要医护人员和患者的积极配合,才能取得预期的效果。

6. 社会与环境因素 包括医疗保险制度、家庭经济情况、文化、宗教信仰、对疾病的态度、家属对患者的支持和照顾等,都可能对疾病的预后产生影响。如有效的家庭教育能显著改善精神分裂症患者的预后,降低再入院率和复发率,减少精神残疾的出现。

三、疾病预后的评价指标

疾病的预后结局不仅是治愈或死亡,还包括从治愈到死亡之间的各种结局,如缓解、复发、恶化、残疾、发生并发症等各种情况。通常可以采用率来描述疾病在一定时期内的结局事件发生概率,如治愈率、缓解率、复发率、致残率、病死率、生存率。下面列举一些描述疾病预后的常用指标。

1. 治愈率(cure rate) 治愈率指某病治愈的人数占该病接受治疗的患者总数的比例。治愈率一般用于描述病程短、治疗效果好、不易死亡的疾病的预后。

$$治愈率 = \frac{患某病的患者中治愈人数}{患该病接受治疗的患者总人数} \times 100\% \quad (公式7-1)$$

2. 缓解率(remission rate) 缓解率指接受治疗后病情缓解的人数占总治疗病例的比例。缓解率一般用于描述病程长、不容易治愈疾病的预后。缓解可以分为完全缓解、部分缓解。临床上,有许多疾病属于"难以治愈性疾病",多用缓解率表示预后。

$$缓解率 = \frac{患者治疗后病情得到缓解的病例数}{接受相同治疗的病例总数} \times 100\% \quad (公式7-2)$$

3. 复发率(recurrence rate) 复发率指疾病缓解/治愈后经过一段时间又复发的患者占该病全体缓解/治愈者的百分比。复发率一般用于描述病程长、治愈后容易复发疾病的预后。

$$复发率 = \frac{某病缓解/治愈后复发的病例数}{该病接受治疗后缓解/治愈的病例总数} \times 100\% \quad (公式7-3)$$

4. 致残率(disability rate) 致残率指患者中出现肢体或器官功能障碍的比例。致残率一般用于描述病程长、死亡率低、病情重又难以治愈疾病的预后。

$$致残率 = \frac{患病后致残的患者数}{患该病总人数} \times 100\% \quad (公式7-4)$$

5. 病死率(fatality rate) 病死率指一定时期内因患某病而死亡的人数与患该病的总人数之比。病死率一般用于描述病情急、短期内死亡率高的疾病的预后,以反映疾病对生命的危害程度,如急性传染病、心肌梗死、脑卒中。

$$病死率 = \frac{因患某病死亡的人数}{同时期患该病的总人数} \times 100\% \quad (公式7-5)$$

6. 生存率(survival rate) 生存率指某病患者从某一观察起点开始,经过一段时间(t_k)的随访后仍存活的病例数占总观察患者数的百分比,如5年生存率。

$$生存率 = \frac{随访至 t_k 时刻仍存活的病例数}{同时期观察的总例数} \times 100\% \quad (公式7-6)$$

生存率一般用于描述病程长、难以治愈、致死率高的疾病预后,以评价疾病治疗的远期疗效。根据不同的生存结局,生存率可以分为总生存率、无病生存率、无复发生存率等。用生存率指标来描述疾病的预后虽然简单明了,但它只能提供某一时点的预后信息,并不能反映预后的全貌。对于大多数疾病,特别是慢性疾病,单个时点生存率的比较并不足以反映疾病转归的全过程,因此常需要借助生存分析的方法对疾病发展的过程进行描述和分析。

7. 健康相关生存质量(health-related quality of life,HRQoL) 如果说生存率是描述疾病预后的生存数量,生存质量则是从患者生存质量的角度来评价疾病的预后。生存质量不仅是描述疾病损害程度的指标或终点,同时也是影响疾病转归的预后因子。

生存质量常通过量表来测量与评价,如 SF-36、NHP(Nottingham health profile)是常用的普适性量表。此外,还有许多疾病特异性的生存质量测定量表,如癌症治疗功能评价量表(functional assessment of cancer therapy,FACT)、欧洲癌症研究与治疗组织开发的面向所有肿瘤患者的 QLQ-C30 核心量表、头颈部肿瘤患者特异的 QLQ-H&N35 量表、神经内分泌肿瘤特异的 QLQ-GINET21 量表等,可以根据研究目的及患者群体选择合适的量表。

第二节 疾病预后研究方法

疾病预后研究是对疾病发展过程中出现各种可能结局的概率预测及其影响因素的研究,包括预后因素的研究和预后效果的评价。疾病预后因素与疾病转归的关系归属于不确定的因果关系推断,凡是探讨因果关系的研究方法都可以用于疾病预后研究,包括观察性研究方法和干预性研究方法。常用的研究设计方法有队列研究、随机对照试验、纵向研究、病例对照研究等,可以根据研究目的和可行性原则选择合适的研究方法。而横断面研究方法不适合研究疾病的预后。

一、预后研究设计方法

(一)队列研究

队列研究(cohort study)属于观察性研究设计方法,是一种从因到果的研究方法,也是疾病预后研究最佳的研究设计方法。队列研究通过追踪和随访患有相同疾病但具有不同疾病特征(或影响因素)患者的结局,进而比较具有不同疾病特征患者的生存结局的差异,查找影响疾病预后的因素,并研究预后因素对疾病转归的影响。如通过对一组手术治疗和一组放疗联合化疗的肺癌患者进行追踪和随访,可以比较两组患者的 5 年生存率,研究不同治疗方案对肺癌患者预后的影响。根据收集资料方法的不同,队列研究可以分为前瞻性队列研究和回顾性队列研究。前瞻性队列研究是对两组或者多组患者经过一定时期的前瞻性追踪、随访,记录结局发生情况,比较不同组患者死亡率、生存率等预后指标的差异。而回顾性队列研究中,疾病的结局已经发生,是根据过去某个时点患者不同预后因素的情况,比较其疾病预后结局的差异(图7-2)。如某医师对 1989—2002 年期间收治的 31 例原发中枢神经系统淋巴瘤患者进行了数年的追踪随访,得到了单独化疗、单独放疗、化疗联合放疗 3 种治疗方式下患者的中位生存期,分别是 8 个月、13 个月和 18 个月。

队列研究适用于比较不同治疗方法的预后,或者是比较不同疾病特征患者的预后。但在设计中,需要明确定义研究对象的纳入与排除标准、预后因素、结局事件、起始时间以及随访结束时间、随访间隔等相关内容。

队列研究是疾病预后研究的最佳方案,具有可以为临床的因果关系推断提供强有力的信息,为预后因素与疾病结局间建立清晰的因果关联提供循证医学证据等优点,但也存在一些局

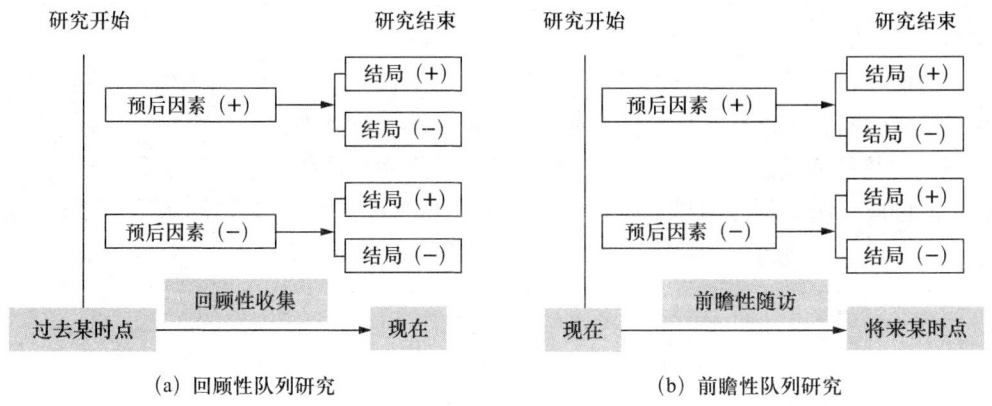

图 7-2 队列研究设计示意图

限性。队列研究的相关内容请参见本书第三章第五节。

（二）随机对照试验

随机对照试验（randomized control trial，RCT）是按照随机分配的原则，将受试者随机分配到试验组或对照组，使潜在的混杂因素在两组间尽量保持均衡，以科学评价干预措施的效果（图7-3）。随机对照试验属于干预性研究方法，它与队列研究有两个明显的不同：①随机对照试验通过随机分组，使得非试验因素在试验组与对照组尽量均衡，可以有效地控制各种混杂因素对结局的干扰；②干预措施是根据试验目的人为施加于受试对象的，便于干预措施的标准化，增强试验组和对照组的可比性，因此随机对照试验的研究结果具有较强的因果论证强度，结论更可靠。但随机对照试验必须要遵照医学伦理学的原则，确保受试者的权益与安全。

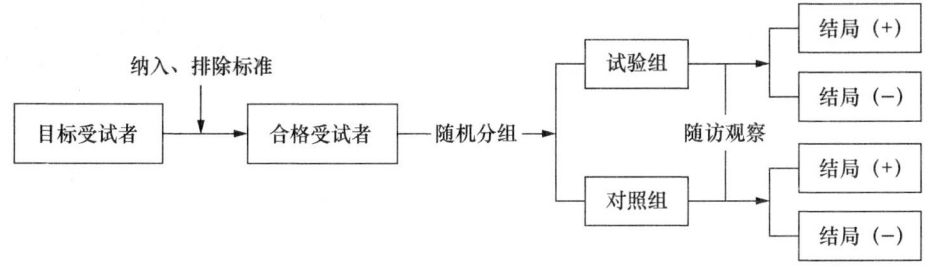

图 7-3 随机对照试验设计示意图

🔬 临床应用

随机对照试验用于提供治疗相关的预后证据

在临床实践中，对于局部进展期鼻咽癌（Ⅱ～ⅣB）患者，以顺铂为基础的同期放化疗（标准治疗）虽有约84%的2年无进展生存率，但其治疗相关毒性反应及副作用突出，严重影响患者的生存质量和治疗依从性。因此，需要寻找新的化疗方案，在不降低疗效的前提下减少化疗相关毒性反应及副作用。奈达铂作为顺铂的衍生物，其目的是降低顺铂相关的肾和胃肠道毒性，但其替代顺铂的疗效和安全性仍有待验证。因此，研究者设计了一项非劣效、随机对照临床试验，将局部进展期鼻咽癌患者随机分入奈达铂组或顺铂组，以证实奈达铂的疗效和安全性。结果显示：奈达铂组患者的2年无进展生存率（88.0%）非劣于顺铂组（89.9%），但奈达铂组患者Ⅲ～Ⅳ级毒性反应及副作用发生率显著低于顺铂组。

（三）纵向研究

纵向研究（longitudinal study）是指对某一类患者定期进行追踪、随访，观察结局的发生情况及其发生时间，可以计算疾病预后相关的指标，包括病死率、治愈率、生存率等，也可以了解疾病相关特征的动态变化过程，见图7-4。纵向研究需要在不同时间点重复观察、测量同一批患者的健康状况或预后结局，需要明确定期随访的间隔时间。如对肺癌手术后患者进行长期的追踪和随访，可以得到肺癌患者的5年、10年生存率等。

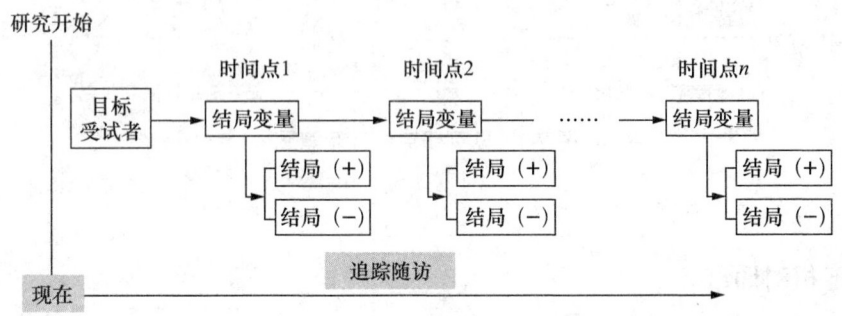

图7-4 纵向研究设计示意图

（四）病例对照研究

病例对照研究（case-control study）是一种从果到因的观察性研究方法，从疾病的预后结局着手，去研究影响疾病预后的因素（图7-5）。在疾病预后研究中，可以选择不同疾病结局的患者分别作为病例组和对照组，回顾性探索影响结局的预后因素，计算各种预后因素在不同疾病结局中的暴露比例和比值比（odds ratio，OR），以探索疾病结局与预后因素的关联关系及强度。我国有丰富的临床病例资源，利用医院大量的病历资料开展疾病预后的研究，不失为一种研究方法。但是，病例对照研究结果对因果关系的论证强度弱于队列研究，不能计算生存率，不利于对疾病预后过程进行描述和分析。因此，病例对照研究用于研究疾病预后不是很好的选择。

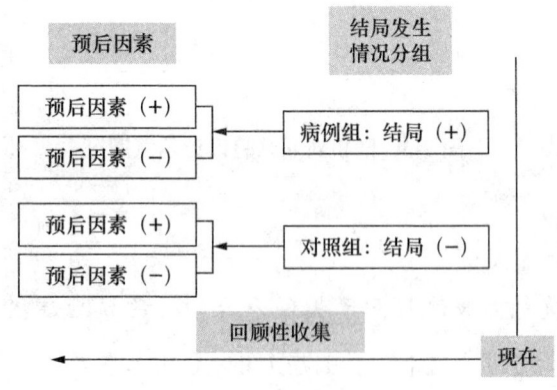

图7-5 病例对照研究设计示意图

二、预后研究常见的偏倚

（一）选择偏倚

选择偏倚（selection bias）的产生主要是入选研究的病例不能很好地代表其来源的目标人

群，这种情况通常是由于纳入研究的患者在研究因素外的某些因素上与目标人群存在较大差异，这些外部因素本身将对结果产生影响。疾病预后研究中常见的选择偏倚有：①集合偏倚（assembly bias），又称就诊偏倚，各医院收治患者的病情、病程和临床类型等可能不同，将来自不同医院（如三级甲等医院、基层社区医院）的患者集合成研究队列进行随访时，预后的差异可能是上述因素造成的，而非研究因素所致，即为集合偏倚。例如，如果只是选择了三甲医院住院的患者作为研究对象，而没有考虑疾病病情或病程的构成情况，可能会导致研究的结果与推广应用人群之间存在偏差。②失访偏倚（lost to follow-up bias），在对患者进行追踪随访的过程中，总会有研究对象因迁移、外出、死于其他原因或拒绝继续参加研究等原因而退出队列，因而导致获得的信息不完整或者是影响了某些因素的组间均衡性，造成失访偏倚。③迁移偏倚（migration bias），是研究期间患者从原来的队列或观察组换到另一队列或观察组。当转组的数量比较多时，可能会影响预后结果的真实性，由此造成的偏倚称为迁移偏倚。如某些癌症患者刚开始的病理诊断分型和后来检查的分型不一致，就可能导致患者出现转组的情况。

（二）零时不当偏倚

如果进入队列的研究对象的观察起始时间不在该病病程的同一阶段，由于病程不同导致的预后差异即为零时不当偏倚（zero time bias）。

（三）测量偏倚

测量偏倚（measurement bias）是指在观察与判定结局过程中发生的偏倚。例如，没有明确定义结局事件及其测量标准，或是没有明确定义随访时间的起点和终点，或是没有统一随访间隔时间等导致在测量中结果不具可比性；或者是在随机对照试验中没有采用盲法，导致观察人员有意识地关注了其中某一组患者，而忽略了另一组患者的信息等。

（四）混杂偏倚

在疾病的预后研究中，需要识别并有效控制混杂因素对研究结局的影响，避免混杂偏倚。混杂偏倚（confounding bias）是指预后因素与疾病结局发生的相关程度受到其他因素的歪曲或干扰。混杂偏倚可以在研究设计、实施和分析中采取相应的措施进行控制，在研究设计阶段可以采用随机化分组（randomized allocation）、匹配（matching）、限制（restriction）等方法进行控制；在实施阶段可加强患者的管理来减低失访率；在分析阶段可采用标准化（standardization）、分层分析（stratified analysis）和多因素分析（multivariable analysis）等方法校正混杂因素对疾病结局的影响。

第三节 数据管理与统计分析

一、资料收集

疾病预后研究在资料的收集过程中，需要明确以下几个方面的内容。

（一）界定几个重要的时间

在疾病预后研究中，尤其是采用队列研究方法时，常需要计算生存率等预后指标，时间的界定是非常重要的，因此在研究设计中需要明确界定几个重要的时间。

1. 研究起始时间 也称"零点（zero time）"时间，是患者进入研究时所处的病程阶段。由于不同病程阶段患者的临床表现不同，且对治疗措施的反应也可能不同，如果进入研究的患者处于不同的病程阶段，可能会造成偏倚。研究的起始时间必须统一规定，让进入研究的患者处于相同的病程阶段，否则会导致生存率的计算不准确。如肺癌患者通常有两种情况发现患病：一种情况是患者出现咯血或胸痛等临床症状就医后发现患病；另一种情况是患者无任何临床症状，而是在常规体格检查时发现患病。这两类患者的预后有较大差异。对于体检发现的患者，通常处于疾病早期，通过及时治疗，往往能取得较好的治疗效果，预后较好。而对于因自觉不适到医院就诊发现的患者，往往处于疾病的中、晚期，治疗效果一般不太理想。因此，在疾病预后研究中，需要明确规定研究的起始时间。根据研究目的和纳入患者的特征，可将起病、确诊、手术、出院等时间作为研究的起始时间。

2. 终点时间（endpoint time） 按研究计划设定的随访结束时间或者是出现规定的结局事件的时间。

3. 随访时间（follow-up period） 随访时间或随访期是指从研究起始时间到随访结束或出现终点事件的时间间隔。随访期不同，疾病的各种结局状况也有差别。对于一些病程长、难以治愈的慢性病，应随访足够长的时间，以便观察到疾病各种结局的出现。另外，随访间隔时间也是非常重要的，随访间隔时间合理，可以观察到疾病变化的动态过程。对于病程短的疾病，随访时间可以短一些；而对于病程长的疾病，随访间隔时间可以拉长一点。不管间隔时间长短如何，都应事先明确规定。

（二）终点事件

即规定每位随访病例的观察终点或终点事件（outcome event），如死亡、复发、残疾。由于疾病预后结局的多样性，必须明确定义终点事件，以便计算生存率等预后结局指标。

（三）病例的来源

不同级别医院的同种疾病患者的预后往往不同，因为危重病患者往往集中于较大型的医院；且不同病情的患者的预后也会不同，如早、中、晚期癌症患者的预后是不同的。另外，不同研究单位的患者的构成比不同将会使研究结果有很大的差异。如以三甲医院的住院患者来估计疾病的预后，因三甲医院的患者多数是从基层医院转诊而来的病情较重的患者，预后较差，就会导致低估预后相关的指标。因此，病例最好来自不同地区、不同级别的医院，使得研究对象更具有代表性，更接近目标人群的真实情况，使研究结果具有较好的推广价值。

（四）随访方式及减少失访的措施

随访的目的是观察患者预后结局的发生情况。随访是否成功主要取决于两个环节：①联络信息是否通畅。②患者或其家属是否愿意配合并如实回答。常用的随访方式有信访、面访（包括家访和门诊复诊）、电话访问、E-mail访问等方式，可根据不同的对象和具体情况选择合适的随访方式。

随访是疾病预后研究的重要环节，应严密组织，采取一切措施尽可能追踪到每一位患者的预后情况，减少受试者的失访。在实际临床研究中，可通过多种途径和措施降低研究对象的失访率。

（1）建立专门的随访机构，培训专职人员，并充分利用疾病筛查等各种数据库资源。

（2）充分知情，通过广泛的健康教育、宣传和培训，提高研究对象对随访重要性的认识，

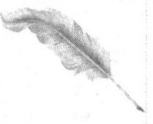

提升随访的依从性。

（3）制订完善的随访计划，明确随访方式、观察指标等。

（4）明确规定随访的起始时间、终点时间以及随访间隔等。

（5）注意随访礼仪，本着尊重为本、平等交流、真诚关怀的基本原则，更能得到患者的配合而获得完整的随访资料。

（6）借助网络等信息化手段，增加随访的便利性和可及性。

（五）疾病的预后因素

影响疾病预后的因素很多，在设计研究方案时，需要明确规定各种预后因素的特征，如患者的年龄、性别、遗传因素、病情及病期，从而保证研究队列的代表性、可比性及结论的外推性。

（六）收集随访数据

在疾病预后研究中，收集随访数据主要有以下3种方法。

（1）全体观察对象同时开始"零点"时间，逐一进行随访，依次记录每一个随访对象出现某结局的情况，直至所有的观察对象都记录到某种结局的出现，则随访结束（图7-6a）。

（2）全体观察对象同时开始"零点"时间，但事先规定随访截止时间，依次记录每一个观察对象结局的出现（图7-6b）。

（3）观察对象先后进入"零点"时间，根据随访对象结局出现情况来决定终止随访时间，记录所有观察对象出现某种结局以及时间（图7-6c）。

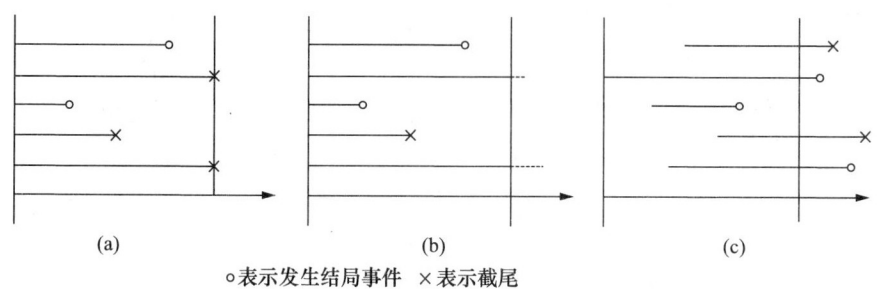

○表示发生结局事件　×表示截尾

图 7-6　收集随访数据的 3 种方法

二、统计分析

生存分析（survival analysis）是疾病预后研究的主要分析方法。它是将研究对象的随访结局和随访时间结合在一起进行统计分析，能充分利用所获得的信息，更加准确地评价和比较预后结果。生存分析的基本内容包括描述生存过程（研究生存时间的分布特点，估计生存率，绘制生存曲线等）；比较生存曲线的组间差异；探讨影响疾病预后的因素（包括有利因素和不利因素）。

【例7-1】某临床医师于2007年1月至2014年12月期间收集了521例接受不同治疗方式的晚期食管癌患者资料，同时记录了可能影响患者生存结局的因素，包括确诊时的年龄、性别、临床分期、肿瘤部位、治疗方式、淋巴结转移状态等，生存数据随访至2016年12月31日。此处选择其中50例患者的数据进行分析描述。研究变量及编码见表7-1，研究原始数据见表7-2。

表 7-1 晚期食管癌患者生存资料的变量及赋值

变量	标签	赋值
ID	患者编号	
age	确诊时的年龄	1=<60 岁，2=≥60 岁
sex	性别	1=男，2=女
locat	肿瘤部位	1=中段，2=下段
cstage	临床分期	1=Ⅲ，2=Ⅳ
treat	治疗方式	1=手术联合化疗，2=手术
plymph	淋巴结状态	0=阴性，1=阳性
diagdat	确诊日期	月/日/年
followdat	随访日期	月/日/年
status	生存状态	0=存活，1=死亡
time	生存时间	月

表 7-2 晚期食管癌患者生存资料的原始数据

ID	age	sex	locat	cstage	treat	plymph	diagdat	followdat	status	time
707	2	1	1	1	1	1	2010/10/20	2012/7/30	1	21.3
708	1	2	1	1	1	1	2014/2/27	2016/12/31	0	34.1
46	1	1	1	1	1	0	2011/6/15	2016/12/31	0	66.6
681	1	2	1	1	1	0	2012/7/10	2016/12/31	0	53.7
342	2	1	1	1	1	1	2012/4/23	2013/12/13	1	19.7
152	1	1	1	1	1	1	2014/5/21	2016/12/31	0	31.4
330	2	2	1	1	2	1	2010/9/25	2012/1/10	1	15.5
518	1	1	1	1	1	0	2014/5/16	2016/12/31	0	31.5
469	2	1	1	1	1	0	2008/12/18	2014/6/5	1	65.5
1052	2	1	1	1	2	1	2010/8/23	2013/10/9	1	37.6
...	...	...	...	...	...	...	...	...	...	...
7757	1	1	2	2	2	1	2014/5/5	2016/12/31	0	31.9

（一）生存分析的基本概念

1. 终点事件　终点事件（outcome event）又称失效事件（failure event），是研究者根据研究目的定义的生存时间的终点。终点事件是一个广义概念，不只代表死亡，而是泛指某种处理措施失效的事件，可以是某疾病"复发""转移"等。终点事件是根据研究目的确定的，如果研究目的是观察患者的生存状态，终点事件即为死亡；如果研究目的是观察疾病的复发状态，终点事件即为疾病的复发。在生存分析中，只能将研究规定的、与研究疾病相关的终点事件作为纳入分析的事件，而与研究疾病无关的事件则不能视为终点事件。终点事件在研究方案中要有明确的定义。表 7-2 中研究者主要关注晚期食管癌患者术后的生存状态，所以主要的终点事件是死亡。

2. 生存时间　生存时间（survival time）是指从规定的观察起点到某一终点事件出现所经历的时间，常用符号"t"表示，其三要素为观察起点时间、终点时间和时间的度量单位，根据疾病特征，可以用时、天、周、月、年作为时间单位。狭义的生存时间是指某疾病患者从发病到死亡所经历的时间。广义的生存时间是指从观察起点时间开始到观察对象出现某种"终点事件"所经历的时间，又称失效时间。如从疾病的确诊时间到死亡时间、从疾病的治愈时间到复发时间。

3. 完全数据和截尾数据 在生存分析中，从观察起点到发生终点事件所经历的时间称为生存时间的完全数据（complete data）。完全数据提供了研究对象的确切生存时间，是生存分析的主要依据。但有些研究对象结束随访的原因不是发生了终点事件，而是由于其他原因没有观察到终点事件，称为生存时间的截尾数据（censored data），又称截尾值、删失值或终检值。由于真实的生存时间未知，常在截尾数据的右上角标记符号"+"，表示实际的生存时间长于已随访到的时间。例如，表 7-2 中 708 号患者的生存时间为截尾数据，其生存时间可标记为"34.1⁺"，表示实际的生存时间未知，但长于 34.1 个月。

产生截尾数据的主要原因包括如下方面。①失访：指研究对象失去联系，如信访无回音、电话采访不应答、上门采访找不到人、搬迁未留地址。②退出：指研究对象死于非研究因素而退出队列，如死于其他疾病、死于车祸等意外事件。③终止：指研究方案规定的随访时间已到，研究对象尚未发生终点事件。如研究乳腺癌患者术后存活状态，规定随访期为 5 年，若 5 年后患者仍存活，未发生终点事件，此时的生存时间就是一个截尾数据。

4. 生存概率与死亡概率 生存概率（probability of survival）表示在某单位时段开始时存活的个体到该时段结束时仍存活的可能性。死亡概率（probability of death）则是指在某单位时段开始时存活的个体在该时段内死亡的可能性。显然，死亡概率与生存概率的和为 1。

5. 生存率（survival rate） 生存率是指观察对象活过 t 时刻的概率，常用 $S(t)$ 表示。终点事件不同，计算的生存率指标也不同。如研究白血病化疗疗效的终点事件是复发，这时的生存率就是无复发生存率。

6. 生存曲线（survival curve） 生存曲线是以生存时间为横轴，对应的生存率为纵轴，在直角坐标系上将各时点的生存率连接在一起的曲线图，用于描述生存过程，如图 7-7。生存曲线是左连续的阶梯形曲线，曲线高、下降平缓表示高生存率或较长生存期；曲线低、下降陡峭表示低生存率或较短生存期。

7. 中位生存期（median survival time） 中位生存期又称半数生存期，表示观察对象从观察起始时间开始至恰好有 50% 的个体仍存活的时间。由于生存时间多呈偏态分布，故常用中位生存期描述生存时间的平均水平。

（二）生存资料的基本特点

在疾病预后研究中，研究者不仅关心某终点事件的发生情况，同时还关心发生这种结局所经历的时间，这类资料在统计学上称为生存资料。生存资料有以下几个特点：①蕴含有终点事件发生与否和生存时间两个方面的信息。②终点事件为二分类互斥事件，如生存或死亡。③一般通过随访收集得到，随访观察往往是从某起始时间点开始，到规定的终点事件时间或随访截止时间。④生存时间是呈偏态分布的（一般为正偏态分布），常存在截尾数据。

（三）生存率的计算

生存率的估计可以采用直接法或间接法（Kaplan-Meier 法或寿命表法）进行计算。直接法获得资料效率低，目前已经不再推荐使用。当研究病例数较少时，用 Kaplan-Meier 法，研究例数较多时可用寿命表法。Kaplan-Meier 法和寿命表法均采用概率乘法原理，先求出患者在各时期的生存概率，然后根据概率乘法定理将各时期生存概率相乘，即可得到从观察开始到各时点的生存率。现将 Kaplan-Meier 法和寿命表法的计算过程简要介绍如下。

1. Kaplan-Meier 法 由 Kaplan 和 Meier 于 1958 年提出，又称乘积极限法（product-limit method），主要用于小样本资料，也适用于大样本且有精确生存时间的资料，可充分利用截尾数据，不需要对被估计的资料分布作任何假定，属于非参数法。

【例 7-2】利用例 7-1 中前 10 例食管癌患者的生存时间（月），阐述 Kaplan-Meier 法估计生存率的基本原理。10 例食管癌患者的生存时间为：21.3，34.1⁺，66.6⁺，53.7⁺，19.7，31.4⁺，15.5，31.5⁺，65.5，37.6。

表 7-3 Kaplan-Meier 法估计生存率及其标准误

序号 k (1)	生存时间 t_k (2)	死亡人数 d_k (3)	截尾人数 c_k (4)	期初病例数 n_k (5)	死亡概率 $q_k=\dfrac{d_k}{n_k}$ (6)	生存概率 $p_k=1-q_k$ (7)	生存率 $S(t_k)=S(t_{k-1})\cdot p_k$ (8)	生存率标准误 $SE_{[s(t_k)]}$ (9)
1	15.5	1	0	10	0.1	0.9	0.9	0.095
2	19.7	1	0	9	0.111	0.889	0.9×0.889=0.8	0.126
3	21.3	1	0	8	0.125	0.875	0.8×0.875=0.7	0.145
4	31.4⁺	0	1	7	0	1.0	0.7×1.0=0.7	0.145
5	31.5⁺	0	1	6	0	1.0	0.7×1.0=0.7	0.145
6	34.1⁺	0	1	5	0	1.0	0.7×1.0=0.7	0.145
7	37.6	1	0	4	0.25	0.75	0.7×0.75=0.525	0.186
8	53.7⁺	0	1	3	0	1.0	0.525×1.0=0.525	0.186
9	65.5	1	0	2	0.5	0.5	0.525×0.5=0.262	0.208
10	66.6⁺	0	1	1	0	1.0	0.262×1.0=0.262	0.208

本例生存时间以月为单位，并将 t_k 月当作一个时点看待。现对表 7-3 中各列的含义解释如下：

第（1）列为序号：本例 $k=1, 2, 3, \cdots, 10$。

第（2）列是将生存时间 t_k 由小到大依次排列。若遇重复数据（如相同月数），只列一次。若某时间点既有完全数据，又有截尾数据，将截尾数据排在完全数据的后面。

第（3）列和第（4）列为 t_k 月的死亡人数 d_k 和截尾人数 c_k。

第（5）列为期初病例数 n_k，即恰好在 t_k 时点以前尚存活的病例数，如 t_k 为 31.5 个月时对应的期初病例数 $n_5=6$，表示在 31.5 个月前尚有 6 人存活。各生存时间期初病例数的计算公式为：

$$n_{k+1}=n_k-d_k-c_k \qquad \text{（公式 7-7）}$$

如本例 $n_5=7-1-0=6$，余类推。

第（6）列为 t_k 时刻死亡概率 q_k，即在 t_k 时点以前尚存活的患者恰好在 t_k 时点上（第 t_k 个月）死亡概率。

$$q_k=\dfrac{d_k}{n_k} \qquad \text{（公式 7-8）}$$

如 q_3 表示在 21.3 个月时点前尚存活的 8 例患者恰好在 21.3 个月时点上的死亡概率为 $q_4=1/8=0.125$。

第（7）列为 t_k 时刻生存概率 p_k，即在 t_k 时点以前尚存活的患者在 t_k 时点上继续存活的概率，计算公式为：

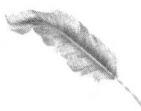

$$p_k = 1 - q_k \qquad (公式\ 7\text{-}9)$$

第（8）列为生存率 $S(t_k)$，即在 t_k 时点以前尚存活的患者活过 t_k 时点的概率，根据概率乘法法则，$S(t_k)$ 的计算公式为：

$$S(t_k) = S(t_{k-1}) \cdot p_k = p_1 \times p_2 \times \cdots \times p_k \qquad (公式\ 7\text{-}10)$$

如本例生存时间 t_4 为 31.4 个月的生存率为

$$S(t_4) = p_1 \times p_2 \times p_3 \times p_4 = 0.9 \times 0.889 \times 0.875 \times 1.0 = 0.7$$

第（9）列为生存率 $S(t_k)$ 的标准误 $SE_{[S(t_k)]}$，可以采用 Greenwood 生存率标准误计算公式：

$$SE_{[S(t_k)]} = S(t_k) \sqrt{\sum_{j=1}^{k} \frac{d_j}{n_j(n_j - d_j)}} \qquad (公式\ 7\text{-}11)$$

如本例 $S(t_4)$ 的标准误 $SE_{[S(t_4)]}$ 为

$$SE_{[S(t_4)]} = 0.7 \times \sqrt{\frac{1}{10 \times (10-1)} + \frac{1}{9 \times (9-1)} + \frac{1}{8 \times (8-1)} + \frac{0}{7 \times (7-0)}} = 0.145$$

有了各时点样本生存率及其标准误后，可用近似正态法估计对应时点生存率的置信区间，公式为：

$$S(t_k) \pm u_\alpha SE_{[S(t_k)]} \qquad (公式\ 7\text{-}12)$$

如本例中，食管癌患者 31.4 个月生存率为 70%，其 95%CI 为

$$S(t_4) \pm u_{0.05} SE_{[S(t_4)]} = 0.7 \pm 1.96 \times 0.145 = (0.416, 0.984)$$

注意：因为生存曲线右端尾部的期初病例数较少，对生存曲线右端尾部的生存率不宜用此法估计其置信区间，用此法估计生存率的置信区间误差较大，可能会出现一些不合理的数据。

绘制生存曲线：以生存时间 t_k 为横轴，生存率 $S(t_k)$ 为纵轴，即可绘制生存曲线，见图 7-7。在生存曲线上，纵轴生存率为 50% 时所对应横轴生存时间即为中位生存期。从图 7-7 可以直观看出，这 10 例食管癌患者的中位生存期约在 65.5 个月。

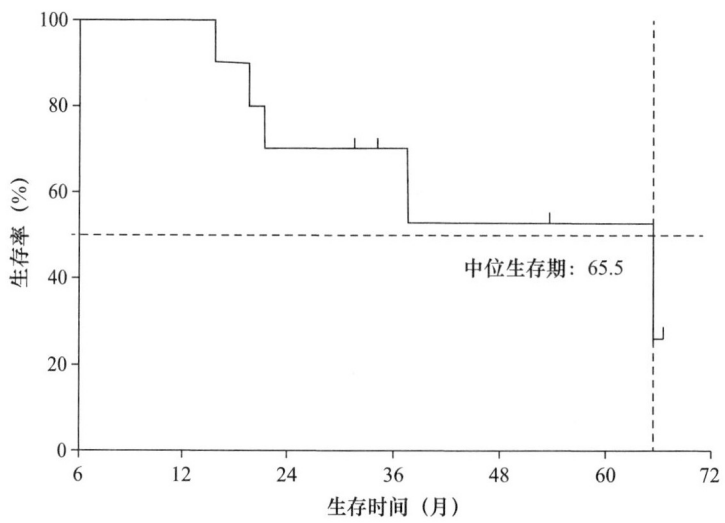

图 7-7　Kaplan-Meier 法估计的生存曲线及中位生存期

2. 寿命表法（life table method）　寿命表法适用于大样本或无法精确得知终点事件出现时间的资料，它能利用截尾数据综合反映各时期的治疗效果，且不会出现直接法计算生存率时高时低的不稳定情况，因此应用较为广泛。

【例 7-3】 某医院 143 例胃癌患者术后随访资料见表 7-4 第（1）~（4）列所示，请用寿命

表法估计其生存率。

表 7-4 表命表法估计生存率及其标准误

序号	术后随访年数	期内死亡人数	期内截尾人数	期初观察人数	期初校正人数	死亡概率	生存概率	生存率	标准误
k	t_k	d_k	c_k	n_k	$N_k = n_k - \dfrac{c_k}{2}$	$q_k = \dfrac{d_k}{N_k}$	$p_k = 1 - q_k$	$S(t_k)$	$SE_{[s(t_k)]}$
(1)	(2)	(3)	(4)	(5)	(6)	(7)	(8)	(9)	(10)
1	0 ~	45	3	143	141.5	0.318 0	0.682 0	0.682 0	0.039 2
2	1 ~	36	2	95	94.0	0.383 0	0.617 0	0.420 8	0.041 9
3	2 ~	21	4	57	55.0	0.381 8	0.618 2	0.260 1	0.037 8
4	3 ~	13	1	32	31.5	0.412 7	0.587 3	0.152 8	0.031 8
5	4 ~	8	0	18	18.0	0.444 4	0.555 6	0.084 9	0.025 2
6	5 ~	5	1	10	9.5	0.526 3	0.473 7	0.040 2	0.018 2
7	6 ~	1	1	4	3.5	0.285 7	0.714 3	0.028 7	0.016 2
8	7 ~ 8	0	2	2	1.0	0.000 0	1.000 0	0.028 7	0.016 2

本例生存时间以年为单位,现对表 7-4 中各列的含义解释如下:

第(1)列为序号,本例 $k=1, 2, 3, \cdots, 8$。

第(2)列为手术后随访年数 t_k,"0 ~"表示术后未能满 1 年,"1 ~"表示术后满 1 年但未满 2 年,依次类推。

第(3)列为期内死亡人数 d_k,表示确诊后满 t 年但未满 $t+1$ 年期间死亡的人数。如 $d_3=21$,表示手术后满 2 年但未满 3 年内有 21 例患者死于胃癌。

第(4)列为期内截尾人数 c_k,表示手术后满 t 年但未满 $t+1$ 年期间截尾的人数。如 $c_3=4$,表示手术后满 2 年但未满 3 年期间有 4 例截尾。

第(5)列为期初观察人数 n_k,按公式(7-7)计算,如 $n_8 = n_7 - d_7 - c_7 = 4 - 1 - 1 = 2$,余类推。

第(6)列为期初校正人数 N_k,即期初观察人数减去截尾人数的一半作校正,相当于实际观察人年数,计算公式为:

$$N_k = n_k - \dfrac{c_k}{2} \qquad \text{(公式 7-13)}$$

第(7)列和第(8)列分别为死亡概率 q_k 和生存概率 p_k,按公式(7-8)和(7-9)计算。

第(9)列为生存率 $S(t_k)$,按公式(7-10)计算。

第(10)列为生存率的标准误 $SE_{[S(t_k)]}$,其计算公式为

$$SE_{[S(t_k)]} = S(t_k) \sqrt{\dfrac{q_1}{p_1 N_1} + \dfrac{q_2}{p_2 N_2} + \cdots + \dfrac{q_k}{p_k N_k}} \qquad \text{(公式 7-14)}$$

如 1 ~ 年生存率的标准误为:

$$SE_{[S(t_2)]} = S(t_2) \sqrt{\dfrac{q_1}{p_1 N_1} + \dfrac{q_2}{p_2 N_2}} = 0.420\,8 \sqrt{\dfrac{0.318\,0}{0.682\,0 \times 141.5} + \dfrac{0.383\,0}{0.617\,0 \times 94.0}} = 0.041\,9$$

有了各时点样本生存率及其标准误后,可以估计生存率的 95%CI。对于大样本资料,仍可采用正态近似法估计总体生存率的置信区间,按公式(7-12)计算。如本例中 2 ~ 年总体生存率的 95%CI 为:

$$S(t_3) \pm u_{0.05} SE_{[S(t_3)]} = 0.260\,1 \pm 1.96 \times 0.037\,8 = (0.186\,0, 0.334\,2)$$

注意:对生存曲线右端尾部的生存率不宜用该法估计其置信区间。

绘制生存曲线：以生存时间 t_k 为横轴，生存率 $S(t_k)$ 为纵轴，即可绘制生存曲线，见图 7-8。

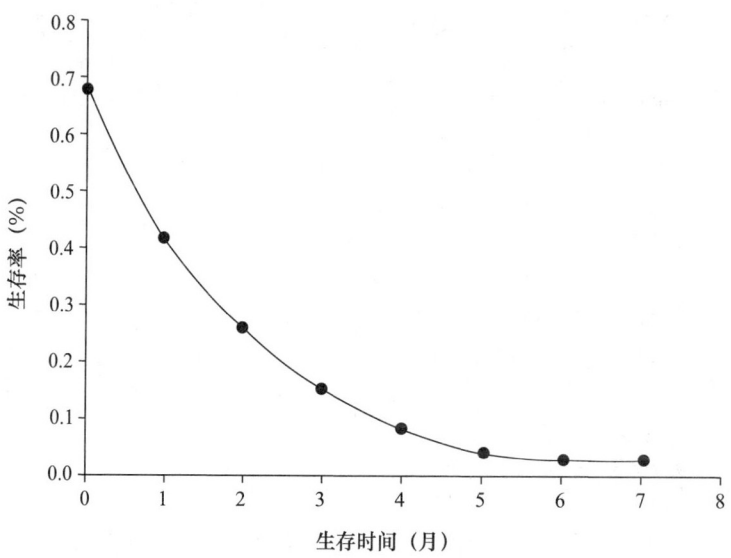

图 7-8　143 例胃癌患者术后生存曲线（寿命表法）

（四）生存曲线的比较

在临床实践中，常常需要比较不同病情、不同治疗方案的疾病预后差异，这就需要进行两组或多组生存曲线的组间比较。最常用的比较生存曲线的方法是 Log-rank 检验，又称时序检验或对数秩检验，它可以充分利用生存时间对各组的生存曲线做整体比较。Log-rank 检验属于非参数方法，运用 χ^2 检验原理来分析实际事件发生数与理论事件发生数之间的差异大小，其检验统计量计算公式：

$$\chi^2 = \sum \frac{(A-T)^2}{T} \qquad (公式 7\text{-}15)$$

$$v = 组数 - 1$$

式中，A 为实际事件（如死亡）数，T 为理论事件（如死亡）数。该公式的关键在于计算理论事件数 T。通过查 χ^2 界值表得到 P 值，按所取检验水准 α 做出推断结论。一般的统计软件（如 SAS、SPSS、STATA）都可以进行 Log-rank 检验。

【例 7-4】利用例 7-1 中 50 例食管癌患者生存数据，29 例患者接受了手术联合化疗，21 例接受了单纯手术治疗，两组的生存时间（月）如下。试比较两种治疗方案对食管癌患者的治疗效果有无差别。

手术联合化疗组：3，7，16，16，17，20，21，31⁺，32⁺，34⁺，34⁺，35，42⁺，44⁺，47⁺，48⁺，48⁺，49⁺，54⁺，60⁺，66，67⁺，70⁺，72⁺，76⁺，86⁺，92，94⁺，99⁺

单纯手术组：1，4，5，7，8，8，15，16，17，19，20，26⁺，32⁺，34⁺，34⁺，36⁺，37，38，39，49⁺，64⁺

本例为小样本资料，可用乘积极限法估计两组患者不同时点的生存率，并采用 Log-rank 检验对两组患者的总体生存曲线进行比较。采用 SPSS 软件的 Kaplan-Meier 过程计算得，$\chi^2 = 9.291$，$P = 0.002$，按 $\alpha = 0.05$（双侧）检验水准，可以认为手术联合化疗与单纯手术治疗晚期食管癌的生存曲线的差异有统计学意义。进一步从图 7-9 可以看出，手术联合化疗组的生存曲线始终位于单纯手术组的上方，可以认为手术联合化疗组治疗晚期食管癌患者的预后优于单纯手术组。

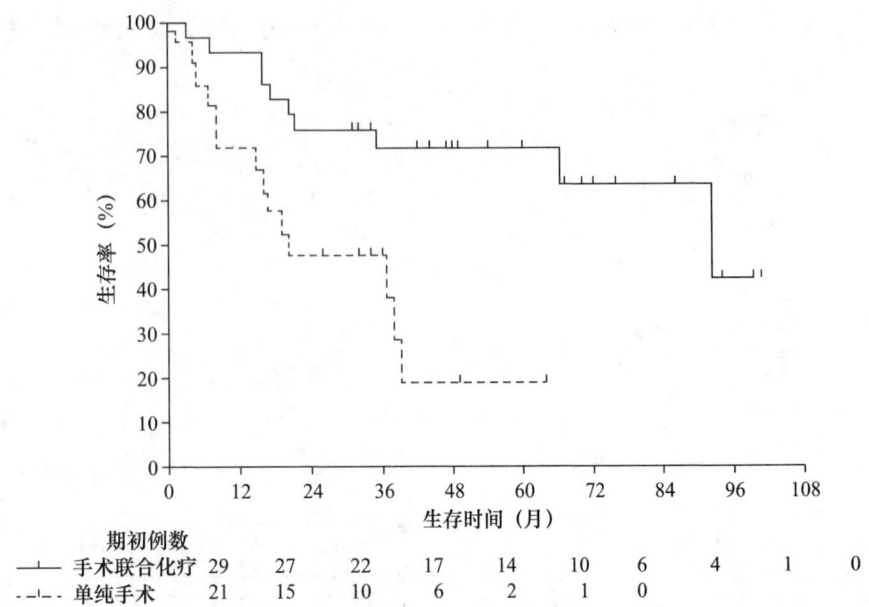

图 7-9　晚期食管癌患者两种治疗方式的 Kaplan-Meier 生存曲线

注意：用 Log-rank 检验对样本的生存曲线进行比较时，要求除比较因素外，影响生存率的其他因素组间均衡可比，否则应采用分层分析或多因素分析来校正混杂因素。此外，当假设检验推断差异有统计学意义时，可以通过生存曲线、中位生存时间及 SMR（$SMR=A/T$）大小来判断其效果优劣。

（五）疾病预后因素的分析方法

一般来说，影响疾病预后的因素是多方面的，如患者的一般情况（性别、年龄、营养状况、心理健康状况等）、疾病本身的特征（病理组织学类型、病灶大小、临床分期等）、治疗方式、患者对治疗的依从性等。识别疾病的预后因素，并进行相应的干预，从而改善疾病的预后是疾病预后研究中的一项重要内容。

对疾病预后因素的分析可以采用单因素方法及多因素方法。一般先通过单因素分析对可能的预后因素进行初筛，再做多因素分析。由于疾病的结局与多种预后因素有关，各种预后因素可能相互影响，因此单因素分析的结果不一定可靠。为了全面、准确地评价各因素对疾病预后的作用，往往需要借助多因素统计模型进一步筛选出与疾病预后结局有关的主要预后因素，如多重线性回归、Logistic 回归、Cox 回归等统计模型。其中，Cox 回归模型应用最广，因此本章仅介绍 Cox 回归模型，其余模型可参阅相关专业书籍。

Cox 回归模型是英国生物统计学家 D. R. Cox 于 1972 年提出的一种能处理生存资料的回归模型，又称比例风险回归模型（proportional hazard regression model）、Cox 比例风险模型等。该模型的优点是：对生存时间的分布形式无事先假定；能在众多预后因素共存的情况下，排除混杂因素的影响，提高预后分析的质量；能处理生存资料中特有的截尾数据，这是多重线性回归、Logistic 回归等模型难以处理的问题，因此在随访研究中被广泛应用。Cox 模型的基本原理如下：

假定某患者的生存时间为 t，同时具有 p 个与生存时间有关的预后因素 $X_1, X_2, \cdots, X_p$，则该患者生存到时间 t 时的风险函数（hazard function）可定义为：

$$h(t) = h_0(t) \times \exp(\beta_1 X_1 + \beta_2 X_2 + \cdots + \beta_p X_p) \qquad \text{（公式 7-16）}$$

将 $h_0(t)$ 移至等式左边并取自然对数后可得到：

$$\ln\left[\frac{h(t)}{h_0(t)}\right] = \beta_1 X_1 + \beta_2 X_2 + \cdots + \beta_p X_p \qquad \text{（公式 7-17）}$$

式中，$h(t)$ 为具有 p 个协变量的个体在时刻 t 时的风险函数，又称瞬时死亡率；t 表示生存时间；X_i（$i=1, 2, \cdots, p$）是与结局可能有关的预后因素或交互项，其中的协变量可以是定量变量或定性变量；$h_0(t)$ 为基准风险函数，表示当所有协变量取值为 0 时的 t 时刻风险函数，它是未知的，分布形式无任何假定，但假定它与 $h(t)$ 是等比例的；$\exp(.)$ 是自然数 e 为底的指数函数，如 $\exp(\beta X)=e^{\beta X}$；$\beta_i$（$j=1, 2, \cdots, p$）为各协变量的回归系数，其临床意义是：在其他预后因素不变的情况下，当预后因素 X_i 每改变一个测量单位时所引起的风险比的自然对数。若 $\beta_i>0$，此时 HR>1，表示该预后因素是不利因素；若 $\beta_i=0$，此时 HR=1，表示该预后因素与结局无关；若 $\beta_i<0$，此时 HR<1，表示该预后因素是有利因素。Cox 回归模型的计算十分复杂，一般采用 SAS、SPSS、STATA 等统计软件计算。

【例 7-5】 利用例 7-1 中的数据，拟合 Cox 回归模型分析年龄（age）、性别（sex）、肿瘤部位（location）、临床分期（cstage）、治疗方式（treat）、淋巴结状态（plymph）等变量对食管癌患者生存预后的影响。在 SPSS 26.0 软件中采用向前引入法（Forward：LR）筛选预后因素，最终的分析结果见表 7-5。结果显示：多因素 Cox 回归模型筛选出的影响晚期食管癌患者预后的因素包括年龄、临床分期、治疗方式和淋巴结状态。其中，年龄、临床分期、淋巴结状态的回归系数 b 为正值，对应的 HR>1，提示这三个因素会增加晚期食管癌患者的死亡风险；治疗方式的回归系数为负值，对应的 HR<1，表示手术联合化疗相对于单纯手术可以降低晚期食管癌患者的死亡风险。在年龄、临床分期、淋巴结状态的取值保持不变的情况下，相对于单纯手术治疗，手术联合化疗可以降低晚期食管癌患者 61% 的死亡风险（HR=0.39）。

表 7-5 晚期食管癌患者多因素 Cox 回归分析结果

	b	S_b	Wald χ^2	P	HR（95%CI）
年龄（age）					
<60 岁					1（参照组）
≥60 岁	1.869	0.515	13.178	<0.001	6.48（2.36~17.79）
临床分期（cstage）					
Ⅲ期					1（参照组）
Ⅳ期	1.320	0.542	5.931	0.015	3.74（1.29~10.83）
治疗方式（treat）					
单纯手术					1（参照组）
手术联合化疗	−0.954	0.470	4.123	0.042	0.39（0.15~0.97）
淋巴结状态（plymph）					
阴性					1（参照组）
阳性	1.985	0.557	12.701	<0.001	7.28（2.44~21.68）

注：HR. 风险比；95%CI.95% 置信区间。

知识拓展

列线图（Nomogram diagram）

列线图又称诺莫图，是建立在多因素回归分析的基础上，采用带刻度的线段，将模型中的影响因素按照一定的比例绘制在同一平面上，以图形的形式呈现模型中各变量之间的相互关系。其基本原理是：首先，构建多因素回归模型（如 Cox 回归），根据模型中各影响因素对结局变量的影响程度（通过回归系数量化）给每个影响因素的各取值水

平进行赋值；其次，根据各取值水平对应的评分获得个体的总评分；最后，通过个体总评分与结局事件发生概率的函数转换关系，获得该个体结局事件的发生概率预测值。列线图将复杂的回归模型转换为直观的、可视化的图形，使回归模型更具可读性，增加了回归模型临床应用的便利性。如图 7-10，是根据表 7-5 中的多因素 Cox 回归模型绘制的列线图，如果一位患者确诊时年龄 65 岁（对应得分约为 95 分）、临床分期为 IV 期（对应得分约为 66 分）、采用手术联合化疗（对应得分为 0）、淋巴结状态阴性（对应得分为 0），则此患者的总得分为 95+66+0+0=161 分，对应的 2 年生存率约为 0.78。

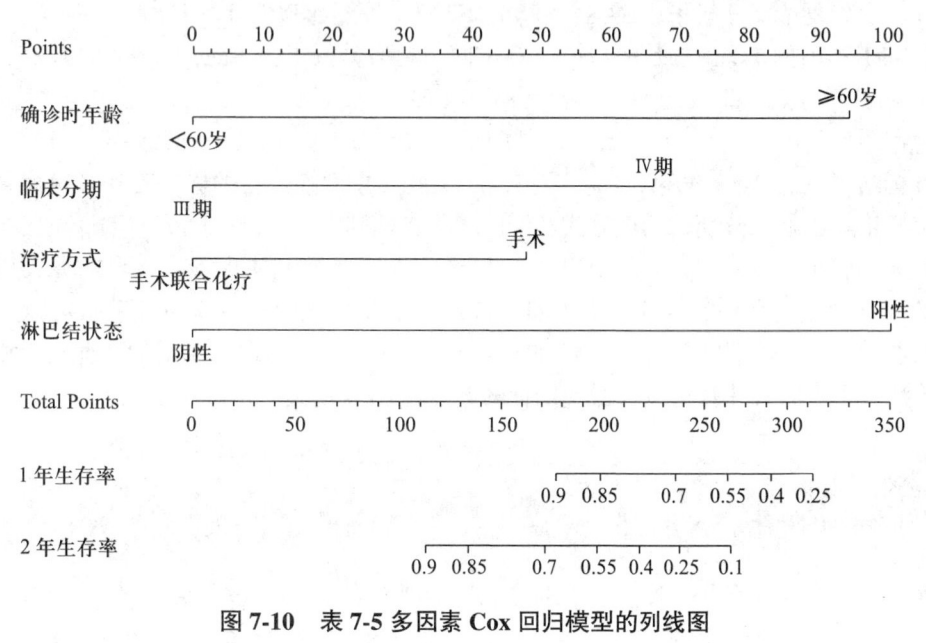

图 7-10　表 7-5 多因素 Cox 回归模型的列线图

三、疾病预后研究的评价

对于一项预后研究的质量及其研究结论是否可靠，应该进行评价，评价原则归纳为以下 7 条。

（一）研究的起止时间是否明确

由于疾病自然病程对预后会有明显的影响，选用不同的起点，结果也可能不同。因此，同一研究中所有的受试对象进入研究的"零点"时间要统一，可以是发病时间、确诊时间、手术时间等。此外，预后研究的终点时间也必须明确，如果随访时间过短，研究事件的发生率可能较低，得不到预期结果；如果随访时间过长，可能会增加失访，使结果的可信度下降。

（二）研究对象的来源是否明确

研究对象的来源直接影响研究对象的代表性及可比性，如研究对象可来自一般人群，也可来自医疗单位，医疗单位还需确定为哪一级医疗单位，以及是综合性还是专科医疗单位。以人群为基础的研究比以医院为基础的研究代表性好，结果更真实。医院病例有一定的局限性，不同级别的医院所收治的疾病类型和病情严重程度都可能有所不同,主要原因是重症患者多集中于大型医院或专科医院。

(三)随访时间是否足够、随访是否完整

疾病预后研究的随访时间必须足够长,以便能够观察到足够的结局事件数。随访时间的长短和频次需要结合疾病本身的特点和结局指标的属性决定。如果随访时间不足,只有一小部分患者观察到了结局事件,将产生大量的截尾数据,很难代表所研究疾病的实际预后情况;如果随访时间过长,则可能导致较高的失访率。一般来说,失访率越低,结果越真实,研究者应努力降低失访率。失访率可用于判断随访的完整性。若失访率小于5%,可认为对最终结果影响不大;若失访率在10%~20%,应引起注意;若失访率超过20%,结果将不可信。当失访率为5%~20%时,可以进行"敏感性分析",判断失访对研究结果的影响。

(四)结局的判断是否有客观标准、是否采用盲法

在疾病预后研究中,需要清晰地描述所使用结局指标的定义及其测量标准。有些结局指标相对客观,测量的准确性和重复性较好,如死亡、入院、接受某种治疗。但多数预后结局需要一定的主观判断,如疾病的严重程度、疼痛评分、复发、生存质量。为了减少主观因素对判断预后结局的影响,一方面,尽量选用客观、重复性好的结局指标;另一方面,应采用盲法判断,不让结局指标的测量者知道研究对象的具体特征(如分组情况、病情严重程度),以避免疑诊偏倚。否则,预后指标测量的可靠性就会受到质疑。尤其对于主观性的预后指标,更应采用盲法。盲法是控制主观因素影响最直接、有效的方法。

(五)对影响预后的重要因素是否进行了统计学校正

在比较不同特征患者的预后差异时,除研究因素外,其他因素要尽可能相同。但疾病结局的发生常受多种因素的影响。因此,在对某个预后因素进行分析时,应充分校正其他预后因素的影响。对于混杂因素的校正,可以采用分层分析、标准化、多因素分析等方法。混杂因素较少时可采用前两种方法校正,混杂因素较多时可以采用多因素分析校正,如多重线性回归、Logistic回归和Cox回归模型。

(六)报告预后研究的结果是否完整

对疾病预后的结果报告一般应采用以下3种指标:①预后事件的发生率,如1年生存率、3年生存率。②中位生存时间(median survival time)又称半数生存期,是指观察到50%的受试对象仍存活的随访时间。③生存曲线可以了解预后随时间变化的全过程。如果两个预后研究报告的3年生存率都是60%,但两条生存曲线的形状不同,一条生存曲线中位生存时间为6个月,提示疾病早期预后就很差;另一条生存曲线中位生存时间为12个月,提示疾病早期预后相对较好,随着时间推移而逐渐恶化。时点生存率、中位生存时间、生存曲线所示的研究结果可能完全不同。因此,完整地报告预后研究结果应从上述3个方面全面描述,才能反映预后的全貌,并且应当报告结局事件发生概率的95%CI。预后因素的研究也可用绝对危险度、相对危险度或风险比等指标来表示,同时也要报告95%CI。95%CI越窄,结果的精确性越高,对总体预后的估计越精确。

(七)研究结果的实用性和临床意义

前述六条是对预后研究结果的真实性和科学性进行评价,此外,还应对预后研究结果的实用性和临床意义做出客观评价。一方面,研究对象与临床实践中所遇到的病例是否相似,有助

于了解该结论是否具有临床应用价值;另一方面,研究结果是否直接有助于治疗方案的选择,是否有助于对患者及其亲属进行合理解释。

第四节 研究实例

【例7-6】对于终末期肾衰竭患者,肾移植是较好的治疗方法。但是,随着全球人口老龄化趋势,器官捐赠者的年龄不断增加,并常伴有心血管疾病,不满足常规的器官供体标准。因此,需要考虑扩展现行的器官供体标准,以增加供体肾的来源。但是,相对于常规标准供体(standard criteria donor,SCD),接受扩展标准器官供体(expand criteria donor,ECD)肾移植者的预后及其影响因素仍不清楚,限制了扩展标准器官供体在临床的应用。因此,研究者开展了一项前瞻性队列研究,以明确采用EDC肾移植者的长期生存结果,并分析影响ECD肾移植者预后的因素。

一、研究设计概述

这项研究是一项多中心、前瞻性队列研究。
1. **研究起始时间** 肾衰竭患者肾移植手术时间。
2. **研究终点时间** 终点事件发生时间、2014年5月1日或随访达到7年,以先到者为准。
3. **终点事件** 移植肾衰竭,定义为移植肾功能失代偿后行血液透析。
4. **随访时间** 从肾移植手术时间至移植肾衰竭或随访截止时间的间隔。
5. **病例来源** 2004年1月至2011年1月在4家医院接受肾移植手术的2763例患者,根据患者接受移植肾供体的情况,分为ECD组($n=916$)和SCD组($n=1847$)。
6. **预后因素** 为了解影响肾移植患者预后的因素,并校正可能的混杂因素,研究者分别从受体(年龄、性别)、供体(年龄、性别、供体类型、是否为遗体捐赠、高血压史、糖尿病史、肌酸酐水平、器官供体标准)、移植特征(移植评分、肾冷缺血时间)、肾移植后免疫学特征(HLA错配数、供体特性抗HLA抗体)4个层面收集了可能影响肾移植患者预后的因素。

二、资料分析方法

采用Kaplan-Meier法绘制两种器官供体标准的生存曲线,生存曲线的组间比较采用Log-rank检验。采用Cox回归模型,将单因素分析中$P\leq0.10$的因素纳入多因素分析,在多因素分析中采用逆向逐步法筛选影响肾移植术后患者预后的因素,报告风险比(HR)及95%CI。

三、主要研究结果

研究者分析发现,使用ECD肾供体患者的7年生存率为80%,显著低于使用SCD肾供体患者的88%($P<0.001$),两组患者的生存曲线见图7-11。进一步的多因素Cox回归分析显示,使用EDC肾供体($HR=1.84$,95%CI 1.47~2.31,$P<0.01$)、冷缺血时间超过12小时(12~24小时:$HR=1.46$,95%CI 1.04~2.04;≥24小时:$HR=1.73$,95%CI 1.19~2.52;$P=0.017$)、移植评

分>1（$HR=1.54$，95%CI 1.01~1.18；$P=0.002$）、HLA 错配数（$HR=1.095$，95%CI 1.01~1.18；$P=0.022$）、出现供体特性抗 HLA 抗体（$HR=2.99$，95%CI 2.27~3.94；$P=0.002$）是影响肾移植患者预后不良的因素，结果见表 7-6。

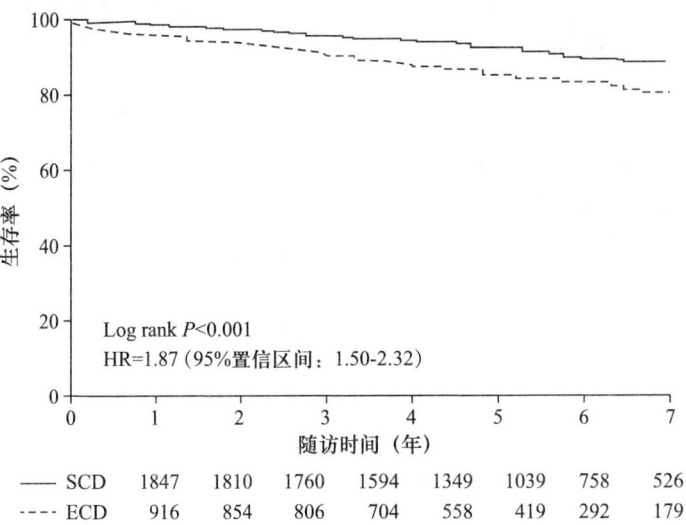

图 7-11　两种肾供体标准下肾移植患者的生存曲线

表 7-6　肾移植患者预后因素的多因素 Cox 回归分析结果

指标	患者数/事件数	HR（95%CI）	P
供体肾标准			
SCD	1835/187	1	<0.001
ECD	855/138	1.84（1.47~2.31）	
冷缺血时间			
<12 小时	670/44	1	
12~24 小时	1514/198	1.46（1.04~2.04）	0.017
≥24 小时	506/83	1.73（1.19~2.52）	
移植评分			
1	2278/241	1	0.002
>1	412/84	1.54（1.17~2.04）	
HLA 错配数目	2690/325	1.10（1.01~1.18）	0.022
抗 HLA 抗体			
否	2364/241	1	<0.001
是	326/84	2.99（2.27~3.94）	

注：HR. 风险比；95%CI. 95% 置信区间。

思 考 题

1. 疾病的预后因素与疾病的危险因素有何异同？
2. 请简述疾病预后研究常用的设计方法及其优点、缺点。

3. 请简述预后研究常见的偏倚及其控制措施。

4. 一位肾内科医师在临床上发现，部分合并高血压的狼疮性肾炎患者的预后比较差，5年内发展为终末期肾病的风险比不合并高血压的患者高。于是，他收集了所在医院100例狼疮性肾炎患者的临床资料，经过5年的前瞻性追踪随访后统计发现，35例合并高血压的患者中观察到20例终末期肾病，65例无高血压患者中观察到28例终末期肾病。合并高血压组患者发生终末期肾病的比例为57.1%，高于无高血压患者的43.1%。请回答：

（1）这位医师采用了何种研究设计方法，这种研究方法在设计上需要考虑哪些方面？

（2）研究者需要采用哪些统计分析方法来评价高血压对狼疮性肾炎患者预后的影响？

（3）这项研究可能存在哪些偏倚，如何控制？

（4）这项研究可以帮助医师解答哪些方面的临床问题？

（李济宾）

第八章

meta 分析

第八章数字资源

meta 一词源于希腊文 more comprehensive。meta-analysis 中文译为荟萃分析、元分析、二次分析、衍生分析、集成分析、综合分析、分析的分析、资料的再分析等，但这些译名均有不足之处，现采用 meta 分析。meta 分析（meta-analysis）是对具有相同目的且相互独立的多个研究结果进行系统的综合评价和定量分析的一种研究方法，即 meta 分析不仅需要搜集目前尽可能多的研究结果，并进行全面、系统的质量评价，而且还需要对符合条件（如纳入标准和排除标准）的研究进行定量合并。

meta 分析可以增大样本量、提高检验效能；在可能情况下进行数据的合并，解决研究结果不一致的问题；增大了样本量，可能引出原始文献中未提及的新见解，或回答原始文献不能回答的问题。从狭义的角度讲，meta 分析只是一种用于定量合成的统计学处理方法；从广义的角度讲，meta 分析已经不再简单地局限为一种统计学方法，而是汇总多个同类研究结果，并对研究结果进行定量合并的研究过程，是一种定量的系统评价方法。

案例 8-1

基因多态性及其表达产物的变化可能与人类原发性高血压、动脉硬化、慢性肾病、早发缺血性卒中、代谢综合征、脂代谢有关。而这些都是冠心病的易感因素，因此可能参与心血管疾病的调控。已发现 *Klotho* 基因存在多个单核苷酸多态性（single nucleotide polymorphism，SNP），其中位于启动子区的 G-395A 基因多态性与冠心病的相关性已在亚洲国家广泛报道，但并未取得一致性的结论。因此，有研究应用 meta 分析对已发表的有关 Klotho G-395A 基因多态性与冠心病相关性的研究文献进行综合分析，旨在为两者之间的关系提供循证医学证据。

问题：
1. 该研究文献检索的途径和方法是什么？
2. 文献纳入和排除的标准是什么？
3. 数据收集方法及统计分析步骤是什么？

meta 分析步骤包括：提出研究问题、制定检索策略、确定纳入和排除标准、评价文献质量、提取数据、建立数据库、计算各独立研究的效应量大小、检验异质性、计算合并效应量的大小、表达效应量结果、敏感性分析及总结报告等。20 世纪 80 年代中期，meta 分析被逐步引入临床随机对照试验及流行病学研究中，并在 30 年间快速发展，meta 分析论文发表数量也快速增长。当前，meta 分析已被广泛应用于临床医疗、公共卫生、分子遗传、药物评价、医疗保险、医学教育等众多生物医学领域，特别是已被广泛应用于效应量较小或存在争议的治疗性研究（主要为 RCT）、预后研究、病因学研究等，并逐步推广到剂量-效应关系研究以及诊断试验的综合分析。近年来，随着方法学的不断发展，累积 meta 分析（cumulative meta analysis）和网状 meta 分析（network neta analysis）等新方法也应运而生，应用领域不断拓展，meta 分析对医学产生了广泛而深远的影响。

第一节 概　述

一、基本原理

meta 分析本质上是一种观察性研究，因而也遵循科学研究的基本原则，包括提出问题、检索相关文献、制定文献的纳入和排除标准、提取资料信息、统计学处理、报告结果等基本研究过程。与一般研究的不同点是，利用已经存在的（发表与未发表）各独立研究结果资料，而不需要对各独立研究中的每个观察对象进行观测或实验并收集其原始数据。

二、目的

（一）增大检验功效

增大检验功效可以提高对初步结论的论证强度及临床效应的分析评估力度。由于单个临床试验往往样本量小，难以明确肯定某种效应，而这些效应对临床工作可能很重要。如果要求从统计学上来肯定或否定这些效应，则需要较大的样本。采用 meta 分析方法则比重新开展一项大规模的、代价高昂的，甚至是不切实际的研究更为可行。把若干具有可比性的单个临床试验结果进行合并分析，改善对效应的估计值或把握度。

（二）评价结果的一致性及解决研究中的矛盾

在临床医学领域中，关于某一问题经常有许多学者进行研究。在理想状态下，研究方法相同、暴露因素或干预措施相似时，独立研究结果之间可能会存在差异，这种差异主要是由于随机误差所导致的。此外，还有系统误差存在，利用 meta 分析进行合并整合后，可以解决研究中结论不一致的问题，全面地认识该问题。

如抗高血糖治疗对心血管和心力衰竭（HF）风险的影响在心血管结局试验（CVOT）中的差异很大，基础因素仍不完全清楚。2023 年 3 月 19 日发表在 *Cardiovascular Diabetology* 上的一项研究，检索了截至 2023 年 1 月 25 日 PubMed 和 EMBASE 中报告 2 型糖尿病或糖尿病前期患者主要不良心血管事件（MACE）和 HF 结局的所有抗高血糖治疗的随机对照 CVOT，纳入了 35 项试验，包括 256 524 例患者，确定了在所有抗高血糖治疗的 CVOT 中糖化血红蛋白（HbA1c）或体重变化与这些结局的关系。

（三）增强研究结果的可靠性和客观性

传统文献综述的缺点是综述的作者总是或多或少地喜欢选择引用那些支持他们观点的文献。meta 分析作为一种定量的文献分析方法，则是综合所有相关的研究方法和可靠的临床研

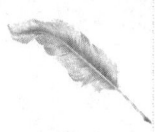

究结果，试图得出没有偏倚的结论。这些相关研究必须具备药理学或临床治疗上的组间可比性。所以 meta 分析的结果比叙述性文献综述的结论更客观、更全面。

（四）寻求新的假说

习近平总书记在中共中央政治局 2023 年 2 月 21 日下午就加强基础研究进行第三次集体学习时强调：要坚持"四个面向"，坚持目标导向和自由探索"两条腿走路"，把世界科技前沿同国家重大战略需求和经济社会发展目标结合起来，统筹遵循科学发展规律提出的前沿问题和重大应用研究中抽象出的理论问题，凝练关键科学问题。meta 分析方法可以回答单个临床试验中尚未提及或者不能回答的问题，尤其用于随机对照试验设计所得的结果进行综合评价，可以提出一些尚未研究的新问题。

三、meta 分析的基本特性

（一）meta 分析属于观察法

meta 分析是观察性研究，而不是具体的临床研究。一项具体的临床研究可以人为地去控制各种条件，特别是实验研究，可以在将各种条件控制好的情况下，将一种现象暴露出来。而 meta 分析则不然，其将已有的研究报告被动地接受下来，这些论文的质量可能参差不齐。此外，meta 分析还有可能对一些有争议的课题过早地做出定论，从而抑制对有争论、有矛盾课题的进一步深入研究。

（二）重要偏倚

meta 分析所选取的原始研究报告在很大程度上存在着发表或出版偏倚（publication bias），而这种偏倚有时在具体的 meta 分析时很难避免。最常见的情况是，作者或编辑部往往只喜欢发表阳性结果的论文。meta 分析在收集数据时，除了要对已发表的论文数据库进行系统检索外，还要想方设法尽可能收全那些未发表的相关研究。但是，目前世界上多数医学数据库检索都是以收集已发表的论文为主，对那些未发表的研究论文及会议论文等，要收集全并非易事。所以，发表或出版偏倚不可避免地存在并影响 meta 分析结论的可靠性。

（三）原始研究报告的质量

原始研究论文的质量直接影响到 meta 分析的结论正确与否。meta 分析基于研究报告摘录数据，但研究报告的不规范给方法学质量的评估带来困难。

（四）原始研究的质量

原始研究的质量将直接从根本上影响 meta 分析结论的可信与否。原始试验研究的设计（包括试验设计是否遵守了随机、对照、重复与均衡原则）及试验过程的质量控制（包括试验员是否严格按照试验设计中对试验因素及重要非试验因素控制条件对各因素实施控制、是否准确无误地测量和记录了实验数据）对于 meta 分析的结论的可信与否起着决定性作用。

第二节 设计要点及步骤

一、提出问题，制订研究计划

与开展任何研究一样，meta 分析首先应提出需要解决的科学问题。这些问题一般来自临床研究或流行病学研究中不确定或有争议的问题，可以采用 PICO 格式将研究问题结构化，即研究对象（participant）、干预（intervention）、对照（comparison）、结局（outcome），也就是对研究对象的特征、采取什么干预措施、与什么进行比较、观察的结局指标进行明确定义。然后针对确定的问题拟定一个详细的研究计划书，阐明本次研究的目的、研究现状和意义、文献检索的途径和方法、文献纳入和排除标准、数据收集方法及统计分析步骤等。

二、文献检索

（一）检索步骤及策略

资料收集的原则是多途径、多渠道、最大限度地收集已发表的和未发表的文献。检索策略一般为：

（1）首先进行预检索，大致确定检索范围，根据预检索的结果修改检索策略。
（2）检索时可进行必要的限定，如研究对象、语种、出版年限、出版类型。
（3）保证较高的查全率最为重要，因为漏检了重要文献可能直接影响 meta 分析结论的可靠性和真实性，应最大可能地收集已发表的和未发表的文献。
（4）计算机检索与手工检索相结合，并重视所得文献的参考文献。
（5）要注意通过其他渠道收集，如会议论文、未发表的学术论文、专著内的章节等通过常规方法难以检索到的文献。

（二）常用的数据库

常用的检索相关研究的来源有 Embase 数据库（生物医学与药理学文摘索引型数据库）、美国国立研究注册（NRR）、MEDLINE 数据库、Pubmed 数据库、中国生物医学文献数据库（CBMdisc）、清华同方全文数据库（CNKI）以及 Lancet、BMJ、JAMA 等综合性医学期刊和相关医学期刊等；另外，对于相关的二次研究数据来源，可以查阅 Cochrane 图书馆、OVID 医学全文期刊数据库、EBSCO 全文数据库、美国国立指南库、Sumsearch 搜索引擎、ACP 期刊俱乐部、循证医学期刊等。

三、制订原始文献的选择标准

根据研究计划书中提出的文献纳入和排除标准，对检出的相关文献进行仔细筛选。通常至少由 2 名熟悉专业知识的研究人员在接受严格培训之后，对搜集到的全部文献进行盲法审读，

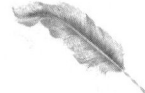

并予以挑选；选出符合要求的研究项目进行 meta 分析。对存有疑问的文献，可以先纳入，待联系原文作者获取相关信息或分析评价后再做取舍。

在制定文献纳入和排除标准时，为尽可能地减少选择偏倚，一般应综合考虑研究对象、研究设计类型、暴露或干预措施、研究结局、研究开展的时间或文献发表的年份和语种、样本大小以及随访年限等因素。纳入和排除标准制定得过严或过宽，均存在一定的弊端。如果标准过严，尽管进入 meta 分析的各项研究间同质性很好，但可能符合要求的文献很少，失去了做 meta 分析增加统计学功效、定量估计研究效应平均水平的意义；如果标准过宽，又可能大大降低了 meta 分析结果的可靠性和有效性。

四、研究偏倚及风险评估

按照临床流行病学的文献质量评价方法，对每项纳入研究的内在真实性、外在真实性和影响结果解释的因素等进行全面评价，其中内在真实性评价主要是考察各独立研究是否存在偏倚及其影响程度，这在文献评价中最为重要。

纳入研究的质量高低可以用权重表示，也可以用量表或评分系统进行评分。如目前对于随机对照试验，常用的文献质量评价量表为 Jadad 评分量表；对于病例对照研究，可采用 Lichtenstein 等的病例对照研究评价指南，对于不同量表所包含的具体内容，详见相关文献。对于评分系统，目前对于医学研究的质量分级标准和推荐强度系统，最常用的是 WHO 和 Cochrane 协作网在内的 60 余个国际组织、协会已经采纳的 GRADE 标准，GRADE 标准及分级软件可免费下载安装。需要指出的是，各种评分标准的真实性和可靠性如何，还有待在实践中验证和完善。

五、数据提取

从符合纳入要求的文献中摘录用于 meta 分析的信息，如原文的结果数据、图表，必要时还可尝试从原文作者处获取未发表的原始数据。在数据提取之前，首先拟定数据提取表格，通过预试验，修改和完善表格后，再将需要的内容从原始文献摘录至数据提取表格中。资料的提取和计算机录入一般由两人独立进行，以保证信息摘录和输入的质量。

六、合并统计

统计学处理是 meta 分析的关键步骤，其主要过程如下：
（1）制定统计分析方案。
（2）选择适当的效应指标：连续变量一般用均数差表示效应的大小；二分变量用率差（rate difference，RD）、OR、RR 等表示效应量的大小；生存资料一般采用风险比（hazard ratio，HR）表示效应量的大小。
（3）纳入研究的异质性检验：meta 分析之前，尽管制定了严格的文献纳入及排除标准，最大限度地控制了异质性来源。但由于各独立研究的设计、试验的条件、试验所定义的暴露及测量方法的不同，以及协变量的存在，均可能产生异质性，若此时将结果强行合并在一起，势必会影响结论的准确性。因此，在 meta 分析之前，应进行异质性检验。异质性检验的目的是检查各独立研究的结果是否具有一致性（可合并性）。若纳入 meta 分析的各研究结果是同质的，可以采用固定效应模型计算合并后的综合效应；当各研究结果存在异质性时，应分析其来源及其对效应合并值产生的影响。如果影响较小，可按相同变量进行分层合并分析（亚组分析），或采用随机效应模型进行合并分析；如果各研究间异质性特别大且来源不知，这就降低了这些研究结果的可合并性，此时，采取放弃meta分析更为明智。异质性检验方法主要有Q检验法与目测图形法等，具体见本章第三节。

（4）模型选择及统计分析：得到效应合并值的点估计和区间估计，具体见本章第三节。

（5）效应合并值的假设检验与统计推断，具体见本章第三节。

（6）采用图表表示各个独立研究及效应合并值的点估计、区间估计，具体见本章第三节。

七、深入分析

（一）亚组分析

按不同的研究特征，如不同的统计方法、研究的方法学质量高低、样本量大小、是否包括未发表的研究，对纳入的文献进行分层meta分析，比较合并效应间差异有无统计学意义。

（二）敏感性分析

敏感性分析用于评价一定假设条件下所获效应合并值的稳定性。常用以下几种方法：

（1）采用不同模型计算效应合并值的点估计和区间估计，比较合并效应间差异有无统计学意义。

（2）从纳入研究中剔除质量相对较差的文献后重新进行meta分析，比较前后合并效应间差异有无统计学意义。

（3）改变研究的纳入和排除标准后，对纳入的研究重新进行meta分析，比较合并效应间的差异有无统计学意义。

八、形成结果报告

目前，对于meta分析报告质量的评价，是通过系统评价和meta分析优先报告条目（preferred reporting items for systematic reviews and meta-analyses，PRISMA）来完成的，详细内容见本章第五节。

第三节 数据的合并统计

可用于meta分析的数据主要包括以下5类：①二分类变量资料，按照某种属性分为互不相容的两类，如描述临床结局时，选用存活、死亡、复发或不复发等；②数值变量/连续性变量资料，如血压值、血糖，往往有度量衡单位，且能够精确测量；③等级资料/有序多分类变量资料，按照某种属性分为多类，类与类之间有程度或等级上差异，如疗效判定用痊愈、显效、有效、无效等表示；④计数资料，即同一个体在一定观察时间内可发生多次不良事件，如心肌梗死、骨折、多次入院；⑤生存资料，同时观察两类数据，即是否发生不良事件以及发生不良事件的时间。

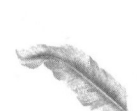

数据类型不同决定了效应量的表达方式有所不同。效应量（effect size）常被定义为临床上有意义的值或改变量。当结局观察指标为二分类变量资料时，常用的效应量表达有相对危险度（relative risk，RR）、比值比（odds ratio，OR）、绝对危险度（absolute risk，AR）或需治人数（number need to treat，NNT）等；当结局观察指标为定量变量资料或连续性变量资料时，效应量采用均数差值（mean difference，MD）或标准化均数差值（standardized mean difference，SMD）等表达方式。对于等级资料或计数数据，可根据实际情况转化为二分类变量资料或当作连续性变量资料进行处理，选用相应的效应量。对于生存资料，效应量表达可用风险比（hazard ratio，HR）。

一、模型类型

meta分析模型选择取决于异质性检验结果以及对理论效应量的假设。常用的统计模型分为固定效应模型（fixed effects model）和随机效应模型（random effects model）两类。如果异质性检验无统计学意义或小到可以忽略，此时可认为理论效应量是固定的，原始研究间的效应量若有差别，也是由于抽样误差造成的，可直接选用固定效应模型估计合并效应量。反之，如果异质性较大，且假定理论效应量变化呈正态分布，则应选用随机效应模型。该模型将研究间的变异因子作为校正权重，其结果比固定效应模型结果更稳健。

（一）固定效应模型

固定效应模型在实际中应用最为广泛。对于定性资料，效应指标的表达常使用OR值，具体估计方法有Peto法、Mantel-Haenszel法、方差倒数权重法。在实际应用中，Peto法的计算较为简单，Cochrane协作网提供的meta分析软件Rev-Man中，固定效应模型采用的也是Peto法。对于定量资料，效应指标一般使用标准化均差值（即标准化后，平均值之差量）。

（二）随机效应模型

随机效应模型的统计分析方法主要是Der Simonian-Laird法。该法假设各研究不同质，在分析效应指标的差异时考虑了各研究的变异，其关键是对每个研究的权重进行校正，即以研究内方差与研究间方差之和的倒数作为权重纳入分析。该法不仅可以用于定性资料，而且可以用于定量资料。

二、定量资料的meta分析

对于定量资料，每一项研究的效应尺度 d_i 以标准化均数差值来表示。设第 i 个研究试验组和对照组的样本量分别为 n_{1i}、n_{2i}，均数分别为 $\bar{x}_{1i}$、$\bar{x}_{2i}$，方差分别为 s_{1i}^2、s_{1i}^2，两组合并标准差为 s_i。相应的计算过程如下：

1. 采用固定效应模型时

（1）计算效应尺度 d_i 和合并标准差 s_i。

$$d_i = \frac{\bar{x}_{1i} - \bar{x}_{2i}}{s_i}, \quad i=1, 2, \cdots, m \quad \text{（公式8-1）}$$

$$s_i = \sqrt{\frac{(n_{1i}-1)s_{1i}^2 + (n_{2i}-1)s_{2i}^2}{n_{1i}+n_{2i}-2}} \quad \text{（公式8-2）}$$

（2）计算合并的效应尺度 $d_{合并}$ 及其 $95\%CI$。

$$d_{合并}=\frac{\sum \omega_i d_i}{\sum \omega_i} \quad \text{（公式 8-3）}$$

$$d_{合并} \pm 1.96\sqrt{\frac{1}{\sum \omega_i}} \quad \text{（公式 8-4）}$$

其中，

$$\omega_i = 2(n_{1i}+n_{2i})/(8+d_i^2) \quad \text{（公式 8-5）}$$

（3）异质性检验。

$$Q=\sum \omega_i d_i^2 - \frac{\left(\sum \omega_i d_i\right)^2}{\sum \omega_i} \quad \text{（公式 8-6）}$$

2. 采用随机效应模型时

（1）计算效应尺度 d_i 和合并标准差 s_i。

公式同公式 8-1 和公式 8-2。

（2）d_i 的加权均数和加权方差的估计值的计算。

$$\bar{d}=\frac{\sum \bar{\omega}_i d_i}{\sum \bar{\omega}_i} \quad \text{（公式 8-7）}$$

$$\bar{\omega}_i = \frac{1}{\frac{1}{\omega_i}+\hat{\tau}^2} \quad \text{（公式 8-8）}$$

这里，仍然有 $\omega_i=2(n_{1i}+n_{2i})/(8+d_i^2)$，下同。

（3）计算校正因子。

$$\hat{\tau}^2 = \begin{cases} \dfrac{Q-(k-1)}{U} & Q>(k-1) \\ 0 & Q \leq (k-1) \end{cases} \quad \text{（公式 8-9）}$$

式中，k 为纳入研究的数量，Q 与 U 的计算如下：

$$Q=\sum \omega_i (d_i-\bar{d})^2 \quad \text{（公式 8-10）}$$

$$Q=(k-1)\left(\bar{\omega}-\frac{s_\omega^2}{k\bar{\omega}}\right) \quad \text{（公式 8-11）}$$

$$s_\omega^2 = \frac{1}{k-1}\left(\sum \omega_i^2 - k\bar{\omega}^2\right) \quad \text{（公式 8-12）}$$

$$\bar{\omega}=\frac{1}{k}\sum \omega_i \quad \text{（公式 8-13）}$$

（4）计算平均效应尺度的 $95\%CI$。

$$\bar{d} \pm 1.96\sqrt{\frac{1}{\sum \bar{\omega}_i}} \quad \text{（公式 8-14）}$$

三、二分类资料的 meta 分析

（一）多个队列研究设计四格表资料的 meta 分析

1. 数据结构 单个队列研究设计四格表资料如表 8-1 所示。

表 8-1 单个队列研究设计四格表资料

暴露与否	"发病"与否（例数）	
	"发病"	未"发病"
暴露	a_i	b_i
不暴露	c_i	d_i

多个队列研究设计四格表资料如表 8-2 所示。

表 8-2 k 个队列研究设计四格表资料

研究编号	观测人数（发生某事件的人数）	
	试验药物组	安慰剂组
1	n_{11} (n_{a1})	n_{12} (n_{c1})
...	...	...
k	n_{k1} (n_{ak})	n_{k2} (n_{ck})

2. 计算步骤 队列研究效应指标包括危险比（risk ratio）或相对危险度（relative risk，RR）及危险差（risk difference，RD）。对多个符合条件的队列研究设计四格表资料进行 meta 分析的基本原理如下。

（1）处理效应及权重：假设已获得 k 项符合入选条件的研究，编号 i=1、2、…、k。每项研究均有 1 个暴露组（记为 T）和 1 个对照组（即不暴露组，记为 C）。

有时候，表 8-1 中的某个（些）频数为 0，从而给计算带来困难。为了避免这种情况发生，通常的做法是对上述 4 个频数中的每一个加上一个很小的值，比如 0.005 或者 0.002 5。

可用表 8-1 中的 4 个频数来估计暴露组和对照组受试者发生研究者所关心的某事件的发生率，公式如下：

$$\hat{p}_{Ti}=a_i/(a_i+b_i) \quad \text{（公式 8-15）}$$

$$\hat{p}_{Ci}=c_i/(c_i+d_i) \quad \text{（公式 8-16）}$$

基于这些发生率，可以进一步计算效应指标 RR_i 及 RD_i 的值：

$$\hat{RR}_i=p_{Ti}/p_{Ci} \quad \text{（公式 8-17）}$$

$$\hat{RD}_i=p_{Ti}-p_{Ci} \quad \text{（公式 8-18）}$$

在进行统计分析时，通常对 RR_i 作对数变换，将对 RR_i 作对数变换后的变量作为处理效应。这是因为对于小样本研究，作对数变换后的变量的分布与正态分布更为接近。对 RR_i 作对数变换后的变量，其所对应的总体方差的估计值为：

$$\hat{V}(\ln(\hat{RR}_i))=\frac{1}{a_i}-\frac{1}{a_i+b_i}+\frac{1}{c_i}-\frac{1}{c_i+d_i} \quad \text{（公式 8-19）}$$

RD_i 所对应的总体方差的估计值为：

$$\hat{V}(\hat{RD}_i)=\frac{p_{Ti}(1-p_{Ti})}{a_i+b_i}+\frac{p_{Ci}(1-p_{Ci})}{c_i+d_i} \quad \text{（公式 8-20）}$$

若用 y_i 来统一表示 $\ln(RR_i)$ 或 RD_i 中的任何一个，用 $\hat{y}_i$ 表示 y_i 的估计值，则 y_i 基于正态分布的置信区间为：

$$\hat{y}_i \pm u_{1-\alpha/2}\sqrt{\hat{V}(\hat{y}_i)} \quad \text{（公式 8-21）}$$

当效应指标为 RR_i 时，上面的置信区间为作对数变换后的新变量的置信区间，可通过再变换得到原始变量的置信区间。

各项研究效应指标的权重定义如下：

$$v_i = \hat{V}(\hat{y}_i) \qquad \text{(公式 8-22)}$$

$$w_i = 1/v_i \qquad \text{(公式 8-23)}$$

（2）假设检验：人们已经提出了几种用于检验所感兴趣的不同假设的检验方法。

整体零假设的检验，检验假设为：$H_0: y_i = 0$，$i = 1、2、\cdots、k$，即所有的处理效应均为零。

对于该假设，有两种统计学检验方法，一种是不定向检验，其对立假设为"至少有 1 项研究的处理效应 $y_i \neq 0$"，通过比较统计量

$$X_{ND} = \sum_{i=1}^{k} w_i \hat{y}_i^2 \qquad \text{(公式 8-24)}$$

与自由度为 k 的 χ^2 分布的临界值 χ_k^2 的大小来实现。

另一种是定向检验，其对立假设为"各项研究的处理效应均为相同的非零值 y，即 $y_i = y \neq 0$"，通过比较统计量

$$X_D = \left(\sum_{i=1}^{k} w_i \hat{y}_i\right)^2 \bigg/ \sum_{i=1}^{k} w_i \qquad \text{(公式 8-25)}$$

与自由度为 1 的 χ^2 分布的临界值 χ_1^2 的大小来实现。

当整体零假设被拒绝后，下一步就是检验所有各项研究的处理效应是否相等，也就是检验各项研究的处理效应是否同质。检验零假设为：$H_0: y_i = y$，$i = 1、2、\cdots、k$，对立假设为"至少有 1 项研究的效应与其他研究不同，即各项研究的效应是不同质的"。

对异质性的检验，采用 Cochran's Q 检验，统计量为：

$$Q = \sum_{i=1}^{k} w_i (\hat{y}_i - \hat{y})^2 \qquad \text{(公式 8-26)}$$

式中：

$$\hat{y} = \left(\sum_{i=1}^{k} w_i \hat{y}_i\right) \bigg/ \sum_{i=1}^{k} w_i \qquad \text{(公式 8-27)}$$

该检验通过比较检验统计量 Q 与自由度为 $k-1$ 的 χ^2 分布临界值 χ_{k-1}^2 的大小来实现。

关于 meta 分析中研究间异质性的度量，Julian PT Higgins 等提出了一个新的、更好的统计量 I^2。该统计量的值由下面的公式计算得到：

$$I^2(\%) = \frac{Q - (k-1)}{Q} \times 100\% \qquad \text{(公式 8-28)}$$

式中，Q 为前面的异质性检验 χ^2 检验统计量，k 为入选研究的个数。

统计量 I^2 度量了各研究间由抽样误差以外的因素引起的异质性占总的异质性的比例。根据 Julian PT Higgins 等描述的计算方法，当按照公式计算出的 I^2 为负值时，取 $I^2 = 0$。因此，I^2 的取值范围在 0%~100%。当 $I^2 > 50\%$ 时，即认为各研究间是异质的。

完成异质性检验后，进一步的工作就是选择正确的模型来构造合并效应的置信区间。

无论是通过统计检验，还是从其他方面考虑，如果认为各研究的效应同质，则可以选择固定效应模型来构造合并效应的置信区间。反之，如果各研究的效应是异质的，则应选择随机效应模型构造合并效应的置信区间。

当选择固定效应模型时，按照下面的公式计算 y 的置信区间：

$$\hat{y} \pm u_{1-\alpha/2} \sqrt{\hat{V}(\hat{y})} \qquad \text{(公式 8-29)}$$

式中，$u_{1-\alpha/2}$ 为标准正态分布的 $100(1-\alpha/2)\%$ 百分位点，且

$$\hat{y} = \left(\sum_{i=1}^{k} w_i \hat{y}_i\right) \bigg/ \left(\sum_{i=1}^{k} w_i\right) \qquad \text{(公式 8-30)}$$

$$\hat{V}(\hat{y}) = \left(\sum_{i=1}^{k} w_i\right)^{-1} \qquad \text{(公式 8-31)}$$

当选择随机效应模型时，按照下面的公式计算 y 的置信区间：

$$\hat{\bar{y}} \pm u_{1-\alpha/2} \sqrt{\hat{V}(\hat{\bar{y}})} \quad (公式 8\text{-}32)$$

式中，$u_{1-\alpha/2}$ 为标准正态分布的 $100(1-\alpha/2)\%$ 百分位点，且

$$\hat{\bar{y}} = \left(\sum_{i=1}^{k} \overline{w}_i \hat{y}_i\right) \Big/ \left(\sum_{i=1}^{k} \overline{w}_i\right) \quad (公式 8\text{-}33)$$

$$\hat{V}(\hat{\bar{y}}) = \left(\sum_{i=1}^{k} \overline{w}_i\right)^{-1} \quad (公式 8\text{-}34)$$

$$\overline{w}_i = \left(\frac{1}{w_i} + \hat{\tau}^2\right)^{-1} \quad (公式 8\text{-}35)$$

$$\hat{\tau}^2 = \begin{cases} \dfrac{Q-(k-1)}{U} & Q > k-1 \\ 0 & Q \leq k-1 \end{cases} \quad (公式 8\text{-}36)$$

式中的 Q 由公式 8-26 计算。

$$U = (k-1)\left(\overline{w} - \frac{s_w^2}{k\overline{w}}\right) \quad (公式 8\text{-}37)$$

$$s_w^2 = \frac{1}{k-1}\left(\sum_{i=1}^{k} w_i^2 - k\overline{w}^2\right) \quad (公式 8\text{-}38)$$

$$\overline{w} = \frac{1}{k}\left(\sum_{i=1}^{k} w_i\right) \quad (公式 8\text{-}39)$$

式中的 w_i 由公式 8-23 计算。

（二）多个病例对照研究设计四格表资料的 meta 分析

1. 数据结构 单个病例对照研究设计四格表资料如表 8-3 所示。

表 8-3 单个病例对照研究设计四格表资料的表达形式

患病与否	既往暴露情况（n）	
	高暴露	低暴露
患病	a_i	b_i
未患病	c_i	d_i

多个病例对照研究设计四格表资料如表 8-4 所示。

表 8-4 k 个病例对照研究设计四格表资料

研究编号	病例组人数		对照组人数		OR
	高暴露	低暴露	高暴露	低暴露	
1	a_1	b_1	c_1	d_1	OR_1
…	…	…	…	…	…
k	a_k	b_k	c_k	d_k	OR_k

2. 计算步骤 病例对照研究效应指标一般为优势比（odds ratio，OR）。对多个符合入选条件的病例对照研究设计四格表资料进行 meta 分析的基本原理如下：

（1）处理效应及权重：假设已获得 k 项符合入选条件的研究，编号 $i=1、2、…、k$。每项研究均有 1 个病例组（记为 T）和 1 个对照组（记为 C）。

有时候，表8-3中的某个（些）频数为0，从而给计算带来困难。为了避免这种情况发生，通常的做法就是对上述4个频数中的每一个加上一个很小的值，比如0.005或者0.0025。

效应指标 OR 估计值的计算式为：

$$\hat{OR}_i = (a_i + b_i)/(c_i + d_i) \tag{公式8-40}$$

当进行统计分析时，通常对优势比（OR）作对数变换，将作对数变换后的变量作为处理效应。这是因为对于小样本研究，作对数变换后的变量的分布与正态分布更为接近。作对数变换后的变量，其所对应的总体方差的估计值为：

$$\hat{V}(\ln(\hat{OR}_i)) = \frac{1}{a_i} + \frac{1}{b_i} + \frac{1}{c_i} + \frac{1}{d_i} \tag{公式8-41}$$

现在，定义各研究的参数如下：

为了方便起见，也用 y_i 来表示 $\ln(OR_i)$，用 $\hat{y}_i$ 表示 y_i 的估计值，则 y_i 基于正态分布的置信区间为：

$$\hat{y}_i \pm u_{1-\alpha/2}\sqrt{\hat{V}(\hat{y}_i)} \tag{公式8-42}$$

上面的置信区间是作对数变换后的新变量对应参数的置信区间，可通过再变换得到原始变量对应参数的置信区间。

各项研究效应指标的权重定义如下：

$$v_i = \hat{V}(\hat{y}_i) = \frac{1}{a_i} + \frac{1}{b_i} + \frac{1}{c_i} + \frac{1}{d_i} \tag{公式8-43}$$

$$w_i = 1/v_i \tag{公式8-44}$$

（2）假设检验：人们已经提出了几种用于检验所感兴趣的不同假设的检验方法。

整体零假设的检验，检验假设为：$H_0: y_i = 0$，$i = 1、2、\cdots、k$，即所有的处理效应均为零。

对于该假设，有两种统计学检验方法：一种称为不定向检验，其对立假设为"至少有1项研究的处理效应 $y_i \neq 0$"，通过比较统计量

$$X_{ND} = \sum_{i=1}^{k} w_i \hat{y}_i^2 \tag{公式8-45}$$

与自由度为 k 的 χ^2 分布的临界值 χ_k^2 的大小来实现。

另一种称为定向检验，其对立假设为"各项研究的处理效应均为相同的非零值 y，即 $y_i = y \neq 0$"，通过比较统计量

$$X_D = \left(\sum_{i=1}^{k} w_i \hat{y}_i\right)^2 / \sum_{i=1}^{k} w_i \tag{公式8-46}$$

与自由度为1的 χ^2 分布的临界值 χ_1^2 的大小来实现。

当整体零假设被拒绝后，下一步就是检验所有各项研究的处理效应是否相等，也就是检验各项研究的处理效应是否同质。检验零假设为：$H_0: y_i = y$，$i = 1、2、\cdots、k$，对立假设为"至少有1项研究的效应与其他研究不同，即各项研究的效应是不同质的"。对异质性的检验采用 Cochran's Q 检验，该检验通过比较检验统计量 Q 与自由度为 $k-1$ 的 χ^2 分布临界值 χ_{k-1}^2 的大小来实现。完成异质性检验后，进一步的工作就是选择正确的模型来构造合并效应量的置信区间。

无论是通过统计检验还是从其他方面考虑，如果认为各研究的效应是相等的（同质的），则可以选择固定效应模型来构造合并效应的置信区间。反之，如果各研究的效应是异质的，则应选择随机效应模型构造合并效应量的置信区间。

第四节　偏倚风险评估

一、常见偏倚

医学研究中的偏倚（bias）是指在研究设计、实施、数据处理和分析的各个环节中产生的系统误差，以及结果解释、推论中的片面性，导致研究结果与真实情况之间出现倾向性的差异，从而错误地描述暴露因素与结局事件之间的联系。在 meta 分析中，文献检索、文献选择、数据提取等过程中往往会有偏倚产生。文献检索过程中涉及的偏倚主要有发表偏倚、语言偏倚、数据库偏倚、多重发表偏倚和地域偏倚等；文献选择过程中涉及的偏倚主要有选择偏倚和纳入语言的偏倚；数据提取过程中涉及的偏倚主要有提取偏倚、质量评定偏倚和报告偏倚。偏倚的存在会导致系统综述的结果偏离真实值或出现截然相反的结果，因此必须针对偏倚的来源加以控制。

发表偏倚（publication bias）是指阳性的研究结果较阴性的研究结果被报告和发表的可能性更大。如果 meta 分析只是基于已经公开发表的研究结果，可能会因为有统计学意义的研究占多数，从而夸大效应量，甚至得到一个虚假的关联，导致偏倚发生。在各种偏倚中，发表偏倚的控制较为困难，且影响程度较大。因此，识别和控制发表偏倚对 meta 分析非常重要。

二、识别及评价

（一）敏感性分析

如果敏感性分析前后合并效应值的结果差别不大，即假设因素与结局发生之间的关联未发生变化，且有统计学意义，表明 meta 分析的结果较为可靠。如果结果差别较大，提示可能有潜在的因素影响，则应在解释结果和下结论时慎重。

（二）漏斗图分析

漏斗图分析（funnel plot analysis）是最常用的识别发表偏倚的一种方法，此外还有剪补法以及公式法。漏斗图是基于样本含量（或效应量标准误的倒数）与效应量（或效应量对数）所绘制的散点图。根据图形的不对称程度判断 meta 分析中是否存在发表偏倚。该方法是以纳入 meta 分析的各个同类独立研究的效应估计值作为横坐标（位于 x 轴），每一项研究的样本量作为纵坐标（y 轴）绘制的简单散点图形。

效应量估计值（相对危险度、比值比、绝对危险度、均数差值或标准化均数差值等）的精度随着样本量增加而增加，其范围也随精度增加而逐渐变窄，最后趋近于点状，其形状类似一个对称倒置的漏斗，故称漏斗图。样本量小的研究，数量多、精度低，分布在漏斗图的底部，呈左右对称排列。样本量大的研究，精度高，分布在漏斗图的顶部，且向中间集中，如果图形呈现明显的不对称或不完整，提示可能存在发表偏倚。需要注意的是，采用漏斗图进行发表偏倚的分析，需要纳入较多的研究个数，原则上要求 5 个点以上才能进行。同时，一项研究的检验效能的高低不仅受样本量的影响，而且受研究事件发生数的影响，目前推荐使用标准误（SE）或效果估计值的变异度代替样本量来作为漏斗图中 x 轴或 y 轴的值（图 8-1）。

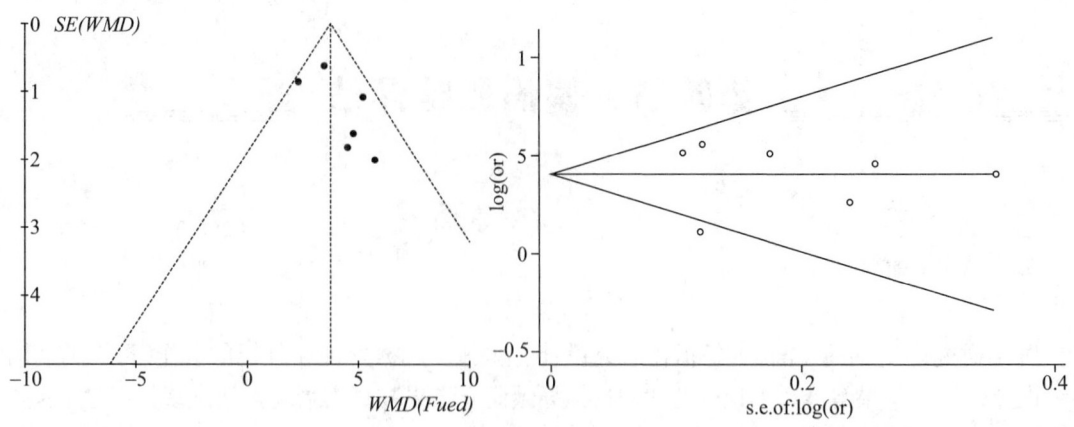

图 8-1　漏斗图示意图

加权均数差（weighted mean difference，WMD）

定量检查研究效应与样本量大小之间关系的统计学方法，目前主要有 Egger 法和 Begg 法等。Egger 法是用标准正态离差（standard normal deviate，SND）对效应估计值的精确度来做回归分析，如果存在不对称性，小样本试验显示的效应将系统偏离大样本的试验，回归线将不通过起点。其截距代表不对称的程度，偏离 0 越远，则漏斗图不对称的程度就越明显。Begg 法先通过减去权重平均值并除以标准误将效应量标准化后，再进行校正秩相关分析（Kendall's 相关）。根据相关系数的 P 值大小来判断漏斗图的对称性，当 $P<0.05$ 时，提示漏斗图不对称。

需要指出的是，如果漏斗图不对称，除与发表偏倚有关外，还与研究方法学质量的差异、结局效应真实的差异、机遇甚至弄虚作假有关。因此，如果漏斗图不对称，应对可能的原因进行分析。

第五节　meta 分析质量评价

meta 分析的质量评价主要从方法学质量评价和报告质量评价两方面进行。

一、方法学质量评价及工具

方法学质量评价主要考察 meta 分析的实施过程如何对偏倚进行控制。评价工具有 OQAQ（Oxman-Guyatt overview quality assessment questionnaire）、SQAC（Sack's quality assessment checklist）和 AMSTAR（assessment of multiple systematic reviews）等。

AMSTAR 是在 OQAQ 和 SQAC 的基础上形成的，自 2007 年被制定和发表后，受到国际学者的广泛认可，2017 年更新出 AMSTAR 2。AMSTAR 2 共有 16 个条目（表 8-5），其中条目 2、4、7、9、11、13、15 是关键条目，根据评价标准的程度评价为"是""部分是""否"。无或仅 1 个非关键条目不符合时，评价为"高等质量"，超过 1 个非关键条目不符合时，评价为"中等质量"，1 个关键条目不符合且伴或不伴非关键条目不符合时，评价为"低等质量"，超过 1 个关键条目不符合，伴或不伴非关键条目不符合时，评价为"极低等质量"。

表 8-5　AMSTAR 2 评价清单

条目	描述
1	研究问题和纳入标准是否包括了 PICO 部分？
2	是否声明在系统评价实施前确定了系统评价的研究方法？对于与研究方案不一致处，是否进行说明？
3	系统评价作者在纳入文献时是否说明纳入研究的类型？
4	系统评价作者是否采用了全面的检索策略？
5	是否采用双人重复式文献选择？
6	是否采用双人重复式数据提取？
7	系统评价作者是否提供了排除文献清单并说明其原因？
8	系统评价作者是否详细地描述了纳入的研究？
9	系统评价作者是否采用合适的工具评估每个纳入研究的偏倚风险？
10	系统评价作者是否报告纳入各个研究的资助来源？
11	如果进行了 meta 分析，系统评价作者是否采用了合适的统计方法合并研究结果？
12	如果进行了 meta 分析，系统评价作者是否评估了每个纳入研究的偏倚风险对 meta 分析结果或其他证据综合结果潜在的影响？
13	系统评价作者解释或讨论每个研究结果时是否考虑纳入研究的偏倚风险？
14	系统评价作者是否对研究结果的任何异质性进行合理的解释和讨论？
15	如果系统评价作者进行定量合并，是否对发表偏倚（小样本研究偏倚）进行充分的调查，并讨论其对结果可能的影响？
16	系统评价作者是否报告了所有潜在利益冲突的来源，包括所接受的任何用于制作系统评价的资助？

注：资料来源 Shea B J，Reeves B C，Wells G，et al. AMSTAR 2：a critical appraisal tool for systematic reviews that include randomised or non-randomised studies of healthcare interventions, or both. *BMJ*，2017，358：j4008.

张方圆，沈傲梅，曾宪涛，等. 系统评价方法学质量评价工具 AMSTAR 2 解读. 中国循证心血管医学杂志，2018，10（1）：14-18.（中文翻译版本参考此文献）

二、报告质量评价及工具

形成一份高质量的 meta 分析，须参考报告质量评价工具。1996 年，首个 meta 分析报告质量指南（quality of reporting of meta-analyses，QUOROM）制作并发布，2009 年，QUOROM 被修改和更新，并更名为系统评价与 meta 分析优先报告条目（preferred reporting items for systematic reviews and meta-analyses，PRISMA），2020 年进一步更新，形成了 PRISMA 2020。PRISMA 2020 清单的制定对于改进和提高系统评价与 meta 分析的报告质量起到了重要作用（表 8-6，表 8-7）。

表 8-6　PRISMA 2020 清单

项目	编号	报告要求
标题		
标题	1	明确本研究为系统评价
摘要		
摘要	2	见 PRISMA 2020 摘要清单（表 8-7）
前言		
理论基础	3	基于现有知识背景下描述系统评价的理论基础
目的	4	对系统评价的目的或问题进行清晰阐述

续表

项目	编号	报告要求
方法		
纳入标准	5	详细说明纳入和排除标准,以及在计算综合结果时如何对研究进行分组
信息来源	6	详细说明所有检索或查询的数据库、注册平台、网站、组织机构、参考文献清单或其他资源,明确说明每一项来源最后检索或查询的日期
检索策略	7	呈现所有数据库、注册平台和网站的完整检索策略,包括所使用的过滤器和限定条件
研究选择	8	详细说明确定一项研究是否符合系统评价纳入标准的方法,包括筛选的研究人员数量,是否独立筛选。如果使用自动化工具,应作详细说明
资料提取	9	详细说明数据提取的方法,包括提取数据的研究人员数量,是否独立提取,以及向原文作者获取或确认资料的过程。如果使用自动化工具,应作详细说明
资料条目	10a	列出并定义需要收集数据的所有结局指标。详细说明是否收集每个研究中与结局指标相关的所有结果(如测量指标、时间点、分析结果),如果不是,则应说明收集特定结果的方法
	10b	列出并定义需要收集的其他所有变量(如参与者和干预措施的特征、资金来源)。描述针对缺失数据或模糊信息做出的任何假设
偏倚风险评价	11	详细说明评价纳入研究偏倚风险的方法,包括使用的评价工具、评价人员数量及评价人员是否独立评价。如果使用自动化工具,应作详细说明
效应指标	12	详细说明每个结局数据合并或结果呈现时使用的效应指标,如风险比(risk ratio)、平均差(mean difference)
合并方法	13a	描述为结果合并确定纳入研究的过程,如将研究的干预特征制成表格,并与每个计划的数据合成组进行比较(条目5)
	13b	描述为呈现或合并数据,对数据的预处理方法,如缺失汇总统计量的处理或数据转换
	13c	描述用于展示单个研究结果及合并结果图或表的方法
	13d	描述用于合并结果的方法并说明选择相应方法的理由。如果进行了meta分析,应描述检验统计学异质性及程度的模型、方法及软件包
	13e	描述探索研究结果间异质性的方法(如亚组分析、meta回归分析)
	13f	描述评价合并结果稳定性所开展的敏感性分析
报告偏倚评价	14	描述评价数据合并中缺失结果所致偏倚风险的方法(由报告偏倚引起)
可信度评价	15	描述评价每个结局证据可信度(或置信度)的方法
结果		
研究选择	16a	描述检索和筛选过程的结果,从检索获取的文献数量到纳入研究的数量,最好使用流程图呈现
	16b	列出似乎符合纳入标准但被排除的研究,并说明排除原因
研究特征	17	列出每个纳入研究并呈现其特征
研究内部偏倚风险	18	呈现每个纳入研究的偏倚风险评估结果
单个研究的结果	19	呈现单个研究的所有结果(a)每组的合并统计值(在适当的情况下)和(b)效应量及其精确性(如置信区间),最好使用结构式表格或图
结果合并	20a	简要总结每个合并结果的特征及其纳入研究的偏倚风险

续表

项目	编号	报告要求
	20b	呈现所有统计合并的结果。如果开展了 meta 分析，呈现每个合并效应量及其精确性（如置信区间）和统计学异质性结果。如果进行了组间比较，需描述效应方向
	20c	呈现研究结果中可能导致异质性原因的所有调查结果
	20d	呈现评价合并结果稳定性的所有敏感性分析结果
报告偏倚	21	呈现每个合并结果中由缺失结果所致偏倚风险的评估结果（由报告偏倚引起）
证据可信度	22	呈现每个结局指标证据可信度（或置信度）的评估结果
讨论		
讨论	23a	在其他证据基础上对结果进行解释
	23b	讨论系统评价中纳入证据的局限性
	23c	讨论系统评价研究过程中的局限性
	23d	讨论研究结果对实践、政策以及未来研究的影响
其他信息		
注册与计划书	24a	提供注册信息，包括注册名和注册号，或声明未进行注册
	24b	提供计划书的获取途径或声明无计划书
	24c	描述并解释对注册内容或计划书中信息的任何修改
支持	25	描述经济或非经济支持的来源，以及资助者或赞助商在系统评价中的作用
利益冲突	26	声明作者的任何利益冲突
数据、代码和其他材料的可用性	27	报告以下哪些信息是公开的，并提供获取途径：数据提取表模板、纳入研究提取的数据、用于分析的数据、数据分析代码和其他资料

注：资料来源 Page M J，Mckenzie J E，Bossuyt P M，et al. The PRISMA 2020 statement: an updated guideline for reporting systematic reviews. *BMJ*，2021，372：n71.

高亚，刘明，杨珂璐，等. 系统评价报告规范：PRISMA 2020 与 PRISMA 2009 的对比分析与实例解读. 中国循证医学杂志，2021，21（5）：606-616.（中文翻译版本参考此文献）

表 8-7 PRISMA 2020 摘要清单

项目	编号	内容
标题		
标题	1	明确本研究为系统评价
背景		
目的	2	清晰描述该系统评价研究的主要目的或问题
方法		
合适的标准	3	明确说明纳入与排除标准
信息来源	4	明确说明文献的信息来源（如数据库、注册平台）及每个资源最后检索的日期
偏倚风险	5	明确说明评价纳入研究偏倚风险的方法
结果合并	6	明确说明结果呈现及合并的方法

续表

项目	编号	内容
结果		
纳入研究	7	呈现纳入研究和研究对象的数量，总结这些研究的相关特征
结果合并	8	报告主要结果，最好呈现每个结果中纳入研究和研究对象的数量。如果开展了meta分析，报告合并效应量及置信区间。如果进行了组间比较，需描述效应方向（即支持哪个组）
讨论		
证据局限性	9	简单总结纳入证据的局限性（如研究的偏倚风险、不一致性和不精确性）
解释	10	简要解释结果及结果的重要意义
其他		
资金	11	明确说明主要资金来源
注册	12	提供注册题目及注册号

注：资料来源 Page M J，Mckenzie J E，Bossuyt P M，et al. The PRISMA 2020 statement：an updated guideline for reporting systematic reviews. *BMJ*，2021，372：n71.

高亚，刘明，杨珂璐，等. 系统评价报告规范：PRISMA 2020 与 PRISMA 2009 的对比分析与实例解读. 中国循证医学杂志，2021，21（5）：606-616.（中文翻译版本参考此文献）

第六节　meta 分析的进展

随着循证医学和系统评价的影响不断扩大，meta 分析方法也在不断地发展和演进，下面对一些常见的衍生方法进行介绍。

一、单个病例数据 meta 分析

传统 meta 分析是将多个已发表研究的集合数据进行合并，计算合并效应量。而单个病例数据 meta 分析（individual patient data meta-analysis）是从原始研究人员处获取每个研究对象的原始研究数据，对原始数据进行审核后，再重新进行分析和整合。单个病例数据 meta 分析基于原始数据，分析更加灵活，如可以统一规定暴露水平和结局事件，增加研究的一致性，可以挖掘更多的分析角度，还可以整合生存分析数据等。

二、累积 meta 分析

累积 meta 分析（cumulative meta-analysis）是将同一研究目的的一系列研究作为一个连续的整体，把纳入的各研究按一定的次序进行多次 meta 分析。累积 meta 分析不仅可以动态地反映合并结果的变化趋势，评估各研究对合并结果的影响，还能判断证据累积是否充足，后续是否有必要进行该类研究。累积变量最常见的排列模式是按发表时间顺序，此外，也可以按样本量大小、研究质量等变量进行排序。

> **临床应用**
>
> **累积meta分析检验发表偏倚**
>
> 累积meta分析可绘制"累积森林图",即在第一行显示第一个研究的效应量,第二行显示前两个研究的累积效应量,以此类推,一直到纳入最后一个研究,完成所有研究的分析。如果纳入研究按精确度从大到小排序,依次纳入进行累积meta分析,则可用于评估发表偏倚或小样本研究对合并效应量的影响,即先基于大样本研究计算合并效应量,接着纳入小样本研究,判断合并效应量是否会随着小样本研究的加入而发生改变。

三、网状 meta 分析

在临床实践中,常会遇到的问题是在多种治疗方法中选择哪种治疗方法效果更好,而传统meta分析只能对两种治疗措施的疗效和安全性进行直接比较。由此,产生了网状meta分析(network meta-analysis)。网状meta分析可以同时进行直接和间接比较,即使两种干预措施从未进行过直接比较,也可以从一系列针对不同干预措施的随机对照试验中进行统一连贯的数据汇总和对比分析,最终将多种干预措施之间的差异用一个网状的图展示。

四、前瞻性 meta 分析

传统meta分析是回顾性收集已发表的研究进行分析,分析计划是在研究发生之后才制订的。而前瞻性meta分析(prospective meta-analysis)是在研究(通常为随机对照试验)结果出来之前,先进行系统检索、评价和制订纳入排除标准的一种meta分析。当开展多中心、大样本研究不可行时,进行彼此独立且设计相似研究的研究人员可以合作,前瞻性地计划将他们的结果合并到meta分析中。前瞻性meta分析不仅可以克服传统meta分析中发表偏倚和报告质量不统一的缺点,同时还有着独特优势,例如可以收集和分析单个患者的资料、进行时间事件分析、标准化所有临床试验结果测量方法。

> **知识拓展**
>
> **meta 分析的起源**
>
> meta分析背后的方法学理念可以追溯到1753年,James Lind发表了第一篇系统综述。1904年统计学家Karl Pearson在英国医学杂志BMJ发表了关于伤寒疫苗有效性的研究,被认为是meta分析的雏形。20世纪30年代Tuppett、Fisher、Yales三位统计学家提出"合并P值"。1976年英国教育学家Gene V. Glass在研究心理疗法时对多个同类研究的统计量进行合并,并正式命名为meta分析。1979年英国临床流行病学家Cochrane提出将所有相关研究的RCT综合进行分析,使结论更加可靠。1981年、1985年、1997年Hedges对Glass提出的效应值计算方法进行修改,分别提出Hedges的g值、d值、反应比(lnR)、小样本的校正方法。1986年DerSimonian和Laird改进了Cochrane法,构造了随机效应模型。meta分析在20世纪80年代末被引入我国。

第七节 研究实例

【案例】他汀类药物具有多效性,可能在癌症的化学预防中发挥作用,但关于他汀类药物与结直肠癌发生风险的关系仍存有争议。为此,有学者制定相应的检索策略,并根据纳入和排除标准,共纳入11项探讨他汀类药物与结直肠癌关系的研究,数据见表8-8,试对这11项研究进行meta分析。

1. 目的 研究他汀类药物对结直肠癌发生风险的预防作用。

2. 检索文献 系统检索中国知网(CNKI)、万方数据知识服务平台(Wanfang data)、PubMed和Cochrane Library数据库中所有他汀类药物与结直肠癌研究的文献,检索时间自2000年1月到2020年1月。中文检索词:"他汀类药物""阿托伐他汀""辛伐他汀""普伐他汀""瑞舒伐他汀""洛伐他汀""结直肠癌""结肠癌""直肠癌""结直肠肿瘤"。英文检索词:"statins""atorvastatin""simvastatin""pravastatin""rosuvastatin""lovastatin""colorectal cancer""colon cancer""rectal cancer""colorectal tumor"。此外,辅助采用文献追溯法,尽可能查找到相关文献。

知识拓展

Cochrane 协作网

Cochrane是为了纪念英国医学家Archie Cochrane而命名的。1972年,Archie Cochrane发表的著作"Effectiveness and Efficiency: Random Reflections on Health Services"中提出"医疗资源终将有限,因此应该使用那些已被证实有明显效果的医疗保障措施。"他特别强调了使用随机对照试验证据的重要性。在他的倡议下,1992年第一个Cochrane中心在英国牛津大学成立,1993年Cochrane协作网成立。

Cochrane协作网是一个国际性、非盈利的民间医疗保健学术团体,旨在通过制作、保存、传播和更新系统评价提高医疗保健干预措施的效率,帮助人们制定遵循证据的医疗决策。Cochrane协作网为全世界范围的用户提供信息、论坛和联络点,鼓励及支持用户参与制作、保存、传播和更新医疗卫生领域的防治措施,以促进系统评价在医疗实践、健康保健、医疗决策者和用户中的广泛应用,促进21世纪的临床医学从经验医学向循证医学转变。2021年1月21日,Cochrane中国协作网正式成立。

3. 文献纳入及排除标准

(1)纳入标准:文献内容涉及他汀类药物与结直肠癌发病风险相关性的研究;文献研究类型为队列研究或随机对照试验(randomized controlled trial,RCT);可直接或间接计算 RR 值及其95%CI。

(2)排除标准:动物研究和细胞实验研究;同一课题组重复文献,选取数据最新、最全的一次报道;综述类文献;研究内容为结直肠癌预后。

最后共纳入11篇文献。

4. 文献质量评价 队列研究采用纽卡斯尔-渥太华量表(Newcastle-Ottawa Scale,NOS)评价文章质量,NOS量表主要从研究人群的选择(4分)、组间的可比性(2分)、结果评价(3分)进行质量评价。总分9分,0~4分为低质量研究,5~9分为高质量研究。RCT研究用

Jadad 评分量表进行评定,从随机化(4分)、盲法(2分)以及随访(1分)进行测评。总分 7 分,1~3分低质量研究,4~7分为高质量研究。

5. 提取数据,计算合并的效应值。

下面以 Stata 软件对该数据进行 meta 分析为例,做简单介绍。

第一步,按软件要求输入数据。

数据信息列于表 8-8。

表 8-8 纳入文献基本信息及质量评价

第一作者	发表年份	研究类型	研究国家或地区	他汀类药物组	对照组	RR	95%CI	JADAD/NOS 质量评价
Flick	2009	队列研究	美国	56/24503	115/44612	0.89	0.61~1.30	8
Lee	2011	队列研究	美国	258/22640	1560/109282	0.97	0.84~1.12	8
Leung	2012	队列研究	中国台湾	78/6841	576/27364	0.57	0.45~0.72	6
Simon	2012	队列研究	美国	157/12030	1843/147189	0.99	0.83~1.20	7
Ashiwin	2016	队列研究	美国	30/1736	287/9625	0.42	0.28~0.62	7
Liu	2016	队列研究	中国台湾	163/10086	783/33716	0.70	0.59~0.82	7
Kashing	2019	队列研究	中国香港	75/17662	178/30304	0.72	0.55~0.95	8
Heart	2002	随机对照试验	英国	114/10269	131/10267	0.87	0.68~1.12	5
Standberg	2004	随机对照试验	北欧	25/2221	32/2223	0.78	0.46~1.32	5
Ford	2007	随机对照试验	苏格兰	12/3291	20/3286	0.60	0.29~1.23	6
Hsia	2011	随机对照试验	美国	16/8154	28/8150	0.57	0.31~1.05	6

录入数据格式如图 8-2 所示。

	author	year	study	statinscase	statinsno	controlcase	controlno
1	Flick	2009	Cohort Study	56	24447	115	44497
2	Lee	2011	Cohort Study	258	22382	1560	107722
3	Leung	2012	Cohort Study	78	6763	576	26788
4	Simon	2012	Cohort Study	157	11873	1843	145346
5	Ashiwin	2016	Cohort Study	30	1706	287	9338
6	Liu	2016	Cohort Study	163	9923	783	32933
7	Kashing	2019	Cohort Study	75	17587	178	30126
8	Heart	2002	RCT	114	10155	131	10136
9	Standberg	2004	RCT	25	2196	32	2191
10	Ford	2007	RCT	12	3279	20	3266
11	Hsia	2011	RCT	16	8138	28	8122

图 8-2 Stata 数据录入格式示意图

第二步,选用 RR 为效应指标,进行异质性检验,采用随机效应模型进行分析,并绘制森林图,选用 metan 命令,操作如下:

metan *statinscase statinsno controlcase controlno*, label (namevar=*author*, yearvar=*year*) by (*study*) random rr

森林图结果如图 8-3 所示。

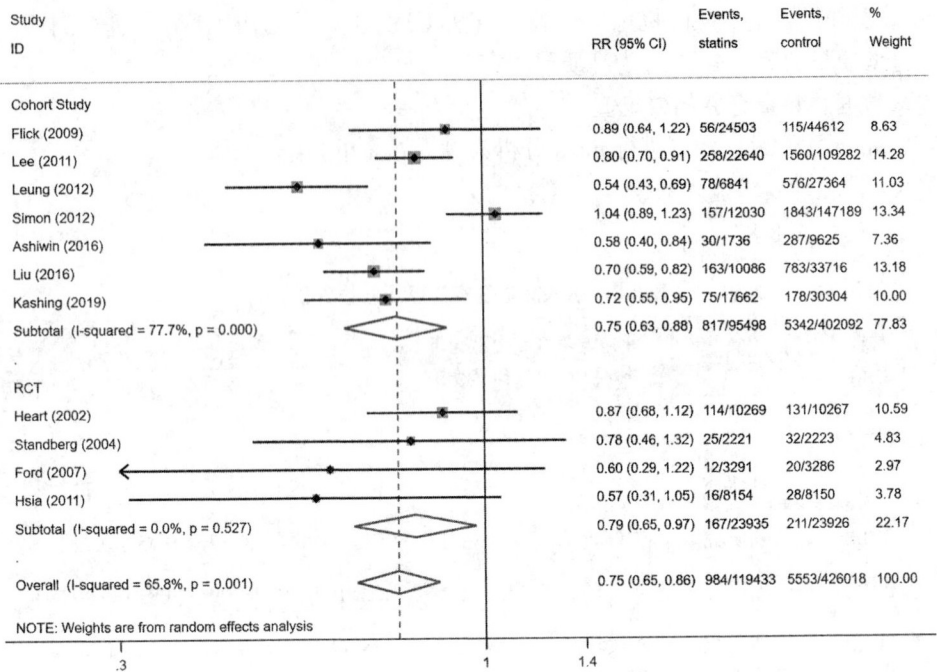

图 8-3 森林图分析结果

异质性检验（heterogeneity test）结果发现，合并结果的 $I^2=65.8\%$，$P=0.001$，合并 $RR=0.75$（$95\%CI=0.65\sim0.86$），表明研究间有异质性，故采用随机效应模型，并进行亚组分析。队列研究亚组的 $I^2=77.7\%$，$P<0.001$，合并 $RR=0.75$（$95\%CI=0.63\sim0.88$），随机对照试验亚组的 $I^2=0.0\%$，$P=0.527$，合并 $RR=0.79$（$95\%CI=0.65\sim0.97$）。

第三步，对发表偏倚的检测。

绘制漏斗图命令：

gen logrr=log（_ES）

gen selogrr=_selogES

metafunnel logrr selogrr

Egger 法命令：

metabias statinscase statinsno controlcase controlno, egger

发表偏倚的漏斗图及定量检测结果如图 8-4，图 8-5 所示。

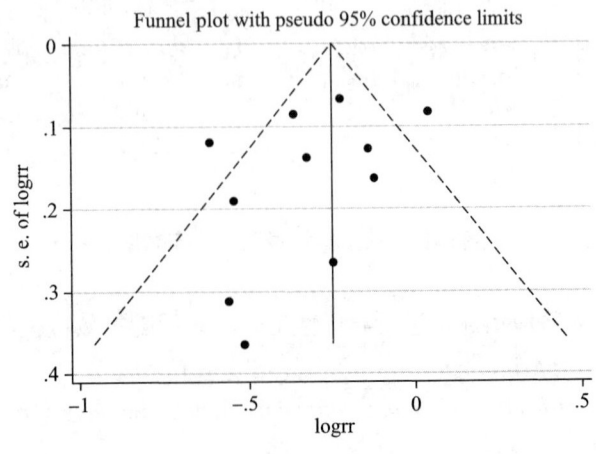

图 8-4 漏斗图分析结果

```
Number of studies =   11                              Root MSE    =   1.691

Std_Eff  | Coefficient  Std. err.      t    P>|t|   [95% conf. interval]
slope    |  -.11392    .1368488    -0.83   0.427   -.4234936    .1956535
bias     | -1.279397   1.145277    -1.12   0.293   -3.870194    1.3114
```

图 8-5　发表偏倚 Egger 法检测结果

漏斗图大致对称，Egger 检验结果显示，$P=0.293$，表明无明显发表偏倚。

第四步，采用删除单个研究的方法进行敏感性分析。命令操作如下：

metaninf *statinscase statinsno controlcase controlno*，label（namevar=*author*，yearvar=*year*）randomi rr

敏感性分析结果（图 8-6）显示，逐一排除各项研究所得结果均与原结果的 *RR* 值相近，表明该研究结果可靠、稳定。

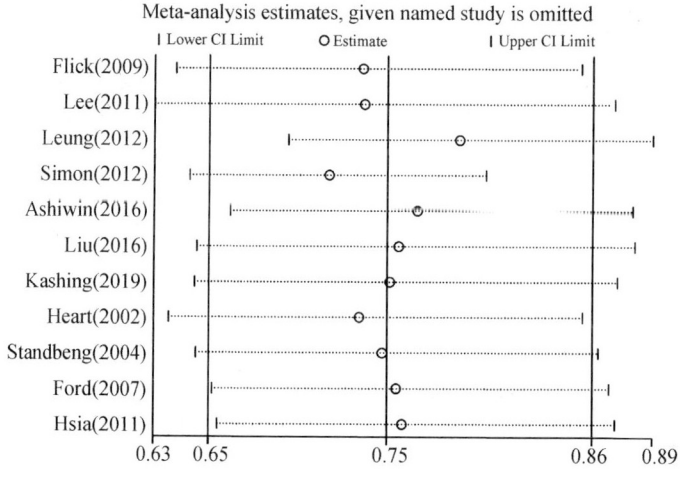

图 8-6　敏感性分析结果

该 meta 分析结果显示，合并 $RR=0.75$（$95\%CI\ 0.65\sim0.86$），且漏斗图和 Egger 检验结果显示没有明显的发表偏倚，敏感性分析表明结果较为稳定。因此，可认为服用他汀类药物对结直肠癌具有一定的保护作用。

思　考　题

1. meta 分析的目的是什么？
2. meta 分析的步骤有哪些？
3. 如何进行数据的合并统计？
4. 检验 meta 分析中发表偏倚的方法有哪些？
5. 如何使用评价工具对 meta 分析质量进行评价？
6. meta 分析的优点、缺点是什么？
7. 综合性案例题：膝关节骨关节炎可引起关节疼痛和身体功能受限，是老年人致残的主要原因。关节内透明质酸（也称为黏性补充剂）常用于治疗膝关节骨关节炎，但该治疗方法的有效性和安全性仍存有争议。Pereira 等为探讨黏性补充剂治疗膝关节骨关节炎的疗效，进行了系统评价和 meta 分析。研究人员在 Medline、Embase 和 Cochrane 对照试验注册中心等数据库，以"osteoarthritis（骨关节炎）""knee（膝关节）""viscosupplementation（黏性补充剂）"等为关键检索词，全面检索了相关文献。文献纳入标准为：①随机对照试验设计；②同时报告了膝关节骨关节炎功能改善情况和严重不良事件；③试验组干预措施是任何关节内透明质酸制剂或透明质酸衍生物；④对照组干预措施是安慰剂或无干预。共检出 6552 篇相关文献，通过阅读题目、摘要及原文，剔除不相关、重复、不符合纳入标准的研究等，最后纳入 10 篇文献。

表 8-9 纳入文献的研究结果

作者（年份）	样本量		功能评分（$\bar{x} \pm s$）		严重不良事件（是/否）	
	补充剂	对照	补充剂	对照	补充剂	对照
Altman（2004）	173	174	−2.87 ± 3.97	−3.42 ± 4.1	7/166	3/171
Altman（2009）	293	295	30 ± 26.1	36.1 ± 28.6	9/284	9/286
Chevalier（2010）	123	130	1.43 ± 0.6	1.59 ± 0.58	5/118	3/127
huang（2011）	100	98	27.27 ± 14.97	24.01 ± 16.95	3/97	2/96
Strand（2012）	247	128	68.9 ± 17.41	67.6 ± 15.8	8/239	0/128
NCT01934218（2017）	404	410	69.25 ± 7.64	69.36 ± 7.817	7/397	6/404
Hangody（2017）	150	69	−39 ± 21.9	−30.8 ± 21.7	0/150	2/67
Petterson（2018）	184	185	24.7 ± 26.2	31.7 ± 25.3	8/176	5/180
Ke（2021）	218	220	5.3 ± 1.2	5.2 ± 1.3	14/204	10/210
Migliore（2021）	347	345	35 ± 25	30 ± 26	9/338	9/336

（1）请对黏性补充剂组和对照组治疗膝关节骨关节炎的功能评分结果进行 meta 分析，以功能评分的标准化均数差（standard mean difference，SMD）为效应量。

（2）请对黏性补充剂组和对照组治疗膝关节骨关节炎的严重不良事件结果进行 meta 分析，以 RR 为效应量。

（3）请对该研究的发表偏倚进行评估。

（4）请对该研究的敏感性进行评估。

（5）请根据以上分析结果得出最后结论。

（李　强　胡晓琴）

第九章

卫生经济分析与评价

地球上拥有的各种资源是有限的,而人类对资源的需求是无限的,如何使有限的资源得到更合理的分配和最大限度的利用,尽可能满足人类的需求,从而保证其生存、促进其发展,一直以来都是世界各国共同关注的问题。在卫生领域,资源更具稀缺性,如何优化卫生资源配置,平衡医疗卫生供需,从经济学角度比较、评价卫生活动,进而提高人类总体期望寿命及生存质量,既是卫生经济学评价的目的,也是卫生经济学研究的核心问题。通过卫生经济分析与评价,可以对不同备选方案的投入与产出进行比较,帮助决策部门选择最优方案,确定卫生服务的重点和优先级,避免不必要的浪费与损失。本章将介绍卫生经济分析与评价的基本概念、设计实施及结果报告过程中应遵循的基本原则,以帮助科研人员开展高质量、可信、标准化的卫生经济分析与评价,为政府或卫生部门制定最优决策提供依据。

> **知识拓展**
>
> **田野实验的创新性研究**
>
> 2019年瑞典皇家科学院将诺贝尔经济学奖授予 Abhijit Banerjee、Esther Duflo 和 Michael Kremer,以表彰其在减轻全球贫困研究领域做出的突出贡献。诺贝尔奖官方宣布,三位获奖者及研究人员的成果极大地提高了我们在实践中破解贫困问题的能力。他们在研究中创新了方法,基于田野实验研究发展中国家的健康及减贫政策。健康是贫困群体日常生活中的一个主要风险因素,具有重要的现实意义。三位诺贝尔经济学奖获得者将研究目标对准了贫困,他们研究的卫生健康问题更是体现了学者们的人文关怀及其对卫生经济学研究的贡献。

第一节 概 述

一、定义

卫生经济分析与评价(health economic analysis and evaluation)是应用经济分析与评价方法,对卫生规划的制定、实施过程或产生的结果,从投入和产出两个方面进行科学分析和优选的过程。卫生经济分析与评价具有两个重要特征:第一,这种评价方法既研究资源的投入,又研究产生的收益，把投入与产出结合起来加以分析；第二，卫生经济分析与评价的核心内容是选择，通过多种方案之间的比较，从中选择最佳方案，没有选择就没有经济评价，不能选择的评价，就不符合经济评价的起码标准。

卫生经济分析与评价在卫生领域应用广泛。早期的卫生经济分析与评价主要用于药物评估，现在该方法正在日益广泛地应用于其他医学领域，如疫苗、新设备、医疗和手术程序、疾病预防、筛检、健康促进，以及卫生服务方式的创新（如远程医疗）的评价。这些技术不仅包括针对个体的技术革新，而且包括更宏观的针对某种疾病的人群进行预防和干预。

在卫生保健系统中，资源有限意味着资助某个项目，就需要放弃另一个项目，从而丧失了从其他项目中获得收益的机会。例如在英国实施一次体外受精需要的费用是2700英镑，一名40岁以下的女性实施3次体外受精，使其成功受孕的可能性增加30%。然而，用这些钱同样能完成一台心脏搭桥手术，或11次白内障切除术，或150次麻风腮三联疫苗的接种，或供给2000名孩子的午餐。面对如此多的投资方法，决策者们不得不考虑投资的效率，即尽量使有限的资源产出最大化，同时还要兼顾公平原则，即尽可能实现健康和卫生资源在人群中的公平分布。由此可见，卫生经济分析与评价的目的不是为了节约金钱，而是为了提高资源利用的效率，即最大限度地增加产出。

在多项方案之间进行比较，投入低、产出大的项目是最好的选择，投入多（或相等）且产出小的项目，则应被淘汰。但是在通常情况下，一项新的干预措施往往其成本和产出都高于现有的措施，此时应如何取舍？这时要同时考虑投入和产出两个维度，即比较单位成本的产出或单位产出所消耗的成本，或对采用的方式进行评价。

二、核心概念

经济学领域中的两个核心概念是成本和效果。因卫生行业具有其特殊性，在进行比较和评价的过程中，不仅要考虑经济效益，而且要考虑其社会效益。卫生经济学评价中，通常使用成本来衡量投入，用效果、效益和效用3个概念测量产出，分别概括如下。

（一）成本

成本（cost）指组织或个体为了生产或者提供一定的产品和服务所消耗的全部人力和物质资源的货币总和。由于它在消耗时会失去将其用于其他措施产生相应效益的机会，故又称机会成本（opportunity cost）。在医疗卫生领域，计算一项诊疗活动的成本时，要考虑到所有与该诊疗活动相关的资源消耗。如医院的医疗成本不仅包括诊疗服务及各项检查的费用，而且包括管理人员的工资、水费、电费等。

1. 直接成本（direct cost） 直接成本指完成一项工作的全部直接费用，一般将其分为医疗成本和非医疗成本。或者虽不直接用于患者或人群的医疗保健服务，但仍为整个措施所必需，如患者就医时的交通费、食宿费等非医疗费用，以及医院行政管理、房屋修建和环境维护等费用。

2. 间接成本（indirect cost） 间接成本指由于该项事件所产生结果所需的费用，如患者因患病造成的休假，因致残造成的劳动能力减退，以及因死亡所造成的家庭和社会的全部损失。

3. 无形成本（intangible cost） 无形成本指因疾病所引起的身体上的疼痛、精神上的紧张和不安、生活与行动的不便或因诊断过度带来的痛苦等。但由于无形成本主观性过强，难以测

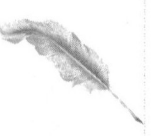

量和评价,因此在疾病成本研究中,一般不计算无形成本。然而,疾病的无形经济损失对总费用的影响是明显的,且可能占有相当大的比重。有学者指出,可采用支付意愿法测量疾病的无形成本。

4. 平均成本(average cost) 平均成本指单位服务量所消耗的资源,如诊断和治疗一个患者折合所需要的成本。平均成本 = 总成本 / 病例数。

5. 边际成本(marginal cost) 边际成本指平均每增加一个单位服务量所需增加的成本。边际成本 = 增加的成本 / 增加的病例数,用于无限或大量可重复项目间效率的比较,以突出资源投入(固定成本和可变成本)中可变成本的重要性。

6. 增量成本(incremental cost) 增量成本指在已有条件下,每多增加一种医疗措施所增加的成本。增量分析主要用于挑选备选项目中,哪一个与现有的卫生设施配合效果最佳。

增量成本和边际成本的主要区别在于,边际成本主要是按单位产品的增加来计算,而增量成本则主要按总成本的增加来计算。

(二)产出

疾病和干预措施可能对患者产生的影响可分为经济产出、临床产出和人文产出。卫生经济学评价中通常将经济产出归为成本的范畴,将临床产出(临床指标的变化)和人文产出(表现为患者主观感受的变化,主要指健康相关生命质量)归为健康产出的范畴。健康产出的测量指标包括效果/效力、效用和效益。

1. 效果(effectiveness) 广义的效果是指卫生服务产出的一切结果。狭义的效果是指有用的效果,是满足人们各种需要的属性。在成本-效果分析中,效果多指干预所产生的健康效应的变化,效果指标能够直观地反映客观情况的变化,适用于同一目标不同卫生活动方案之间的比较。效果指标应选择可获得的最佳证据,从效果(effectiveness)或功效(efficacy)指标中选优。

按照结局对患者健康的重要性和相关性的大小,可将结局分为以下三类。

(1)终点结局(final outcome):是指直接同生命长度和质量相关的指标,如患者的生存、死亡、残障水平、寿命年的获得,常用率来表示,如病死率、治愈率、缓解率、复发率和生存率。对于大样本、长期随访的临床试验,推荐优先采用终点结局。如在抗高血压药物的临床研究中,选择总死亡率或各种并发症(心脏病、脑卒中)的死亡专率作为终点结局指标。

(2)重要临床结局(important clinical outcome):是指除终点结局以外的对人群健康具有重要意义的有效结局,包括疾病特异事件的发生等。如在抗高血压药物的临床研究中,选择脑卒中、心血管事件的发生作为重要临床结局。

(3)替代结局(surrogate outcome):是一种能够代替重要临床结局或终点结局的实验室测量指标、临床症状或体征等。替代结局一般易于测量,且不需长期随访,如血脂、血糖、血压、肿瘤体积的变化。在抗高血压药物的临床研究中,当不允许长期随访计算病死率时,可以测定血压或胆固醇水平的变化。只有当替代结局同终点结局之间具有较强的独立关联,且替代结局的改善可以相应地改善终点结局时,使用此替代结局才有意义。替代结局选择不当有可能导致错误估计干预措施的效果。例如,对心肌梗死伴有心律失常的患者应用抗心律失常药,会减少心律失常的发生,但不良结局是导致病死率的增加,该药物对替代结局(心律失常)和终点结局(病死率)所产生的效果是不同的。

在选择结局指标时,应尽量选择那些能最恰当地反映相关问题且最可行的指标。终点结局往往好于替代结局,更能体现某种干预措施带来的最终结果。

如果干预措施产生的副作用也具有重要的临床或经济学意义的话,也应该包括在分析中,

如副作用的性质、出现频率、持续时间和严重性等。另外，要注意并不是所有的副作用会在Ⅰ、Ⅱ期临床试验的过程中出现，所以有必要采用一些其他研究设计，如病例自发报告或上市后临床试验，来研究干预的长期效应。

另外，要注意区分两个相似的概念：功效和效果。功效是指在控制条件（通常是随机对照试验）下观察某项干预对结局的影响，这种研究通常是在特定的医疗中心（如教学医院）开展。实施者是以研究为主要目的的临床医师，实施过程要遵循严格的实验设计规范，如研究对象的纳入和排除标准，对治疗良好的依从性，且要接受医疗随访，可以较好地控制混杂因素对效力测量的影响。效果是在真实世界的临床环境中干预对常规就医患者结局所产生的影响，此时干预实施者、受试对象、研究背景等都更加广泛，那些不满足功效研究条件的对象可能会被纳入效果研究中。在效果研究中，受试对象之间的异质性更大，对干预措施的认知程度、治疗配合度等方面存在差异，且不同医师的诊疗水平、临床经验差异也较大，同时受试对象若罹患其他疾病或同时使用其他干预措施，也会对效果测量产生影响，造成来自真实世界的某种干预措施的效果低于来自随机对照试验的功效结果。对于新药，当随机对照试验的功效数据可获得并适用时，优先使用临床功效数据；对于上市多年的药物等干预措施，当无法获得更新的临床功效数据或数据不适用时，考虑使用真实世界研究中的实际效果数据。

2. 效益（benefit） 效益为有用效果的货币表现，即将效果折算成钱。近年来，许多研究都是用支付意愿法（willingness-to-pay approach，WTP）来估计健康效益，或直接用个人的收入来表示。当待评价的干预项目是针对不同的疾病或目标、干预措施所产生的效果种类不同，难以直接计算时，采用该指标较为恰当。

（1）直接效益：指实行某项卫生计划方案之后，所节省的卫生资源。

（2）间接效益：指实行某项卫生计划方案之后，所减少的其他方面的经济损失。

（3）无形效益：指实行某项卫生计划方案之后，减轻和避免了患者肉体和精神上的痛苦，以及康复带来的舒适和愉快。

3. 效用（utility） 在卫生经济学领域中，效用是基于患者或社会对于某种干预措施带来健康结果的偏好（preference）程度。在成本-效用分析中，一般采用质量调整生命年（quality-adjusted life year，QALY）和伤残调整生命年（disablity-adjusted life years，DALY）等作为效用指标。

对于个体来讲，效用由生活年数和生命质量两部分组成。QALY指标等于患者在某种健康状态下的生存时间乘以这段时间内的健康效用值（生命质量权重）。健康效用值是反映个体健康状况的综合指数，也是计算QALY的关键。健康效用值通常取值0~1之间，完全健康人的效用值为1.0，0表示死亡，各种疾病的效用值介于二者之间（表9-1）。需要说明的是，也存在差于死亡状态的健康效用值，理论上负数效用值没有最小值，通常将其转化为-1到0之间的值域范围。QALY提供了一个统一的度量标准，可对不同干预措施带来的健康产出结果进行比较，有助于在不同疾病、不同干预之间做出决策。

健康效用值的测量方法包括直接测量法和间接测量法，优先使用间接测量法。间接测量法中常使用的健康效用量表包括五维健康量表（EQ-5D）和六维健康调查简表（SF-6D）。当无法通过测量获得健康效用值时，可以通过系统文献检索从已发表的研究中获取健康效用值。在报告结果时，需要进行敏感性分析，评价不同研究或不同量表测量的同一种疾病或状态的健康效用值对研究结果的影响。

表 9-1 不同健康状态下的健康效用值

健康状况	健康效用值	健康状况	健康效用值
健康	1.00	严重心绞痛	0.50
绝经期综合征	0.99	焦虑、压抑、孤独感	0.45
高血压治疗副作用	095 ~ 0.99	聋、哑、盲	0.39
轻度心绞痛	0.90	长期住院	0.33
肾移植	0.84	假肢行走、失去听力	0.31
中度心绞痛	0.70	死亡	0.00
中度疼痛生理活动受限	0.67	失去知觉	< 0.00
血液透析	0.57 ~ 0.59	四肢瘫痪伴有严重疼痛	< 0.00

三、研究现状

为了便于决策，很多国家相继制定了完整且具体的经济学评价指南或标准，在经济学评价的设计、实施、分析和结果报告方面提出了适当的评价标准，保证经济学评价工作的一致性和可靠性，方便决策者评议、比较和借鉴。一份优秀的卫生经济学研究报告，要求整个研究工作在科学、合理的假设下，通过恰当的分析方法，得出稳健且具有良好外部效度的结论。

我国卫生经济学研究起步较晚，总体呈现快速上升和发展的良好趋势，但研究的质量参差不齐，规范性差，总体水平亟待提高。对于卫生经济分析与评价技术的理解和运用多以模仿和借鉴为主，研究所需的本土参数的可获得性较低，在实际运用过程中存在不规范和不完善的现象，限制了相关决策的推进。因此，从实际情况出发，提高研究水平是目前经济学者和科研人员的当务之急。

四、分析与评价的时机

卫生经济分析与评价可以在一项技术从研发到实施全过程中的任何一个环节开展。评价时机的选择主要取决于决策者的需要。如果评价是在全过程中较后的时期开展，则有可能评价结果对决策者没有任何价值，因为决策已经制定，或者该技术已经进入临床实践。如果在技术出现的早期进行评价，此时尚无有效的证据，因此评价成本和效应的不确定性要大于晚期评价。通常卫生经济分析与评价是一个螺旋上升的过程，评价结果可以随着相关信息的增多和实践经验的累积而不断更新。

五、注意事项

（一）满足决策者对可信、可靠、中肯的经济学信息的需要

中肯是指决策者需要的信息要与他进行决策的环境相适应。因此，在构建研究问题时，要使该问题成为对决策问题的直接表述，这样有助于明确研究范围、研究设计和报告方式。卫生

经济分析与评价还强调使用真实世界的数据，或模拟真实世界的场景。如果想把一个结果用于另一个场景中，则需要在分析中包含其他数据和假设（例如使用敏感性分析），以考虑不同场景之间差异的价值或意义。

（二）允许改变、创新和使用替代方法，尤其是在方法学上尚存争议的问题

改变是指通常应采用统一分析和报告方法，但有时在某些特定情况下是不可行的，因此可以变通地选择其他替代方法。关键在于后者是否会影响评估的质量，研究者应该明确表述研究中所使用的方法是否为标准方法，如果不是，需要证实选择使用该替代方法的正确性。

（三）保证结果报告的透明性

对卫生经济分析与评价结果的报告应该遵循透明的原则。除给出最终汇总结果外，应当提供有关研究方法、分析模型、投入、产出等完整的信息，以方便读者、评审专家和卫生决策者批判性地评价研究的质量，并对潜在偏倚的处理情况得以了解。

第二节 设计要点与步骤

一、设计要点

（一）研究问题的提出

提出问题是包括卫生经济学评价在内的所有研究的起点。提出问题有助于确定适当的研究范围、研究设计、结果报告形式，避免实施过程中不必要的浪费。所以提出的问题应该明确、具体，不能过于宽泛，应该以一种可以回答的形式表述，并与研究者需要解决的问题息息相关；同时，研究问题也不能过于狭窄，以免影响研究结果的外推。两者之间要达到一种平衡。除主要研究问题外，也可包括次要研究问题，如干预措施对不同亚组人群的影响如何，或者不同干预方式组合造成影响的差异。

1. 研究背景 研究背景主要包括相关疾病的流行病学概括及其经济负担，主要干预措施的疗效与安全性，国内、外临床指南对治疗方案的推荐，全球范围内相关干预措施的经济学评价现状（主要结论和尚存的问题），以及本研究的价值（重要性和必要性）等。

2. 研究人群 研究需要明确卫生经济学评价的目标人群，明确纳入标准和排除标准。通常目标人群与干预措施适用的人群是一致的。卫生经济学评价通常在整体目标人群水平上进行，也可以根据需要在亚组水平进行探索性分析，亚组分析可以按照疾病状态（严重程度、分期和危险程度）、人口学特征（年龄、性别、种族和健康状态）、背景（如社区、门诊、住院）等分组进行。

3. 干预措施和对照选择 确定研究所采用的干预措施和对照措施，这些措施的范畴很广泛，可以是药物，也可以是治疗策略或其他非治疗性的措施。

4. 研究角度 根据研究目的明确研究角度，可以从全社会角度、卫生体系角度、医疗保障支付方角度、医疗机构角度、患者角度等研究角度开展研究。推荐采用全社会角度、卫生体系角度进行评价，所有应用于公共决策的卫生经济学评价都应该提供全社会角度的评价结果。

（二）确定评价方法的类型

卫生经济分析与评价中关于成本的识别及测量都是相似的，但是产出的性质却可能大不相同。根据产出类型不同，卫生经济分析与评价方法可以分成以下 5 种主要类型：①成本 - 效用分析；②成本 - 效果分析；③最小成本分析；④成本效益分析；⑤成本 - 结果分析。选择何种类型的方法，要根据待研究问题的性质、目标疾病和结局数据的可获得性等情况来确定。当条件许可时，优先考虑成本 - 效用分析；也可以采用成本效果等其他方法，在结果报告中要阐明所选用的经济学评价方法的类型，并说明该选择的合理性。

1. 成本 - 效用分析（cost-utility analysis，CUA） 效用是目前采用最广泛的测量卫生保健项目收益的指标，常用质量调整生命年（quality-adjusted life year，QALY）作为健康产出指标。采用该指标便于决策者在不同疾病、不同干预措施之间进行比较。但是使用该指标也存在一些问题，如采用的测量方法、测量工具以及效用积分体系不同，往往对同一健康状态得到不同的效用值，有时 QALY 并不能实现所有疾病间的比较，如慢性病和急性病，轻度和中毒疾病。因此，需要具体阐述效用值的测量方法。如果能证实健康相关生命质量在干预组和对照组之间存在差异，且有关效用的资料可以获得时，首选 CUA。

2. 成本 - 效果分析（cost-effectiveness analysis，CEA） 该方法中的结果指标是以自然存在的健康状态为单位的，如生命年的获得、挽救的生命、避免或获得临床事件。CEA 一般适用于具有相同健康产出指标的方案之间的比较。当干预的产出指标只体现或主要体现在某一临床产出指标时，可以考虑 CEA。当比较的干预方案选用不同健康产出指标，难以进行组间比较；当干预方案有多个重要健康产出，往往难以全面地反映。

3. 最小成本分析（cost-minimization analysis，CMA） 最小成本分析指在项目的产出（效果、效益或效用）没有差别的情况下（如两种方案的治愈人数完全相同），成本最低的经济效果最好。如某种进口药与国产药的临床治疗效果相同，副作用相似，但是国产药的价格只是进口药的 1/3，显然国产药的成本更低，应作为首选。但若有证据显示临床结局在比较组之间存在差异时，则不适宜采用此法，反之可作为首选。CMA 可以看出是在产出情况下比较成本的 CUA 和 CEA。

4. 成本 - 效益分析（cost-benefit analysis，CBA） 成本 - 效益分析是将投入与产出用可以直接参与比较的统一货币单位来估算，可适用于目标相同或目标不同的各方案间的比较，是卫生经济分析与评价的最高境界，但同时也是最难于测量的一种方法，因为把健康结局赋予货币值相当困难，且存在伦理学问题。目前常用的将健康产出赋予货币值的方法是支付意愿法（willingness-to-pay approach，WTP），即把健康看成是商品，人们根据自己的意愿给健康标价，这个价格就是评价生命价值的依据。如用飞机失事旅客生命的赔偿费等经验数据作为支付意愿的尺度，但是该赋值方法会受到个体收入和支付能力的影响。由于上述原因，成本效益分析在卫生经济分析与评价中不太常用。通常仅当所研究结局为非健康结局（如疾病筛检造成的患者焦虑）或过程结局（如患者对服务的可获得性或对服务的满意程度）时，可用支付意愿法对上述结局进行赋值，进行成本效益分析。使用成本效益分析时，对于将结局转换成货币价值的所有步骤应进行解释，并且使用敏感性分析对关键假设进行评价。

5. 成本 - 结果分析（cost-consequence analysis，CCA） 该方法是以不合并的形式列出各种措施的成本和结局（如干预成本、医院成本、临床收益和危险事件）。该方法并不常用，主要作为其他经济学评价方法报告的中间步骤，以增加透明性。

在卫生经济学评价中，CUA 和 CEA 的基本决策原则是按增量分析（incremental analysis）结果进行决策。增量分析是在干预方案与对照方案间的成本和产出两个维度进行比较。若干预方案相比对照方案的成本更低且产出更高，则干预方案为绝对优势；反之，若干预方案相比

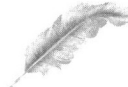

对照方案成本更高且产出更低，则干预方案为绝对劣势。如果干预方案相比对照方案的成本更高且产出也更高，则需计算两方案之间的增量成本-效果比（incremental cost-effective ratio，ICER），即两组成本之差与效果之差的比值（$\Delta C/\Delta E$），比值越小，说明每增加 1 个单位健康产出所需追加的成本越低，该方案实施的意义越大。进行增量分析时，需要选择意愿支付阈值与 ICER 进行比较，若 ICER 小于等于阈值，则干预方案相比对照方案更加经济；若 ICER 大于阈值，则对照方案更加经济。在增量分析中，选择质量调整生命年（QALY）或伤残调整寿命年（DALY）作为健康产出指标时，推荐采用全国人均 GDP 的 1~3 倍作为意愿支付阈值。

（三）目标人群

一项新干预措施的效果好坏与其作用的人群有关。因此，要根据研究目的确定干预所针对的目标人群。应对目标人群的特征进行界定，如人口学特征（性别、年龄、社会经济地位），是否患有特定疾病、疾病的严重程度、临床分析、有无并发症或危险因素，所处地理位置或背景（社区或医院）以及治疗方式。还要描述干预的预期开展方式（如代替现有治疗、同现有治疗合并使用、只用于对现有治疗有禁忌证者或不耐受者）。该目标人群应能满足研究目的的要求且具有较好的代表性，能代表预期干预人群的大多数。

如果目标人群存在异质性（heterogeneity）且这种异质性同健康结局和干预成本有关时，可通过分层分析在更小的同质人群中得到分析结果，以排除异质性的干扰。如当研究对象既包括住院患者，又包括门诊患者时，这两类人群在病情严重程度、医疗成本以及对干预的反应方面都有可能存在差异，此时就应该分别在两类患者中进行经济学评价。

（四）对照组选择

经济学分析与评价的精髓是比较，因此需要将待研究的干预措施同对照措施进行比较。对照组的选择应该依据研究问题、研究人群、干预目的、目标受众、决策制定的背景等来确定。从理论上讲，应将现有的所有已批准使用、技术上可行的方法都作为备选方案，之后从中选择恰当的一个或几个。

常规方法常作为首选的对照类型，即在临床实践中治疗该疾病最普遍或应用最广泛的方法。如果常规方法不是最有效或最佳治疗方法，除设立常规方法参照外，还可以设立一个最佳治疗方法作为对照组。

有时要比较的不是单个治疗方法，而是治疗策略，即对多种因素（如治疗时间、环境、对象、治疗实施顺序）组成的总的治疗方案进行比较。如比较在一般医院、脑卒中专科病房、家庭 3 种环境中脑卒中的康复情况。

如果可供选择的参照措施很多，或针对不同特点的患者临床实践各异时，选择参照措施就会变得困难，有时不得不选择多个参照。此时在考虑科学严谨性的同时，还要兼顾资料的可获得性、研究时间限制和资料分析的可行性。

（五）研究角度与成本

研究角度在卫生经济学评价中具有举足轻重的地位。一旦研究角度确定，研究设计、分析方法、成本和效果的测算等一系列评价过程也随之确定。研究角度不同，成本的范围和估计会有很大的差别。表 9-2 列出了不同角度所对应的研究成本。

以两项精神疾病干预项目的成本测算为例，如果从医疗机构的成本出发，则社区为基础的项目更昂贵，比医院为基础的项目每季度要高 1700 美元。但是如果从全社会角度，同时考虑患者的收益，社区为基础的项目具有更低的净成本（每季度低 400 美元），见表 9-3。

表 9-2　不同背景所对应的研究成本

类型	公立非医疗机构的直接成本	公立医疗机构的直接成本	患者及其家属成本	患者及其家属时间成本	生产力成本
举例	社会机构（家庭、救助、送餐服务）、特殊教育	诊治/急诊/康复/社区/筛检服务/长期护照、设备场地费、医务人员工资、政府资助的辅助设备装置	医疗费用、路费、护工费用、向私人保险公司交付的保险金和获得的收益	前往医院和治疗过程中消耗的时间、患者家属照顾患者耗费的时间	由于工作能力下降、旷工等引起的生产力下降；雇主额外聘用和培训新工人的成本
研究角度	←——公共层面——→				
	←————公立卫生体系————→				
	←——————全社会层面——————→				

表 9-3　精神疾病干预措施在不同研究背景下的成本收益比较（美元/季度）

背景	社区项目	医院项目	差值成本
主要治疗成本	4800	3100	1700
其他治疗成本（如社会服务）	1800	2100	
更宽泛的社会成本（如法律强制、食品庇护所）	1420	2020	
收益			
患者收入	2400	1200	
净经济成本	5620	6020	400

（六）研究时限

研究时限（time horizon）是指研究者需要在一定时间内观察或模拟干预措施治疗某一疾病的成本或健康产出，需要合理地反映疾病的自然进程，它同治疗效果维持的时间是两个不同的概念。研究时限的长短主要取决于疾病的种类、治疗目标和预期产出等。对研究时限的选择，应证实选择该时间段的合理性，时间范围应该足够长，以获得干预组与对照组在成本和效果上的差异。为保证分析的一致性，成本和效果数据的收集应采用相同的研究时限。研究时限要在研究设计阶段确定，不能在随后的实施过程中随意改变。

对于发生、发展时间较短的急性病，研究者可以在短时间内观察到疾病发生、发展、治疗、转归的整个过程，研究时限较短。对于慢性病，如糖尿病或风湿性关节炎，或当各种干预措施产生的结局差异是死亡率指标时，最好的研究时限是患者的整个生命周期，但这并不意味着要横跨如此长的时间来观察生命周期内发生的成本和效果。常用的方法是基于短期研究（包括临床试验和观察性研究）的成本和效果数据，采用适宜的模型法外推至长期的成本和效果。有时终点结局资料是无法获得的，此时可先对中间结局或替代结局进行短期分析，然后通过对数据的外推或模型拟合，得到对重要临床结果或终末结局的长期分析。如对于 HIV 感染的抗病毒治疗，采用临床试验观察短期病毒反应和免疫系统替代标志物的变化，结合既往研究证据推测若干年之后可能发生的严重机会性感染和早亡，从而得到长期的成本和效果。

二、步骤

卫生经济分析与评价的主要步骤如下。

1. 确定评价的目的与分析角度 明确研究目的和问题是卫生经济分析与评价的起点。研究目的不同，采用的评价和分析方法也不同，应根据相应的情况做出部分评价或全面评价。分析角度的选择取决于政策所涉及的问题，如全社会角度、卫生体系角度、医疗保障支付方角度、医疗机构角度、患者角度。分析的角度不同，会测算出不同的成本和结果。经济学评价可从不同的角度出发，在明确研究目的和问题的基础上，分析和评价各备选方案，做出科学的决策。

2. 确定各种备选方案 要实现卫生规划预期的目标，可以考虑不同的实施方案及具体措施，因此，需要我们对各种方案做出中肯的评价。评价者应该考虑到一切可能的方案，并对每个方案有一个全面的认识，并提出各方案最佳的实施措施以供比较，这是卫生经济分析评价工作的前提，对于合理配置资源、评价和决策具有重要意义。

3. 排除明显不可行的方案 在方案筛选时，应该遵循以下几个标准：①选择在政治上能得到支持或承诺的方案；②对若干相似方案进行归类，选择有代表性的方案进行评价；③优先考虑具有高度成本效益的方案，反之则予以排除；④具有严重约束条件，可行性差的方案应予以排除。

4. 卫生计划方案的效益与效果的测量 效益与效果的测量取决于能否用货币值来表示，大部分项目可带来多种效益，主要分为直接或间接的社会效益和经济效益。所有可预见的效益和效果应明确并且尽可能地度量出来。当然，评价过程中有时很难取得最后结果的信息，只能利用中间结果的信息。

5. 卫生计划方案的成本估计 成本由直接成本和间接成本组成。前者为卫生服务的直接花费，后者为包括社会成本在内的其他成本。成本估计应该立足全局，从整个社会角度来分析和评价，而不能单纯地从卫生部门或某一机构狭隘的立场上考虑，要通盘考虑项目、计划和干预活动整个周期的成本。

6. 贴现（discounting）和贴现率（discount rate） 卫生计划方案的实施往往不止一年，不同年份的货币时间价值是不同的。贴现是将不同年度所发生的成本和产出，分别按相同的利率换算成同一时间点上的成本和产出的过程。贴现使用的利率称为贴现率。贴现率的选择要能够反映不同社会经济发展速度、价格变化、消费者的时间偏好等多种因素。对方案的成本和效益进行贴现，便于对各方案进行合理的比较。

7. 敏感性分析（sensitivity analysis） 卫生经济学评价中存在许多不确定性，许多成本和产出的资料都是不确定的，如无资料可用，需要科学推测；或虽有可利用的数据，但存在着地区或背景的差异性，如治疗方案、就医方案或支付方式的不同，患者之间也存在异质性等；或方法学的不确定性，或参数的不确定性，或分析模型的不确定性。因此，最终的结果（成本效果比、成本效益比、成本效用比）并非一成不变，而是在一定范围内波动。

敏感性分析是评价研究中主要不确定因素的变化对结果或结论稳定性影响的一种方法。通过审慎地改变几个主要变量在一定范围内的估计值，评价它们对最终评价结果的影响程度。若最终结论未被有关不确定因素的不同估计值影响，那么该因素就是决策相对自信因素；反之，在推荐这一项目时就值得考虑了。

敏感性分析对卫生经济学评价有很大帮助。第一，有助于研究者找出敏感因素，如治愈率、住院天数、药品价格，明确敏感因素对分析结论带来的影响，并在研究时予以重视；第二，可对收集的数据做出有根据的估计，在分析结果时确定可信限的范围，减少研究的偏倚。

8. 分析与评价 应用相应的卫生经济分析与评价方法对不同方案进行比较、分析和评价，并结合可行性分析和政策分析做出科学的决策。

第三节 数据管理与统计分析

案例 9-1

近年来,随着经济的发展和生活方式的转变,超重及肥胖的患病率逐年升高,我国的糖尿病患病率持续升高并呈现年轻化趋势。因此,有效预防和治疗糖尿病是破解当前困局的关键。当前我国的糖尿病预防策略包括以下4种:①对未诊断糖尿病人群及糖耐量异常(IGT)人群进行一次性筛查,并对筛查出的IGT人群进行系统饮食干预;②一次性筛查后,对IGT人群进行系统的运动干预;③一次性筛查后,对IGT人群进行系统饮食及运动联合干预;④一次性筛查后,只向IGT人群发放宣传册,不实行系统干预。

请采用模拟模型对上述糖尿病预防策略进行成本效果评估,以期为国家卫生资源的优化配置提供参考。

问题:
1. 进行经济学评价选取的具体模型是什么?
2. 模型的参数包括哪些?

一、资料收集

(一)最佳证据的收集

1. 数据的来源　卫生经济分析与评价需要收集有关投入和产出的数据,这些数据可以是通过专题调查获得的一手资料。但更多的时候,由于精力和时间的限制,往往需要引用他人研究的结果或常规监测数据,如随机对照试验、观察性研究、行政数据库、保险申请数据库、疾病登记系统、公共卫生统计、专家意见、标准成本价目表、研究者提出的一些假说(如贴现率)。在引用他人研究时,可以直接采用单个研究的结果,也可以通过系统综述和meta分析将多项相关研究进行汇总,产生更高质量的数据,以增加经济学评价的可靠性。因此,对现有相关文献进行系统综述往往是进行经济学评价的基础。

当缺少恰当的数据来源,只能使用专家意见作为数据来源时,应提高警惕,此时应阐明专家意见的来源、采用该数据的正确性等,并采用敏感性分析估计其不确定性。在收集数据时,要注意不能只采用有利的临床试验或不利的试验。

2. 数据质量的评价　数据的选择应该根据研究问题和受众的需要,并充分考虑数据的质量。用于估计模型参数的数据越可靠,模型结果就越可靠。那些缺失数据较多,报道不翔实的小型研究无法提供充分的证据,不应纳入。数据的来源(如选用在meta分析中所纳入的研究)、数据分析方法的选择(如处理临床试验中退出对象的方法)、数据引入模型的方法等都对评估结果的可靠性和结果的外推性有影响。

针对非药物性技术的卫生经济分析与评价往往面临更多挑战。因为此类技术在批准上市之前没有经历像药物那样严格的临床试验。即使开展了临床研究,也可能存在设计方面的缺陷(如缺乏随机对照试验,或缺少长期随访),同时在上市审批和上市后市场监管方面也没有药品

那样严格。因此，获得的功效证据的质量比药品试验要差。

3. 数据的描述 对每项纳入的研究都应进行详细描述，如数据分析和汇总方法、研究人群、适用人群、数据的缺陷及处理这些缺陷的方法，并可尝试定量分析这些缺陷对结果的影响。

4. 数据的外推 最好的卫生经济学评价应该基于真实世界中对效果的定量估计，并对其中的不确定性采用敏感性分析加以处理。但现实中，往往得不到所需要的那些数据，如效果、长期结局、终末结局，而只能用功效、短期结局、替代结局等来代替，通过一定的建模技术对目标参数进行估计。如将实验研究中的替代数据外推至终末结局，将短期结果外推至临床试验期以外，或依据真实世界中不同于临床试验的各因素（如患者对治疗的依从性），将功效外推至效果。例如 Oster 和 Epestein（1987）依据 Framingham 心脏研究的结果，将血清总胆固醇的减少（替代结局）同冠心病的死亡风险（终点结局）联系起来。在将功效外推为效果时，首先要确定在真实世界中哪些因素可能会影响干预的效果，如诊断正确性、患者依从性、医疗服务技能、患者伴发疾病情况，之后将对结局有重要影响的因素引入分析。如 Husereau 等为更好地评价流感药物在常规使用中的效果，将具有更高准确性的临床试验诊断替换为社区中诊断准确性的估计值。数据外推的方法应该恰当，对于外推方法，以及在外推中使用的任何假说都应进行解释和证明。成本资料的线性外推是不恰当的，因为在经济学上成本往往不遵循线性规律。

（二）成本数据的收集

成本包括活动方案实施所需的固定投入和经常性服务成本，以及由此而发生的社会成本等。如图 9-1 所示，在计算各方案成本时，首先要明确成本测量背景，背景不同，成本所包含的内容不同。例如，从患者和社会角度看，患者就医的交通费用应该算作成本，但从卫生部门的角度，这部分就可以不算作成本。工人报销的费用对于政府来说是成本，对患者来说是收入。其次，研究者不但要考虑研究对象的成本，还要选择哪个时间段的成本，即选择干预措施现在的成本还是未来成本，如人工假肢的成本既包括该装置的成本，也包括后续康复训练相关的成本；计划免疫中还可能包括不良反应治疗的成本等。时间段的选择主要目的是避免误导决策者和使用者。例如一个冠状动脉旁路移植术（CABG）和经皮腔内冠状动脉成形术（PTCA）的成本对比，单纯比较手术费用的话，CABG 更贵，然而 PTCA 患者在术后需要额外的治疗，因此在 72 个月后两项措施的累积成本就基本接近（Henderson et al., 1998）。

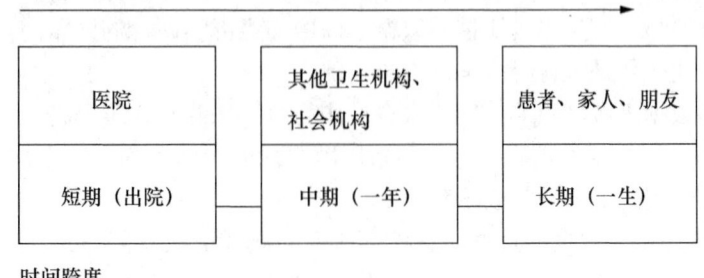

图 9-1 根据研究背景和时间跨度确定成本

1. 成本的分类 诊疗方案的经济学成本根据其性质可以分为以下 6 类。

（1）劳务费：是医院职工直接或间接为患者提供诊疗服务所获得的报酬，包括职工的工资收入、奖金、各种福利和补贴等。

（2）公务费：包括办公费、差旅费、邮电费、工杂费等。

（3）卫生业务费：是维持医院正常业务开展所消耗的费用，包括水、电、煤（气）和设备维修、更新费等。

（4）卫生材料费：包括化学试剂、敷料、X射线材料、药品等。

（5）低值易耗品损耗费：包括注射器、药品等。

（6）固定资产折旧及大修理基金提成：包括房屋、设备、家具、被服等各种固定资产的损耗。

上述成本仅为医疗服务机构的成本，从更广泛的角度考虑，还可能包括社会成本等。根据研究背景不同，在分析中要包括或排除的资源项目是不同的（表9-2）。

那些对总成本和增量成本具有重要影响的各项资源更应该准确地测量和赋值。如护理成本常为医院的主要成本之一，因此准确测量病房护理人员的数量和护理等级，并对资源的使用和单位成本参数进行敏感性分析，对于那些对结果影响较小的成本，不必花费巨大的精力和时间去测算，但需要在成本测量方法中加以说明，并在讨论中指出可能的影响方向和大小。如果需要比较的两个项目在实施过程中存在一些完全相同的成本投入，则这部分共同成本可以不进行测量，这可以节约相当大的工作量。

2. 成本的测算方法 研究者必须清楚研究所采用的成本计算方法，并证实采用该方法的正确性。成本测算的基本步骤为：①首先将医院的科室分为两大类：一类是直接为患者提供服务的科室，称为项目科室，如内、外、妇、儿科等各病区，放射科、化验室等临床辅助医技科室，挂号室、注射室、药房等；另一类是为项目科室提供服务的科室，如行政部门、供应室。计算项目科室与非项目科室的6类成本。计算时可以按科室的实际支出进行测算，若以科室为单位难以测算，也可采用一定的分摊系数方法或分摊系数进行全院分配，如以人均费用进行科室分配。②将非项目科室的成本按不同的分摊系数分摊到项目科室中，构成项目科室的间接成本。间接成本和项目科室的直接成本相加，构成项目科室的总成本。③将项目科室的总成本分摊到所提供的服务项目上，得到各服务项目的单项成本，如一次诊疗的成本、化验室各项检测试验的成本、手术项目成本。

对于各种资源的赋值方法，建议最好采用国家制定的统一标准或市场价格，除非有很好的理由选择其他方法（如利润过大）。

有时成本资料呈严重偏态，理论上分析前应该进行正态性转换，或采用非参数统计。但也有学者认为，上述这些方法不能直观地提供给受众他们感兴趣的信息，且由于此类研究的样本量一般较大，故采用算数均值表示最为恰当。

3. 成本数据的来源 可以从以下途径获得相关数据，如随机对照试验、管理资料和会计账目、临床实践规程、专家意见、模型拟合（将不同来源的数据进行汇总）。这些数据在质量和适用性方面存在很大差异，因此在将不同来源、不同时期或不同国家和地区的数据转化为适用于本国（本地）的数据时应该慎重。

此外，研究者应该评价成本预算过程的质量，如全部成本中被纳入估计的比例、数据来源的质量、成本估计值能否外推至整个人群。

（三）结局资料的收集

有关产出参数的选择也要根据研究问题及目标疾病。产出的测量主要使用效果、效益和效用3个指标。使用指标不同，采用的分析方法不同。结局参数要在研究开始之前就确定，并证实该选择的正确性。收集资料的方法和途径同成本资料收集类似，可来自专题调查或他人研究结果。理论上讲，对结局指标也应该进行时间贴现，尤其对于预防项目的经济学评价。但部分学者认为不应该贴现，其主要理由是不能说现在的健康比未来的健康更重要。下面主要介绍两个常用的效用指标（质量调整生命年和伤残调整寿命年）的计算方法。

1. 质量调整生命年（quality-adjusted life year, QALY） 是用生活质量效用值为权重来调整的生命年数，即将不同生命质量的生存年数换算成相当于完全健康的生存年数，它是反映生存质量和数量的综合测量指标。当采用成本-效用分析对一些慢性病或具有死亡威胁的疾病进行控制和干预时，QALY 是最常用的反映效用的指标。

图 9-2 为该指标的简单示意图。图中显示了两种不同干预情况下人群生存质量随时间的变化进程。在没有医疗干预的情况下，患者的健康相关生命质量会不断恶化，根据图中较低路径的显示结果，患者会在时间 1 死亡；而在有医疗干预的条件下，患者的健康状况恶化进程较慢，会生存更长时间，在时间 2 死亡。两条曲线之间的区域即为医疗干预所获得的 QALY 增加值。QALY 计算方法如下。

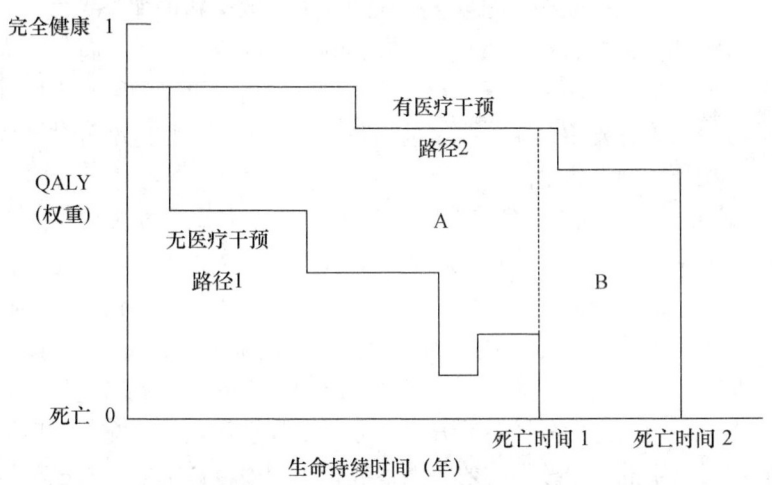

图 9-2 质量调整生命年示意图

$$QALY = 不同健康状态下生活质量权重 \times 该状态下的寿命年现在值 \quad （公式 9-1）$$

$$寿命年现在值 = \sum_{n=1}^{x} \frac{1}{(1+r)^{n-1}} \quad （公式 9-2）$$

式中 x 为存活年数，r 为贴现率。

如为减少公路交通事故对人寿命和健康的危害，有两个方案可供选择：①加强公路巡逻，每年可减少 2 条生命意外死亡，所花的代价是 200 000 元，保护 1 条生命的代价是 100 000 元。②加强特种救护车计划，用以救活因冠心病昏倒或意外事故受伤的人，每救活 4 条生命的成本是 240 000 元，平均保护 1 条生命的代价是 60 000 元。如果以保护生命为效果指标，第二个方案成本更低，应当资助。

但是，加强公路巡逻计划保护的多为年轻人，而加强特种救护车计划保护的多为老年人或因车祸受伤致残的人。如果以受保护人今后继续生存的年数即寿命年为效果指标，那么第一个方案所保护的每条生命平均再活 40 年，第二个方案所保护的生命平均再活 6 年。假设贴现率为 7%，两个方案产生 QALY 效用分别为：

（1）计算寿命年现值，两个方案分别可保护 40 寿命年和 6 寿命年，按贴现率转换成寿命年现值分别为：

$$\sum_{n=1}^{6} \frac{1}{(1.07)^{n-1}} = 5.10 \qquad \sum_{n=1}^{40} \frac{1}{(1.07)^{n-1}} = 14.26$$

（2）计算 QALY，由于加强巡逻而受保护的人具有正常的生病率，他的平均寿命质量等于完全健康人的 0.95（根据效用值），特种救护车救护患者由于疼痛与行动受限，其平均寿命质量为完全健康人的 0.65。

公路巡逻 QALY=14.26×0.95=13.55

特种救护车 QALY=5.10×0.65=3.32

（3）比较单位成本，计算保护每一寿命年的成本分别为：

公路巡逻 =200 000÷[2（条寿命）×13.55]=7380 元

特种救护车 =240 000÷[4（条寿命）×3.32]=18 072 元

经过寿命质量调整，加强公路巡逻计划优于特种救护车计划的效果。

2. 伤残调整生命年（disability-adjusted life years，DALY） 伤残调整生命年是指从发病到死亡所损失的全部健康寿命年，包括因早逝所导致的寿命损失年（years of life lost，YLL）和疾病所导致伤残引起的伤残寿命年（years of lived with disability，YLD）两部分。该指标结合考虑了死亡、发病、疾病的严重程度、年龄相对重要性以及贴现率等多种因素，使致命和非致命健康结局在同一尺度下比较其严重性，可客观地反映疾病对社会及人群的危害程度，也为不同疾病、不同年龄段、不同性别、不同地区间疾病负担的比较，提供了一个可行的方法。

$$DALY=YLL+YLD \quad （公式9-3）$$

YLL 和 YLD 都可以用以下公式计算：

$$\Delta = \left\{ \frac{DCe^{(-\beta x)}}{(\beta+r)^2}[e^{-(\beta+r)L}[1+(\beta+r)(L+a)]-[1+(\beta+r)a]] \right\} \quad （公式9-4）$$

式中 x 为年龄；D 为残疾权重（死亡取 1，健康取 0，之间划分为 6 个等级，见表 9-4，残疾权重值可通过社区调查或专家意见制定）；C 为年龄权重调节因子；L 为残疾持续时间或死亡损失的时间；r 为贴现率；a 为死亡或残疾发生年龄；β 为年龄函数参数。1993 年 WHO 在评价全球疾病负担时，C 取值为 0.1658，r=3%，β 取值为 0.04。根据上述公式，可计算出不同性别和年龄的一例死亡或伤残所致的损失。

表 9-4 残疾分类即权重值

残疾水平	残疾权重值	活动能力	认知、心理和疼痛
1	0.096	进行家务、职业、教育或文娱活动稍有限制	轻度疼痛或认知失能
2	0.220	许多家务、职业、教育或文娱活动受到限制	轻度疼痛及认知失能
3	0.400	大部分家务、职业、教育或文娱活动受到限制	中度疼痛及认知失能
4	0.600	大部分日常生活、体力活动不能进行	严重疼痛及认知失能
5	0.810	某些日常生活活动尚可进行	非常严重疼痛及认知失能
6	0.920	大部分日常生活活动不能进行	

3. DALY 和 QALY 的区别 从概念上讲，两者类似，但在以下几个重要方面有所区别：①关于期望寿命界定，前者采用最高寿命期望，后者取决于现实情况；②伤残权重的取值都在 0~1 之间，但前者是 0 和 1 之间的 6 个不连续值中的一个，后者在 0 和 1 之间根据健康状况取任意值；③此外，对于年龄，前者使用年龄权重，25 岁的人群具有最高的权重，而后一个指标不使用年龄权重。尽管 DALY 应用广泛，但该指标也存在一些不足之处：①计算过程中许多参数的确定均具有主观性，如常以最高寿命期望作为出生期望寿命的估计值，因而在估计某个国家或地区的 DALY 时可能会夸大因早逝引起的寿命年损失；参数 β 的取值使 25 岁年龄具有最高权重，这在中国可能会低估中老年疾病负担的损失；②DALY 不能对疾病给人群造成的心理负担、家庭负担和社会负担予以充分评价；③DALY 计算涉及的多种信息通常难以获得，如性别、年龄别和疾病别的死亡率（YLL）以及发病率、平均发病年龄、病程和伤残严重程度（YLD）等。

二、统计分析

在进行卫生经济学评价时,通常采用模型表达经济活动的规律和趋势,评价和比较不同干预方案的经济性。模型是运用一定的数学方法整合收集到的各种数据信息,并将这些数据同决策者关注的结局联系起来,为估算临床效果和成本效益提供了一个定量计算和分析的框架,解决了卫生经济学研究中决策相关的异质性和不确定性问题,为决策的制定、修改和评价提供依据和参考。

(一)模型构建

1. 模型设定 模型的设定必须反映当前的医疗实践,确保较好的外部效度,对需要解决的决策问题以及可能的影响因素一一列出,包括相关疾病、模型目的、目标人群、干预措施、研究角度、模拟范围、健康及其他产出、研究时限等信息。然后根据研究目的,确定模型中包含的变量,采用图形结构、公式等对疾病的自然转归过程和干预措施对其影响进行抽象模拟,重点关注在此过程中发生的干预措施和重要的临床事件,以及由此引起的健康变化和资源消耗情况,最终在不同方案之间进行经济性比较。具体包括如下内容。

(1)确定模型所包含的变量:因变量,即被解释变量,是最能反映所研究问题实质的变量。自变量又称解释变量,即用于定量解释因变量的变量。建模时,将理论分析所得到的影响因素,选择主要的变量将其量化表达,作为自变量。卫生经济活动中,因素之间的关系是错综复杂的,将所有因素都纳入分析是不现实的,模型中的变量越多,对样本含量的要求也越高。由于一般情况下卫生经济数据只能被动获取,大样本数据在现实中殊为不易;此外,变量过多也会造成技术处理上的困难。因此,在选择自变量时,通常只考虑主要的影响因素。在确定自变量和因变量时,都要考虑数据的可得性,如果变量的数据不可得,可以考虑用与其内涵最接近且统计口径一致的另一变量代替,在使用时需慎重。

(2)确定模型的数学表达式:模型的数学表达式是指因变量与所有自变量之间的具体函数关系。选择模型的数学表达式,应综合考虑经济行为理论、前人经验以及数据的类型和特征。当然,模型只是对"现实原形"的近似模拟,一个好的模型应该能够把现实的复杂经济活动用简单但能反映其主要关系的形式表达出来。在实际应用中,模型的构建不是一蹴而就的,需要多次尝试,反复修正,才能得出适当的模型形式。

(3)确定自变量符合经济学意义的系数符号和大小范围:自变量的系数是模型的待估参数,在代入样本数据进行参数估计和检验之前,系数是未知的。但在大多数情况下,根据经济理论和对所研究经济活动的认知,部分系数的正负号和取值范围可预先判定,以备将来对模型的参数估计结果进行验证。

2. 数据收集 样本数据是建模的基础。数据收集是整个研究过程中最费时、费力,也是最为繁杂的环节。样本数据的可得性限制了事先设定的理论模型的实现,但数据的准确、可靠是构建模型的基石和关键。具体方法可参考相关书籍。

3. 参数估计 模型的参数估计是指基于统计推断的理论和方法,利用有限的样本资料,估测模型的求解形式中结构参数的数值。参数估计的质量取决于所取样本的大小、样本数据的质量以及估计方法选择是否适当等。模型的参数估计是一个纯粹的技术性过程,对于研究者的统计学知识、计算机和统计软件的操作技能及经验有一定的要求。

4. 模型检验 在得到模型参数的估计值以后,理论模型初步建立起来了。但是,该模型能否解释所研究的经济现象的本质特征,能否正确地量化所研究的经济活动中各因素之间的关系，能否付诸实际应用，必须通过各种检验加以确定。检验有以下4个方面。

（1）专业意义检验：即观察模型参数估计值的正、负符号与数值大小是否与模型设定时的预期相符合。如果发生背离，则需查找原因并采取必要的修正措施。

（2）统计学检验：是由统计理论决定的，目的在于检验模型参数估计值的可靠性。通常需要进行模型的拟合优度检验、模型的显著性检验以及解释变量参数的显著性检验。只有通过了这些检验，才能对模型进行分析与应用。

（3）计量经济检验：是由计量经济学理论确定的准则给出的，主要包括随机误差项的序列相关检验、异方差检验和解释变量的多重共线性检验等。模型一旦存在这类问题，则必须通过各种统计和数据处理方法加以消除，否则会严重影响模型的准确性和可靠性。

（4）模型的预测检验：主要检验参数估计值的稳定性以及相对于样本容量变化的敏感性，即样本容量发生变化时，参数估计结果不应有过大的变化，从而确定所建立的模型是否可以用于样本观测值以外的范围。

需要特别说明的是，建模过程并不是一个简单的单向直行过程。一个好的模型应该具备以下特征：①符合经济理论和先进经验，能够正确描述经济现象；②模型的解释能力强；③参数估计准确，接近参数真值；④能够满足实现研究目的的需要；⑤数学形式简洁明了。因此，在建立模型的过程中往往需要反复尝试，不断修正，并且最后得到的模型同最初设定的理论模型在包含变量及具体函数表达式方面可能也不完全相同。模型研究者对经济理论的把握程度、数据处理的经验和技巧，对于模型的建立过程会产生直接的影响。

（二）常用的建模方法

运用统计学模型进行卫生经济分析与评价，模型只是手段而非目的。模型的价值是通过其解决实际问题的应用来体现的。

模型应用的一种常见方式是根据研究目的，定量描述研究者所关注的自变量对因变量的影响，通过对自变量参数的进一步分析，为决策和评价提供清晰的分析框架。常见的模型包括多元线性回归模型、Logistic回归模型等。

模型的另一种应用形式是利用模型将各种不同来源的成本和健康产出数据进行整合，对干预方案的经济性做出定量判断，对卫生经济现象进行预测和模拟。当模型中自变量的未来变化相对稳定明确时，预测的因变量结果具有较高的准确性和可靠性；当不确定因素较多时，可运用模型模拟经济现象的演变和发展，考察自变量的变化对因变量的影响，确保分析结果的稳定性和可控性。常见的模型包括决策树模型、马尔可夫模型、分区生存模型、离散事件模拟模型等。

1. 决策树模型（decision tree model） 决策树模型就是将决策过程各个阶段之间的结构绘制成一张箭线图，为决策制定和解决方案的选择提供了一种形象化的、基于数据分析和论证的科学方法。这种方法通过严密的逻辑推导和逐级逼近的数据计算，从决策点开始，按照所分析问题的各种发展的可能性不断产生分枝，并确定每个分枝发生的可能性的大小以及发生后导致的成本效果等。决策树模型是一种有效表达复杂决策问题的数学模型，它以各种行动结果的概率和易损期望值为依据，进行数量计算，比较不同干预方案的效果、成本效用、成本效益，以做出科学决策。决策树模型适用于从群体层面研究时限很短的短暂疾病的卫生经济学评价，如急性感染。

2. 马尔可夫模型（Markov model） 马尔可夫模型是一种将临床事件和相关干预实施时间因素系统纳入模型模拟的动态模型，也是特殊的循环决策树模型。其原理是将疾病划分为几个不同的健康状态（马尔可夫状态），根据各状态在一定时间内（马尔可夫循环）相互之间转换概率模拟疾病的发展过程，并结合每个状态上的健康效用值和资源消耗，通过多次循环运算估计疾病发展的结局即费用。

用马尔可夫模型模拟疾病过程并进行决策分析,特别适用于慢性疾病患者长期健康变化的模拟。因为慢性疾病过程中不良事件在何时发生通常是不确定的,且可能不止出现一次,而事件发生的早晚和次数直接影响干预结果的效用值。

构建模型的主要步骤如下:

(1) 根据研究目的和疾病的自然病程设立马尔可夫状态,确定各状态间可能存在的相互转换。

(2) 确定循环周期、每个循环周期内各状态的分布概率和各状态间的转换概率。循环周期的长短通常根据临床意义设定,对大多数慢性疾病,其不良事件在整个寿命周期内都可能发生,但发生的频率相对较低,常以1年为一个循环周期。转换概率依据相关文献或专家意见等决定。

(3) 确定各状态的健康效用指数(u_s)和资源消耗(c_s)。计算出每个循环周期内的质量调整生命年数和消耗的费用。累积分析期内所有循环上的值,即可得到研究对象在整个过程中QALY或费用。

$$整个过程的全部效用 = \sum_{s=1}^{n} t_s \times u_s \quad (公式9-5)$$

$$这个过程的全部成本 = \sum_{s=1}^{n} t_s \times c_s \quad (公式9-6)$$

t_s 为非死亡状态 s 上的时间。各状态的健康指数 u_s 和费用 c_s。

(4) 估计和比较不同干预措施下患者的期望寿命、QALY或资源消耗,并进行相关的成本-效果分析等。

3. 分区生存模型(partitioned survival model,PSM) 分区生存模型是一种常用的成本-效果分析模型,在概念上类似于状态转移模型。其特征是利用生存曲线来定义一系列不同健康状态下的成本和产出的估计。分区生存模型适用于可以划分为有限个健康状态且需要长期模拟的疾病的经济学评价。

研究中,通常利用临床试验中普遍报告的无进展生存(progression-free survival,PFS)和总生存(overall survival,OS)这两条曲线,将患者的健康状态分为未进展(preprogression)、进展(post-progression)和死亡(death)三大区域。根据PFS和OS这两条生存曲线来计算患者在某个确定时间点上的各状态人数比例,并根据这些比例来计算模拟事件范围内产生的健康产出和成本。

PSM依赖于临床试验文献对生存曲线的完整报告,但相对于其他决策模型,无须计算转移概率,避免了大量数据收集及计算过程;也避免了一些不必要的模型假设,可以更为方便和快速地使用临床试验数据构建决策模型研究分析模型。

4. 离散事件模拟(discrete event simulation,DES)模型 离散事件模拟最早于20世纪60年代应用于工程领域,随后逐渐拓展到商业领域,在卫生经济学领域的研究还处于起步阶段。

DES是一种可以表现个人行为内部或个人与群体、环境之间关系的灵活的模型方法。在疾病治疗过程中,我们可以将各种治疗手段视为离散事件,所有的离散事件的发生都存在一定的时间概率密度函数,而发生与否取决于对各离散事件发生时间的抽样结果,距现在时间间隔最小者得以发生,当事件发生后,时间指针进展到其发生时点,然后重新抽样决定下一个发生的事件,进展中的事件被记录下来。当疾病治疗终止后,计算各离散事件的发生频数,并最终得到治疗成本及效果。

DES的应用范围很广,大部分可以用马尔可夫模型的事件都可以使用该模型,并且它不需要固定的状态和周期,可以更灵活地处理现实中的问题。但DES需要大量且高质量的临床数据支持来得到各个离散事件发生的时间概率密度函数,缺乏适应模型的显示数据常成为限制其使用的最大障碍。

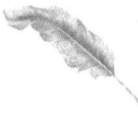

临床应用

卫生经济评价助力医疗决策

医疗工作面临着如何合理使用有限的卫生资源的经济抉择过程。在质量与效益相统一的经济学前提下，临床医师在决策中需要考虑治疗方案的成本和效益。成本包括治疗所需的医疗资源、药品、设备、医护人员薪资等，效益则包括患者获得的健康收益、生活质量等。通过对不同治疗方案的成本和效益进行比较，可以找到最经济、有效的方法。总之，在临床诊疗中考虑经济学问题，临床医师可以从成本效益分析、合理使用药物、减少并发症、优化诊疗流程、控制医疗成本等方面入手，为患者提供经济、有效的治疗方案。践行"深化医药卫生体制改革，促进医保、医疗、医药协同发展和治理"，推进健康中国建设。

第四节 研究实例

发展中国家糖尿病性黄斑水肿治疗策略的经济学评价：基于队列人群的马尔可夫模型。

一、研究目的

采用模拟模型，在真实世界情景和临床试验情景下分别对发展中国家（中国）病理性近视的两种药物［康柏西普（conbercept）和雷珠单抗（ranibizumab）］治疗策略进行成本效果评估，以期为发展中国家卫生资源的优化配置提供参考。

二、材料与方法

1. 模型的结构 基于病理性近视患者的视力分布，采用决策树马尔可夫模型，模拟康柏西普和雷珠单抗的5种潜在的治疗效果，比较两种治疗策略的经济学结果。根据疾病进展假设马尔可夫模型所包括的健康状态，以最佳矫正视力（BCVA字母数）代表患者的视力情况。在该研究中，病理性近视患者的健康状态包括无视力损伤、轻度视力损伤、中度视力损伤、重度视力损伤和失明。当BCVA＞75字时，即认为患者处于无视力损伤状态；当BCVA处于61～75字时，即认为患者处于轻度视力损伤状态；当BCVA处于46～60字时，即认为患者处于中度视力损伤状态；当BCVA处于31～45字时，即认为患者处于重度视力损伤状态；当BCVA≤30字时，即认为患者处于失明状态。对于病理性近视，假设药物治疗1年后的疗效为：BCVA增加30字及以上；BCVA增加15～30字；BCVA变化15字以内；BCVA减少15～30字；BCVA减少30字及以上。以1年为一个治疗周期，在每个治疗周期中患者都可能向下一状态转移，研究周期为10年。相应的模型见图9-3。

2. 模型的参数

（1）流行病学参数：在每个循环中，流行病学参数决定了模型各状态间的转换规则。病理性近视患者的基线视力分布数据来自已发表的临床试验证据，处于轻度视力损伤、中度视力损伤、重度视力损伤和失明的患者分别占29.38%、44.63%、20.34%和5.65%。康柏西普和雷珠

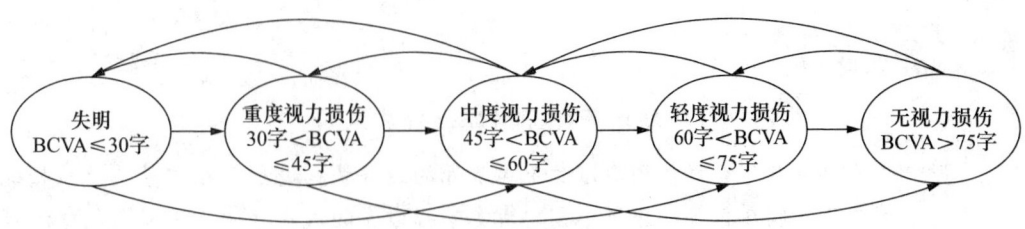

图 9-3 病理性近视治疗策略的假设模型

单抗治疗疾病的转归数据分别来自已公开的临床研究报告。

（2）成本参数：研究从医保支付方角度出发，模型中应用的成本为病理性近视患者在治疗疾病过程中所产生的直接医疗成本（检测、诊断、干预、治疗及药品费用）和直接非医疗成本（患者及其家庭成员就诊过程产生的费用，如车马费）。从国家医保目录获得康柏西普和雷珠单抗的单支价格分别为 5550 元和 5700 元。在真实世界情景下，两种注射剂的年均注射支数数据来自真实治疗用药情况；在临床试验情景下，该数据来自随机对照试验。假设患者的依从性为100%，基于单价和年均注射支数计算药品的年均费用。分析在整个社会背景下进行，成本年贴现率为 3.5%。

（3）效用参数：根据个体对自身健康状况的看法，健康效用权重取值在 0 到 1 之间。效用值为 1 被认为是"完全健康"，而效用值为 0 被认为是"死亡"。研究中，不同视力状态的效用参数均来源于相关文献。效用值年贴现率为 3.5%。

研究对应用的成本参数进行了两因素敏感性分析，对药品单价和年均注射支数均进行了上浮 5% 和 10%，下浮 5% 和 10% 的检验。除此之外，采用蒙特卡洛模拟进行概率敏感性分析，假设成本投入服从 Gamma 分布，重复抽样 1000 次，结果以成本-效果可接受曲线图呈现，根据结果的变化程度评估模型的稳定性以及模拟结果的可靠性。

三、结果

1. 效果分析　真实世界情景（表 9-5）和临床试验情景（表 9-6）的结果显示，康柏西普的治疗效果为 7.528 QALY，雷珠单抗的治疗效果为 7.499 QALY，增量效果为 0.029 QALY，康柏西普治疗病理性近视具有更好的效果。

表 9-5　真实世界情景下两种治疗策略产生结果比较

决策方案	成本投入（元）	增量成本（元）	效果（QALY）	增量效果（QALY）	成本-效果比（元/QALY）	增量成本-效果比（元/QALY）
康柏西普	106 587.011	−10 611.396	7.528	0.029	14 159.467	−373 185.397
雷珠单抗	117 198.407	—	7.499	—	15 628.163	—

表 9-6　临床试验情景下两种治疗策略的结果比较

决策方案	成本投入（元）	增量成本（元）	效果（QALY）	增量效果（QALY）	成本-效果比（元/QALY）	增量成本-效果比（元/QALY）
康柏西普	222 648.423	−15 410.842	7.528	0.029	29 577.553	−541 974.025
雷珠单抗	238 059.265		7.499		31 744.706	

2. 经济学分析　无论是在真实世界情景下（表 9-5），还是在临床试验情景下（表 9-6），采用康柏西普进行治疗的成本投入均低于雷珠单抗，说明对于病理性近视，采用康柏西普进行

治疗是一种节省成本的策略。

3. 敏感性分析 研究中结果对药品单价和年均注射支数的改变并不敏感，不会影响基线模型所得出的结论。表 9-7 所示为药品单价上、下浮动 5% 和 10% 时的敏感性结果。图 9-4 为概率敏感性分析输出的成本 - 效果可接受曲线，说明当最大支付意愿为人均国内生产总值的 3 倍时，病理性近视患者更倾向于采用康柏西普进行治疗。

表 9-7 药品单价浮动时敏感性分析结果

单价	决策方案	成本投入（元）	增量成本（元）	效果（QALY）	增量效果（QALY）	成本-效果比（元/QALY）	增量成本-效果比（元/QALY）
上浮 5%	康柏西普	111 916.362	−11 141.966	7.528	0.029	14 867.440	−391 844.667
	雷珠单抗	123 058.328	—	7.499		16 409.571	
上浮 10%	康柏西普	117 245.712	−11 672.536	7.528	0.029	15 575.414	−410 503.937
	雷珠单抗	128 918.248	—	7.499		17 190.979	
下浮 5%	康柏西普	101 257.661	−10 080.827	7.528	0.029	13 451.494	−354 526.127
	雷珠单抗	111 338.487	—	7.499		14 846.755	
下浮 10%	康柏西普	95 928.310	−9550.257	7.528	0.029	12 743.520	−335 866.858
	雷珠单抗	105 478.567	—	7.499		14 065.347	

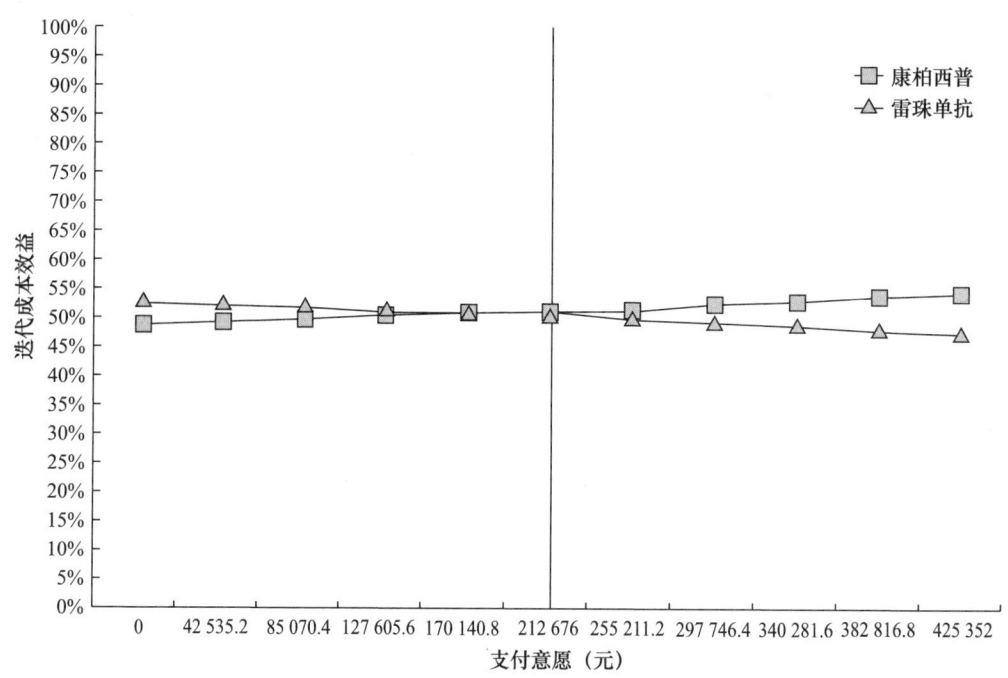

图 9-4 康柏西普和雷珠单抗治疗病理性近视的成本 - 效果可接受曲线

四、结论

在发展中国家，对比雷珠单抗，采用康柏西普治疗病理性近视是一种更具经济效益的策略。从长远角度看，应用这样的策略有利于发展中国家卫生资源的有效利用。

思 考 题

1. DALY 和 QALY 有何区别？
2. 卫生经济分析与评价时为什么要做敏感性分析？
3. 卫生经济分析与评价方法采用的主要类型是什么？
4. 卫生经济分析与评价过程中好的模型应该具备哪些特征？
5. 为客观了解某城市获得性免疫缺陷综合征防治效果，需要估算减少的累计感染病例数和死亡病例数、新发感染病例数和死亡病例数，测算获得性免疫缺陷综合征防治项目带来的经济效益。试设计该项目的研究方案并简述之。

（崔　壮）

第十章

医学科研中的误差与偏倚

在医学研究中,无论采用何种研究方法,均需要考虑研究结果的真实性问题,应尽量保证研究结果与客观、真实情况相一致。但是,在医学研究的不同阶段,由于各种主观、客观因素的干扰和影响,如事物的个体差异、内外因素的不同、样本的有限性以及认识能力和观测技术的限制等,研究结果和真实情况往往会存在差异,有时甚至得出完全错误的结论。造成这种错误的原因主要有两个:一个是随机误差;另一个是系统误差,即偏倚。随机误差是由于个体差异的存在而产生,是客观存在的,一般可通过统计学方法予以估计或评价。偏倚则是随机误差以外的系统误差,可以发生在医学研究的设计、实施、分析以及推断的各个阶段。

临床应用

去粗取精,去伪存真,认识医学世界

在医学科研工作中,需要关注研究结果的真实性问题。具有误差和偏倚的理念,掌握其在各个阶段的生成根源及控制方法,可以帮助研究者为研究结果的客观真实性提供保障。医师的临床诊断和治疗依赖于各种准确和可靠的信息。如果存在误差和偏倚,可能会导致医师做出错误的决策,进而影响治疗效果和患者安全。另外,在临床试验研究中,必须严格控制误差和偏倚,以确保研究结果的准确性。方法包括随机化、盲法、对照和统计分析等。总之,发现、控制误差和偏倚是临床医师及医学科研工作者应该具备的基本素养,这有助于保障患者的安全和健康,促进人民健康水平的提高。

第一节 随机误差与系统误差

医学研究的目的是揭示医学现象发生、发展的内在规律。医学研究过程中会受到各种因素的影响与条件的制约,导致研究结果偏离真实值,即研究结果与真实值之间有一定的差异,这种差异就是误差(error)。科研设计、实施及分析过程中产生的各种误差,都有可能导致研究结果不能真实、准确地反映实际的正确结果。因此,在医学研究中,正确认识和控制误差具有重要意义。

根据误差的性质及其产生原因,可将其分为两类:随机误差和系统误差。

一、随机误差

随机误差（random error）是由一系列偶然因素引起的不易控制的误差，其值具有统计规律性，如重复误差。在测量过程中，参与的变异成分越多，则测定值越分散，随机误差也越大。如同一名医师多次测量同一患者的血压值所产生的随机误差，要小于多名医师同时测量同一患者血压值所产生的随机误差。随机误差是不可避免的，但有规律可循。大量观察表明，随机误差呈现以 0 为中心的正态分布。

随机误差主要由抽样误差引起。抽样误差指随机抽样所得样本均数与总体均数的差异，它由总体中个体的变异引起，其大小取决于研究设计和评价指标的统计学特点。抽样误差无一定方向，可以相互抵消，并可通过严格的随机化、分层抽样、增加样本含量、提高抽样对象的受检率以及减少失访率等技术加以控制，但不可能完全避免。

因此，在资料分析阶段，必须用统计学方法计算抽样误差的大小。随机抽样产生的抽样误差服从随机误差的分布规律。抽样误差越大，对科研结果进行统计推断的困难也就越大。科研设计的任务之一就是要控制和减少随机误差，以便提高统计推断结果的稳定性。

二、系统误差

系统误差（systematic error）是由各种固定的原因所造成的，使得测定结果系统性偏高或偏低。如由于对受试对象、实验因素或条件等控制不严而产生的一种误差，它使实验结果系统地偏离真实值。在重复测量时，它会重复出现。这种误差的大小、正负是可以测定的，又称可测误差，也称偏倚（bias）。系统误差最重要的特性是具有"单向性"。

随机误差与系统误差的根本区别如图 10-1 所示。随机误差也称偶然误差和不定误差，是由于研究过程中一系列有关因素的随机波动而形成的具有相互抵偿性的误差，主要由个体变异产生。随机误差的绝对值和方向均不固定，呈有界范围的正态分布。随机误差不可能完全避免，但可通过合理设计、正确抽样及增大样本量等措施使之无限趋向于零。系统误差是指随机误差以外的误差，这种误差不能用统计学方法处理，重复抽样或加大样本量也不能使这种误差减少或消失。系统误差为非抽样误差，它只能依靠研究者的周密设计和科学判断来加以控制和解决。

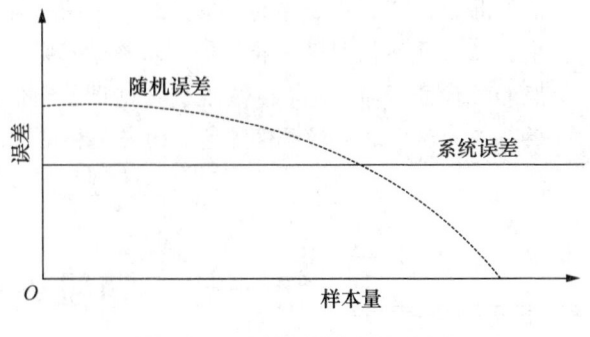

图 10-1 系统误差与随机误差

第二节　科研过程中常见的偏倚

偏倚（bias）是指在医学研究设计或实施阶段，由于某种或某些因素的影响，使得研究或推论的结果与真实的情况之间存在系统误差。偏倚造成的测量值与真值间的差异具有方向性，它可以发生在高于真值的方向，也可发生在低于真值的方向。

偏倚是影响医学研究真实性的重要原因之一。由于有时难以得到判断真实性的"金标准"，因此即便在很严格的医学研究设计之下，也很难判断是否完全避免了偏倚。尽管如此，如果对偏倚的来源和产生原因有深刻的认识，则可以最大限度地减少偏倚的发生，取得有价值的研究结果。

一、偏倚的方向

偏倚是一种系统误差，如果它偏向于正方向，则原来的真值被夸大；如果它偏向于负方向，则原来的真值被缩小，因此偏倚具有方向性。

定量并精确地估计偏倚的大小是比较困难的，但确定它的方向相对比较容易。偏倚的方向指研究人员对事物所产生效应（effect）的估计值是大于还是小于效应真值所做出的一种定性判断，不涉及偏倚的大小。

假定某一欲观察或测量效应的真实值为 δ，而反映在样本中的观测值为 $\hat{\delta}$。无论真实效应为危险效应还是保护效应，凡是夸大真实效应者均为正偏倚，缩小真实效应者均为负偏倚。

二、偏倚的类型

偏倚可发生在设计、实施、分析、推论等研究过程的各个阶段。偏倚的种类很多，根据偏倚的不同来源，主要分为选择偏倚、信息偏倚和混杂偏倚。了解各类偏倚，在研究过程中采取相应的措施予以控制，是保证科研质量的重要方面。

（一）选择偏倚

选择偏倚（selection bias）是指由于被选入研究中的研究对象与没有被选入者特征上的差异所造成的系统误差。此种偏倚在研究样本的确定和比较组的选择过程中很容易产生，也可产生于资料收集过程中的失访或无应答等。选择偏倚在各类医学科研中均可发生，但以现况研究与病例对照研究中较为常见。

选择偏倚有多种，包括入院率偏倚、现患-新发病例偏倚、检出偏倚或检出症候偏倚、易感性偏倚、无应答偏倚、失访偏倚、时间效应偏倚、排除偏倚、志愿者偏倚及生存偏倚等。这些偏倚大多是由纳入方式、条件等因素引起的。

案例 10-1

在一项研究石棉暴露是否为肺癌危险因素的研究中，比较肺癌病例组与对照组在接触石棉史方面有无差异。病例组来自某医院的呼吸科，该科是石棉沉滞症国家参考治疗中心；对照组则选自同一家医院的外科病房。分别计算病例组及对照组肺癌的发病率，以确定石棉暴露是否为肺癌的危险因素（表10-1）。

表 10-1 病例组与对照组的石棉接触史

暴露	病例组肺癌患者	对照组非肺癌患者	OR 值
石棉接触史	a	b	OR
无石棉接触史	c	d	参考组

问题：
1. 该研究的样本选择存在什么问题？
2. 该研究设计缺欠会产生何种偏倚？
3. 这种偏倚对研究结果会造成什么影响？

1. 入院率偏倚（admission rate bias） 入院率偏倚又称伯克森偏倚（Berkson's bias），是当利用医院就诊或住院患者作为研究对象时，由于就诊率或入院率不同所导致的偏差。例如当研究某 A 病与因素 X 的关系时，以 B 病患者为对照。由于 A 病、B 病和暴露于因素 X 者的入院率不同，导致了在医院中所得样本不能反映人群中病例和产生病例的对照人群的真实暴露情况。对入院率偏倚的论述很多，可通过对不同疾病住院率的估算来校正其 OR 值。

不同疾病在不同医院的就诊率或住院率各不相同，其原因是多方面的，如民众对某种疾病危害的认识水平、所患疾病的严重程度、经济状况、就诊方便性，以及不同医院技术专长。当利用医院住院患者作为病例和对照时，由于对照是医院某部分患者，而不是全体目标人群的一个随机样本，而病例组只是该医院的特定病例，也不是患者全体的一个随机样本，因此，分别基于社区和医院进行同一病因学研究，其结论是否相同，取决于病例和对照到医院就诊或住院的就诊率（入院率）。在入院率为 100% 的情况下，两者的调查结果一致。但在实际工作中，很难在医院观察到 100% 的病例，如果入院率不同，则导致系统误差。因此，利用医院资料作病例对照研究分析病因时，要警惕可能出现这种偏倚，在解释研究结果时更要慎重。

案例 10-2

在关于冠心病与高胆固醇血症关系的研究中，同期分别进行了病例对照研究和前瞻性队列研究。研究结果见表 10-2 和表 10-3。

表 10-2 冠心病与高胆固醇血症的关系（病例对照研究）

冠心病	血胆固醇水平				OR	χ^2	P
	高	低	合计	发生率（%）			
有	38	113	151	25.17	1.16	0.29	0.589
无	34	117	151	22.52			
合计	72	230	302	3.84			

表 10-3 冠心病与高胆固醇血症的关系（队列研究）

冠心病	血胆固醇水平				OR	χ^2	P
	高	低	合计	发生率（%）			
有	85	462	547	15.54	2.18	35.5	< 0.001
无	116	1511	1627	7.13			
合计	201	1973	2174	9.25			

问题：
1. 病例对照研究和队列研究的结果一致吗？为什么？
2. 此处产生了哪种偏倚？

2. 现患-新发病例偏倚（prevalence-incidence bias） 该偏倚也称奈曼偏倚（Neyman's bias）。在病例对照研究或现况研究中，所用病例一般是研究期间的现患病例，不包括死亡病例及病程短、轻型、不典型的病例。存活病例中又有新发病例和现患病例。存活病例同死亡病例在所研究的因素方面往往有系统差异，同样新发病例与现患病例之间也存在这类系统差异。此外，某些患者在患病后有可能会改变其原来的某些因素的暴露情况，使得在估计某些暴露因素的病因作用时产生偏倚，即现患-新发病例偏倚。

例如 Friedman 等学者在美国弗明汉地区对心血管系统疾病的研究中发现：在队列研究中，血清胆固醇较高（$>P_{75}$）者与低血胆固醇水平（$<P_{75}$）者相比，患冠心病的 OR 值为 2.4；而在同一人群中进行的病例对照研究发现，病例组与对照组之间血清胆固醇的差异却无统计学意义（$OR=1.16$，$P>0.05$）。进一步的分析发现，许多冠心病患者在确诊后改变了其原来的生活习惯或嗜好，如戒烟、低胆固醇饮食、增强体育锻炼，从而使病例对照研究的患者血清胆固醇水平降低，或与一般人相比血清胆固醇水平增长速度减缓。

3. 检出偏倚或检出症候偏倚（detection bias/detection signal bias） 患者常因某些与致病无关的症状就医，从而提高了早期病例的检出率；致使过高地估计了暴露程度，因而产生了系统误差，最终可能得出该症候因素与该疾病相关联的错误结论。在对一些慢性疾病（如恶性皮肤肿瘤、动脉硬化、结石等）进行病因研究时，这种偏倚的意义特别重要。

如 1975 年，Ziel 和 Finkle 在洛杉矶进行病例对照研究时发现，子宫内膜癌与雌激素暴露密切相关，认为口服雌激素是子宫内膜癌的危险因素。对这一结论，有学者发现其是由检出症候偏倚所致。因为使用雌激素可以刺激子宫内膜生长，从而使子宫容易出血，因而服用者会较早、较频繁地去就医，使医师早期发现子宫内膜癌。而那些未服雌激素的无症状子宫内膜癌患者，由于没有或少有子宫出血症状，减少了就诊机会，获得早期诊断的可能性较小，因而难以入选病例组，导致病例组没有包括全部病例，病例组中口服雌激素者比重增加，夸大了口服雌激素与子宫内膜癌的虚假关联。为了验证，有学者在同一医院不同科室进行研究发现，服用雌激素的子宫内膜癌患者中，79% 为早期患者；而未服用雌激素的子宫内膜癌患者中，早期患者仅占 55%。

4. 易感性偏倚（susceptibility bias） 易感性偏倚指在观察性研究中，由于样本人群与总体人群之间或对比组人群之间对所研究疾病的易感性不同而引起的偏倚。

健康工人效应（health worker effect）是一种典型的易感性偏倚。当研究某种职业毒物对机体的危害时，常以有毒作业的工人为暴露组，以普通人群为非暴露组。鉴于工作性质的需要，有毒作业工人的健康水平应比普通人群高，其对毒物的易感性比一般人群低，即便所研究的毒物对人体有害，职业队列的死亡率也会低于普通人群的非暴露组，得到该因素对人体无害甚至有保护作用的结论，此即健康工人效应。

5. 无应答偏倚（non-response bias） 无应答偏倚主要发生于现况调查研究，表现为调查对象不合作或不参与。由于其身体素质、暴露状况、患病情况、嗜好等可能与应答者不同而产生的偏倚称为无应答偏倚。这里应强调的是不应答者泛指研究设计中应予调查，但因各种原因拒绝回答问题的人或失访者。

造成无应答的原因是多方面的，如对调查内容是否感兴趣、年龄、受教育程度、身体健康状况、对健康关心程度以及外出未遇，均可影响研究对象的应答率。应答率一般应达到 90%，且比较组间相对均衡。如某一组的应答率特别低，应作专项调查，查明原因。

6. 失访偏倚（follow-up bias） 失访偏倚是无应答的另外一种表现形式，指暴露组或非暴露组在随访期间，某些研究对象由于种种原因脱离了观察，对他们的随访无法继续。常见原因是研究对象因迁移、外出、不愿再合作等而退出或死于非终点疾病，这些情况称为失访。队列研究由于观察人数多，观察时间较长，失访偏倚是不可避免的。失访所产生偏倚的大小主要取决于失访率的大小、失访者的特征以及暴露组和非暴露组失访情况的差异。对研究结果产生偏倚影响最大的是"高危人群"的失访，这种偏倚将导致暴露和结局之间的关联发生变化。因此，失访率一般不应超过10%。

7. 时间效应偏倚（time effect bias） 对于肿瘤、冠心病等慢性病，从开始暴露于危险因素到出现病变往往经历一个较长的潜隐过程。在此期间，他们实际是有暴露史但未出现症状。很多情况下，用现有检测手段未能发现有症状的患者，常被错误地归入健康对照组。例如，早在第二次世界大战之后，西方妇女吸烟的人数便迅速增加，但直到20世纪70年代以后才表现出妇女肺癌发生率的明显上升，原因在于从开始暴露至发病的时间很长。

类似的情况也发生在遗传性疾病中，如未到外显年龄的观察对象被分配到健康对照组，导致遗传性疾病发生率估计过低。因而，进行遗传性疾病研究时，应特别注意外显年龄。

在进行病例对照研究时，那些暴露后即将发生病变的人，已发生早期病变而不能检出的人，或在调查中已有病变但因缺乏早期检测手段而被错误地认为是非病例的人，都可能被选入对照组，导致研究结果的系统误差。在调查中，尽量使用敏感的疾病早期检查技术，或开展观察期足够长的纵向研究，尽可能地控制时间效应偏倚。

8. 排除偏倚（exclusive bias） 研究者在设计时除规定研究对象诊断标准、纳入标准外，还应规定严格的排除标准，即哪些个体不能选作研究对象，且这些标准在实施期间不得更改。如果在研究对象确定过程中，没有严格按照事先设计原则或标准从观察组或对照组中排除某些研究对象，就会导致因素与疾病之间的联系被错误估计，从而产生排除偏倚。如在一项关于阿司匹林与心肌梗死关系的病例对照研究中，病例组与对照组均不应包括慢性关节炎患者，也不应包括慢性胃溃疡患者，因为前者倾向服用此药，而后者不倾向服用此药。若这两种疾病患者在两组分布不均匀，可导致对阿司匹林与心肌梗死关系的错误估计。

9. 志愿者偏倚（volunteer bias） 在暴露组的研究对象为志愿者时，暴露组的志愿者与非暴露对照组人群（主要为非志愿者）之间的比较可能受到志愿者偏倚的影响。因为两组研究对象除暴露状态不同外，在与疾病发生相关的其他方面也可能不同。一般来说，研究对象中的志愿者与非志愿者在关心健康、注意饮食卫生、合理膳食、坚持锻炼等方面存在差异。

（二）信息偏倚

信息偏倚（information bias）是医学研究中因参与者的测量或分类错误而引起的系统误差，又称观察偏倚（observation bias）。

在研究实施的各个阶段，如资料的观察、测量及收集阶段，患者在提供各种有关信息的准确性方面都可能有所不足，如果这种不足或缺陷在比较组间有系统差别，就可能导致信息偏倚。信息偏倚在各种类型的研究中均可发生，既可来自研究对象、研究者本身，又可来自测量的仪器、设备、方法等。信息偏倚的表现是使研究对象的某种特征被错误分类（misclassification），如研究对象被错误地分到病例组或对照组，暴露于某因素被错误地认为未暴露。吸烟指数高者被错分到吸烟指数低组，就是一个具体实例。这种错分会导致暴露和某一结果之间的虚假联系，产生错误的结论。常见的信息偏倚有以下几种。

1. 暴露怀疑偏倚（exposure suspicion bias） 该偏倚也称访问者偏倚（interviewer bias）。在病例对照研究中，研究者会对病例组和对照组在其某一因素的暴露方面询问不同的问题，在收集确定病例组的暴露比例时所具有的认真、细致、深入程度与对照组相比也会有重大差别。如研究者事前对研究对象的患病情况或某种结局有所了解，就可能会采用与对照组不可比的方法探寻认为与某病或某结局有关的因素，多次认真地调查和询问病例某因素的暴露史，而调查和询问对照组时却漫不经心，从而得出错误结论，Sackett将其描述为暴露怀疑偏倚。

对同一组研究对象采用不同的调查方法时，结果可能出现很大差异。如采用病史记录作为分析资料进行病例对照研究时,因为询问病史的医师知道某些因素与某病发生有关,在询问病例病史时特别仔细,常有阳性记录;而被选为对照的病史,因为医师们知道该因素与对照病例无关,因此询问马虎,阴性结果多,从而产生偏倚。在欧盟一项大范围食源性李氏杆菌病暴发的病例对照研究中,英国调查者观察到病例组对于一种可疑食物(法国非巴氏杀菌乳软奶酪)的消耗量超过了对照组,因而怀疑李氏杆菌病暴发与食用法国非巴氏杀菌乳软奶酪有关,经过进一步的调查研究发现,两组的软奶酪食用率无明显差别。出现上述假象的原因是研究者对于病例组认真询问了非巴氏杀菌乳软奶酪的食用情况,而对于对照组询问得较少。不可比的调查方式使得两组的食用率有明显差异,说明暴露怀疑偏倚往往会夸大可疑致病因素与疾病之间的关联。

2. 诊断怀疑偏倚(diagnostic suspicion bias) 由于研究者事先了解研究对象某因素的暴露情况,怀疑其已患病,或在主观上倾向于应该出现某种阳性结果。因此,在做出诊断或分析时,倾向于自己的判断。于是对暴露者和未暴露者在询问暴露史、疾病史和做各种检查时,采取了不可比的做法,如对暴露者或试验组进行非常细致的检查,而对非暴露者或对照组则不然。这样各组所获得的资料就容易出现系统误差,从而使研究结果出现偏差,即诊断怀疑偏倚。

诊断怀疑偏倚虽然多见于临床试验和队列研究,但在病例对照研究中也可产生,特别是在诊断亚临床病例、判断药物的毒性反应及副作用时,这种偏倚更容易发生。此类偏倚同样可由研究对象引起,如果研究对象知道自己暴露于研究因素的情况,或了解研究目的,其主观思想就可能会对研究结果产生较大的影响。

3. 测量偏倚(detection bias) 测量偏倚指对研究所需指标或数据进行测定或测量时产生的系统误差。如所用调查表的设计是否科学、记录是否完整、调查人员的工作态度是否认真、访问方式是否得当。此外,所用仪器、设备校正不准确(如调查时血压计未经校正,得到的血压值就可能有偏倚)、试剂不符合要求、使用方法的标准或程序不统一、分析测试条件不一致以及操作人员的技术不过关等,均可导致测量结果产生测量误差。

4. 回忆偏倚(recall bias) 回忆偏倚是指研究对象在回忆以往发生的事件或经历时,由于记忆失真、不完整或在准确性和完整性上的差异所导致的系统误差。回忆偏倚在病例对照研究中最常见,在现况研究和回顾性队列研究中涉及需要回忆的内容时,也可能发生,其产生与许多原因有关。如被调查的事件发生的频率很低,未给研究对象留下深刻的印象而被遗忘;调查事件是很久以前发生的事情,研究对象记忆不清;研究对象对调查的内容或事件关心程度不同,因而回忆时的认真程度不同。回忆偏倚的大小取决于作为对比的人群产生回忆误差的相对比例和程度的差别。由于记忆是有一定限度的,因而完全避免这种偏倚很困难。但是,选择不易为人们所忘记的重要指标做调查,并重视问卷的提问方式和调查技术,将有助于减少调查中的回忆偏倚。

5. 报告偏倚(reporting bias) 与回忆偏倚不同,报告偏倚是由研究对象的有意做假造成的,即有意地夸大或缩小某些信息而导致偏倚,因此也被称为说谎偏倚。最常见的报告偏倚见于敏感问题的调查,如调查性乱史和中小学生吸烟史,有相当一部分人有意掩盖阳性行为,隐瞒实情。因此,对有客观特征或记录在案的事件做调查,常可以避免一部分报告偏倚;或者间隔一定时间重复调查,比较前后两次调查的重复性,可以根据 *Kappa* 值判断报告偏倚。

(三)混杂偏倚

混杂偏倚(confounding bias) 是指由影响实验结果的非处理因素在各对比组中不均衡所引起的偏倚,即所研究因素的影响与其他外部因素的影响混在一起,不能分开,导致了偏倚。如疾病的转归除药物的治疗作用外,还与患者的病情、体质等多方面因素有关,若忽略了这些

因素在各对比组的均衡性，就会发生混杂偏倚，导致错误的结论。混杂偏倚歪曲了暴露对疾病影响，这种歪曲是由于其他因素是疾病的危险因素并和暴露有联系而引起的，这些其他因素称为混杂因素。年龄、性别、病情等与许多疾病、暴露都有联系，所以是最常见的混杂因素（confounding factor）。

表 10-4 的资料合计栏可见，A 药组 5 年生存率为 38%，B 药组 5 年生存率高于 A 药组；该结果与资料按病情轻重分层分析结果不一致，即同一病情下的 A 药组与 B 药组疗效相等；病情是一个混杂因素，由于 A、B 两组中不同病情患者的构成不同，导致合计 5 年生存率两组间有差别。

表 10-4　某病两种治疗方案的 5 年生存率（%）

病情	A 药组			B 药组		
	治疗人数	5 年生存人数	5 年生存率（%）	治疗人数	5 年生存人数	5 年生存率（%）
轻型	30	24	80.0	70	56	80.0
重型	70	14	20.0	30	6	20.0
合计	100	38	38.0	100	62	62.0

知识拓展

幸存者偏倚

第二次世界大战中，美国哥伦比亚大学数学家 Abraham Wald 教授应军方要求，利用其专业知识来提供"加强飞机防护降低被地面炮火击落概率"的咨询报告。Abraham Wald 教授收集遭受攻击后返回基地的轰炸机弹痕数据，发现机翼是最容易被击中的位置，座舱底部及尾翼则少有弹痕。据此，军方认为"应该加强机翼防护"。Abraham Wald 教授则认为"应该强化座舱底部及尾翼防护"，依据是：①数据仅涵盖平安返回的飞机，被击落的飞机弹痕数据不详；②多次被击中机翼的飞机，似乎还能安全返航；③返航的飞机座舱底部及尾翼少有弹痕。军方采纳了教授的建议，事实证明决策是正确的，看不见的弹痕却最致命。这就是幸存者偏倚，也称幸存者偏差的典故。

在临床医学研究中，幸存者偏倚作为一种选择偏倚，可能对结果产生影响。如在一项医院质量评价中，如果只有存活的患者被纳入研究对象，那么该医院的治疗质量可能被高估。同理，大家可以关注发表偏倚等。

第三节　常见偏倚控制

医学科研设计、实施和结果分析的各个阶段都可能存在偏倚。偏倚一旦发生，就会导致研究结果与真实情况存在系统差异，甚至会得出完全错误的结论。因此，在各个阶段都要十分注意偏倚的控制，要针对偏倚产生的原因采取相应的控制措施。在研究设计时就应深入了解、认识各类偏倚，以便在研究过程中尽量加以避免或控制，从而保证研究结果的真实性。

一般来说，不同的偏倚有不同的控制措施。如控制选择性偏倚的措施主要有：对研究总体进行明确的界定；正确拟定观察对象的纳入标准和排除标准；合适的样本含量，随机抽样、随机分组，保证样本有较好的代表性等。而控制信息偏倚的措施有：定期或经常地校准仪器；实验因素标准化；实验过程的统一、规范、完整记录；参与研究的实验人员技术水平和医德水平的提高和培训；盲法的应用等。控制混杂偏倚的措施有：设计时明确处理因素和对实验效应有影响的非处理因素；选择合适的研究方法，均衡非处理因素的影响；在实施阶段始终贯彻标准化的实验条件；在统计分析阶段采用合适的统计方法等。下面按照偏倚的不同类型介绍其控制策略。

一、选择偏倚的控制

对于某项医学研究，若要确定其是否存在选择偏倚，并进而对其大小和方向进行测量是非常困难的，需要了解总体情况或得到可靠的选择概率估计值。选择偏倚主要通过科学的研究设计和认真的实施过程加以避免。主要的做法如下。

（一）严格的科研设计

科研设计阶段往往是偏倚发生的主要阶段。研究者应充分了解、掌握该项研究工作中各种可能的偏倚来源及其发生情况，以便在具体设计过程中尽量予以避免。如在设计阶段，应考虑所研究疾病是否涉及易感性问题，可否产生易感性偏倚？研究疾病的某些症状是否与某因素有关，是否产生检出症候偏倚？研究过程中是否会产生无应答偏倚等。

（二）合理制定纳入和排除标准

在设计阶段，选择偏倚还可能来源于研究对象选择不当，如抽样方法不正确，诊断标准、排除标准、纳入标准不统一，样本量不适当，比较组间缺乏可比性。如一项有关两种药物治疗银屑病患者的试验，研究因素为两种药物，非处理因素可能有年龄、性别等，不同年龄、性别治疗效果可能不一样，设计时应针对这些非处理因素，设法使之在比较组间分布均衡，从而消除其对治疗效应的影响。偏倚也可来源于选择调查方法和资料收集方法时考虑不周，如调查表设计不好，实验室检测缺乏质控，判断结果缺乏客观指标。

（三）采用多种对照

在病例对照研究中，理想的研究对象应是社区人群中的全体病例、非该病病例及正常人，或其他有代表性的样本，但往往很难做到。虽然在医院选择研究对象易产生入院率偏倚，但对临床上的科研工作者来说，由于该方法方便、易行、应答率高，在实际工作中常被采用。此时最好选用2个或2个以上的对照组，并且其中之一最好取自社区一般人群。通过比较不同对照组的结果，可对是否存在选择偏倚做出判断。

在队列研究中，当条件许可时，最好也设立多种对照，如对暴露队列既设立内对照，又设立比较队列（外对照），或用全人群资料作比较，从而减少选择偏倚对结果的影响。

（四）提高应答率

在研究实施阶段，应该做好组织工作，为研究对象详细解读研究的目的和意义，采用简便易行的调查技术手段，并对其中敏感性问题采用相应的工作技巧进行处理，尽可能提高应答率。

在队列研究、横断面研究中，由于研究的时间长或者研究的范围广、涉及的对象多，无应答现象在所难免。遇到无应答情况时，应针对原因采取补救措施，努力争取按照计划方案获取

研究对象的资料。如果无应答者超过10%，则应对无应答者作随机抽样调查，并将对研究结果有影响的数据与应答者进行比较，若差异无统计学意义，则说明对研究结果影响不大；若有统计学意义，则说明无应答对研究结果有影响，对研究结论应持慎重态度。

二、信息偏倚的控制

（一）进行质控培训

在收集资料和测量指标阶段，对所有技术，包括调查员、实验操作人员和试剂等都要进行质量控制。对调查员要进行统一培训，使其充分了解调查项目的内容或含义，统一标准，统一方法，统一调查技巧。对研究对象要做好宣传、组织工作，以便研究对象能密切合作，真实、客观地提供相关信息。对研究中使用的仪器、设备事先应予标定，试剂应事先测定，以确定是否符合要求。

（二）采用盲法

盲法是避免观察者和观察对象发生偏倚的最有效方法，也是消除信息偏倚的有效手段。盲法分为单盲、双盲和三盲，相关内容见第五章第一节。

（三）采用客观指标

在研究过程中，应尽量采用客观的实验室检查结果，尽可能地查阅研究对象的诊疗记录或健康体检记录等，并以此作为调查信息的来源。若必须采用询问方式收集资料，则尽量采用封闭式问卷。此外，在询问时，可以同时收集一些与调查内容看似无关的变量（虚变量），以分散被调查者的注意力，减少主观因素对信息准确性的影响。如在调查研究阿司匹林与心肌梗死的关系时，可同时询问研究对象除阿司匹林以外的其他多种药物的服用史。

（四）注意远期暴露及敏感问题询问技巧

在医学研究中，询问研究对象的远期暴露史时，由于受记忆力限制，难免产生回忆偏倚，此时可通过一定的调查技巧加以避免。如可选择一个与暴露史有鲜明联系的记忆目标帮助其联想回忆等。对敏感问题进行调查时，报告偏倚很难完全避免，此时可通过调查知情人或采取相应的调查技巧以获取正确的信息。

三、混杂偏倚的控制

（一）限制

即对各比较组中研究对象的条件加以某种限制。从理论上讲，两组进行比较，除研究因素外，其他因素均应相同，这样组间才具有可比性，才能发现研究因素在比较组间是否具有统计学差异。但临床研究是以人为主体的工作，面临的情况千变万化，事实上很难实现。如同一种疾病（如银屑病）发生在不同个体身上，病型、病情、病程和预后都可能不同。因此，在选择研究对象时，针对某一个或某些可能的混杂因素，在设计时对研究对象的入选条件予以限制。

值得注意的是，针对潜在的混杂因素对研究对象实施限制后，可得到同质的研究对象

(homogeneous object），从而防止某些混杂偏倚，有利于对研究因素与疾病之间的关系做出较为准确的估计。但是，在这种情况下，研究工作的代表性降低，即从研究对象中排除某些人群后，所选择的病例不能代表患者总体，对照也不代表一般人群，因而所获得的结论常具有很大的局限性，影响研究对象对总体的代表性，使研究结果外推至一般人群时的外推真实性（external validity）受限。

另外需要注意的是，采用限制的方法控制混杂因素，一方面，只能针对特别重要的混杂因素，限制后仍然能保证适当的样本量；另一方面，限制的结果使得研究者不能对暴露因素和混杂因素的交互作用加以分析和度量，只能研究暴露与疾病之间关系。此外，限制混杂因素的同时，对暴露和疾病发生的范围也做了限制，难以观察到暴露因素对研究疾病影响的全貌。因此，下结论时应该慎重。

（二）匹配

匹配（matching）是指在研究中为病例组的每一个研究对象匹配一个或几个具有同样特征的对照，然后进行比较。匹配在观察性研究和实验性研究中均可应用。匹配的目的是控制混杂因素，提高研究的统计学效率。匹配的同时，该因素也将失去进行研究分析的机会，无法分析其与研究疾病之间的关联，也无法分析其与研究因素之间的交互作用，从而造成信息损失。匹配因素越多，丢失的信息越多，反而降低了研究效力，即匹配过度（over-matching），应注意避免。因此匹配适度，一般认为只列入主要的或明显的混杂因素为宜。

（三）随机化

随机化（randomization）是指按随机化原则使研究对象都有等同的概率被分配到各处理组中，从而使潜在的混杂因素在各组间分布均衡。随机化方法常用于实验性研究，在临床试验研究中尤为重要。

随机分配方法可分为简单随机分组（simple randomization）和分层随机化（stratified randomization）。前者指按照随机分配原则，利用随机化方法直接将研究对象分配在各组中，适用于对混杂因素了解不充分时；后者是根据拟控制的混杂因素（如年龄、性别、病情、病程），先将研究对象分层，然后再将每一层的研究对象随机分配在各组之中，适用于对主要混杂因素充分了解的情况下应用。

（四）统计分析

在数据分析阶段，可以借助统计分析技术对混杂偏倚加以识别、纠正或消除。常用的估计和控制混杂偏倚的统计学方法有分层分析、标准化和多因素分析等。

1. 分层分析（stratification analysis） 分层分析是指将科研资料按某些影响因素分成多层进行分析。分层是较常用的控制混杂偏倚的方法之一，也是分析阶段控制偏倚的常用技术，特别适用于在设计阶段考虑不周或实施阶段执行不力，但尚有一定资料可寻时，对可疑混杂因素作分层分析处理非常有必要。

可以将研究资料按照混杂因素分层，用 Mantel-Haenszel 分层分析方法进行分析，得到将混杂因素调整后的效应估计值。

2. 标准化（standardization） 率的标准化方法可以看成是分层分析方法的补充手段。标准化用于对两个（或多个）样本（或总体）的指标进行比较，排除由于内部构成不同对指标可比性的干扰。当不同暴露水平组间混杂因素分布不均匀时，可以选择一种标准构成，以调整原来分布的不均匀性。率的标准化分为直接标准化和间接标准化两种方式。两个率进行比较时，如果两组研究对象内部构成存在差别，足以影响结论，可用率的标准化加以校正。

3. 多因素分析（multifactorial analysis） 应用分层分析及标准化方法往往只能平衡少量混杂因素带来的干扰。如果拟控制的混杂因素较多，样本数量又不够大时，分层分析常不适用。此时，可以应用多因素分析方法，研究多种因素（包括暴露因素和各种混杂因素）对研究疾病的综合影响。常用的分析方法有多元协方差分析、logistic 回归模型、Cox 比例风险模型等。

思 考 题

1. 试述误差与偏倚的关系，为什么需要设法控制各种偏倚？
2. 比较常见的偏倚，请分别予以解释。
3. 简述控制信息偏倚及混杂偏倚的主要方法。
4. 请解释混杂因素和潜在的混杂因素之间的差别。在什么情况下一个潜在的混杂因素不会成为一个混杂因素？
5. 在医学研究中，年龄常是造成混杂的一个变量，部分原因是许多疾病的发生都随年龄而改变。疾病的风险随年龄而改变的现象常常认为是年龄的效应。请问，将年龄作为疾病发生危险性的一种效应有何意义？

（马　骏）

第十一章 样本含量估计

习近平总书记在党的二十大报告中阐述过去五年的工作和新时代十年的伟大变革时指出，基础研究和原始创新不断加强，一些关键核心技术实现突破，战略性新兴产业发展壮大，在生物医药等领域取得重大成果，进入创新型国家行列。而在生物医学的科学研究中，为保证研究结果准确、研究质量可控，在研究设计初始，需要进行样本含量的估计。合适的样本含量有助于研究者用最合理的资源获得最可靠的研究结果或发现有意义的临床差异。针对不同的研究问题，不同的研究方法，样本含量的要求也不同。本章主要介绍影响样本含量估计的要素以及常用的样本含量估计方法。

案例 11-1

研究人员拟制定研究方案，用于比较试验药物与阳性对照药物的有效率是否存在差异。目前已知阳性对照药物的效果为80%，在既往试验中，试验组的有效率大约为90%。在这样一个研究场景下，应该招募多少名受试者？

问题：
1. 研究的终点指标是什么？
2. 应该使用哪一种统计检验方法？
3. 要想确定所需受试者人数，还需要明确哪些指标？

第一节 概 述

一、概念

样本含量（sample size）又称样本容量、样本大小，是指在实验研究和调查研究中，每个样本所包含的观察对象的数量。样本含量的估计是指在保证研究结论具有一定可靠性的条件下，确定最少的试验单位数。

二、意义

样本含量是研究设计的一个重要问题，它体现研究设计中重复性原则，其意义在于可估计研究中的实验误差。足够的样本量也是实验研究中保证组间均衡性的基础。只要是抽样研究，无论是实验设计还是调查设计，均应该考虑样本含量的估算。样本含量过小，信息不充分，对总体推断的精密度和准确度差，从而得不到真实的结论。但样本含量也不是越大越好，过分追求数量可能会引入更多的混杂因素，增加实际工作的困难，浪费人力、物力和时间，且影响数据的质量。确定适当的样本含量，可节约资源，并防止因为样本含量过少引起的检验效能偏低，出现非真实的阴性结果，这是当前医学研究中值得注意的问题。因此，在科学研究中，首先要考虑样本含量（或样本大小）的问题，其主要目的是保证科研设计有适当的样本含量，且可考察当前的样本含量能否保证足够大的检验效能，增加研究的可靠性，得到可信的研究结果。

三、影响样本含量的因素

1. 检验水准 即第 I 类错误概率 α。通常情况下，α 取 0.05 或 0.01 作为拒绝或不拒绝检验假设 H_0。α 大小根据研究目的而定。α 越小，所需要的样本含量越大。

2. 检验效能 即把握度（$1-\beta$）。检验效能是指在特定水准下，若总体间确实存在差异，则该次试验能发现此差异的概率。把握度与第 II 类错误互补，两者的概率之和是 1。若 $\beta = 0.10$，则把握度为 $1-\beta = 1-0.10 = 0.90$，表示若组间有差别时，通过 100 次的试验，有 90 次能够得出组间有差别的结论。把握度越高，所需要的样本含量越大。足够的把握度能检验出不同治疗水平结果之间实际存在的差异。如果某项试验所得到的结果没有统计学意义，其原因可能是无效假设确实是真的，也可能是把握度低，样本含量不足所致。第 II 类错误概率 β 越小，检验效能 $1-\beta$ 越大，所需样本含量也越大，一般要求检验效能在 0.80 及以上。β 一般只取单侧，通常取 0.20、0.10 或 0.05。在参数估计的样本含量估计中不涉及 β，在假设检验的样本量估计中涉及 β。

3. 容许误差或差值 δ δ 是指研究者要求的或客观实际存在的样本统计量与总体参数间或样本统计量之间的差值，即组间差异。容许误差既可以用绝对误差来表示（$|\bar{x} - \mu|$，$|p - \pi|$），又可以用相对误差来表示（$|\bar{x} - \mu|/\mu$，$|p - \pi|/\pi$）。容许误差值越小，所需样本量越大。如甲药对某一疾病的预期总有效率是 80%，乙药是 60%，已知对照药物的总有效率是 40%，则当乙药作为试验药物时要比甲药作为试验药物时所需要的病例数要多。若研究者无法获得 δ 的信息，可通过查阅文献或预实验来估计，或者用专业上认为有意义的最小差值替代。

4. 观测指标的变异度 即标准差 σ。变异指样本中所包含的个体的差异程度，σ 反映资料的变异性。个体之间的差异越大，σ 越大，所需样本含量越大。如对于某一疾病的研究，若包含了病情程度不一的轻、中、重型病例，则对比于仅观察其中单一的某一型所需要的病例数要多。计量指标需要对该指标的变异（标准差 σ）进行估计，计数指标需要对率（π）进行估计，π 越接近 50%，变异性越大，所需样本含量越多。若研究者无法获得 σ 或 π 的信息，σ 也常根据预实验以及前人的研究结果或统计理论进行估计。

5. 单侧检验或双侧检验 这也是根据专业知识来确定的。同一实验，用单侧检验比用双侧检验所需例数少一些。但选用单侧检验时要谨慎，在专业上必须有充分的理由。

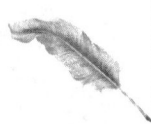

四、样本含量估计的步骤

1. 确定设计方法 任何科学研究,其设计方案是首先需要确定的,而样本含量的估计也是建立在设计方案基础上的。不同的科研设计方法,其样本含量的估计方法不同。

2. 确定资料类型 当设计方案确定后,需要确定研究结果所得数据的类型,如计量、计数、等级,因为样本含量估计的方法与数据类型有关。

3. 考虑统计分析方法 样本含量的估计还要与以后将要使用的统计方法的条件相结合。如单因素分析、相关与回归、多因素分析。本书中样本含量估计的公式计算方法主要针对单因素分析、相关与回归分析,而多因素分析的样本含量估计请参阅有关书籍。

4. 确定基本参数 在各种临床科研设计方法的样本含量估计中,需要研究者事先确定的条件有:第Ⅰ类错误概率 α,第Ⅱ类错误概率 β,容许误差或差值 δ;若终点指标为数值变量时,还需要研究者确定总体标准差 σ;若终点指标为分类变量时,需要研究者确定总体率 π。

5. 计算样本含量 依据设计方案、资料类型及可能涉及的统计分析方法来选择样本含量的计算方法,也可以利用统计软件帮助完成样本含量的计算。

6. 校正样本含量 由于估算的样本含量是最少需要量,考虑到受试者可能有不合作、中途失访、意外死亡等情况出现,而减少有效观察对象的例数(失访),因此,应该在估算的样本含量增加若干样本例数,通常失访人数不得大于20%。

第二节　常用样本含量估计的方法

样本含量的估计主要分为两种情况:总体参数的估计,常见于调查设计,用样本信息估计总体特征;影响因素的分析或预测,常用样本信息进行总体间的比较,或完成相关或回归分析。

临床应用

温故知新——样本含量估计

众所周知,概率论与统计学是两门相互独立的数学学科。概率论研究随机现象的数学规律,为统计学提供了理论基础。因此,概率论和统计学是相互依存和密切相关的学科,在实际应用中也是相互支持的。概率论的条件和基础构成了理论框架,其中最基本的是随机和样本量。

医学科研中样本含量的估计有着重要的作用和意义。样本含量估计可以确保研究结论具有一定的可靠性。合理的样本含量估算可以在保证研究结论科学性的条件下,确定最小观察单位。这样可以避免样本量过大所导致的研究条件难以控制,以及人力、物力和时间的浪费,提高了工作效率。研究目的不一,样本含量估计方法不同。如临床研究中二组平行对照设计和多组平行对照设计,探究多个因素对于研究终点的影响。

一、总体参数区间估计样本含量

（一）总体均数的样本含量估计

1. 公式计算法 当总体标准差 σ 已知时，按（公式11-1）计算；σ 未知时，按（公式11-2）计算。在实际工作中，σ 常是未知的，所以（公式11-2）更为常用。

$$\sigma\ \text{已知：}\ n = \left(\frac{u_\alpha \sigma}{\delta}\right)^2 \qquad （公式11-1）$$

$$\sigma\ \text{未知：}\ n = \left(\frac{t_\alpha s}{\delta}\right)^2 \qquad （公式11-2）$$

式中，n 为所需样本含量；δ 为容许误差，即规定样本均数与总体均数间的容许差值，一般取所求总体均数的 $(1-\alpha)$ 置信区间间距的 $1/2$；S 为总体标准差的估计值；u_α、t_α 分别为与 u 临界值表、t 临界值表中双侧概率栏所对应的临界值（下同）。

【例11-1】在血吸虫病防治工作中，需要调查血吸虫患者血红蛋白含量（g/L）。根据以往经验，标准差为30，这次希望误差不超过5（即置信区间上限与下限之差为10），取 $\alpha=0.05$，在这些条件下，要估计患者的血红蛋白含量，问需调查多少名患者？

根据题意，$\alpha=0.05$，$u_\alpha=u_{0.05}=-1.960$，$\sigma=30$，$\delta=5$，代入（公式11-1）得：

$$n = \left(\frac{u_\alpha \sigma}{\delta}\right)^2 = \left(\frac{-1.960 \times 30}{5}\right)^2 \approx 139$$

即需调查约139人。

2. 查表法 附表11-1和附表11-2为对平均数作抽样调查时的样本含量便查表，分别适用于 $\alpha=0.05$ 和 $\alpha=0.01$。表左框与上框为 S/δ 的比值，表内为样本例数 n。

例11-1中，$S=30$，$\delta=5$，则 $S/\delta=6$。因 $\alpha=0.05$，故查附表11-1，得 $n=141$ 人，与计算结果很接近。

（二）总体概率的样本含量估计

1. 公式计算法

$$\pi\ (\text{或}\ p)\ \text{接近}\ 0.5\ \text{时，}\ n = \left(\frac{u_\alpha}{\delta}\right)^2 p(1-p) \qquad （公式11-3）$$

$$\pi\ (\text{或}\ p)\ \text{接近}\ 0\ \text{或}\ 1\ \text{时，}\ n = \left[\frac{57.3 u_\alpha}{\sin^{-1}(\delta/\sqrt{p(1-p)})}\right]^2 \qquad （公式11-4）$$

由于 $0 \leq p \leq 1$，故 $p(1-p)$ 的最大值为 0.25（此时 $p=0.5$），因此，当 p 未知时，所需的样本含量用（公式11-5）估计：

$$n = 0.25 \left(\frac{u_\alpha}{\delta}\right)^2 \qquad （公式11-5）$$

【例11-2】拟采用抽样调查了解某地小学生蛔虫感染率。假定以往该地小学生蛔虫感染率 $p=50\%$，要求误差不超过 3%，如取 $\alpha=0.05$，问需调查多少人？

将 $p=0.5$，$\delta=0.03$，$u_\alpha=u_{0.05}=-1.960$ 代入（公式11-3）得：

$$n = \left(\frac{u_\alpha}{\delta}\right)^2 p(1-p) = \left(\frac{-1.960}{0.03}\right)^2 \times 0.5(1-0.5) = 1067.1 \approx 1068$$

即需调查约1068人。

2. 查表法 附表11-3为对率作抽样调查时的样本含量便查表，分别适用于 $\alpha=0.05$ 和 $\alpha=0.01$。表左框为 δ 值，上框为 p 值。表内为样本例数 n。查附表11-3得例11-2的样本含量

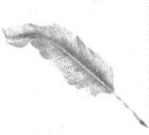

为 1067 人，与公式法的计算结果非常接近。

二、假设检验中样本含量估计

（一）样本均数与总体均数比较

1. 公式计算法　用下式计算样本含量

$$n = \left[\frac{(u_{\alpha/2} + u_\beta)\sigma}{\delta}\right]^2 \qquad （公式11-6）$$

式中，n 为样本含量，δ 为研究者确定的差值，σ 为总体的标准差，此公式适用于双侧检验，式中 $u_{\alpha/2}$ 为标准正态分布的双侧临界值；单侧检验时，可改为单侧临界值 u_α。而不论是双侧检验还是单侧检验，均取单侧临界值式中 u_β。此外，（公式11-6）建立在 σ 已知的基础上。当 σ 值未知时，采用预实验中的样本标准差 S 代替 σ，（公式11-6）的统计量将服从 t 分布。$u_{\alpha/2}$ 应换为 $t_{\varepsilon/2}$，u_β 应换为 t_β。计算时先用自由度 $\nu = \infty$ 时的 t_α、t_β 求得 n_1，再用 $\nu = n_1 - 1$ 时的 t_α、t_β 代入上式求得 n_2，第三次用 $\nu = n_2 - 1$ 时的 t_α、t_β 求得 n_3，依次类推，直至前后两次计算的结果稳定时，即为所求样本含量。

【例11-3】 研究新药提升白细胞的疗效，由预实验得出用药前后白细胞差值的标准差为 15 000/mm³，当白细胞平均上升 1000/mm³ 时认为临床有效，临床试验需要多少研究对象？

本例 $\delta = 1$，$\sigma = 1.5$，规定单侧 $\alpha = 0.05$，$\beta = 0.10$。以 $\nu = \infty$ 查 t 界值表，得 $t_{0.05, \infty} = 1.645$，$t_{0.05, \infty} = 1.282$，代入（公式11-6），

$$n_1 = \left[\frac{(1.645 + 1.282) \times 1.5}{1}\right]^2 = 19.3，取 20。$$

以 $\nu = 20 - 1 = 19$ 查 t 界值表，得 $t_{0.05,19} = 1.729$，$t_{0.10,19} = 1.328$，代入公式，

$$n_2 = \left[\frac{(1.729 + 1.328) \times 1.5}{1}\right]^2 = 21.03，取 21。$$

以 $\nu = 21 - 1 = 20$ 查 t 界值表，得 $t_{0.05,20} = 1.725$，$t_{0.10,20} = 1.325$，代入公式，

$$n_3 = \left[\frac{(1.725 + 1.325) \times 1.5}{1}\right]^2 = 20.93，取 21。$$

此时，n 趋于稳定，取样本含量为 21。临床试验时有 90% 的把握发现差别。

【例11-4】 用某药治疗硅沉着病患者后，尿矽排出量平均增加 15 mg/L，其标准差为 25 mg/L。假定该药确能使尿矽排除量增加，定 $\alpha = 0.05$（单侧），$\beta = 0.10$，问需观察多少名患者才能得出服药前后尿矽排除量之间的差别有统计学意义的结论？

本例为配对设计，因治疗后尿矽排出量增加，故宜选单侧检验。令 $\sigma = \sigma_d$，并将 $\delta = 15$，$\sigma_d = 25$。以 $\nu = \infty$ 查 t 界值表，得 $t_{0.05, \infty} = 1.645$，$t_{0.10, \infty} = 1.282$，代入（公式11-6），得：

$$n = \left[\frac{(1.645 + 1.282) \times 25}{15}\right]^2 \approx 24$$

故需要 24 名硅沉着病患者。

2. 查表法　可根据研究目的，确定好单侧、双侧 α 值，计算出 $(1-\beta)$ 及 δ/S。查附表 11-4 样本均数与总体均数比较时所需样本例数表即可。

例 11-3 中，本例 $\delta = 1$，$S = 1.5$，单侧 $\alpha = 0.05$，$\beta = 0.10$，$\delta/S = 0.67$，得 n 位于 19 到 22 之间，取 22，与公式计算法所得结果近似。

例 11-4 中，本例 $\delta = 15$，$\sigma_d = 25$，单侧 $\alpha = 0.05$，$\beta = 0.10$，$\delta/\sigma_d = 0.6$，得 $n = 26$，与公式计算法所得结果近似。

（二）两样本均数比较的样本含量估计

1. 公式计算法

$$N = \left[\frac{(u_{\alpha/2} + u_\beta)\sigma}{\delta}\right]^2 (Q_1^{-1} + Q_2^{-1}) \quad \text{（公式 11-7）}$$

式中，$u_{\alpha/2}$ 和 u_β 含义同上。Q_1 和 Q_2 为样本比例，即 $Q_1 = n_1/N$，$Q_2 = n_2/N$，$N = n_1 + n_2$；因而 $n_1 = Q_1 N$，$n_2 = Q_2 N$，$Q_1 + Q_2 = 1$。若 $n_1 = n_2$，则 $Q_1 = Q_2 = 0.5$。

【例 11-5】在动物镇咳实验中，比较中药复方 I 与复方 II 使小鼠推迟发生咳嗽的时间，确定复方 II 使小鼠推迟发生咳嗽的时间是否长于复方 I。复方 I 与复方 II 使小鼠推迟发生咳嗽时间的平均数分别为 31.67 s 和 44.00 s（即 $\delta = 44.00 - 31.67 = 12.33$ s）。设两组标准差相等，且为 25 s，$\alpha = 0.05$（单侧），$\beta = 0.10$，要得出两组均数之间的差别有统计学意义的结论，问需要用多少只小鼠？若 II 组的样本量是 I 组的两倍，则每组又各需要多少病例？

本例 $\delta = 12.33$，$\sigma = 25$，$u_{\alpha/2} = 1.645$，$u_\beta = 1.282$。

若两组样本含量相等，则 $Q_1 = Q_2 = 0.5$，可算得：

$$N = \left[\frac{(u_{\alpha/2} + u_\beta)\sigma}{\delta}\right]^2 (Q_1^{-1} + Q_2^{-1}) = \left[\frac{(1.645 + 1.282) \times 25}{12.33}\right]^2 (0.5^{-1} + 0.5^{-1}) \approx 141$$

$n_1 = n_2 = N/2 = 141/2 = 71$，即每组需要 71 只小鼠。

若两组样本含量不相等，II 组的样本量是 I 组的两倍，即 $Q_1 = 0.333$，$Q_2 = 1 - Q_1 = 0.667$，则：

$$N = \left[\frac{(u_{\alpha/2} + u_\beta)\sigma}{\delta}\right]^2 (Q_1^{-1} + Q_2^{-1})$$

$$= \left[\frac{(1.645 + 1.282) \times 25}{12.33}\right]^2 (0.333^{-1} + 0.667^{-1}) \approx 159$$

故 I 组需要 $n_1 = Q_1 N = 0.333 \times 159 \approx 53$ 只；II 组需要 $n_2 = Q_2 N = 0.667 \times 159 \approx 106$ 只。

可以证明，在其他条件不变的情况下，当两组样本含量的比例相同时，样本含量最少。因此，在课题设计时，尽量取两组样本含量相等。

2. 查表法 可根据研究目的，确定好单侧、双侧 α 值，计算出 $(1-\beta)$ 及 δ/S。查附表 11-4 样本均数与总体均数比较（或配对比较）时所需样本例数表即可。

例 11-5 中，$\alpha = 0.05$（单侧），$\beta = 0.10$，$\delta = 12.33$，$\delta/S = 0.48 \approx 0.50$，得 n 位于 70 到 86 之间，取 70，与公式计算法所得结果近似。

（三）多个样本均数比较的样本含量估计

1. 公式计算法 每组样本含量为 n，其估计值用下列公式计算。

$$n = \frac{\psi^2 \left(\dfrac{\sum S_i^2}{k}\right)}{\dfrac{\sum(\overline{X}_i - \overline{X})^2}{(k-1)}} \quad \text{（公式 11-8）}$$

式中，k 为组数，$\overline{X}_i$、S_i 分别为各组的均数与标准差的估计值，$\overline{X} = \sum \overline{X}_i / k$，$\psi$ 为界值，由附表 11-7 查得。计算时先用自由度 $v_1 = k-1$，$v_2 = \infty$ 时的 ψ 代入式中求 n_1，再用 $v_1 = k-1$，$v_2 = k(n_1-1)$ 的 ψ 代入式中求 n_2，第三次用 $v_1 = k-1$，$v_2 = k(n_2-1)$ 的 ψ 代入式中求 n_3，依次类推，直至前后两次求得的结果趋于稳定。

【例 11-6】研究 3 种药物的止咳效果，经预试验退热的平均天数分别是 2.67、11.67、6.83，标准差分别是 3.67、10.63、6.27。设 $\alpha = 0.05$，$\beta = 0.10$，问每组需观察多少病例？

本例：

$$\overline{X} = \frac{2.67 + 11.67 + 6.83}{3} = 7.06$$

$$\sum S_i^2 = 3.67^2 + 10.63^2 + 6.27^2 = 165.78$$

$$\sum (\overline{X}_i - \overline{X})^2 = (2.67 - 7.06)^2 + (11.67 - 7.06)^2 + (6.83 - 7.06)^2 = 40.58$$

$k = 3$，以 $v_1 = 3-1 = 2$，$v_2 = \infty$，查附表 11-7，得 $\Psi = 2.52$，代入公式，

$$n_1 = 2.52^2 \times (165.78/3) / [40.58/(3-1)] = 17.3，取 18。$$

以 $v_1 = 3-1 = 2$，$v_2 = 3 \times (18-1) = 51$，查附表 11-8，得 $\Psi_{2,51} \approx 2.59$，代入公式计算，

$$n_2 = 2.59^2 \times (165.78/3) / [40.58/(3-1)] = 18.3，取 19。$$

两次计算结果接近，故每组各需要 19 例，三组共需 57 例。

2. 查表法 可利用附表 11-5 估计多组均数比较时各种样本含量，这时需已知各组的均数和标准差，且需先确定 f 值，$f = \sigma_k/\sigma$，其中 σ_k 为 k 组均数的标准差，公式为 $\sigma_k = \sqrt{\sum_{i=1}^{k}(\overline{x}_i - \overline{x})^2 / k}$，其中，$\overline{x}_i$ 表示第 i 组均数，$\overline{x}$ 表示总均数。σ 为组内标准差，如果未知时，也可用 k 组的合并标准差来代替，公式为 $S_{合并} = \sqrt{\sum_{i=1}^{k}(n_i - 1)s_i^2 / (\sum_{i=1}^{k} n_i - k)}$，其中 S_i 为第 i 组标准差，n_i 为预试验时第 i 组例数。

【例 11-7】 比较 5 种不同处理方式对实验动物体重变化的影响，由预实验可知，5 组动物（每组 10 只）第 10 日体重增量的均数及标准差分别为 29.1 ± 13.1，12.3 ± 17.0，22.0 ± 7.4，23.4 ± 10.7，30.9 ± 14.5，根据经验选择 $\alpha = 0.05$，$1 - \beta = 0.80$，试估计本研究所需样本含量。

由题意可知，$\alpha = 0.05$，$1 - \beta = 0.80$，$k = 5$，根据附表 7 估计样本例数，只要求出 f 值然后查表即可，所以

步骤 1　求 $f = \dfrac{\sigma_k}{\sigma}$，因 σ 未知，所以要用 5 组合并标准差来代替，由上述公式

$$s_{合并} = \sqrt{\sum_{i=1}^{k}(n_i - 1)s_i^2 / (\sum_{i=1}^{k} n_i - k)}$$

$$= \sqrt{\frac{(10-1)(13.1^2 + 17.0^2 + 7.4^2 + 10.7^2 + 14.5^2)}{50 - 5}} = 12.96$$

$$f = \sigma_k / \sigma = 6.54 / 12.96 \approx 0.50$$

步骤 2　由附表 11-5 查得，当 $\alpha = 0.05$，$1 - \beta = 0.80$，$f = 0.5$ 时，$n = 10$

即每组取 10 例时就有 80% 的把握在检验水准为 0.05 处发现各处理组间的差别。

（四）单样本率检验样本含量估计

1. 公式计算法

$$N = \left(\frac{u_{\alpha/2} + u_\beta}{\delta}\right)^2 \cdot \pi_0 \cdot (1 - \pi_0) \qquad （公式 11-9）$$

此式适用于大样本情形。$u_{\alpha/2}$ 和 u_β 含义同上，$\delta = |\pi - \pi_0|$，其中 π_0 为已知的总体概率，π 为预期实验结果的总体概率。

【例 11-8】 若已知对晚期胃癌患者用常规镇痛药止痛的有效率为 80%，现欲对某一新药进行试验，预计有效率为 93%。若取单侧 $\alpha = 0.05$，$\beta = 0.10$，问需要多少病例？

本例，$\pi_0 = 0.80$，$\pi = 0.93$，$\delta = |0.93 - 0.80| = 0.13$。$u_{0.05} = 1.645$，$u_{0.10} = 1.282$，带入（公式 11-9）得：

$$N = \left(\frac{u_{\alpha/2} + u_\beta}{\delta}\right)^2 \cdot \pi_0 \cdot (1 - \pi_0) = \left(\frac{1.645 + 1.282}{0.13}\right)^2 \times 0.80 \times (1 - 0.80) \approx 81$$

故需要观察 81 例晚期胃癌患者。

2. 查表法 以上样本含量也可直接查表获得。单侧检验 α、β、π_0、π 的值直接查附表 11-8，π 近似取 0.90，得样本含量为 83 例。双侧检验查附表 11-9，得样本含量。

（五）两样本率比较时样本含量估计

1. 公式计算法

$$N = \left[\frac{u_{\alpha/2}\sqrt{\pi_c(1-\pi_c)(Q_1^{-1}+Q_2^{-1})} + u_\beta\sqrt{\pi_1(1-\pi_1)/Q_1 + \pi_2(1-\pi_2)/Q_2}}{\pi_1 - \pi_2} \right]^2$$

（公式 11-10）

式中，π_c 为两总体合计概率，$\pi_c = Q_1\pi_1 + Q_2\pi_2$，其他符号意义同前。

【例 11-9】 拟研究两种抗菌药物（其中一种为对照药物）对某感染性疾病的治疗效果，经预试验，试验药物有效频率为 80%，对照药物有效频率为 60%，现要做正式临床试验，若取双侧 $\alpha = 0.05$，$\beta = 0.10$，试验组和对照组分别占样本量的 60% 和 40%，需要观察多少例患者？

已知 $\alpha = 0.05$，$\beta = 0.10$，$u_{\alpha/2} = 1.96$，$u_\beta = 1.282$。本例，$\pi_1 = 0.80$，$\pi_2 = 0.60$，$Q_1 = 0.60$，$Q_2 = 0.40$，$\pi_c = 0.60 \times 0.80 + 0.40 \times 0.60 = 0.72$，带入（公式 11-10）得：

$$N = \left[\frac{u_{\alpha/2}\sqrt{\pi_c(1-\pi_c)(Q_1^{-1}+Q_2^{-1})} + u_\beta\sqrt{\pi_1(1-\pi_1)/Q_1 + \pi_2(1-\pi_2)/Q_2}}{\pi_1 - \pi_2} \right]^2$$

$$= \left[\frac{1.96\sqrt{0.72(1-0.72)(0.60^{-1}+0.40^{-1})} + 1.282\sqrt{0.80(1-0.80)/0.60 + 0.60(1-0.60)/0.40}}{0.80 - 0.60} \right]^2$$

$$\approx 223$$

因此，试验组需要 $0.60 \times 223 \approx 114$ 例患者，对照组需要 $0.40 \times 223 \approx 109$ 例患者。

2. 查表法 两样本率比较时所需样本含量，单侧检验查阅附表 11-10，双侧检验查阅附表 11-11。如果较小率大于 50%，则计算 $q = 1-p$，用 q_1 和 q_2 的较小者查表，$\delta = p_1 - p_2$。

【例 11-10】 某药物研究所研究某种新药对某病的治疗效果，以某旧药为对照。初步试验得新药的有效率为 85%，旧药的有效率为 70%。现拟进一步做试验，设 $\alpha=0.05$，$\beta=0.10$，问每组需要多少例数？

由题意可知，$q_1 = 15\%$，$q_2 = 30\%$，$\delta = p_1 - p_2 = 15\%$，查附表 11-11，得 $n=160$ 例。

（六）多个样本率比较的样本含量估计

$$n = \frac{\lambda}{2(\arcsin\sqrt{p_{max}} - \arcsin\sqrt{p_{min}})^2}$$

（公式 11-11）

式中，n 为每个样本所需观察例数，P_{max} 和 P_{min} 分别为最大频率和最小频率，当仅知最大频率和最小频率差值 p_d 时，则取 $P_{max} = 0.5 + P_d/2$，$P_{min} = 0.5 - P_d/2$，λ 是根据参数 $\alpha = 0.05$、β 及自由度 $v = k-1$，查附表 11-12 即得。反正弦函数的计算结果及弧度表示，若用度数表示，需乘以 $\pi/180$，$\pi \approx 3.1415926$。

【例 11-11】 有 3 种驱除肠道蠕虫的抗寄生虫药，进行预试验，初当估计甲药经粪便检查，虫卵阴转频率为 80%，乙药为 85%，丙药为 95%，问各药经正式临床试验需试验多少名患者？

本例，$P_{max} = 0.95$，$P_{min} = 0.80$，以 $\alpha = 0.05$，$\beta = 0.10$，$v = k - 1 = 3 - 1 = 2$，查表得 $\lambda_{0.05,0.10,2} = 12.65$，代入（公式 11-11）得：

$$n = \frac{\lambda}{2(\arcsin\sqrt{p_{max}} - \arcsin\sqrt{p_{min}})^2} = \frac{\lambda}{2(\arcsin\sqrt{0.95} - \arcsin\sqrt{0.80})^2} \approx 112$$

可以认为每种药物需观察 112 例肠道蠕虫寄生虫阳性的患者。

（七）配对二分类资料 χ^2 检验的样本含量估计

$$N = \left[\frac{u_{\alpha/2}\sqrt{2\bar{\pi}} + u_\beta\sqrt{2(\pi_1-\pi)(\pi_2-\pi)/\bar{\pi}}}{\pi_1 - \pi_2}\right]^2 \quad \text{（公式 11-12）}$$

式中，$u_{\alpha/2}$ 和 u_β 同上；π_1 和 π_2 为两总体的阳性概率，$\bar{\pi} = (\pi_1+\pi_2-2\pi)/2$，$\pi$ 为两处理结果一致的总体阳性概率。

【例 11-12】菌种接种于甲、乙两种培养基的结果如下：甲阳性的概率为 48%，乙阳性的概率为 30%，两种培养基阳性一致的检出率为 25%。若 $\alpha = 0.05$（双侧），$\beta = 0.10$，问应该用多少样本？

本例，$\pi_1 = 0.48$，$\pi_2 = 0.30$，$\pi = 0.25$，$\bar{\pi} = (0.48+0.30-2\times 0.25)/2 = 0.14$，$u_{\alpha/2} = 1.96$，$u_\beta = 1.282$。代入（公式 11-12）得：

$$N = \left[\frac{u_{\alpha/2}\sqrt{2\bar{\pi}} + u_\beta\sqrt{2(\pi_1-\pi)(\pi_2-\pi)/\bar{\pi}}}{\pi_1 - \pi_2}\right]^2$$

$$= \left[\frac{1.96\times\sqrt{2\times 0.14} + 1.282\times\sqrt{2(0.48-0.25)(0.30-0.25)/0.14}}{0.48-0.30}\right]^2 \approx 75$$

因此，需要约 75 例样本。

（八）直线相关分析的样本含量估计

$$n = 4\left[\frac{(u_{\alpha/2}+u_\beta)}{\ln[(1+r)/(1-r)]}\right]^2 + 3 \quad \text{（公式 11-13）}$$

n 为样本含量，r 为已知总体相关系数 ρ 的估计值，$u_{\alpha/2}$ 和 u_β 的意义同上。

【例 11-13】估计总体相关系数 $\rho = 0.7495$，规定在 $\alpha = 0.05$，$\beta = 0.10$ 的水平上得到相关系数有统计学意义的结论，至少需要多少样本？

本例 $\alpha = 0.05$，$\beta = 0.10$，$u_{\alpha/2} = 1.96$，单侧 $u_\beta = 1.282$，$r = 0.7495$，将其代入（公式 11-13），得：

$$n = 4\left[\frac{(u_{\alpha/2}+u_\beta)}{\ln[(1+r)/(1-r)]}\right]^2 + 3 = 4\left[\frac{(1.96+1.28)}{\ln[(1+0.7495)/(1-0.7495)]}\right]^2 + 3 \approx 15$$

故需要 15 例样本。

（九）两相关系数比较的样本含量估计

$$\text{单侧：} n_1 = n_2 = 8\left[\frac{u_{2\alpha}+u_{2\beta}}{z}\right]^2 + 3 \quad \text{（公式 11-14）}$$

$$\text{双侧：} n_1 = n_2 = 8\left[\frac{u_\alpha+u_{2\beta}}{z}\right]^2 + 3 \quad \text{（公式 11-15）}$$

$$\text{上式中 } z = \left[\ln\frac{(1+r_1)(1-r_2)}{(1-r_1)(1+r_2)}\right]$$

【例 11-14】设 $r_1 = 0.70$，$r_2 = 0.40$，$\alpha = 0.05$（单侧），$\beta = 0.10$，问需要多大样本例数？

因 r_1 明显大于 r_2，故取单侧检验。将它们的值及 $u_{0.10} = -1.645$，$u_{0.20} = -1.282$ 代入（公式 11-14），得：

$$n_1 = n_2 = 8\left\{\frac{-1.645+(-1.282)}{\ln\left[\frac{(1+0.70)(1-0.40)}{(1-0.70)(1+0.40)}\right]}\right\}^2 + 3 \approx 91$$

即每组需要 91 例。

(十) 诊断试验样本含量估计

$$n = \left[\frac{u_{1-\alpha/2}\sqrt{2\overline{P}} + u_{1-\beta}\sqrt{2(P_1-P)(P_2-P)/\overline{P}}}{P_1-P_2} \right]^2 \qquad \text{(公式 11-16)}$$

其中，$P_1 = \dfrac{a+b}{N}$ $P_2 = \dfrac{a+c}{N}$ $P = \dfrac{a}{N}$ $\overline{P} = \dfrac{P_1+P_2-2P}{2}$

式中，n 代表样本含量，$u_{1-\alpha/2}$ 和 $u_{1-\beta}$ 需要查阅 u 值表。

【例 11-15】 一个研究者计划研究超声诊断胆囊结石的准确度，手术为金标准，预试验结果见表 11-1，取 $\alpha = 0.05$，$1-\beta = 90\%$，双侧差异性检验，需要多少病例？

表 11-1 超声诊断胆囊结石的数据

试验诊断	金标准		合计
	阳性	阴性	
阳性	64	28	92
阴性	16	42	58
合计	80	70	150

$$P_1 = \frac{a+b}{N} = \frac{92}{150} \approx 0.61 \quad P_2 = \frac{a+c}{N} = \frac{80}{150} \approx 0.53 \quad P = \frac{a}{N} = \frac{64}{150} \approx 0.43$$

$$\overline{P} = \frac{P_1+P_2-2P}{2} = \frac{0.61+0.53-2\times0.43}{2} = 0.14$$

$$n = \left[\frac{u_{1-\alpha/2}\sqrt{2\overline{P}} + u_{1-\beta}\sqrt{2(P_1-P)(P_2-P)/\overline{P}}}{P_1-P_2} \right]^2$$

$$= \left[\frac{1.96\sqrt{2\times0.14} + 1.28\sqrt{2(0.61-0.43)(0.53-0.43)/0.14}}{0.61-0.53} \right]^2 \approx 445$$

本设计需要观察至少 445 例。

(十一) 队列及病例对照研究样本含量估计

$$n = \frac{(u_\alpha\sqrt{2\overline{p}\,\overline{q}} + u_{2\beta}\sqrt{p_0 q_0 + p_1 q_1})^2}{(p_1-p_0)^2} \qquad \text{(公式 11-17)}$$

式中，n 代表对照组和暴露组各需的样本例数，p_0、p_1 分别表示对照组与暴露组的发病概率。其中：

$$\overline{p} = \frac{p_0+p_1}{2}, \quad \overline{q} = 1-\overline{p}, \quad q_0 = 1-p_0, \quad q_1 = 1-p_1$$

公式也可用于病例对照研究的样本含量估计。此时 p_0、p_1 分别表示对照组及病例组某因素的暴露概率。

【例 11-16】 某医师采用队列研究的方法评价某药物预防脑卒中再发的效果，得知不用药者脑卒中的再发概率为 23%，估计 RR 值为 0.5，设 $\alpha=0.05$，$\beta=0.10$，问需要多大样本量？

已知 $\alpha = 0.05$，$\beta = 0.10$，$u_{0.05} = -1.960$，$u_{0.20} = -1.282$，$p_0 = 0.23$，$q_0 = 1-p_0 = 0.77$，$p_1 = RR \times p_0 = 0.5 \times 0.23 = 0.115$，$q_1 = 1-p_1 = 0.885$，$\overline{p} = (0.23+0.115)/2 = 0.173$，$\overline{q} = 1-\overline{p} = 0.827$，代入（公式 11-17），得：

$$n = \frac{(-1.960\sqrt{2\times0.173\times0.827} + (-1.282)\sqrt{0.23\times0.77 + 0.115\times0.885})^2}{(0.115-0.23)^2} \approx 226$$

即用药组和非用药组各需要 226 例。

三、检验效能的计算

前面已经提到,检验效能是由第Ⅱ类错误概率 β 的大小所决定的,即 power = $1-\beta$。其意义是,当所研究的总体与 H_0 确有差别时,按检验水平 α 能够发现它(拒绝 H_0)的概率。当假设检验出现"阴性"结果($P > 0.05$)时,有必要复核样本含量和检验效能是否偏低,以便正确分析假设检验"阴性"结论的正确性。当假设检验为"阴性"结论时($P > 0.05$)时,结果有两种可能:①($1-\beta$)较大,被比较的指标间总体参数很可能无差别。②($1-\beta$)较小,所比较的指标间总体参数很可能有差别,但由于样本含量不足而未能发现。可在一定的假设下利用公式计算 u_β 值,然后查标准正态分布曲线下的面积表来确定 β 值,进而得出检验效能($1-\beta$)。若检验效能偏低,则说明试验的样本含量不够,应进一步予以增大。检验效能 u_β 的计算方法如下。

1. 两样本均数比较:

δ 已知时,
$$u_\beta = \frac{|\mu_1 - \mu_2|}{\sigma\sqrt{\frac{1}{n_1}+\frac{1}{n_2}}} - u_\alpha \qquad (公式11-18)$$

δ 未知时,
$$u_\beta = \frac{|\bar{x}_1 - \bar{x}_2|}{s_c\sqrt{\frac{1}{n_1}+\frac{1}{n_2}}} - u_\alpha \qquad (公式11-19)$$

【例11-17】用 β 受体阻断药降低心肌梗死患者血压的随机双盲对照试验,结果见表11-2。检验结果为 $t = 1.54$, $P > 0.05$,无统计学意义,认为该药无降压作用。问该结论是否可靠?要求:$\delta = 0.67$ kPa,$\alpha = 0.05$,$u_{0.05} = 1.96$。

表11-2 两组心肌梗死患者治疗后的收缩压(kPa)

分组	n	$\bar{x}$	S
试验组	15	14.4	1.6
对照组	15	15.3	1.6

$$u_\beta = \frac{0.67}{1.6\sqrt{\frac{1}{15}+\frac{1}{15}}} - 1.96 = -0.81$$

已知:$\delta = 0.67$ kPa,$\alpha = 0.05$,$u_{0.05} = 1.96$,$S = 1.6$,$n_1 = n_2 = 15$,查阅 u 值表,$P(u_\beta \geq -0.81) = 1 - P(u_\beta \leq -0.81) = 1 - 0.209\ 0 = 0.791\ 0$,即 $\beta = 0.79$,则 Power = $1 - \beta = 1 - 0.79 = 0.21$。

说明检验效能过低,该结论假阴性的可能性大,需增加样本含量进一步试验。

【例11-18】用同一种抗高血压药分别治疗两组高血压患者,服用4周后比较两组患者收缩压的下降值(mmHg),测得结果:$n_1 = 14$,$\bar{x}_1 = 10.38$,$S_1 = 6.32$;$n_2 = 16$,$\bar{x}_2 = 6.62$,$S_2 = 2.16$。

$$s_c^2 = \frac{(14-1) \times 6.32^2 + (16-1) \times 2.16^2}{14+16-2} = 21.04$$

$$u_\beta = \frac{|10.38 - 6.62|}{\sqrt{21.04 \times \left(\frac{1}{14}+\frac{1}{16}\right)}} - 1.96 = 0.28$$

检验结果:$t = 2.34$,$P > 0.05$。问该研究的检验效能如何?

查表,$P(u_\beta \geq 0.28) = P(u_\beta \leq -0.28) = 0.3936$,则 $\beta = 0.39$,Power = $1 - \beta = 1 - 0.39 = 0.61$,

该研究的检验效能偏低，结论不可靠。

2. 配对计量资料比较检验效能的计算

$$u_\beta = \frac{\sqrt{N}|\bar{d}|}{S_d} - u_\alpha \quad （公式11-20）$$

式中，N 为对子数，$\bar{d}$ 为差值均数，S_d 为差值标准差。

【例11-19】经连续非卧床腹膜透析（cAPD）治疗晚期糖尿病肾病6例，测得生化指标之一 Na（mmol/L）的结果，治疗前 138.33±2.28 mmol/L，治疗后 139.67±1.41 mmol/L，差值 1.33±2.76 mmol/L。检验结果，$t=0.482$，$P>0.05$。该结论是否可靠？

已知 $N=6$，$\bar{d}=1.33$，$S_d=2.76$。

$$u_\beta = \frac{\sqrt{6}|1.33|}{2.76} - 1.96 = -0.78$$

查表，$P(u_\beta \geq -0.78) = 1 - P(u_\beta \leq -0.78) = 1 - 0.2177 = 0.7823$，即 $\beta = 0.78$，Power = 1 - 0.78 = 0.22。

说明检验效能过低，结论不可靠。

四、样本含量估计的注意事项

1. 组间例数相等 成组设计的例数应尽可能采用例数相等的设计，尤其是多组设计时，一般都要求各组间的样本含量相等，只有在某些特殊情况下才考虑各组的样本含量不等。

2. 多指标估算 若某研究有多个效应指标，其样本含量估计应对每个效应指标进行样本量的估计，然后取样本数量最大者为其研究的样本含量。若某研究能区分主要指标和次要指标时，也可以只对主要指标进行样本含量估计，然后取最大者为其研究的样本含量。

3. 多种估计条件 尽可能将多种样本含量估计方法联合应用，并且在使用计算法估算时，可多做几种估算方案，以便选择。如不同的 α、β、δ 等条件组合下，估计其样本含量。

4. 与研究目的结合 根据研究目的，严格选择估算样本含量的方法，如单侧、双侧不同，估计参数与假设检验不同，一般假设检验与等价检验不同，样本率超过与位于 0.3~0.7（0.2~0.8）范围的不同，t 检验与 u 检验的不同。

5. 估计的适用条件 目前，国内有关书籍提供的样本含量计算公式主要适用于临床试验，而并不适用于其他医学实验，如动物实验，动物实验的样本含量可参考临床试验的样本含量，并在此基础上适当减少其数量。

第三节 样本含量估计的实现

样本含量估计是研究设计中的一个极为重要的环节，如何正确地估计样本量，即使对于统计专业人员，都是较难掌握的技能。目前，样本含量估计的软件最常用的是 PASS（Power Analysis and Sample Size），它能够对 1100 余个统计检验和置信区间场景进行样本含量和检验效能的估计，界面友好、操作简单，被广泛地用于医学研究的各个领域。鉴于上述原因，在本书中我们使用 PASS 软件实现常见定量资料的样本含量估计，并通过实例加以说明。关于其他基于统计编程软件的样本含量估计实现，请参考相关书籍。

> **知识拓展**
>
> **统计编程软件中样本含量估计的实现**
>
> 目前可以用于估计样本含量的统计编程软件很多，其中较常用的有 SAS、R、Stata 等。SAS 是由美国北卡罗来纳州立大学 1966 年开发的统计分析软件，在国际上被誉为统计分析的标准软件，在各个领域得到了广泛应用；R 是由 Ross Ihaka 等研发，能够实现完整的数据处理、计算和制图的统计计算环境，集成了大量的统计工具，用于满足不同的统计需求；Stata 是 StataCorp 于 1985 年开发的统计程序，在全球范围内被广泛应用于经济学、社会学及流行病学等领域。
>
> 三种软件都有对应的样本含量估计模块，SAS 对应的过程步为 power 过程，R 对应的 R 包为 pwr，Stata 对应的命令为 power。在上述模块中，通过给定具体的参数，实现不同统计场景下样本含量的估计。

一、单样本均数的比较

【例 11-20】某研究欲验证从事铅作业男性工人的血红蛋白含量是否与正常成年男性平均值（140 μg/L）有差异。预试验测得从事铅作业男性工人的血红蛋白含量均值为 130.83 μg/L，标准差为 25.74 μg/L。如果设定 α 为 5%，检验效能为 85%，双侧检验，统计分析采用单样本 t 检验，试估计样本量（图 11-1，图 11-2）。

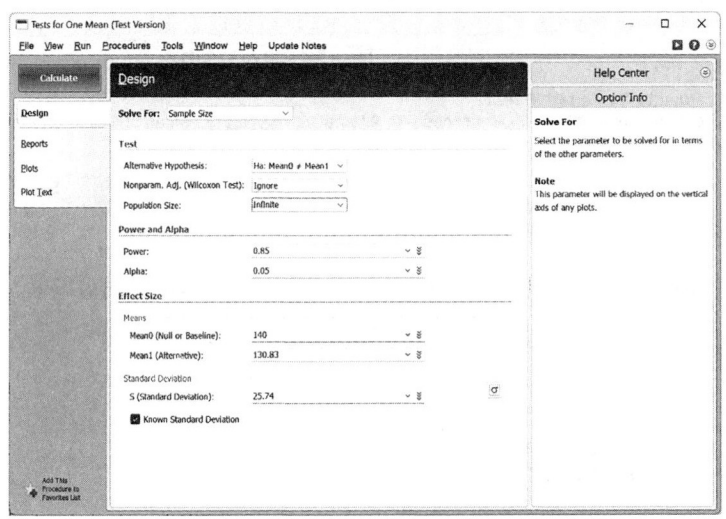

图 11-1 "Tests for One Mean"模块下的参数设置

Tests for One Mean

Numeric Results for One-Sample T-Test
Null Hypothesis: Mean0 = Mean1   Alternative Hypothesis: Mean0 ≠ Mean1
Known standard deviation.

Power	N	Alpha	Beta	Mean0	Mean1	S	Effect Size
0.85127	71	0.05000	0.14873	140.0	130.8	25.7	0.356

图 11-2 "Tests for One Mean"模块下的样本含量估计结果

PASS 运行结果：$n = 71$。

二、基于差值均数的配对 t 检验

【例 11-21】在一项将要开展的减肥新药临床试验中,采用自身前后对照的配对设计。由预试验得到的初步结果显示,未服药前的体重指数(BMI)均数为 28.5 kg/m²,服药治疗后的 BMI 均数为 26.0 kg/m²,服药前后差值的标准差为 4.5 kg/m²。如果设定 α 为 5%,检验效能为 85%,双侧检验,统计分析采用配对 t 检验,试估计样本量(图 11-3,图 11-4)。

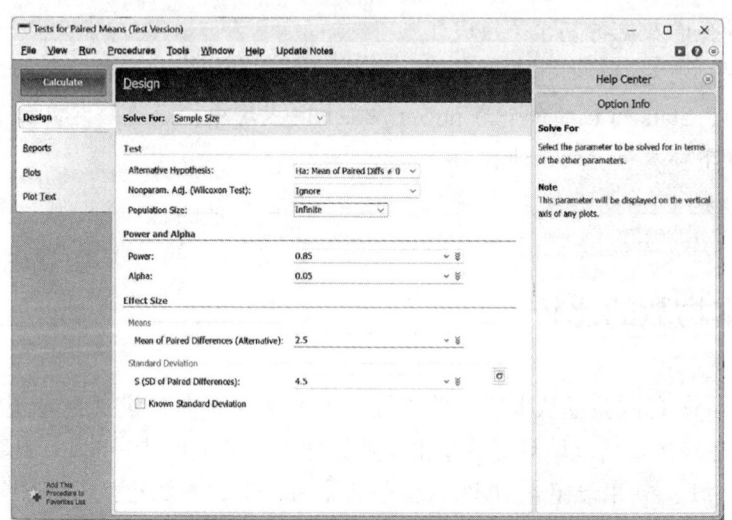

图 11-3 "Tests for Paired Means"模块下的参数设置

Tests for Paired Means

Numeric Results for Paired T-Test
Null Hypothesis: Mean of Paired Differences = 0, Alternative Hypothesis: Mean of Paired Differences ≠ 0
Unknown standard deviation.

Power	N	Alpha	Beta	Mean of Paired Differences	S	Effect Size
0.86082	32	0.05000	0.13918	2.5	4.5	0.556

图 11-4 "Tests for Paired Means"模块下的样本含量估计结果

PASS 运行结果:$n = 32$。

三、两样本均数的比较

【例 11-22】欲研究一种新药对老年妇女红细胞压积(HCT)的影响,从已有关于 HCT 的研究报道中获得如下信息:预试验结果显示,6 名髋骨骨折后的老年妇女的平均 HCT 值为 32.3%,32 名正常老年妇女的平均 HCT 值为 33.5%。在这种新药对其他患病人群的临床试验中,安慰剂组的患者 HCT 没有改变,而试验组的患者 HCT 升高 2.5% ~ 5%。综合上述信息,我们可以预测安慰剂组 HCT 没有变化,而试验组会有 2.5% ~ 5% 的升高。据此,我们保守估计新药可将老年妇女的 HCT 升高 2% ~ 2.4%。以往报道 HCT 的标准差在 1.5% ~ 2.5%,因此用 2% 估计 HCT 的标准差。设定 α 为 5%,检验效能为 90%,双侧 t 检验,试估计样本量(图 11-5,图 11-6)。

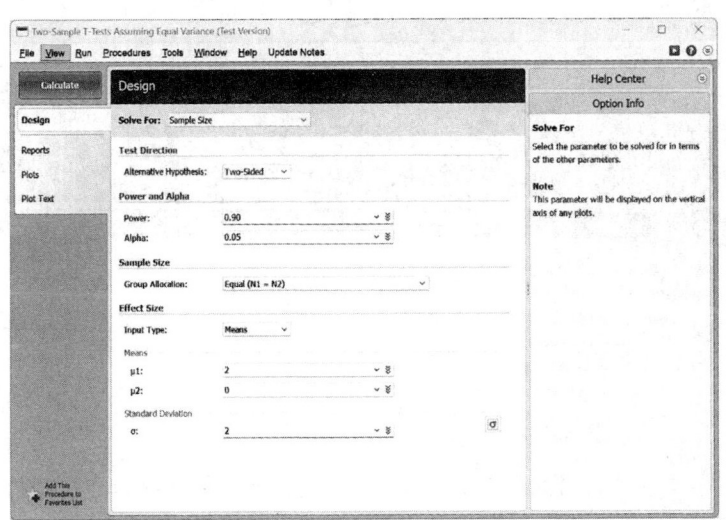

图 11-5 "Two-Sample T-Tests Assuming Equal Variance" 模块下的参数设置

图 11-6 "Two-Sample T-Tests Assuming Equal Variance" 模块下的样本含量估计结果

PASS 运行结果：$n=46$。

思 考 题

1. 用某药治疗高胆固醇血症，已知血清胆固醇水平平均降低 0.52 mmol/L 在专业上认为有意义。若 $\sigma_d = 1.28$ mmol/L，$\alpha = 0.05$（单侧），检验效能为 0.90，需要多大样本含量？

2. 拟比较甲、乙两种检测方法对腹泻婴幼儿乳糖不耐受的检出情况，初步估计甲法的阳性检出率为 48％，乙法的阳性检出率为 30％，两种方法一致的阳性检出率为 25％。若取双侧 $\alpha = 0.05$，$\beta = 0.10$，请估算样本含量。

3. 某人欲比较 A、B 两种抗高血压药降低收缩压的疗效，假设两药收缩压下降值相差 5 mmHg 及以上有专业意义，若 $\sigma = 12$ mmHg，取双侧 $\alpha = 0.05$，$\beta = 0.10$，每组例数相等，问每组需要多少病例？若 B 组的样本量是 A 组的 2 倍，则每组又各需要多少病例？

4. 研究针灸配合心理疗法治疗失眠的效果，预试验中，针灸和心理联合治疗的有效率为 94％，单纯应用针灸治疗的有效率为 85％。若取 $\beta = 0.10$，针灸和心理联合治疗组的样本含量占 60％，针灸治疗组占 40％，请回答：

（1）若想比较针灸配合心理疗法与单纯应用针灸治疗的疗效是否相同，取双侧 $\alpha = 0.05$，问两组各需要多少例失眠患者？

（2）若想比较针灸配合心理疗法是否比单纯应用针灸治疗的疗效更好，取单侧 $\alpha = 0.05$，问两组各需要多少例失眠患者？

（彭志行）

第十二章 医学科研论文撰写

第十二章数字资源

医学论文是医学科研的书面总结,是进行工作总结、交流和提高医疗技术水平的重要工具,它的质量反映医学科学水平和研究动向。医学科技工作者应该在各自研究领域攻坚克难,与国家命运和人民健康紧紧相连,把论文写在祖国的大地上,写在中华民族伟大复兴的征程中。医学论文是科技论文的组成部分,因其种类不同,在写作目的、内容及表达形式上各有不同,本章重点介绍医学科研论文的撰写。医学科研论文是以医学科学及与之有关的现代科学知识为理论指导,经过科研设计、实验与临床观察或现场调查后,将所得的第一手感性资料经过归纳、整理、分析等思维活动后撰写的文章。在撰写医学科研论文时,应做到选题得当、数据精确、论证方法正确、论点鲜明、文字图表简明达意,充分体现思想性、科学性、逻辑性、先进性和简洁性。医学综述是医学论文的一种特殊体裁,是对特定医学主题在特定时间和领域内的情报资料的综合叙述,是作者在阅读有关问题的大量文献后,经过加工处理而写成的一种医学论文。它一般反映当前某领域中某分支学科或重要专题的最新进展、学术见解和建议;反映有关问题的新动态、新原理和新技术等。随着人们对情报资料需求的增加,医学综述类文章的重要性逐渐被人们所重视。

案例 12-1

王某,某医科大学毕业,今年考上内科硕士研究生,最近与导师进行交流,导师让王某写一篇关于睡眠障碍与心血管疾病关系研究进展的文章。

问题:
1. 为什么导师让王某写这篇文章?这篇文章属于医学论文吗?
2. 如果导师让王某写的文章属于医学论文,它属于哪一种类型?
3. 导师让王某写的论文具备哪些特点?

第一节 医学论文的类型

医学论文属于科技文献的重要组成部分,是医学发展的重要信息源,也是记录医学进步的历史性文件。医学论文的种类较多,体裁各异,主要可分为以下5类。

一、论著类

医学论文是学术交流的媒介，形式多种多样，但其中最基本、最具代表性的是科研论文（research paper），或称为论著（treatise）、原著（original article）。原著论文应有作者自己的见解及新观点、新理论和新方法，以推动医学科学向前发展。基础医学研究多是通过科学实验的直接观察、发现，得到实验数据，获得原始创新成果，所以撰写的论文属于此类。临床研究多为专题研究总结，按设计项目做记录，对结果进行归纳、总结，也属于此类论文。此外，科研报告、学位论文等都属于此范畴。

二、综述类

综述是反映某一领域或某一专题研究进展或动态的文稿，可以是国内或国外文献综述，也可以是国内与国外文献的归纳综述。综述要求将收集到的最新文献资料介绍给读者。文稿所介绍的内容要尽量适合国内已开展或将要开展工作的需要。综述文稿必须将引用的参考文献逐一列出，并在文稿内按顺序以角码标示。综述主要包括文献综述、述评和系统评价3类。此外，有些期刊的专题笔谈、经验介绍、讲座等也属此类。

三、病例（理）讨论类

病例（理）讨论类一般是介绍少量而典型的病例诊治经验。这类文稿具有实用价值，很受读者欢迎。特别是对某一疾病的首例报道，在国内外具有重要的影响力。要求内容确切、病例资料完整，诊断有科学依据，讨论有针对性。

四、学术交流类

为了学术会议交流需要，将论著中部分内容或已经报道的内容撰写成供参会人员借鉴学习的文章，大多以论著摘要或简报形式发表，近年来以墙报形式进行交流越来越多。学术交流类要求语言简练，内容高度概括，一般要求提供主要研究方法、重要结果数据、新的见解与结论。学术交流的论文在一种刊物发表后，作者还可以全文在他刊发表。

五、其他类

会议纪要是医学期刊一种常见的报道形式，包括全国性编委会纪要、重要学术会议纪要。编委会纪要一般由期刊编辑人员亲自撰写，学术会议纪要可以由编辑或参会人员撰写。此外，还包括在报刊或新闻媒体报道的学术动态、科研简讯、医学新闻，但应注意核心资料的保密性。

知识拓展

"一页论文"拿到诺贝尔奖

在20世纪50年代之前,DNA分子结构无人知晓。生物物理学家Crick与分子生物学家Watson研究的方向分别是X射线晶体学、病毒和细菌遗传学,但他们不约而同地确定分子生物学急需解决的核心问题,便是"基因"的三维结构。1951年夏天,两人在剑桥大学相遇,拉开了揭秘DNA结构的序幕。他们并没有开展过DNA实验,在之后的18个月中,他们搜寻和整理了其他研究者的大量结果,大胆联想,DNA可能具有螺旋结构。Franklin和Wilkins的DNA X射线衍射图让他们确定了DNA应该是双螺旋结构。1953年4月25日,描述这一双螺旋结构的论文在 Nature 上发表。尽管这篇论文只有一页,但揭示了生命的秘密,改变了后面几十年的生物学发展进程。这一成果于1962年获得诺贝尔生理学或医学奖;遗憾的是,Franklin于1958年因癌症去世,没能等到诺贝尔奖的颁布。

第二节 医学综述

一、概述

现代社会医学信息日新月异,海量的文献让科研工作者眼花缭乱,而一篇好的综述性文献可以让读者在很短的时间获得大量的有关知识。文献综述(review)是医学论文的一种特殊体裁,是对特定医学主题在特定时间和领域内的情报资料的综合叙述,是作者在某一时间针对某一专题搜集大量原始医学科研论文数据,经过归纳整理、分析提炼而写成的一种医学论文。它一方面反映当前某个领域或重要专题的最新进展、学术争论焦点或新的见解和建议,方便读者在短时间内了解该领域的研究动态、重要研究方向及创新等信息;另一方面为研究者开展进一步的科学研究提供选题和立项的依据。文献综述是在确定选题后,在对选题所涉及研究领域的文献进行广泛阅读和理解的基础上,对该领域的研究现状、主要成果、发展前景等内容进行综合分析、归纳整理,并提出自己的见解和研究思路的一种医学论文形式。随着医学的发展,医学综述的形式也在发展,如各期刊社邀请国内或国外著名专家学者撰写的述评,为国内相关学科的发展指明了研究方向;随着循证医学的发展,越来越多学者写的系统评价文章也显示出举足轻重的重要性,开始在国内指导临床实践。医学综述要求作者既要对所查阅文献资料的主要观点进行综合整理、陈述,还要根据自己理解和认识,对综合整理后的文献进行全面、深入、系统的论述和相应的评价,而不仅仅是相关领域学术研究的简单堆砌。

临床应用

论文阐述二甲双胍新用途

二甲双胍是治疗2型糖尿病的一线用药,具有良好的性价比,其主要药理作用是抑制肝葡萄糖输出,改善外周组织对胰岛素的敏感性,增加葡萄糖摄取利用,从而降低血糖。二甲双胍可以改善血脂，增加纤溶系统活性，降低血小板聚集，有助于延缓或者改善糖尿病患者血管并发症，对于肥胖患者还有一定的减重作用。二甲双胍还可用于治疗多囊卵巢综合征（polycystic ovary syndrome，PCOS），通过改善对胰岛素的抵抗作用，有效降低患者体内促卵泡激素、黄体生成素水平，促进排卵。总之，二甲双胍的胰岛素增敏和抗高血糖作用可降低多种疾病风险，从而提高健康寿命。最近 The Lancet 子刊报道二甲双胍可降低 2 型糖尿病或肥胖女性新冠感染死亡率；我国学者发现 PEN2 是二甲双胍的靶点。

检索和阅读文献是撰写综述的重要前提工作。对于研究者，好的文献综述不但对研究者了解该领域的研究方向、研究重点和创新性有重要意义，也可以为下一步科研论文写作奠定一个坚实的理论基础。综述也是科学研究选题和立题的基础，学生在开题报告前常需借助综述提供科学的信息资料，同时，综述也反映了作者对研究文献的归纳分析和梳理整合的综合能力。因此，文献综述的撰写成为积累知识、锻炼能力、提升科学素养的一种基本治学方法与途径，必须认真对待。

医学综述常刊登于综述性期刊，如《医学综述》《生理科学进展》，或学术期刊的"综述"栏目下，如《中华医学杂志》每年的"中国医学科学进展"栏目。随着人们对情报需求的与日俱增，综述性文章的作用日益重要，就其重要性而言，并不亚于该领域内的专著论文。

二、意义和特点

（一）撰写综述的意义

当今世界科技发展日新月异，科技工作者如何在众多研究领域选择适合自己的研究方向，是每一个科技工作者面临的问题。面对海量的医学文献信息，人们习惯于在选题阶段从综述性文献开始梳理知识脉络，寻找知识的空白点或争论的焦点。文献综述可总结和综合某项科学研究的历史背景、前人工作、争论焦点、发展前景，以及作者对某个问题的看法和评论，了解当前该领域的研究水平，分析存在的问题，指出可能的研究和发展方向等，所以撰写综述可帮助读者在较短的时间内了解该专题的概况、最新进展、当前急需解决的问题；并且列出了该方向众多的参考文献，这对后人是一笔相当大的知识财富，可以指导开题报告和论文的写作。

一般在以下几种情况下可撰写综述：

1. 学术界对某专题存在一些争论　撰写一篇好的综述，可使读者对争论焦点更加清晰，同时也可表明作者对争论的看法。

2. 某个问题有新突破或新进展　撰写综述不仅可以让读者更早地了解新知识，而且可更早地传播新知识并将其运用于医学实践中。

3. 对某疾病作综合系统介绍　可使读者加深对该病的了解，也可提升作者对疾病的认识。

4. 年轻学者在科研工作起步阶段　年轻学者在导师指导下经常撰写文献综述，可以培养归纳、整理、分析的思维能力；同时可系统、全面地了解某专题或某疾病的有关问题，便于开展新工作或制定新课题。

(二)综述的特点

撰写文献综述是积累、理解和传播科学资料,培养组织材料,提高科学思维能力的途径,是做好科研工作的必经之路,它有助于科研工作的各个环节。因此,科研工作者在查阅文献之后,在实验设计之前,最好完成一篇有关专题的文献综述。文献综述有如下特点:

1. 研究对象是文献 医学科研论文涉及的研究对象可以是人、动物或细胞等,但医学综述涉及的研究对象是大量的原始文献。文献是医学综述的基础,写作前需要有针对性地阅读大量原始文献。

2. 要对文献进行综合分析,提出自己的观点 搜集的文献要进行归纳整理,去伪存真。客观、精确、重点地阐述某一问题,同时能引经据典地论证自己观点的合理性和可靠性。系统评价要求对文献资料的检索、筛选和评价有一套专门的科学方法。

3. 文献的全面性和情报学特点 为了系统、全面、合乎逻辑地阐述某一问题,需要尽可能全面地搜集参考文献,同时要求搜集的是近几年的参考文献,这样才能反映该问题的最新进展、最新动态。选用文献的陈旧与否、科学性和可信性,都会影响医学综述的质量。

4. 医学综述读者面的广泛性 医学综述的读者面较宽,不仅包括本专业学者,而且包括相关专业的学者。如临床医师或学生都可能要从中获取知识,所以综述文章更应体现深入浅出的特点,尽量使用比较通俗的语言来表达那些晦涩难懂的概念和生僻的术语。

综述不是简单地罗列材料,而是将阅读和收集的材料加以归纳、总结,做出评论和预估,并由提供的文献资料引出重要结论。一篇好的综述,应当既有事实,又有观点,文字简洁优美。从广义上讲,写医学文献综述也是一种科研活动,但它的研究对象是文献,而不是医学科学和技术本身。其重点在于运用逻辑方法和统计方法,对收集到的资料进行鉴别、分类、归纳后做系统论述,为科学研究提供参考和借鉴。

三、文献来源

文献的来源十分广泛,途径有以下几种:①一级资料,包括学术论文、报告书、学位论文、专利说明书、会议论文集等;②新闻消息,包括新闻性杂志、消息和公报等;③二级资料,包括解说资料(说明书之类)、综述性期刊、文摘期刊、索引期刊、专利公报、手册等;④图片、照片、辞典、标准等。综述是三次文献,不同于原始论文(一次文献),其专题性强,具有一定的深度和时间性,能反映出这一专题的历史背景、研究现状和发展趋势,具有较高的情报学价值,在引用材料方面,也可包括作者自己的实验结果、未发表或待发表的新成果。

综述的内容和形式灵活多样,无严格的规定,篇幅长短不一,长的可以是几十万字甚至上百万字的专著,参考文献可数百篇乃至数千篇,短的可仅有千余字,参考文献数篇。一般医学期刊登载的多为3000~4000字,引文15~20篇,一般不超过20篇,外文参考文献不应少于总参考文献量的1/3,具有综合性、新颖性和融合性。

四、综述类型

综述目的是为某一领域和专业提供大量的新知识和新信息,以便读者在短时间内了解某一专题的研究概况和发展趋势,获得解决某一临床问题的方法。就目前来讲,综述包括以下3种类型。

（一）叙述性文献综述

叙述性文献综述（descriptive review）即传统的文献综述，是由作者根据特定的需要或兴趣，收集有关文献资料，采用定性分析方法，对论文中阐述的正、反观点进行分析和评价，再经过综合归纳成文。此类文献综述多反映一定时期内或某一地区相关原始文献内容，将这批文献作为一个有机整体予以阐述，是信息分析的高级产物。因此要求作者对综述的主题有深入的了解，并运用分析、比较、整理、归纳等方法对原始文献进行深度加工，从而全面、系统、准确和客观地概述这一主题的相关内容，且撰写时应有科学态度。如作者掌握的文献量不足，一知半解，引用文献资料缺乏科学态度，再加上写作不认真，这样的综述质量就不会太高。青年科研工作者和学生撰写的综述多属于此类。

（二）述评

述评（commentary）与综述的结构和写法基本相似，但更注重"评"，篇幅也小很多。尽管也同样基于已发表的文献资料，但引用文献的目的是论证作者的观点和见解，而不是整理资料、传递信息。因而，撰写述评不必着重考虑文献资料是否完全。可以就本专业某一领域、某一专题的最新进展进行评述；指明发展趋势或争论焦点；也可针对某期刊刊登的某篇或某一系列论著进行评论。通常由杂志编辑部邀请该领域有声望的专家撰写。如2022年第9期《中华外科杂志》刊登述评"食管胃结合部腺癌外科治疗的几个主要问题"，此类文章往往放在期刊的前面，通过阅读，可为本专业科研人员指明研究的方向，参考性很强。

（三）系统综述

系统综述（systematic review）又称系统评价，是近年来发展起来的一种全新的文献综述形式，其基本特点是以问题为基础，系统、全面地收集所有已发表或未发表的医学研究文献和报告，采用流行病学方法严格评价文献的原则和方法，去粗取精，去伪存真，筛选出符合质量标准的文献，进行定性分析或定量合成，后者即meta分析，从而得出科学、可靠的结论。系统综述是高级的综述形式，具有较高的权威性，是制定医学决策的重要依据。因此，系统综述要求文献收集尽可能充分，文献的取舍或分析评价也不应受作者主观偏爱影响，以免产生误导。另外，系统综述可随着医学研究的新发现而及时更新，随时提供最新知识和信息作为决策的重要依据，更好地指导医学实践，最有效地利用有限的卫生资源为人类健康服务。撰写系统综述不仅需要具备深厚的学术理论基础和丰富的医学经验，而且需要掌握其方法学后，才能承担这一任务。

五、综述撰写

叙述性文献综述是综述的最基本形式，每一个科研工作者和学生都应该掌握其撰写方法。

（一）撰写要求

1. 选题要新　在撰写文献综述时，应系统地查阅与自己的研究方向有关的国内外文献。

2. 文献要新　资料运用恰当、合理。在引用文献中，70%的应为3年内的文献。引用文献必须确实，以便读者查阅参考。

3. 书写层次要清　写作时要条理清晰，文字通顺、简练。这就要求作者在写作时思路要清晰，先写什么，后写什么，写到什么程度，前后如何呼应，都要有一个统一的构思。所以，在实际写作中，应不断地加强修辞、表达方面的训练。

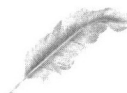

4. 作者观点要明确 在撰写综述的过程中，不仅应说明某一专题的发展历史，前人主要研究成果、存在的问题及发展趋势等，而且要体现自己的观点和见解。撰写综述是科研工作的开始，从文章中可以看出对该领域的了解程度和研究的切入点，所以综述必须阐明自己对某一领域发展趋势的看法。在临床实践和科研工作中，鼓励学生多发现问题，多提出问题，并指出分析、解决问题的可能途径，培养学生的科研素养。

（二）写作步骤

文献综述是要对文献资料进行综合分析、归纳整理，不是文献的简单堆砌，而是要对综合整理后的文献进行专业、全面、深入、系统的论述，所以它的撰写有其自己的特点。写文献综述一般经过以下几个步骤：选题，搜集、阅读文献资料、整理资料、拟定提纲（包括归纳、整理、分析）和写作（图12-1）。

1. 选题 选题是写好文献综述的首要条件。选定题目对综述的写作有着举足轻重的作用。选题首先要求内容新颖，只有新颖的内容才能提炼出有磁石般吸引力的题目。选题的来源：①与作者所从事的专业密切相关的选题，对此作者有实际工作经验，有比较充分的发言权；②选题与作者专业关系不大，但作者掌握了一定的素材，又乐于探索的课题；③为自己的研究方向和课题提供背景资料；④全面了解某学科或研究领域有关的新理论、新技术、新动向。选题要从实际出发，具有明确的目的性，适合我国国情，又被本专业科技人员所关注，在理论或实践上有一定的意义。

2. 搜集、阅读文献资料 文献资料是撰写文献综述的基础，所以检索和阅读文献是撰写综述的重要前期工作。文献的来源有原著、文摘（或称为二次文献）和专题评述、年鉴及综述（称为三次文献）。文献综述只限于医学文献的原著，而不是对二次、三次文献作综述，但可以作为信息的来源去查原著。文献综述选题确立后，应选定相关的主题词，充分利用检索工具广泛收集文献，如中国知网数据库（http://www.cnki.net）、万方数据资源系统（http://www.wanfangdate.com.cn）以及美国MEDLINE/PubMed信息资源等。专著或教科书中提及的参考文献也可选用，期刊年末文题索引也可帮助查找有关参考文献。搜集文献必须广泛，且必须是近年来的最新文献。

查找到的文献首先要浏览，然后再分类阅读。先通读，再细读、精读，这是撰写综述的重要步骤，也是消化、吸收的过程。从一定角度讲，阅读文献越多、越新，综述的质量就越高。在阅读中，要做好读书笔记，为撰写综述做准备。将文献的精髓摘录下来，不仅为撰写综述时提供有用的资料，而且对于训练自己的表达能力、阅读水平都有好处，特别是将文献整理成文献摘录卡片，对撰写综述极为有利。

3. 整理资料 综述不是众多文献资料的堆砌，而是作者在阅读了大量资料的基础上，根据资料的重要程度仔细研读，对阅读过的资料必须进行加工处理，这是撰写综述的必要准备过程。按分类整理好的资料再进行科学分析、归纳和整理，再结合自己的实践经验，写出自己的观点与体会。

4. 拟定提纲 撰写成文之前应先拟定提纲，决定先写什么，后写什么，哪些应重点阐明，哪些应融入自己的观点，哪些可以省略或几笔带过。拟写提纲时，开始可详细一点，然后边推敲边修改。综述要如实反映原作者的观点，不能任意改动，但对引用的资料也要加以选择，不要把搜集和阅读过的资料都写进去，应有所取舍。

5. 写作 提纲拟好后，就可以动笔成文。根据写作提纲，逐项将内容展开，写作中要注意脉络清晰、说理透彻、论证有力，论述要掌握重点，并注意反映作者的观点和倾向，但也应简要列出相反观点。在写作中，可根据需要调整结构和不断补充内容。初稿写成后，可反复修改和补充，包括润色文字，对于首次撰写综述的年轻科研工作者，发表前可请同行或有关专家审阅。学生撰写综述可由导师做指导,力求做到主题明确、层次清晰、数据可靠、文字精练、表达准确。

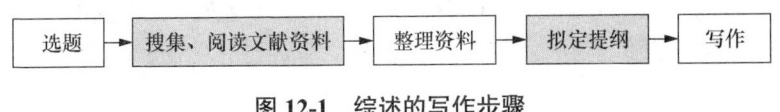

图 12-1 综述的写作步骤

(三) 撰写格式

综述是某一专题情报资料的汇总。文中要指出发展背景、研究意义,指出作者自己评论性意见,既要指出目前研究的热点和争论的焦点,又要指出该主题发展的研究动态和最新进展,预测发展趋势和应用前景。叙述性文献综述的格式一般包括题目、署名、摘要、关键词、正文和参考文献。文题的确定见选题部分。其中正文部分又由前言、主体和总结三部分组成。除正文部分的写作风格与医学科研论文不一样外,其余与科研论文写作要求类似,参考本章第三节内容。

1. 正文包含的内容

(1) 前言部分:前言主要起到概括和点明主题的作用,使读者对该综述有一个初步了解。要说明撰写综述的目的,介绍综述内容中所涉及的主要问题现状、存在问题、争论焦点等,并交代清楚相关概念或定义以及该综述的时空范围。前言不宜过长、文句简练、重点突出。

(2) 中心部分:根据提前拟定的提纲,逐项将收集的文献资料加以归纳综合,进行科学加工,使之条理化,然后撰写成文。通过比较不同文献所提供的信息,结合自己阅读文献的体会和对被综述问题的了解,最好能结合作者自己的研究成果,从不同角度阐明有关问题的历史背景、现状、争论焦点或存在问题、发展方向和解决办法等。这一部分无固定的写作格式,但内容要紧扣主题,要引用文献资料来帮助说明问题。

(3) 小结:对综述内容进行概括总结,应注意与前言部分相呼应。对中心部分论述的问题、目前存在的问题和今后的研究方向,作者可以提出自己的观点和见解。对有争议的观点,作者应表明自己的观点,但用词要恰如其分和留有余地。

2. 正文的写法

(1) 纵式写法:"纵"是"历史发展纵观"。它主要围绕某一专题,按时间先后顺序或专题本身发展层次,从历史演变、状况、趋向预测作纵向描述,从而勾画出某一专题的来龙去脉和发展轨迹。纵式写法要把握脉络分明,即对某一专题在各个阶段的发展动态做扼要描述,已经解决了哪些问题,取得了什么成果,还存在哪些问题,今后发展趋向如何,对这些内容要把发展层次交代清楚,文字描述要紧密衔接。有些专题时间跨度大,科研成果多,在描述时就要抓住具有创造性、突破性的成果作详细介绍,而对一般性、重复性的资料就从简从略。这样既突出了重点,又做到了详略得当。

(2) 横式写法:"横"是"国际国内横览"。对某一专题在国际和国内的各个方面,如各派观点、各家之言、各自成就加以描述和比较。通过横向对比,既可以分辨出各种观点、见解、方法、成果的优劣利弊,又可以看出国际水平、国内水平和本单位水平。此类综述对于同行来说就能起到借鉴、启示和指导的作用。

(3) 纵横结合式写法:在同一篇综述中,可同时采用纵式与横式写法。如背景采用纵式写法,状况采用横式写法。通过"纵""横"描述,广泛地综合资料,全面、系统地认识某一专题及其研究方向,做出比较可靠的趋向预测,为新研究工作选择突破口或提供依据。

无论是纵式、横式或是纵横结合式写法,都要求做到全面、系统地收集资料,并客观、公正、如实地反映。参考文献除表示尊重被引证者的劳动及表明文章引用资料的根据外,更重要的是使读者在深入探讨这些问题时能提供查找有关文献的线索。不管采用何种方式，都应包括该主题的历史发展、现状评述和发展前景预测3个方面。

从上面阐述可知，要想写出一篇好的综述，不仅需要专业知识和经验的积累，还需要在语言修养和写作技巧等多方面下功夫。因此，在著名学术期刊上发表一篇综述性文献的难度绝不亚于发表一篇原始文献。

案例 12-2

李某最近将实验室完成的数据进行整理、分析、归纳，撰写成一篇文章，准备投稿。

问题：
1. 李某撰写的文章属于医学论文吗？
2. 李某撰写的论文属于哪种类型？
3. 李某撰写该论文时应该注意什么？

第三节 医学科研论文

医学科研论文（medical research paper）是以医学科学及与之有关的现代科学知识为理论指导，按照科研设计进行实验或观察研究，将研究中所得到的第一手资料运用归纳、演绎、综合和判断等逻辑思维方法，并从分析结果中得到相应的研究结论，最后撰写而成的文章，也是对科研成果产生和论证过程的高度概括和总结。通常，科研工作者根据自己的科学研究资料总结出的科研论文也被称作论著。本节主要介绍如何撰写论著。

撰写论文是科研程序中的重要一环，也是最后一道工序。医学科研论文是对前期科研工作的总结，也是国际医学科研成果展示的手段之一，当然也是医学科研信息储存、交流的重要形式。通过科研论文的公开发表和进行学术交流，将有价值的研究成果推广和应用于防病治病的实践，并且可以在实践中去验证与发展，从而有助于科研成果的转化和利用，产生相应的社会效益和经济效益。

在撰写科研论文时，应选题恰当、目的明确、研究背景清楚、研究方法科学、获取资料客观准确、分析推论方法正确、结论可靠、论点鲜明、文字简明、图表规范，充分体现出科研论文应具有的先进性、科学性、逻辑性和简洁性。因此，学习、掌握与应用撰写医学科研论文的原则与方法，对于写出高质量和高水平的研究论文，具有十分重要的意义。

临床应用

多篇论文报道青蒿素及衍生物的新功效

中国科学家屠呦呦及国外另外两位科学家因发现抵御寄生虫感染的新型疗法而获得2015年诺贝尔生理学或医学奖，其中屠呦呦因发现青蒿素可抵御疟疾感染而获得诺贝尔生理学或医学奖。最近，国内外学者陆续发现青蒿素具有杀虫、免疫抑制等多种药理作用。我国学者发现，青蒿素具有出色的抗肿瘤作用，成为高效低毒新型植物抗癌药的候选者。美国密歇根大学 Abramovitch 教授发现青蒿素具有抑制结核分枝杆菌处于休眠的能力。奥地利科学院 CeMM 分子医学研究中心 Kubicek 等发现青蒿素可以促进胰岛细胞之间的转化，揭示青蒿素重塑 α 细胞的分子作用机制，有望治疗 1 型糖尿病。英国研究人员发现青蒿素的衍生物青蒿琥酯可以治疗外伤。

一、撰写的基本原则

（一）创新性

创新是科研工作的灵魂，创新性是决定医学科研论文质量高低的主要标准之一。医学科研论文是科学研究和技术创新成果的科学记录，用于交流医学成就、发表新理论、报道新发现、介绍新方法，从而推动医学进步和指导医学实践。医学科研论文的主要内容是前人未发表过的，因此在内容上必须突出"新"字，对于已为人知的观点不必复述，而应突出阐明自己的新观点。所谓"创"，是创造、创建，论文报道的主要内容是前人未发表过的，其研究成果是新发现、新理论、新方法等。即使是在他人研究的基础上，也应仿中有创，仿中有新，有所发现，有所改进，有自己的独到之处，不能步人后尘，低水平重复。

（二）科学性

论文的科学性是衡量一篇医学论文水平的重要条件，是医学论文的生命。所谓科学性，是指科研设计是否严密、合理，论文所介绍的方法是否正确，资料是否完整、可靠，依据是否准确并符合统计学要求，结果是否科学严谨，结论是否妥当并有充分的依据，结论是否经得起实践的考验。论文的科学性体现在以下 4 个方面。

1. 真实性　真实性就是实事求是，不能有半点虚假。医学科研论文必须取材可靠、客观真实，有原始资料和记录；科研设计严谨、周密、合理；实验方法正确、先进、可靠；实验结果或临床观察结果要忠于事实和原始资料；实验数据精确、可靠，无夸大之处，所得数据必须进行统计学处理。文章在撰写过程中论点、论据、论证有客观性和充分的说服力，不能主观臆测，甚至弄虚作假，更不能为达到"预期目的"而歪曲事实，伪造数据。

2. 准确性　准确性是指选题准确、内容准确、数据准确、术语准确，引文用词规范，结论应该客观而准确地反映研究过程和研究结果的真实情况。

3. 重复性　重复性也称再现性。医学论文报道的临床或实验的结论，都必须经得起他人在任何时间、任何地点、相同条件（相同方法和材料）下的重复，并能得出相同的结果，经得起实践验证，否则该论文既没有科学性，又没有实践性，没有任何应用价值。

4. 逻辑性　论文是在充分占有各种感性材料的基础上，靠严格的科学论据和逻辑推理来对科研材料进行去粗取精、去伪存真、由表及里、由此及彼的思维推理，论证产生现象的本质，得出某些结论而写成的科学性很强的文章。所以，推理要合乎逻辑，也就是合乎思维方式和规律；思路要清晰，说理要透彻，前后要呼应，不能牵强附会，杂乱无章；分析、推理、判断不仅要有事实根据，而且要符合辩证逻辑原理。

为了做到这一点，要求：①科研设计要周密，排除一切对结果可能产生干扰的不利因素；②要设立必要的对照组，甚至双盲对照研究；③实验和观察的数据要进行统计学处理；④无论是理论研究还是实验研究，对其结果的分析要从实际资料出发，得出恰当的结论，切忌空谈设想和抽象推理。

（三）实用性

理论源于实践，并接受实践的检验。医学论文需要有其实用价值。医学发展医学科研的目的必定是解决医学问题，指导临床治疗，从而促进医学发展。研究结果一定要实用，这是进行课题研究的基础。医学论文的实用价值主要看其理论能否用于指导临床实践，能否推广应用；其方法技术是否为现实所需，能否有助于解决疾病诊断、防治中某个技术问题，或是阐明某个疾病的发病机制。凡是能推动医学发展或能提高技术水平的，都是属于有实用价值的医学论文。

（四）可读性

医学论文的可读性是论文的形貌。撰写医学论文是为了交流、传播、存储新的医学信息，以便为读者或后人所利用，因此要求文字简洁、表达清晰、层次分明、用语规范、文字与图表搭配合理，不使用华丽辞藻和夸张性形容词，让读者用较少的时间和精力就能理解全文的内容。所以一篇好的医学科研论文体现作者科学完整的构思、严谨的科学思维、新颖而科学的研究结论，从而使读者从中获得知识或启发。

（五）规范性

医学科研论文具有固定的格式和统一的规范，论文撰写应该符合规范以及各期刊编辑部的具体要求。使用医学名词、计量单位应规范。一篇规范的医学科研论文通常包括前置部分、主体部分和附属部分。前置部分包括题目、作者署名和作者单位、内容摘要、关键词；主体部分包括前言、材料与方法、结果、讨论、结论；附属部分包括致谢、参考文献、附录。

二、撰写的步骤

医学论著的撰写方法，不单是一般文章的写作技巧和语言修辞，而是研究方法和研究过程在文字上的一种科学的表述和再提高，是撰写者在实际过程中知识广度和综合能力的体现，也是医学科学自身发展的结晶。医学论著的撰写一般分为资料准备、构思、拟定提纲、拟写草稿及修改定稿等过程。

（一）资料准备

1. 围绕问题收集资料和研究资料 虽然在课题研究或临床观察之前已对有关资料和学术动态进行了搜集和分析，但是在撰写科研论文时仍要查阅大量有关文献，作为对已掌握的文献的补充。有人作过统计，国内外多数科学工作者查阅文献的时间约占整个科研工作的1/3，如果没有这些最新的参考文献，要想使论文达到新颖和独创性，是不可能的。由此可见，查阅、搜集文献在整个科研和写作过程中是十分重要和必要的。

收集资料的目的是为撰写论文开拓思路，提供理论依据。因此，在收集资料时，应根据论文的需要，把与科研课题有密切关系并要引用的资料做好卡片，注明文献的出处、作者、题目、期刊名称、卷、期、页数、年代等。否则，等到文章写好之后，注明参考文献时才发现缺少项目，又得重新查找，白白浪费时间。

一般情况下，收集资料分三步法：①根据研究课题选择检索工具；②确定检索方法；③查阅原始文献。

搜集论文需要的文献资料应特别注意以下几方面的内容：①在方法上沿用前人的，或在前人基础上加以改进的；②在理论认识上支持本文观点的；③前人研究的结论与自己文章所述不

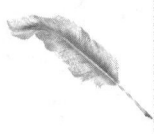

同，需要加以说明的；④前人对本文所研究的问题存在争议和正在探讨的。将这些资料收集好后，编好序号，以备撰写文章时使用。

2. 对研究材料的准备工作 包括对材料的取舍和整理，对实验观察数据资料的分析处理，合理选用适当的图、表和照片等。这部分工作有时在试验结果分析时已经完成。

3. 提炼观点，明确结果，提出结论 在上述准备工作完成以后，要根据有关文献资料和实验观察所得的资料，重新核对试验设计中所包含的思想，运用辩证唯物主义观点，分析哪些观点在理论上成立，在试验中得到证实；哪些观点在试验中没有得到证实或未完全证实，需要修改；哪些现象和指标超出原来设想，且可能有新的启示，需要进行新的分析。通过对试验材料的分析，提炼出试验材料能说明的观点和能得到的结果，提出结论，使试验材料和理论认识充分结合起来。

通过以上的准备工作，使理论和实践达到充分的统一，从而提高论文的水平。

（二）构思

构思是对整个论文的布局、顺序、层次、段落、内容、观点、材料、怎样开头和结尾的思维，是写文章不可缺少的准备过程。构思时，论文的主题中心要明确，用以表现的材料要充分、典型、新颖，结构要严谨、环环相扣，只有潜心构思，才能思路流畅，写好提纲和论文。

（三）拟定提纲

在撰写论文之前，应先拟定提纲，作为全文的骨架，使其形成结构，起到疏通思路的作用。拟定提纲，一方面，可帮助作者从全局着眼，明确层次和重点，论文才写得有条理，结构严谨；另一方面，通过提纲把作者的构思、观点用文字固定下来，做到目标明确、主次分明，随思路的进一步深化，会有新问题、新方法和新观点的发现，使原来的构思得到修改和补充完善。提纲是论文的轮廓，应尽量写得详细一些，提纲的拟写多采用标题式和提要式两种。

1. 标题式提纲 标题式提纲是以简明的标题形式把文章的内容概括出来，用最简明的词语标示出某部分或某段落的主要内容，这样既简明扼要，又便于记忆，是医学科研工作者常用的写作方法。如实验研究型论文的标题式提纲通常用以下结构：

题目……
（1）课题对象 ①课题的提出；②研究的目的。
（2）材料与方法 ①实验目的、原理、条件、仪器和试剂；②实验方法：分组情况，观察指标，记录方法；③操作过程；④出现的问题和采取的对策。
（3）结果与分析 ①结果；②统计学处理；③结果的可信度；④再现性。
（4）讨论（结论）。
（5）参考文献。

2. 提要式提纲 提要式提纲是在标题式提纲的基础上，较具体、较明确提要式地概括出各个层次的基本内容，实际是论文的缩写。以上两种提纲形式可根据自己的写作习惯选用，无论选择哪一种，其目的在于启发写作的积极性和创造性。在实际的写作过程中，作者应做到既有纲可循，又不拘泥于提纲，尽可能地拓宽思路，才能写出好的论文。

（四）拟写草稿

拟写草稿就是根据提纲把要写的内容依次连接起来，把实验数据和资料进行归类分析。它是对论文内容和形式的再创造过程，也是论文写作最重要的阶段。草稿的拟写方法有多种。实验研究论文的撰写多采用顺序写作法，即按照医学论文的规范体例或提纲顺序阐述自己的观点，分析实验数据。也可采用分段写作法，此种写作法多是作者对论文的中心论点已经明确，

或提纲已形成，但对某一层次的内容没有把握或没有考虑成熟，而暂放一下，可先写好已经成熟的段落内容，待内容成熟后或进一步实验后再写作，这样不受顺序的先后限制，采取分段写作，最后依次组合而形成初稿。完成全文后，需进行前、后对照检查，使全文风格一致、层次清楚、衔接紧凑，这种写法最好每次完成一个完整的部分。

（五）修改定稿

修改是论文写作中不可缺少的工作。无论是初写者，还是经验丰富的作者，在初稿完成后都要经过一番审读、推敲、修改才能定稿。作者把自己的科研成果以论文的形式表达出来，并不是一件容易的事情。有人认为完成初稿只是完成写作的一半工作。搞科研费心思，写作费心思，修改更费心思。修改是对初稿内容的进一步深化和提高，对文字进一步加工和润色，对观点进一步修正。

修改过程中应注意以下几个方面：文题是否相符；论点是否鲜明；论据是否充分；论证是否严密；布局是否合理；结论是否科学、客观；用词是否符合医学术语；文稿是否符合医学论文写作规范或稿约要求；标点符号应用是否正确；有无错别字等。有时，由于作者自己的思路有一定的局限性，可能对文章的某些问题认识不足或对初稿的偏爱，一时难以对文稿恰当地增补和删减，为了保证质量，还要请内行专家修改或提出意见，这样才能使文章质量更高。

三、撰写格式和方法

随着医学的发展，学术交流越来越广泛，需要广大医学科研工作者将自己的科研成果以医学科研论文的形式进行展示，寻求国际合作与交流，不断提高我国医学科研水平和实力，所以培养学生撰写医学科研论文的写作能力显得尤为重要。

下面介绍医学科研论文的撰写格式和写作技巧。医学科研论文包括三部分：前置部分、主体部分和附属部分。

（一）前置部分

1. 题目　题目（title）是论文核心内容的高度综合和概括。论文的题目必须切合内容而简明扼要、突出重点，能够明确表达论文的性质和目的。题目要简洁，言简意赅地表达中心思想。字数少于20个汉字为宜。文题中间不用标点，末尾不用句号，尽量少用"……的研究""……的探讨""……的观察"等非限定词。在实验性研究中，尽量将实验的3个基本要素（处理因素、实验对象、实验效应）都包含在论文的题目中。

读者常以题目来判断论文的阅读价值。题目通常是在论文全部完成后经过仔细推敲而得。题目的作用有两个：一是提示论文的主题或要点；二是引起读者的注意。一般情况下，读者在查阅文献时很难有时间阅读每一篇文章的全文。他们往往通过阅读论文的题目，找到自己最想阅读的文章。一个好的论文题目应尽可能地向读者提供足够的论文信息。

文章"MCM4在食管癌组织中的表达与临床病理的关系"，题目中我们可以找到实验的基本三要素：实验对象是食管癌组织，处理因素是MCM4基因检测，实验效应是基因表达的发生率及与临床病理的关系。再比如"靶向抑制皮层肌动蛋白装配对大肠癌细胞侵袭作用的影响"，也反映了研究的三要素，即研究对象是大肠癌细胞，处理因素是靶向抑制物，实验效应是观察大肠癌的侵袭能力。肌动蛋白相当于细胞中的"肌肉"，有运动功能，分子靶向抑制物干扰细胞皮层"肌肉"组装，可以看出，此研究有一定的深度和广度。本题目还可显示此研究是通过观察靶向抑制物对大肠癌细胞皮层肌动蛋白影响，以及抑制后对大肠癌细胞侵袭力有无变化，来证实靶向抑制物对大肠癌细胞侵袭力有无影响，所以从题目可窥其研究内容。当然，题目还透露出此研究属于基础实验研究，从细胞皮层肌动蛋白装配变化来研究肿瘤细胞的侵袭力，具有一定的创新性。从题目"壶腹周围癌术后局部复发的治疗"可知，此研究是壶腹周围癌术后局部复发的治疗方法研究，属于临床研究范畴。

所以，一个好的科研论文题目应该尽可能地向读者提供足够的论文信息：①体现研究三要素；②体现一定的广度和深度；③体现文章性质；④涵盖研究内容；⑤体现创新性。

撰写论文题目时应注意的问题：①题目要与论文内容相符，切忌文不对题或题目外延扩大。②要充分反映论文的主题，表达论文的中心内容。③题目中的词语要规范。避免使用非公认的或同行不熟悉的简称、缩写和符号等，但可使用常见缩略语和符号（如 CT、DNA）。论文的主题词应该在题目中得到直接或间接的反映。文题中的数字均用阿拉伯数字，但不包括作为名词或形容词的数字，如"三叉神经"不能写成"3 叉神经"。④一般情况下，题目宜采用直叙式，尽量不用或少用副题（一般不设副题，副题是用于补充、完善论文中的特定内容，一般情况下不设主题 - 副题系统。在下列情况下可使用副题：①题名语意未尽；②研究报告、论文分册（题）出版；③其他，如引申说明）。题目用词应尽量简短，短的题目给人的印象更为深刻，此外，将重要的词放在题目的开始，以吸引读者的兴趣。

2. 作者署名 国家公布的《科学技术报告、学位论文和学术论文的编写格式》中明确规定："署名的个人作者，只限于那些选定研究课题和制定研究方案，直接参加全部或主要部分研究工作并做出贡献以及参加撰写论文并能对内容负责的人。"作者（author）应该是参加论文研究工作，并能对论文内容负责、解释论文有关问题的人员。作者应该是在实验研究的概念形成、设计、获得数据、数据分析和解释的过程做出贡献的人，或者起草文章或对文章内容做出重要修改的人。稿件的修改和最终发表均需所有作者同意。按"文责自负"的原则，明确论文的真实性、可靠性由作者负责，当有读者对论文中某些内容提出疑问时，作者负责解答。

作者署名时的注意事项：①论文投稿时，作者的排序应当没有争议，特别是两家以上单位合作时，应当事先充分协商。②文章第一作者应该是论文主要设计和研究者，一般承担论文修改、与编辑部联系等工作。③作者排序应严格按照研究工作中的实际贡献排列，作者贡献差不多的情况下，可按姓氏笔画排列。学位论文中，学生名字在前，导师应注明通信作者。④应该注意作者人数不宜过多。提供技术支持和场地等人员应该放在致谢中表示谢意。⑤凡是署名的作者或致谢者，均应征得本人同意，否则是强加于人，切忌争署名、争名次和奉送署名。

3. 内容摘要 内容摘要（abstract）又称文摘或内容简介、提要，是论文核心内容的高度浓缩和精华所在，是整篇文章的"缩影"，是论文的重要组成部分，通常位于文献的署名和前言之间。摘要要求简明扼要，语言精练，表达确切，引人入胜。一篇好的摘要不仅能使读者确切地了解论文的主要内容，在最短时间内确定是否需要阅读全文，而且在内容上要高度概括，使读者在最短时间内获得该文章的最大信息量。摘要的另一个重要作用是为情报的编辑与检索提供方便。国内外很多重要文献数据库主要以摘要形式收录，所以摘要质量的优劣，直接影响论文的利用度。

摘要的写作要求：

（1）摘要应连续写出，不分段落，这是论文约定俗成的一个规矩。

（2）内容简短、精练、完整，一般占全文的 1/10，字数控制在 100～300 字。尽可能采用专业术语，避免使用非专业语言。每句话要精心提炼、言简意赅，切忌空谈、笼统含混。

（3）摘要只叙述论文的客观内容，不进行主观评论。不举例证，不采用图、表、化学结构式、表达式等非文字性资料，如采用非标准的术语、缩写词和符号，均应在第一次出现时予以说明。

（4）使用第三人称，不用第一人称、第二人称。因为摘要作为一种可供读者阅读、情报人员和计算机独立使用的文体，必须使用第三人称。

目前一般期刊的中文摘要要求为结构式摘要，即包括目的（objective）、方法（method）、结果（result）和结论（conclusion）4个部分。这4个部分的撰写方法如下。①目的：应简要说明研究的目的、意义及其重要性，一般用1~2句话简要说明即可，不必过于冗长。目的部分的文字最好不是对文题的简单重复。②方法：应简述研究的对象、方法、设计方案、观察的指标、资料的收集处理和统计分析方法等。③结果：应简要列出主要的结果，包括阳性结果和阴性结果，描述结果要包括具体数据，而不应过于笼统。④结论：应根据研究的目的和结果，得出适当的结论，并指出研究的价值和今后有待探讨的问题。

科研论文发表时，很多期刊社要求在中文摘要后面还要附上英文摘要。英文摘要内容要与中文摘要内容一致，格式包括英文题目（title）、作者（author）、单位名称（institution）、所在城市（city）、邮政编码（postcode）、目的（objective）、方法（method）、结果（result）、结论（conclusion）、关键词（keyword）。英文摘要写作时应该注意：①选择适当的时态。叙述研究过程，多采用一般过去时；采用一般过去时，叙述研究过程中提及在此过程之前发生的事，宜采用过去完成时；说明某课题现已取得的成果，宜采用现在完成时；摘要开头表示本文所"报告"或"描述"的内容，以及摘要结尾表示作者所"认为"的观点、"建议"的做法时，可采用一般现在时。②语态：在多数情况下可采用被动语态。③多积累常用的句子和短语。如"研究"常用study, research, investigation。"目的"常用in order to…, the purpose of this study is…。"结果"常用The result showed…, It proved that…。

4. 关键词 关键词（keyword）最能表达科技论文的要素特征，具有实质意义的词或词组，是一种使用相当广泛的检索语言。关键词通常从文题及摘要中提炼出来，供编制索引使用，以便进入国际电脑检索系统。每个关键词都可以作为检索论文的信息，若选择不当，会影响检索效果。关键词与主题词不同，主题词是规范化的关键词，关键词是具有灵活性和广泛性的自由语言。因此，可将主题词表中的主题词作为关键词使用，但关键词不一定是主题词。在选关键词时，尽量使用主题词，这样更适合编制关键词索引，使计算机检索更加方便、准确。一般要求写关键词或主题词2~5个。

关键词应符合以下特征：①关键词是从文章中提炼出的最能反映文章的主要内容的名词、词组或短语，并最能说明全文含义。②关键词能反映论文的关键内容。③尽量使用《Index Medicus》中医学主题词表《MeSH》内所列的词。④用原词而不用缩略词。通常不选用冠词、介词、连词、代词、情态动词以及无检索意义的副词、形容词。

（二）主体部分

正文是科研论文的主体，是展现研究成果和反映学术水平的部分。论文的技术核心、创新成果要在这部分展现，是全文篇幅最长的部分。除要有论点、论据、概念、推理外，还要求合乎逻辑、顺理成章、通顺易读，必须让读者感受到文章的精髓，体会到论文的中心思想。

1. 前言 前言（introduction）或研究背景（background）是写在论文正文前面的一段短文，起提纲挈领作用。前言是为了给读者一点预备的知识，介绍过去研究的情况、方法、目的和所获得的主要成果或特点。读者通过阅读前言，可提纲挈领地了解论文的研究目的、研究内容和主要观点。前言可以引导下文，通过前言导入论文的核心部分。所以，前言要特别注意精炼、开门见山而有吸引力。

在前言中应该扼要地介绍与本文密切相关的史料，写明选题原因，论述该项目的创新之处，提出理论依据或实验依据，介绍国内外的研究现状；还要阐述该项目研究的目的、意义和价值；还应在前言中对文中涉及的术语进行介绍，简介重要的名词术语、缩略语以及相关文献内容。

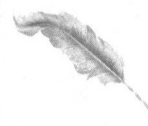

前言在写作时要突出重点、简单明了，直接点明主题，不必面面俱到。同时注意不要涉及研究中的数据；不要重复叙述其他文献中的原话；不要与摘要和讨论的内容重复；不要进行各种解释。

2. 材料与方法　材料与方法（material and method）是执行科研的关键部分，应体现科研构思和实验设计的各项要求，是判断论文科学性、先进性和创新性的主要依据。从这部分可以判断本研究设计是否合理，是否遵循随机化原则，研究指标是否精确，方法是否可靠等。

这部分是论文的重要组成部分，其篇幅较大，需要详细撰写。科研论文的类型很多，如实验研究、临床研究、流行病学调查、回顾性研究、前瞻性研究、对照研究、随访研究。研究类型不同，材料与方法部分的表述内容也不同。在临床研究中，该部分要明确病例来源、例数和分组情况，病例选择标准，疾病诊断及分型标准和病理诊断依据，观察方法与指标，一般资料（如例数、性别、年龄、职业、病程、病因），药物剂量、剂型等。对于实验研究，该部分则主要描述所用动物（动物来源、种属、体重、性别、特征等）、细胞（种类等），实验条件，材料分组及标准，模型制备方法，实验手段及方法等。材料中所用试剂、生产厂家及批号有些期刊也要求标明。无论何种类型研究，都应交代资料收集方法，数据使用的统计方法及相关使用软件。如何分组及注意事项参照第四章第二节。

撰写材料与方法要注意：①前所未有的技术创新、发明创造、实验方法等必须详细阐述，说明技术原理、操作步骤要点等，以便他人重复实验，判断其准确性和精确程度。②重复前人方法及公认方法，只需写出要点，然后注明文献出处即可。③按照论文的论点论证的逻辑顺序介绍材料和方法，而不是按照实验时间。④临床研究一定要注明对象的选择标准、疾病的诊断标准、药物剂量及随机分组情况等关键因素，否则会影响后面结果的判定。⑤基础实验研究一定要说明动物模型的形成及鉴定过程，详细介绍关键实验步骤，这也会影响后面结果的判定。

3. 结果　结果（result）是论文的核心，是研究成果的总体归纳，是获得重要结论的基础，也是评价及判断推理的科学依据。所有研究结果均要围绕研究主题有逻辑、有层次地展开，与主题无关的内容不必列出，以防干扰对主要结果的表达。凡是在对象与方法部分列出的病例与试验检测指标和项目，以及相关的数据，在各项结果中均应反映出来，必要时要作组间或纵向效应的比较，各组的病例数在结果中应与入组时的例数一致，凡失访病例，要交代失访原因。结果是形成观点与主题的基础和支柱，要用全文的 1/4～1/3 篇幅书写这部分内容。

结果的内容包括观察到的现象、测定的数据、导出的公式、拍摄的图像及效果有无差异等，结果的撰写就是将观察研究所得的资料和数据用文字和图、表形式表达出来。它既是作者对自己原先设计的目的或所提出问题的直接回答，也是下文逻辑推理、深入讨论的依据。因此，结果部分实际上反映了论文水平的高低和应用价值，所以，写好结果部分显得尤为重要。结果部分的标题也可根据不同论文的特点采用"实验结果""临床疗效""手术结果"等不同写法，有的医学论文将实验方法与结果连在一起撰写，临床医学论文中也可将疗效标准、治疗结果和并发症写在结果内，能使论文的科学性无懈可击，以更确切地反映其实际内容。作者要写好论文的结果部分，必须注意写作规范，正确使用结果表达方式，同时，全面掌握材料，仔细分析材料，进行严谨的统计学处理，如实反映观察研究所得的结果，文字表达要注意逻辑，突出重点，这样才能充分反映观察研究所得的成果，体现论文的应有价值与水平。

写作时注意：①对于与研究假设有矛盾的结果或不符合主观设想的数据，均应客观、如实报告，不能违背实事求是的科学原则而任意取舍。要求如实具体交代经审查核对后用统计学处理的实验观察数据资料。当相对数的分母过小时，应报道绝对数，如 10/20 例，而不能只报告 50% 病例。②结果的中心内容是经过科学统计学处理得来的数据，而不是原始数据，更不是原始记录。要求主要介绍研究发现及相关数据，为论证提供理论依据。③处理原始数据时，要客观地加以分析，不应有意无意地加以挑选。④对于一些阴性结果，不必一一列出。⑤所有的结果项目均要围绕研究主题，有逻辑、有层次地展开，与主题无关的部分，不宜全部列出，但在材料与方法中列出的项目与标准，在结果中必须反映出来，并且要吻合一致。⑥要注意不作评论。分析论证和综合评价应该是后面讨论的内容。⑦结果要善于用统计图表来描述，表和图是表达结果的重要手段，可把获得的数据和资料表达得更清楚、更形象，同时又可达到节省笔墨、减少篇幅的目的。文字与图表应有机结合，注重二者之间的内在逻辑联系和互补性，避免重复表达，做到既直观，又利于表达。⑧图像要求重点突出、清晰，对比度要好，有明确的外加标志（如箭头）。凡应用人像或人体某一部位的照片，一定要征得本人同意，注意伦理学要求，尊重他人隐私权。

总之，结果是论文中的主体，是作者的主要劳动成果，结果必须完整、清晰、准确无误，不允许有丝毫的含混和差错。

4. 讨论 讨论（discussion）是论文中的重要部分，是全篇文章的精华所在，其主要任务是探讨"结果"的意义，对实验观察结果或调查结果做出理论性分析，为文章的结论提供理论依据。讨论所需引用的文献材料应尽量抽象、概括，而不是抄袭他人的文献资料或简单地罗列。讨论部分是以结果部分为基础和线索进行分析和推理，表达作者在结果部分所不能表达的推理性内容。讨论的内容应当从实验和观察结果出发，实事求是，切不可主观推测，超越数据所能达到的范围。写好这部分内容很大程度上取决于作者对文献的掌握程度，作者的分析能力如何，切忌将讨论部分写成他人文献的综述。

讨论可以从以下几个方面论述：①从研究结果推理出主要的原理和概念。②突出新发现、新发明。应紧密结合本文研究所获得的重要发现和结果进行讨论，而不是重复结果部分的内容。特别是要对新的发现、文献尚未报道的内容进行深入讨论，包括可能的机制、临床应用范围以及从研究结果对总体的推论。③本人结果与他人结果的异同。应讨论本文发现和文献报道同类研究的结论有何不同，哪些文献支持本文发现，哪些文献报道与本文结论不同，切忌冗长的文献综述式的阐述。④当出现与当前学术界的结果相反的结果时，要作进一步的解释，解释其因果关系，说明是否具有偶然性或者必然性。⑤应对本文研究不足之处进行讨论。如可能存在的偏倚以及导致偏倚的原因。⑥提出进一步的研究方向、展望、建议和设想。应避免不成熟的论点和自己的资料还不足以支持的论点，避免工作尚未完成就提出或暗示要求首创权。此外，讨论应留有余地。

以上内容并非每篇论文的讨论都必须涉及、面面俱到。应从论文的研究内容出发，突出重点，紧扣题目，围绕一个至几个"小核心"进行。对于新的临床病例报告，还应讲清楚诊断标准和鉴别诊断。如果是有关新药疗效，还要说明如何肯定疗效，疗效指标是否合理，今后治疗方法上还需如何改进等。要集中围绕几个观点讲深、述透，不必面面俱到。

撰写讨论部分应注意以下问题：①紧扣研究项目假说，阐明自己的观点。讨论应以实验或临床资料为依据，利用摆事实、讲道理的方法进行论述；不要极力贬低他人成果，而夸大自己的成果。②讨论的逻辑性要强，有新的或独特的见解。用科学方法分析实验结果或临床资料，论证假说要有科学依据。③提出新观点、新理论时，一定要阐述清楚，不能模棱两可、含糊其辞。结合文献阐明自己的结果与他人结果的异同，重点突出自己的新发现、新发明、新创造和新观点。④尽可能将论文的结果提高到理论水平，理论与实践相结合。结合分析结果获得重要发现，从中引出结论进行讨论。⑤要针对前言中所提出的问题做出回答。不要对前言中未提到的问题进行阐述。⑥撰写时切忌泛泛之谈，空话连篇，缺乏新意。

总之，讨论要紧密围绕研究主题，不宜离题发挥或重复他人之见，切忌大量旁征博引，而对自己研究所得的第一手资料轻描淡写。因此，研究者应将已获得的材料系统化、理论化，形成自己的见解，以便进一步阐述研究的结论。

5. 结论 结论（conclusion）是论文最后的总体结语，对整个研究结果进行总的评价，主要反映论文的目的、解决的问题及最后得出的结论。结论以实验结果、分析为基础，回答科研构思或科学假说所提出的问题，是科研构思或科学假说的答案，与研究目的相呼应，起画龙点睛的作用。结论应写得简明扼要、精炼完整、逻辑严谨、措词得当、表达准确、有条理性，避免重复摘要与结果的内容。有的论文把结论不作为单独一项，放在讨论末尾也是可以的。

（三）附属部分

1. 致谢 作者对在本论文中参加部分工作、协助完成本文给予一定帮助或指导、校审的有关单位和个人表示感谢，可书写在致谢（acknowledgement）部分。致谢时，应征得被致谢者本人的同意，致谢的文字说明写在文章结束之后，参考文献之前。

论文中未署名，但可放在致谢中的人员：①对本研究及论文工作参加过讨论或提出过指导性建议者。②研究指导者、论文审阅者、资料提供者、技术协作者、帮助统计的有关人员。③为本文绘制图表或为实验提供样品者。④提供实验材料、仪器及给予其他方便者。⑤对论文作全面修改者。⑥对本文给予捐赠、资助者等。

2. 参考文献 参考文献（references）指列出在研究过程和论文撰写时所参考过的有关文献的目录。医学文献是研究人类健康和同疾病作斗争所积累的一切文字记录的总称，是医学知识的基本来源。列出文献目录不仅是对科学负责，也是向读者提供进一步研究的线索，因此列出的文献应是公开发表的，具有科学性、方法可靠、论证水平高、结论正确的文章。

（1）参考文献著录应注意的问题：①引用的参考文献必须是作者直接阅读的原著，切忌从他人引用的文献中直接转用而自己不去亲自阅读。②论著一般列出20条左右，要根据期刊要求增减。③依照其在文中出现的先后顺序用阿拉伯数字连续编号，加方括号标出，附于正文引文句末右上角方括号内。文中参考文献序号应与文末的参考文献编号相一致。④参考文献的格式应按期刊要求规范化，目前多按GB7714-2015《文后参考文献著录规则》采用顺序码制著录。⑤所列参考文献最好是近3~5年的文献。

（2）参考文献的著录格式参考如下

1）第一类：专著（其文献类型标识符为［M］）著录格式

［序号］编著者.专著名称［M］.版次（第一版可省略）.出版地：出版者，出版年：起页-止页（起止页也可不写）.

例如：［1］丁明孝，王喜忠，张传茂，等.细胞生物学［M］.5版.北京：高等教育出版社，2020：16-20.

2）第二类：期刊中的论文（其文献类型标识符为［J］）著录格式

［序号］作者（前3名，逗号隔开，其余作者加"等"）.题名［J］.刊名，年，卷（期）：起页-止页.

例如：［11］陈凛，许鑫鑫，鲁意迅，等.食管胃结合部腺癌外科治疗的几个主要问题［J］.中华外科杂志，2022，60（9）：807-812.

［12］Ray U, Pathoulas CL, Thirusangu P, et al. Exploiting LRRC15 as a Novel Therapeutic Target in Cancer［J］. Cancer Res, 2022, 82（9）: 1675-1681.

3）第三类：已被期刊接受但尚未发表的论文，在参考文献中需注明in press（美式）或in the press（英式）。网络文献（其文献类型标识符为［J/OL］）在论文中出现频率逐年增加，著录格式目前通常采取以下格式：

［序号］作者（前3名，逗号隔开，其余作者加"等"）.题名［J/OL］.刊名，年，卷（期）：起页-止页.［引用日期］.获取和访问路径.

例如：［21］Kelly JD, Dudderidge TJ, Wollenschlaeger A, et al. Bladder Cancer Diagnosis and

Identification of Clinically Significant Disease by Combined Urinary Detection of Mcm5 and Nuclear Matrix Protein 22 [J/OL]. PLoS One, 2012, 7 (7): e40305. [2012-07-09]. doi: 10.1371/journal.pone. 0040305.

4）第四类：电子文献（其文献类型标识符为［EB/OL］）著录格式

［序号］主要责任者. 题名: 其他题目信息［文献类型标识 / 文献载体标识］. 出版地: 出版者, 出版年（更新或修改日期）［引用日期］. 获取或访问路径.

例如:［5］李强. 化解医患矛盾需釜底抽薪［EB/OL］.（2012-05-03）［2013-03-25］. http: //wenku.baiducom/view/47e4f206b52acfc789ebc92f.html.

3. 图 图（figure）的主要作用是以形象化的方式表达信息，以鲜明、突出、直观的形式来显示各因素之间的相互关系或变化趋势，比文字表述更有效果。科研论文中的图包括直观图、示意图和原始数据。直观图用图片的形式说明动物结构、检测仪器等具体事物。示意图用以阐明反应流程、实验过程等，还可用图展示研究数据的趋势变化，如线形图、散点图、柱形图。原始数据指支持研究结果的素材，如显微照片、电泳图片。合理、有效地使用图形可使科研论文表达更为清晰、直观，增加论文的科学性和阅读性。

对图的要求：①照片要求清晰、对比性强，应注明放大倍数，最好要有标尺，加箭头。②图要有编号；有图题，图题要简短，放在图的下面；图中可做标注或注释，若无空间，则在图的底端或旁边做标注或注释。③图形绘制要重点突出，利用线条色度的不同强调图中的重要信息（如数据）。如在线形图中，曲线的颜色最深，坐标轴标注的颜色次之，坐标轴、刻度标记、误差线和标注的颜色最淡。④图反映的内容应当与结果数据一致。如"某某数值降低"，图中看上去则该数值也应该是降低的。⑤作图要美观、简洁，容纳足够信息量，重点突出，摒弃那些过于复杂、难以看懂的图。

4. 表 表格（table）是最简明的、规范化的科学语言，能使大量数据或问题系列化、容易进行对比，较采用文字表达更为简洁。科研论文中的表格有两个目的，提供与实验方法有关的背景资料和给出支持结果的数据。使用表格时应当注意以下事项：①表格使用要少而精，凡能用少量文字交代清楚的内容不用表格表达。如果表中数字不多，能在文中叙述清楚，就不必列表。②表格设计要求简明扼要、重点突出、内容精练，使栏目清楚、数字准确、科学性强、有自明性。表内内容主要以数字为主，文字从简。表内的数字必须与正文中的参数相符。③目前多采用三横线式表，通常一个表只有3条线，即顶线、底线和栏目线，"三线表"由此而得名。④表中栏目设置合理，表题书写要求简化。具体表格的格式仍需要遵循稿约。

医学论文的写作是人类的高级智力劳动，是为人类知识海洋增加点滴水珠的活动。广大科研工作者要在不断实践中提高自己的写作能力和写作水平，更重要的是提高自己的研究能力、文学素养、艺术素养，努力写出高水平的医学论文，丰富人类的知识宝库。

思 考 题

1. 医学论文有哪些类型？
2. 在日常工作中医学科研论文又称什么？什么是医学科研论文？
3. 什么是医学综述？医学综述有哪几种类型？
4. 撰写医学科研论文应该把握哪些原则？
5. 请阐述医学科研论文的撰写格式。
6. 众所周知，肥胖会增加包括心血管疾病、代谢疾病、癌症的风险，而减肥能够逆转上述风险。运动锻炼已经被证明能预防肥胖以及肥胖相关疾病,因为运动会增加对能量的需求,导致身体燃烧更多热量。但运动锻炼对生理功能和代谢健康的长期益处并没有得到充分的研究和了解。2022年6月,斯坦福大学Long教授和贝勒医学院徐勇教授团队合作,在 *Nature* 发表了题为 An exercise-inducible metabolite that suppresses feeding and obesity 的研究论文。*Nature* 是世界顶级期刊,阅读性强,格式有严格规范性,是综合性刊物,更偏向通俗类科普读物,较高的新闻性和广泛的读者群体,论文要有突出的科学贡献,也要令交叉学科的读者感兴趣。该研究发现,运动锻炼过程中血液中会产生一种小分子——Lac-Phe(由乳酸和苯丙氨酸合成而来),它能够有效地减少食物摄入,从而控制肥胖。这一发现加深了我们对运动与饥饿之间相互作用的生理过程的理解。根据以上案例请回答:

(1)如果想开展科学研究工作,你如何选题?

(2)如何撰写医学科研论文并成功发表?

(杨宏新　高　冰)

第十三章 现代医学科研发展趋势

第十三章数字资源

案例 13-1

2021年，国务院学位委员会印发《交叉学科设置与管理办法（试行）》，首次对交叉学科的内涵进行了界定，就设置机制、退出机制、学位授予、质量保证体系等方面做出要求。

问题：
1. 什么是交叉学科？
2. 设置交叉学科的意义是什么？

党的二十大报告中指出，我们要深入贯彻以人民为中心的发展思想；建成世界上规模最大的教育体系、社会保障体系、医疗卫生体系；人民群众获得感、幸福感、安全感更加充实、更有保障、更可持续。这为我国医疗卫生事业发展目标指明了方向。医疗卫生事业的发展离不开医学科研的强力支撑。医学科研是人类利用一切自身掌握的知识技术，为解决与人类生命健康相关的问题而进行的创造性活动。医学科研往往与医学临床实践密不可分，可以说自人类有医学实践活动以来，便有了医学研究活动。医学科研工作是推动医学进步、增加人类对自身生命活动认识、提高疾病诊疗水平的重要实践活动。"神农氏尝百草"是较早的东方医学科研活动，希波克拉底利用燃起火堆的方法来扑灭雅典城的瘟疫也是在其通过调查研究后得到的启示。现代医学更是代表了人类智慧和科技发展的最高水平，医学研究的重大成就往往会推动医学领域发生革命性改变。如链霉素以及其他特效抗结核药物的发现，使原来被视为"不治之症"的肺结核被人类征服。链霉素的发现者美国微生物学 Selman Abraham Waksman 也因此获得了1952年诺贝尔生理学或医学奖。在充分肯定现代医学科研对人类进步所做出的巨大贡献时，也应充分认识到现代医学科研的局限性。本章节将梳理现代医学发展趋势，增加大家对医学科研的整体认识，帮助读者把握现代医学的发展方向。

第一节 现代医学科研活动的特征

现代医学科研活动包括基础医学、临床医学、预防医学和社会医学等领域的科研工作。其主要步骤为：确定研究选题，利用相关领域中的知识检索和对已有知识的整理和统计，设计研究方案并实施，对数据的搜集、整理和分析等。研究内容可以归纳为三大类：如何防止健康向疾病转化；如何促使疾病向健康转化；认识生命现象以及健康与疾病相互转化的规律。它的任务除了要发现医学中的未知事物及其内在规律外，还要寻找医学中已知事物的未知规律，探索生存环境与人类身心健康的关系。除了与其他学科的研究工作一样，具有明显的探索性、创新性、继承性、连续性外，医学科研还具有自身鲜明的特征，正是由于这些特征，医学科研特别强调严谨性、科学性和严肃性。

一、医学科研的对象特殊

医学科研的对象主要是人和实验动物。人是世界上最复杂的生命体，既具有生物性，又具有社会性；既具有一般的生理活动，又具有特殊的精神活动。人体的生命现象既不能简单地用一般物理化学运动的规律来解释，也不能简单地用一般的生物学规律来解释。因此，医学科研除了考虑生物学因素外，还必须考虑心理因素、自然环境因素、社会环境因素等对人体产生和可能产生的各种影响。无论医学发展到多么高级的阶段，都不可能把人这种生命体简化为高度抽象化和理想化的客体。即使从目前认识到的最小的生命单位细胞出发，无论怎样推导，也演绎不出一个健康的、完备的、无任何疾病发生的生命系统来。另外，外界环境中各种因素和自身遗传因素的影响，使得不同的生命体具有强烈的个体差异性。这种差异性可以表现在许多方面，如由于相同"基因指纹"的概率只有三百万亿分之一，根据个体基因型的差异，利用基因探针制备"基因指纹"，为个人身份的识别提供无可辩驳的证据。个体差异性的突出存在，使得医学科研难以将其研究对象完全标准化、均一化。医学科研也常常因为这种难以克服的例外现象，而导致无法进行最一般的概括。因此，只有准确认识个体差异性，才能更好地理解医学科研中的基本概念。

因为研究对象的特殊性，医学科研活动在涉及临床研究及动物实验时，应充分考虑研究伦理与动物福利。凡涉及人体试验的，都必须在严肃的道德准则和严格的法律法规下进行，所有临床研究都应遵守《赫尔辛基宣言》及相关的国际上共同遵守的"人体试验准则"和我国的《药物临床试验质量管理规范》等，必须取得相关伦理委员会的批准，做好受试者的知情同意工作，完善试验设计及在研究过程中保障患者权益。涉及实验动物的医学研究应严格遵循实验动物 reduction（减少）、replacement（替代）、refinement（优化）"3R"原则，保障动物福利。

二、医学科研方法的限制性

医学科研方法较其他学科困难，这是因为医学科研不能像其他学科研究那样直接利用和处理研究对象，对其施加各种受试因素。这是由医学科研的研究对象特殊性所决定的，涉及的人体研究需考量伦理及安全性，故不能随意对人体开展试验。临床前基础研究往往用某些动物进行模拟实验，由于两者之间的种属差异很大，动物实验结果只能作为一种参考。此外，随机、对照、盲法、重复也是医学科研方法必须遵循的主要原则。

所有的科学研究成果都是为了指导实践，医学也不例外。医学科研的成果最终常被用于指导医疗和保健，在防病、治病中发挥积极的作用，但防病、治病的受试对象是人体，因而对其要求倍加严格，这种严格的要求从伦理道德的角度来看是必需的。由于动物与人不仅在生物学上具有很大的差异，而且各种附加因素（特别是自然和社会环境影响的因素）差别更大。因此，动物实验的结果只能作为人体验证的一种参考。另外，即使在人体进行的医学研究，因其存在样本量的限制及个体之间差异，也会带来医学科研结果的局限性。

三、医学科研工作涉及多学科交叉

医学科研的内容复杂，涉及防止健康向疾病转化，促进疾病向健康转化，认识生命现象以及健康与疾病相互转化的规律，均是以人体为中心而展开的。人体既具有器官系统的独特性，又有对立统一的整体性；既有特殊的内在活动规律，又有复杂的外界环境影响，再加上研究方法的复杂性，故而摆在医学科研面前的任务是十分繁重的。从深度上，对人体生老病死的每一个阶段都要进行研究；在广度上，对周围自然环境和社会环境中可能影响人体健康的各种因素也要进行研究。深度与广度错综复杂的关系交织在一起，使得医学科研的内容变得十分复杂而庞大，几乎任何一个学科都难以与之相比。当前，医学模式从单纯的生物医学模式转变为生物-心理-社会的综合医学模式，其研究内容已不是任何一个单一学科可以解决的。纵观医学发展史，每一项重大研究成果的获得，不仅需要专家学者个人的潜心研究，还需要一个优化组合的多学科群体的通力协作才能实现。法国著名生理学家 Claude Bernar 说过，良好的方法使我们更好地发挥天赋才能，而拙劣的方法则可能阻碍才能的发挥。这对于医学科研来说，确是至理名言。因此，医学研究者不仅要具备充足的医学理论和专业技术，还需懂得科学认识论，掌握医学科研的认识方法和思维方法，注重多学科交叉的应用。

> **临床应用**
>
> **多学科交叉融合实现精神疾病精准诊治**
>
> 随着未来医学的快速发展以及神经科学、心理学、计算机科学、生物信息学、物理学、生物化学等多学科研究的不断创新，精神疾病的发病机制与诊治技术将得到全面突破。结合脑磁图、磁共振成像、PET、近红外成像等神经影像技术，将发现精神疾病的客观生物学标志物，实现精神疾病早防早治；结合生物信息学，通过大数据模拟建模可以实现实时最佳决策，改善诊疗流程，快速从数百万候选化合物中筛选潜在的生物活性分子，促进精神类药物的研发；结合人工智能，虚拟现实技术实现对社交障碍等精神疾病进行心理康复训练，具有丰富的表情和肢体动作、拟人的情感思维、环境感知的机器人医疗在孤独症儿童互动和康复教育中显示出独特的优势。

四、医学科研的社会公益性

医学科研的目的是保护人的健康，是直接为社会生产力中最重要的要素——劳动力服务的，同社会生产有着直接的联系，属于社会公益性事业。如牛痘的发明使天花在全世界范围内得以消灭，抗生素的发现使无数受病菌感染的垂危患者重获新生。在医学模式和疾病谱发生根本转变的今天，新的医学基础理论、新的诊疗技术与方法、新的药物和仪器正在不断地向人类提供新的医疗保健措施。如广州医科大学钟南山院士领衔的呼吸疾病防控创新团队荣获2020年度国家科学技术进步奖创新团队奖。该团队围绕"呼吸疾病发生发展的流行病学特征、分子机制及早诊早干预"这一关键科学问题进行研究，在疫情防控、慢病管理、科研创新等多个领域成果丰硕，包括构建重大呼吸道传染性疾病临床防治体系，推动慢性阻塞性肺病、哮喘、肺癌等疾病的早诊断、早干预、早治疗等。在新冠感染疫情发生后，该团队在疫情防控、重症救治、科研攻关等方面做出杰出贡献。2020年9月，在全国抗击新冠感染疫情表彰大会上，钟南山院士被授予中华人民共和国最高荣誉勋章——"共和国勋章"。因此，对于以社会效益为主的医学研究，政府部门和全社会承认和鼓励其所取得的研究成果对社会的贡献。另外，因为生命是无价的，医学科研选题从某种意义上讲无大小之分，不能以简单产生的经济效益评价一项医学研究的意义，应充分、全面地认识到医学科研对人类进步所起的重要意义。

第二节　现代医学科研活动的热点领域

现代医学作为世界上发展快、知识更新速度快的学科之一，无论学科的发展思路、研究领域与内容，还是研究所采用的技术手段都日新月异，现代医学科研活动都是围绕着维护人类健康开展的。现代医学科研的跨越式发展离不开其他基础学科，特别是生物材料学、分子生物学、计算机技术等学科发展的支撑。近20年，医学研究活动的热点领域集中在肿瘤学、医学生物工程学、组学、表观遗传学、转化医学等新兴学科，这些研究即将或正在改变我们的生活。

一、肿瘤学研究

肿瘤是威胁现代人类健康的三大杀手之一。我国国家癌症中心2022年发布的统计数据显示：2020年我国新发恶性肿瘤患者457万（发病率首位：男性为肺癌，女性为乳腺癌），死亡300万（死亡率首位：男性、女性均为肺癌）。我国恶性肿瘤发病人数、死亡人数持续上升，每年恶性肿瘤所致的医疗费用超过2200亿。因为恶性肿瘤对人类健康的巨大威胁，近半个世纪以来，肿瘤学研究一直是医学科研工作的热点领域。2022年美国宣布重新启动"抗癌登月"计划（Cancer Moonshot），目标是在未来25年内努力将癌症死亡率降低50%。近50年的肿瘤研究主要集中在两个方面：一方面是探寻肿瘤的分子发病机制，试图找寻到肿瘤发病的"达芬奇密码"；另一方面是探索更有效的肿瘤治疗方案及研发更有效的治疗药物。

在肿瘤的发生、发展机制研究方面，微生物组与肿瘤是近年来新兴的医学研究热点。微生物组（microbiome）是特定时间、特定环境中微生物群所包含的基因序列（含同源序列）的总和。目前的研究表明，一个肿瘤组织内可能包含数量达百万级的数十种微生物。2017年，Straussman和同事们偶然发现了潜伏在胰腺肿瘤细胞内的细菌，并发现其中的一种细菌可以阻断化疗药物的作用。这促使他们对来自7种癌症的1000余个肿瘤样本进行了细菌筛查。2020年，他们发表在 Science 的研究显示，这7种类型癌症中均存在细菌。微生物不仅在肿瘤中生存，而且可能帮助肿瘤逃避机体免疫、抵抗抗肿瘤药物或者促进肿瘤转移扩散至全身。因此，解析微生物组对肿瘤的调节以及对治疗产生影响的机制，对肿瘤相关的科学研究和临床治疗都具有重大意义。

此外，代谢重编程对肿瘤的生物行为学调控作用近年来也备受关注。当细胞内代谢产物异常积累时，可以促进肿瘤的发生。肿瘤细胞也会主动适应性地改变其多种代谢途径，以满足其能量产生和生物合成的需求，并减轻肿瘤细胞的氧化应激反应。例如，肿瘤糖酵解产生的大量乳酸，长期以来仅被视为一种代谢废产物。然而，越来越多的研究证明，乳酸不仅可以发挥促进肿瘤进程的作用，而且可以作为一种新的翻译后修饰调控细胞活动，尤其是对肿瘤微环境的免疫特性具有非常重要的作用。肿瘤微环境中的其他非肿瘤细胞（如内皮细胞、成纤维细胞和免疫细胞）的代谢途径发生改变，也可以调节肿瘤进展和治疗效应。

肿瘤治疗学近几十年的进展，比起治疗手段与治疗药物的进步来说，治疗理念与治疗思路的转变对整个学科及肿瘤患者的治疗意义更大。20世纪肿瘤的治疗局限于手术、化疗及放疗，肿瘤治疗被称为"抗癌治疗"，临床治疗效果为在杀死肿瘤细胞的同时，正常细胞损害更严重，患者生存质量及预后很差。20世纪末，随着"带瘤生存"以及"个体化治疗""靶向治疗""综合治疗"等治疗理念的提出，肿瘤的治疗得到了彻底改观。肿瘤靶向治疗突破起始于20世纪70年代他莫昔芬（tamoxifen）上市，这是第一个治疗肿瘤细胞的靶向疗法，证实了肿瘤可以用特异性的药物治疗来避免传统化疗的毒性反应及副作用。曲妥珠单抗是第一个用于分子靶向治疗的单克隆抗体，它可以阻断表皮生长因子受体2的作用。在这些研究的基础上，肿瘤精准医疗（precise medicine）的概念应运而生。肿瘤精准医疗是指以患者个人基因组信息为基础，结合蛋白质组学、基因组学等信息，针对肿瘤病理学特征，为患者制定个体化诊断和治疗策略。如在B细胞恶性肿瘤中，往往伴随PI3K δ 亚基的过度激活，因此针对这类患者，采用选择性抑制PI3Kδ的药物艾德拉尼（idelalisib），而不是广谱PI3K抑制剂，在临床上显示出更为优异的疗效。然而，肿瘤治疗也会面临很多抗药性情况，很多患者会出现耐药现象，这主要是由于靶蛋白的突变造成的。为了克服耐药性难题，目前的研究致力于在异构体、突变选择性抑制剂、抗体偶联药物（ADC）、变构抑制剂、蛋白水解靶向嵌合体、蛋白质复性等方面开展新药物研发，其中有些小分子药物已经进入临床应用。

不同于靶向治疗，免疫治疗是另一种全新的抗肿瘤治疗理念，于2015年被评为肿瘤研究领域的最大进展。其原理是通过调动自身的免疫应答功能，重新唤醒免疫细胞来清除癌细胞。其中最具代表性的是PD-1/PD-L1免疫疗法。人体免疫系统中的T细胞具有强烈的靶向杀伤能力，可定向清除癌细胞。肿瘤细胞可大量表达PD-L蛋白，与T细胞的PD-1结合后，抑制T细胞的活化和增殖，诱导T细胞凋亡。PD-1/PD-L1免疫抑制药就是通过设定特定的蛋白质抗体，阻止PD-L1与PD-1的识别过程，从而恢复T细胞功能，进而杀死肿瘤细胞。临床试验表明，PD-1抗体欧狄沃（opdivo）可将晚期非小细胞肺癌的5年生存率提高8倍。我国也于2018年批准该抗体在国内上市。

此外，免疫治疗的另一种利器——过继性细胞疗法（adoptive cell therapy，ACT）也展示出强大的效能。ACT是指从肿瘤患者体内分离免疫活性细胞，在体外进行扩增和功能改造，然后向患者回输，从而达到直接杀伤肿瘤或激发机体的免疫应答杀伤肿瘤细胞的目的。ACT主要包括CAR-T、TCR-T、TILs、CTL等几大类。嵌合抗原受体T细胞免疫治疗（chimeric antigen receptor T cell immuno-therapy，CAR-T）是利用基因工程技术给T细胞加入一个能识别肿瘤细胞、并同时激活T细胞的嵌合抗体，此种改造犹如让T细胞带着GPS导航，随时准备找到癌细胞，并发动自杀性袭击。2012年，7岁的白血病患者Emily Whitehead作为全球第一个使用CAR-T疗法的未成年人，参与了Ⅰ期临床试验。最终，她在2012年痊愈出院。截至目前，她体内依然没有出现癌症复发的情况，这成为癌症医学上的经典治疗案例。迄今全球共有7款CAR-T药物获批上市。其中，我国自主研发的西达基奥仑赛获得美国FDA批准上市，这是首款走出国门的中国原创CAR-T细胞治疗药物。

> **临床应用**
>
> *癌症疫苗的临床应用*
>
> 癌症疫苗被认为是作为继化疗、放疗、细胞和免疫治疗之后的新型肿瘤治疗方式，也是肿瘤领域近年来的研发热点。目前全球只有宫颈癌疫苗这一种预防性癌症疫苗获批上市，其余大部分在研发中的癌症疫苗大多为治疗性疫苗。mRNA疫苗是在新冠感染中

首次应用的新疫苗技术，但它一直是癌症疫苗的主攻方向。其原理是利用 mRNA 编码目标肿瘤抗原，实现在患者体内合成相应抗原，刺激患者身体的免疫细胞对目标肿瘤抗原产生免疫反应，进而攻击、消除肿瘤细胞。随着近年来肿瘤疫苗技术和体内递送技术等方面的进步，在不久的未来，mRNA 疫苗技术极有可能会应用到临床实践。

二、干细胞研究

干细胞（stem cell，SC）是一类具有自我复制能力（self-renewing）及多向分化潜能的细胞。在一定条件下，它可以分化成多种功能细胞。根据干细胞所处的发育阶段，分为胚胎干细胞（embryonic stem cell）和成体干细胞（somatic stem cell）。按成体干细胞的功能，可将其分为神经干细胞、造血干细胞、骨髓间质干细胞、皮肤干细胞、脂肪干细胞等。2012 年的诺贝尔生理学或医学奖授予了在诱导多能干细胞（induced pluripotent stem cell，iPS cell）研究上做出卓越贡献的日本科学家 Shinya Yamanaka 与英国科学家 John Gurdon。Shinya Yamanaka 于 2006 年首次利用病毒载体将 4 个转录因子（Oct4、Sox2、Klf4 和 c-Myc）的组合转入分化的体细胞中，使其重编程而得到类似胚胎干细胞的一种细胞类型。随后，世界各地科学家陆续发现了其他方法同样也可以制造这种细胞。该技术最大的贡献是我们不用再从人类胚胎细胞中获取干细胞，解决了干细胞研究的伦理学问题，从而为干细胞和再生医学的研究与应用开辟了全新的领域，成为干细胞研究的里程碑。近 10 年，全球高度重视干细胞科技的发展，在基础研究、临床研究等领域均取得了重大突破。

我国高度重视干细胞领域的科技攻关。2022 年，科技部发布了国家重点研发计划"干细胞研究与器官修复"这一"十四五"重点专项，围绕干细胞命运调控及机制、干细胞与器官的发生和衰老、器官的原位再生及其机制、复杂器官制造与功能重塑、基于干细胞的疾病模型这 5 个方面重点任务进行部署。随着科技的进展和突破，干细胞的应用将会给人类健康带来更多的希望。

三、单细胞多组学研究

随着第二代测序技术的发展，人们对于群体基因组和个体基因组的认识到了前所未有的高度。在细胞层面，人们越来越清楚地认识到，哪怕看似相同的细胞群，细胞之间的转录组表达水平也存在差异。基因组、转录组上的差异"失之毫厘"，功能上就会"谬以千里"。例如在肿瘤原发灶与转移灶的细胞，其基因组与转录组等遗传信息的差异，导致了两者之间在生长速度、免疫特性、侵袭能力、耐药敏感性等方面各有不同。2009 年，世界上第一篇单细胞水平的转录组测序（single cell RNA sequencing，scRNA-seq）的研究发表，并在 2013 年被评为年度技术。该技术是以单个细胞作为对象，通过对单个细胞遗传物质均匀扩增，标记建库后进行测序，最后对单个细胞基因组或转录组展开数据分析的一种技术。其主要分为 4 个步骤：①单细胞的分离和捕获。②遗传物质的提取与扩增。③标记建库后进行测序。④数据挖掘分析及多样个性化分析工作。2017 年，与"人类基因组计划"相媲美的"人类细胞图谱计划"正式启动，开启了单细胞测序的高速发展时代。

近年来，单细胞测序相关研究呈指数式增长。截至 2022 年 12 月，PubMed 中已发表超过

14万篇单细胞测序相关科学文献，涉及神经生物学、种系传播、器官生长、肿瘤生物学等多个领域。如2019年 Nature 报道：为研究阿尔茨海默病患者大脑细胞在分子水平的改变，研究人员分析了24名重度阿尔茨海默病患者和24名未患病同龄人的大脑样本。针对大约8万个脑细胞进行单细胞测序。结果显示，在阿尔茨海默病患者的不同类型脑细胞中，基因表达均发生了变化。这项研究提供了在阿尔茨海默病中，每种细胞类型发生变化的分子过程图谱，从而开启了全面了解阿尔茨海默病发生、发展过程的新时代。随着科学家们在单细胞水平对于阿尔茨海默病的全新认识，新的靶点和药物研发也将随之而来。

在单细胞测序技术快速发展的同时，单细胞多组学技术也在迅猛发展。单细胞多组学是指在同一个细胞内同时检测两种或两种以上的组学，如单细胞转录组与单细胞ATAC（转座酶可及性染色质分析）联合检测，以及单细胞转录组、免疫组库、表面蛋白同时检测等。2020年 Cell 发表了一篇利用单细胞转录组+单细胞免疫组库测序技术开发新冠病毒特效药的文章。该项目从新冠感染康复患者的血液中分离出B细胞，并对这些B细胞进行高通量单细胞测序，从中筛选出8558种病毒蛋白结合抗体序列，并找出14株高活性的中和抗体。之后，研究人员对小鼠进行动物实验，最终成功地筛选出一种非常有效的中和抗体——BD-368-2。实验证实，此中和抗体可以大幅度提升新冠感染治愈率，缩短治愈时间，在治疗和预防方面都可发挥重要的作用。目前，单细胞多组学检测已包含转录组、基因组、表观组、免疫组、蛋白组等多个组学方面，为发育生物学、生理学、病理生理学、药学等领域的研究提供了更全面、更精细、更完整的分析策略。

四、表观遗传学研究

表观遗传学（epigenetics）是研究不依赖于DNA序列改变获得可继承的性状的学科。遗传信息从DNA流向RNA，最终蛋白质的表达得以体现。而在这一过程中，一些化学修饰会导致最终遗传信息发生改变，这一类由非序列改变导致基因表达和功能水平的变化被称为表观遗传修饰。表观遗传学打破了DNA作为储存遗传信息的唯一载体的传统观念，揭示了不同外部环境对个体基因表型的影响。不同于基因序列，个体的表观遗传修饰是一种可逆的动态进程，这为治疗表观遗传疾病提供了理论基础和实践可能。基于表观遗传学在个体发育及疾病发生中的重要影响，美国国立卫生研究院（NIH）和美国国家人类基因组研究所（NHGRI）分别发起了表观遗传组路线图项目（Epigenome Roadmap Project）和DNA元件百科全书（Encyclopedia of DNA Elements，ENCODE）计划。

表观遗传学根据化学修饰影响基因转录前后的时间分为：①基因选择性转录表达的调控，包括DNA甲基化、组蛋白修饰、染色质重塑；②基因转录后的调控，包括RNA水平的转录后修饰和蛋白水平的翻译后修饰。DNA甲基化是较早发现的，也是目前研究较广泛的一种重要的表观遗传修饰之一。DNA甲基化一般与基因沉默有关，非甲基化的基因一般处于激活状态。一些重要的基因如抑癌基因，其启动子区的CpG岛生理状态处于非甲基化状态，异常情况导致其发生甲基化后，抑癌基因转录沉寂后导致细胞生长调控异常，最终导致肿瘤发生。近年来，基因转录后调控逐渐成为表观遗传研究领域的热点，RNA甲基化作为真核生物RNA较常见的修饰之一，多项研究表明信使RNA（messenger RNA，mRNA）的甲基化（N6-methyladenosine，m6A）修饰参与胚胎发育、配子发生等生物过程。随着m6A修饰酶体系不断发现和完善，研究发现，甲基转移酶（writers）、去甲基化酶（erasers）及阅读酶（readers）的异常表达与肿瘤、心血管疾病、神经系统疾病等多种疾病的发生密切相关。

蛋白质作为最主要的生命活动载体和功能执行者，由中心法则得到的蛋白质（约2万种）

并不能解释蛋白质结构和功能的多样性,因此蛋白质翻译后修饰(PTMs)逐渐成为表观遗传学的研究热点。蛋白质存在磷酸化、泛素化和乙酰化等多种修饰方式。磷酸化修饰是 PTMs 最主要的形式,研究发现磷酸化在细胞周期、生长、凋亡和信号转导等过程中起着重要的调控作用。泛素化修饰是指靶蛋白与泛素 - 蛋白酶体系统结合后,降解靶蛋白或调节蛋白质的活性、定位,调控包括细胞周期、细胞凋亡、转录调控、DNA 损伤修复以及代谢重编程等进程。乙酰化修饰最早发现主要发生在细胞核内的组蛋白上,调控基因转录过程。随着蛋白质谱灵敏度的增加,越来越多的非组蛋白乙酰化修饰被发现与衰老、肿瘤、细菌感染等多种疾病相关。表观遗传学研究深化了人类对生命进化理论和疾病发生机制的认识,表观遗传编辑已经在新药研发领域展现出高效、安全和疗效持久的前景。

五、智能医学工程研究

智能医学工程是指以现代医学和生命科学理论为基础,融合先进的脑认知、大数据、云计算、机器学习等人工智能(artificial intelligence,AI)及相关领域工程技术,研究人的生命和疾病现象的本质及其规律,探索人机协同的智能化诊疗方法和临床应用的新兴交叉学科。1956年,美国达特茅斯学院举行的一次会议正式确立了 AI 研究领域。在接下来半个多世纪的实践中,AI 研究的高潮和低谷不断交替出现,而 AI 在产生之初就与医学应用密不可分。

19 世纪末,西班牙解剖学家 Cajal 等创立了神经元学说,指出人脑中存在着由大量神经细胞构成的神经网络,由此开创了人工神经网络的研究时代。其本质是按照神经元的结构和工作原理,构造出来一个抽象和简化的模型。随着人类神经网络模型算法的发展,出现了以模拟人类医学专家思维过程为特点的专家系统。在此基础上,斯坦福大学的传染病学家开发出用于诊断和治疗感染性疾病的 MYCIN 系统,成为世界上第一个将 AI 应用于医学领域的专家系统,其问世是 AI 理论应用于医学领域的重要里程碑。目前,AI 在医疗领域多个环节发挥作用,其中最具代表性的是基于专家系统的智能诊断、基于机器学习的智能影像以及基于智能机器人的智慧医疗这三个方面。

医学专家系统(medical expert system,MES)是在收集大量医学专家知识和经验数据基础上,运用 AI 技术,通过智能推理程序的复杂运算,模拟医学专家诊断疾病时的思维活动,如推理、分类,得出与人类专家相似的判断。随着 AI 技术的发展,MES 已发展为当下的"临床决策支持系统"(clinical decision support system,CDSS),在医疗领域的辅助作用愈加凸显。智能影像的深度学习是机器学习研究中的一个新的领域,其动机在于建立、模拟人脑进行分析学习的神经网络,模仿人脑的机制来处理影像学数据。2006 年,"神经网络之父" Geoffrey Hinton 提出神经网络深度学习(deep learning)算法,为 AI 领域图像、视频、语音和音频的处理带来了进一步的突破。2018 年,美国食品药品监督管理局(FDA)批准了全球第一款人工智能医疗设备 IDx-DR,该设备可以在没有医师帮助的情况下,通过算法评估其拍摄的患者眼睛的图片,确定患者是否患有糖尿病视网膜病变。同年,我国自主研发的心电图人工智能自动分析诊断系统"AI-ECG Platform"获得 FDA 注册批准。目前我国已有 30 余款 AI 产品获批,应用部位主要集中在肺部、心血管、眼底以及骨骼,标志着中国医学影像 AI 的发展正逐步从"相对懵懂"走向"相对成熟"。医疗智能机器人是指具有视、听、触等机器感觉,行动、规划、决策等机器思维,机械手、足的智能控制结构的机器人,应用于医疗场景的医疗或辅助医疗。根据用途的不同,医疗智能机器人可分为手术机器人、医疗辅助机器人、康复机器人和医院服务机器人四大类。1999 年,美国 Intuitive Surgical 公司开发出达芬奇(Da Vinci)外科手术机器人,广泛应用于普通外科、胸外科、妇产科以及心脏外科等,成为目前国际上技术最为成熟和完备的外科手术机器人。

ChatGPT（Chat Generative Pre-trained Transformer）是美国 OpenAI 研发的聊天机器人程序，于 2022 年 11 月 30 日发布。ChatGPT 是 AI 驱动的自然语言处理工具，它能够通过理解和学习人类的语言来进行对话，还能根据聊天的上下文进行互动，真正像人类一样聊天交流，甚至能完成撰写邮件、视频脚本、文案、翻译、代码及写论文等任务。目前，研究者已经在探索 ChatGPT 在医学领域潜在的作用。如可以提供个性化健康支持。ChatGPT 可以通过学习大量医学数据，生成详尽、准确的医学报告，帮助人们更好地了解自己的健康状况和风险；可以改善就医体验；快速回答患者问题、减少等待时间等；可以简化临床工作流程，如安排预约和管理医疗记录，为医务人员节省时间；可以分析健康数据，为医务人员和研究人员提供更好的决策支持，并为医疗机构提供有关患者治疗结果等方面的见解，还可以辅助远程医疗。

目前 AI 在健康和慢性病管理、药物研发、精准放疗、神经工程、康复工程、组织工程、基因工程等医疗相关领域的应用也日益增强。2019 年 Nature Medicine 同期刊登 8 篇论文，集中讨论 AI 在医学领域的应用，可见医学 AI 备受关注。随着大数据、物联网等技术的发展，AI 无疑在未来的健康医疗领域将为疾病的预防、诊断和治疗提供更多的帮助。当然，医学 AI 在不断创新突破的同时，也会面临诸多问题与挑战。如法律与伦理问题、政策与监管问题，这些都需要在新的认知层面上予以思考和解决。

随着科技的发展和人类疾病谱的改变，以及新兴交叉学科的产生，医学研究所涵盖的广度和深度也在不断深化。研究热点不仅集中在重大常见慢性病，而且关注罕见病、新发病的发病机制与诊断治疗。除上述 5 个方面的热点领域外，近年来的热点领域还包括新型冠状病毒的致病机制和用药机制、人类脑科学计划、肠道微生物代谢与疾病、细胞死亡方式（自噬、焦亡、铁死亡等）与疾病、外泌体与疾病等方向的研究。这些研究热点将会引导科技力量的投入，并有望在不久的将来产生多个重大突破，为人类健康做出重要贡献。

知识拓展

人类脑科学计划

脑科学狭义上一般指神经科学，广义上指研究脑结构和功能的科学，是一个认识脑的过程。脑科学的研究范围并非局限于认识脑，如绘制人脑发育图谱、探究嗅觉工作机制，还包括如何更好地保护脑、开发脑、创造脑。

目前，以新一代脑科学研究为核心，以类脑智能研究、神经性疾病与治疗、脑科学技术与方法、脑科学信息与服务为中间层，以大脑控制、脑机接口、大脑模拟、人工智能、新药研发、脑控仿生科技、新型教育教学等为应用层的脑科学发展图谱业已形成，并呈现出三大特征：一是神经科学与各类学科的交叉融合为脑科学突破提供了契机；二是人造大脑成为主要研究目标；三是利用信息技术认识脑、了解脑、开发脑、模拟脑、创造脑、融合脑。

第三节　现代医学研究的发展方向

现代医学研究的发展方向要紧紧围绕着解决时代发展过程中出现的人类生命健康的新威胁这个中心问题。随着社会的发展，生活节奏不断加快，饮食习惯的改变，使得心血管疾病、恶性肿瘤、糖尿病成为人类健康的三大杀手。2019 年新冠病毒感染不期而至，以及近年来禽流感、甲流等突发呼吸道传染病的暴发，都成为人类健康新的威胁。从总体来看，人类应对疾病的能力在增强，但我们始终要对自然力量有一定的敬畏。这也促使了近年来现代医学发展理念的改变，在将来的一段时间里，更加重视循证医学，注重转化医学，强调个体化治疗，着重整体医学将是现代医学发展的重要方向。我国医学研究者及临床科学家近年来也做出了很多卓越的工作，为人类健康事业贡献了力量。

一、循证医学

　　循证医学（evidence-based medicine，EBM）即"遵循证据的医学""基于证据的医学"。该理念首先由苏格兰流行病学家 Archie Cochrane 于 1972 年提出。该名词是由 Sackett 领导的小组于 20 世纪 90 年代提出来的，其核心的学术思想为"慎重、准确和明智地应用当前所能获得的最好的研究证据，同时结合医师的个人专业技能和多年临床经验，考虑患者的价值和愿望，将三者完美地结合制定出患者的治疗措施"。循证医学的本质其实是临床医学，近 30 年来伴随医学模式的转变，临床医学模式也从经验医学（关心个体、因病施治，以治疗为主）向循证医学（关心群体、防治危险因素，以预防为主）转变。循证医学作为派生于临床流行病学的一门新兴学科，经过近 30 年的发展，学科日益健全和完善，并以其先进的临床科研方法学推动了临床科学研究，产生了日益增多的高质量的临床研究成果，促进了临床医学信息科学和循证医学实践的发展，并深刻影响到日常临床活动。其最直接的影响是临床实践指南（clinical practice guideline）。临床实践指南是指人们针对特定的临床情况，系统制订出的帮助临床医师和患者做出恰当处理的指导意见。其有助于在医疗实践中贯彻实施循证医学的原则，规范临床医师的医疗行为，提高医疗服务质量。临床上遇到需要解决的问题，最好先寻找和使用临床指南，其次寻找系统评价证据，再者寻找原始研究证据。但现在临床中有些医师"唯指南论"，忽视临床使用指南的质量，忽视病患的个体差异，忽略临床创新，也不利于临床问题的解决，同时也与循证医学的理念相悖。循证医学强调可靠的证据、医师的经验、患者的实际病情，三者要综合判断，才能更好地服务于临床。

　　循证医学证据分级也有一个发展过程。1979 年，加拿大预防保健工作组（Canadian Task Force on Preventive Health Care，CTFPHC）的 Fletche 等首次按临床研究设计将证据强度分为 3 级 5 等，推荐强度分为 Good、Fair 和 Poor。之后，又有多个组织相继制定了证据的分级，如 1996 年美国预防服务工作组（U.S. Preventive Services Task Force，USPSTF）评估系统将证据分 3 级 5 等，推荐强度分 5 级；1996 年美国卫生与政策研究机构（AHCPR）将证据分 7 级，推荐强度分 3 级；1998 年英国约克大学"北英格兰循证指南制定计划"将证据分 6 级，推荐强度分 4 级。他们均将随机对照临床研究（RCT）的 meta 分析或系统评价定为最高级别的证据，将专家意见定为最低级别的证据。1999 年，CTFPHC 重新将证据分为 5 级。但上述分级均过于概括，对实践的指导意义有限。2004 年，由多个国家和国际组织专家组成的证据推荐分级的评估、制订与评价（Grading of Recommendations Assessment, Development and Evaluation，GRADE）工作组制定了一套国际统一的证据质量分级和推荐强度标准。该标准综合考虑了研究的设计类型、方法学质量、结果一致性和证据直接性，将证据分为 4 种，分别为高（未来研究几乎不可能改变现有的疗效评价的可信度）、中（未来研究可能对现有疗效评价有重要影响，可能改变评估结果的可信度）、低（未来研究很有可能对现有疗效评估有重要影响，改变评估结果可信度的可能性较大）、极低（任何疗效的评估都很不确定）。目前，GRADE 标准已被世界 100 余个国际组织及协会采纳，成为评价干预性证据的国际标准之一。

二、转化医学

转化医学（translational medicine）是系统医学体系的一部分。转化医学的提出源于当年美国国立卫生研究院（NIH）迫于社会的压力。20 世纪末 NIH 每年的研究经费高达 200 多亿美元，但美国人却在追问，发明了那么多的新技术，积累了那么多新的知识，发表了那么多的高水平论文，为什么人们的健康状况并没有得到显著改善。由此，NIH 提出了转化医学的概念，旨在让基础知识向临床治疗转化，促进健康水平的提升。转化医学的主要目的就是要打破基础医学与药物研发、临床及公共卫生之间的固有屏障，在其间建立起直接关联；从实验室到病床，把基础研究获得的知识成果快速转化为临床和公共卫生方面的防治新方法。转化医学致力于弥补基础实验研发与临床和公共卫生应用之间的鸿沟，为开发新药品、研究新的治疗方法开辟出一条具有革命性意义的新途径。转化医学是"从实验台到临床"的一个连续、双向、开放的研究过程。其核心是在从事基础医学发现的研究者和了解患者需求的医师，以及卫生工作者之间建立起有效的联系，特别集中于分子基础医学研究向最有效和最合适的疾病诊断、治疗和预防模式的转化。转化医学在健康产业中的重要性不断提升，在药物的研发过程中，转化医学的典型含义是将基础研究的成果转化成为实际患者提供的真正治疗手段，强调的是从实验室到病床旁的联接。

现代医学发展的历史表明，未来医学突破性的进展有赖于与其他学科的交叉与结合。21 世纪的医学将更加重视"环境-社会-心理-工程-生物"医学模式，更加重视整体医学观和有关复杂系统的研究。转化医学的提出符合医学科学发展的内在客观规律。2003 年由 NIH 正式提出后，转化医学的意义及其价值已引起欧美国家的高度重视并催生战略行动。美国已在近 60 所大学建立了转化医学中心。政府对转化医学的重视程度日渐增高，企业也加强了在转化医学方面的投入。《中共中央关于制定国民经济和社会发展第十二个五年规划的建议》辅导读本中指出："以转化医学为核心，大力提升医学科技水平，强化医药卫生重点学科建设"。"健康中国 2030"也指出"要加强医药成果转化推广平台建设，促进医学成果转化推广"。2022 年 6 月，国务院决定"开展提升高水平医院临床研究和成果转化能力试点，促进提高医疗卫生服务水平"。我国科学家于 2015 年成立了中国转化医学联盟，一些院校和科研单位也都成立了转化医学研究中心，为我国转化医学的进一步发展打下了坚实的基础。此外，对于我国这样一个人口大国，转化医学研究更应重视公共卫生，重视基层，重视社区，重视人群的流行病学研究。

三、整体医学

现代医学影像技术及各种诊断学科的发展，使我们医师眼中只有"病变"，往往忽视了医疗活动中最重要的"整体的人"。二十世纪六七十年代，人类开始进一步征服心脑血管、癌症等重大非传染性疾病，虽然进展显著，但始终没有重大突破。这促使医学界反思对抗医学的模式，并开始思考什么样的医学发展模式更适合促进人类的发展。同时，医疗费用恶性膨胀引发的全球医疗危机，迫使人们对医学的目的、医学的核心价值进行深刻反思。为此，1992 年 WHO 组织了医学目的（Goals of medicine，GOM）国际研究小组，1996 年 11 月该小组总报告明确指出："目前医学的发展是在全世界制造供不起的不公正的医学""现在许多国家已经走到了可供性的边缘"。而我国古代的医者就已经提出过"上工治未病"的观念。为了解决这场全球性的医疗危机，必须对医学的目的作根本性的调整，把医学发展的战略优先从"以治愈疾病为目的的高技术追求"，转向"预防疾病和损伤，维持和促进健康"。整体医学（holistic medicine）即是对医学模式的根本变革，即从生物医学转向生理 - 心理 - 社会 - 环境四者相结合的新医学模式。所以我们应认识到，要使非传染性慢性病得到有效控制，努力的方向应该从直接的治疗疾病的医学转向生理、心理、社会和环境四者相结合的新模式。整体医学的提出与实践是近 40 年现代医学的一大进步，将医学提升到更高的境界。

四、精准医学

精准医学（precision medicine）是根据每一位患者的特点调整医学治疗措施。但并不意味着为每一位患者生产独特的药物或研特独特的医疗设备，而是指能够根据患者的特定疾病易感性不同、所患疾病生物学基础和预后不同，以及对某种特定治疗的反应不同，而将患者分为不同亚群。精准医学这一概念于 2015 年由美国学者提出，与个体化治疗意义相近。其实，我国传统医学中"辨证论治""同病不同治"即是个体化治疗的实践。近 20 年，随着基因组学及其他组学的发展，我们不仅对病因有所了解，而且可以将病因追溯到分子水平（基因水平），发现个体疾病发病机制的差异。在这个基础上，再对患者进行治疗。也就是说，精准医学考虑了个体的差异。但是这里要强调的是，在研究和诊治过程中，标准化依然存在。精准医学仍然是利用疾病的共性规律来治疗疾病，但希望进一步精确到疾病的亚型。把精准医学建立在严格的标准化之上，才是医学发展的新高度。目前，精准医学在肿瘤的治疗中已经有了良好的应用，当然基因诊断及靶向药物的发现和应用也为精准医学的发展奠定了良好的基础。另外，精准医学理念应该贯穿医师的每个医学实践过程中，使之并不局限于个体化用药及个体化诊断等，而是具体到医学活动的各个环节。

五、我国医学科研发展的思考

我国医学科研工作一直以来与世界先进水平存在差距。虽然我国医学科研近年来发展迅猛，越来越多的研究工作发表在世界顶级学术期刊或科技成果转化应用于临床实践上，得到世界同行的认可，为人类健康事业做出了一定的贡献。但我国医学科研工作要真正赶超世界先进水平，还有很长的一段路要走。国家科研投入，主流的医学研究理念的更新，以及战略性人才的培养等，都是发展中面临的问题，需要进一步创新，以适应新形势的需要。

习近平总书记于 2020 年 9 月在科学家座谈会上指出：希望广大科学家和科技工作者肩负起历史责任，坚持面向世界科技前沿、面向经济主战场、面向国家重大需求、面向人民生命健康，不断向科学技术广度和深度进军。因此，我国医学科研应围绕着我国社会经济发展过程中出现的亟待解决的威胁人民群众健康的卫生问题展开。如北京大学第一医院在全国范围内开展的吸烟与中国人死亡危害的相关研究，发现控烟是阻止我国成年人死亡的一个有效手段，该研究也于 2009 年发表于医学研究的顶级期刊《新英格兰医学杂志》。我国医学研究应结合我国国情，根据我国人民疾病特征，研究适用于我国人民的疾病防治手段。例如我国 40 岁以上人群慢性阻塞性肺疾病（chronic obstructive pulmonary disease，COPD）的发病率高达 8.2%，而治疗 COPD 的药物十分昂贵，不适合我国国情。广州医科大学钟南山院士领衔开展了针对早期慢性阻塞性肺疾病治疗的大型临床研究。该研究结果显示，空气污染与慢性阻塞性肺疾病的发病率、严重程度密切相关。噻托溴铵治疗早期慢性阻塞性肺疾病患者能有效提高肺功能、改

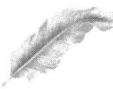

善生活质量和减少急性加重。这项研究结果在国际顶级学术刊物《新英格兰医学杂志》发表。噻托溴铵价格比较便宜，每年治疗的费用只有国际常规标准治疗的15%，能有效地减轻社会负担，特别适合于我国等发展中国家和低收入人群。同时，该研究表明，国外80%以上的COPD都是由于吸烟导致的，而中国则不同，有约30%的COPD是由于生物燃料导致的，因此，对于预防COPD来说，除要戒烟之外，改善环境，减少空气污染和改善农村厨房污染也非常重要。这为我国预防COPD的公共卫生政策制定提供了科学的决策咨询。

另外，我国医学研究者应充分利用我国的临床研究资源。我国人口众多，人群多样性及疾病多样性是其他国家不具备的。我国医学研究者应充分利用该研究优势，促进优秀科研成果产出。如南方医科大学完成的我国研究者首次作为独立完成单位发表在《新英格兰医学杂志》的研究工作——关于贝那普利可以用于早期肾功能不全患者的治疗——即充分利用了临床资源得到的成果。另一个我国医药研究的优势是祖国医学。近年来，从传统医药中筛选治疗疾病的有效药物及有效成分已形成一个重要的医药研发模式，并取得了许多重要原创性科研成果，为人类健康事业贡献中国人的力量。其中非常成功的例子是砒霜治疗白血病与青蒿素治疗疟疾。2015年，我国女性科学家屠呦呦获得诺贝尔生理学或医学奖。砒霜成分三氧化二砷诱导蛋白质发生构象变化和多聚化，继而被蛋白酶体降解，最终导致白血病细胞走向分化和凋亡。我国研究学者首先将砒霜应用于治疗急性早幼粒细胞白血病（M3型），使5年生存率从25%提高到95%。对其机制的阐明使得该治疗方式被国际认可，并开拓了肿瘤新的研究领域，使我国急性早幼粒细胞白血病诊疗水平上升到世界领先水平，为广大患者带来福音。而从传统医学中总结得到的启示，从经验医学到循证医学的跨越，也成为我国转化医学研究的一种模式。相信在不久的将来，我国现代医学研究会有更多优秀成果产出，推动人类医学的进步。

思 考 题

1. 现代医学科研活动的特征有哪些？
2. 除了本书介绍的现代医学科研活动的热点领域外，你还了解哪些？
3. 现代医学研究的发展方向主要有哪些？
4. 2021年，国务院学位委员会印发《交叉学科设置与管理办法（试行）》。你作为一名医学研究生，想要丰富或深入自己的研究内容，计划进行跨学科研究，有何初步想法？

（赵醒村　付晓东）

附录

常用样本含量估计用表

附表 11-1　平均数抽样调查时不同 s/δ 所需样本含量（$\alpha = 0.05$）

s/δ	0	0.1	0.2	0.3	0.4	0.5	0.6	0.7	0.8	0.9
1	7	8	9	9	11	12	13	14	15	17
2	18	20	22	23	25	27	29	31	33	35
3	38	40	42	45	47	50	53	56	58	61
4	64	68	71	74	77	81	84	88	91	95
5	99	103	107	111	115	119	123	128	132	137
6	141	146	151	156	160	165	170	176	181	186
7	191	196	202	207	213	219	225	231	237	243
8	249	255	261	268	274	281	288	294	301	308
9	315	322	329	336	343	351	358	366	373	381
10	389	396	404	412	420	428	437	445	453	462
11	470	478	487	496	505	514	523	532	541	550
12	559	569	578	588	597	607	617	626	636	646
13	656	667	677	687	697	708	718	729	740	750
14	761	772	783	794	805	816	828	839	851	862
15	874	885	897	909	921	933	945	957	969	982
16	994	1006	1019	1032	1044	1057	1070	1083	1096	1109
17	1122	1135	1149	1162	1175	1189	1203	1216	1230	1244
18	1258	1272	1286	1300	1314	1329	1343	1358	1372	1387
19	1402	1416	1431	1446	1461	1476	1491	1507	1522	1537
20	1553	1568	1583	1600	1616	1631	1647	1663	1680	1696

附表 11-2　平均数抽样调查时不同 s/δ 所需样本含量（$\alpha = 0.01$）

s/δ	0	0.1	0.2	0.3	0.4	0.5	0.6	0.7	0.8	0.9
1	11	12	14	15	17	19	21	23	26	28
2	31	34	36	39	43	46	49	53	56	60
3	64	68	72	77	81	86	90	95	100	105
4	110	116	121	127	133	139	145	151	157	164
5	170	177	184	191	198	205	213	220	228	235
6	243	251	260	268	277	285	294	303	312	321
7	331	340	350	360	370	380	390	400	411	421
8	432	443	454	465	476	487	499	511	522	534
9	546	559	571	583	596	609	622	635	648	661
10	674	688	702	715	729	743	758	772	787	801
11	816	831	846	861	876	892	907	923	939	955
12	971	987	1004	1020	1037	1054	1070	1087	1105	1122
13	1139	1157	1175	1193	1211	1229	1247	1265	1284	1303
14	1321	1340	1359	1379	1398	1417	1437	1457	1477	1497
15	1517	1537	1558	1578	1599	1620	1641	1662	1683	1704
16	1726	1747	1769	1791	1813	1835	1858	1880	1903	1925
17	1948	1971	1994	2017	2041	2064	2088	2112	2136	2160
18	2184	2208	2232	2257	2282	2307	2332	2357	2382	2408
19	2433	2459	2485	2511	2537	2563	2589	2616	2643	2669
20	2696	2723	2750	2778	2085	2833	2860	2888	2916	2943

附表 11-3　总体概率区间估计试验所需样本数表

试验样本数	p: 10%				20%				30%			
	95%		99%		95%		99%		95%		99%	
	阳性样本的置信限											
10…	0	3	0	4	0	5	0	6	0	6	0	7
15…	0	5	0	5	0	7	0	7	1	9	0	10
20…	0	5	0	6	0	8	0	9	1	11	0	12
25…	0	6	0	7	1	9	0	11	3	13	1	14
30…	0	7	0	8	1	11	0	12	4	14	2	16
35…	0	8	0	9	2	12	0	14	5	17	3	18
40…	0	8	0	9	3	13	1	15	6	18	4	20
45…	0	9	0	10	3	15	2	16	7	21	5	22
50…	0	10	0	11	4	17	2	18	8	22	6	24
60…	1	11	0	12	5	19	4	20	10	26	8	28
70…	2	12	0	14	7	21	5	23	13	29	11	31
80…	2	14	1	15	8	24	6	26	15	33	13	35
90…	3	15	1	17	10	26	8	28	19	36	15	39
100…	4	17	2	18	12	28	9	31	21	39	18	42
110…	4	18	2	20	13	31	11	33	23	43	20	46
120…	5	19	3	21	15	33	12	36	26	46	23	49
130…	6	20	4	22	17	35	14	38	28	50	25	53
140…	7	21	4	24	18	38	15	41	31	53	28	56
150…	7	23	5	25	20	40	17	43	33	57	30	60
160…	8	24	6	26	22	42	18	46	36	60	33	63
170…	9	25	6	28	23	45	20	48	39	63	35	67
180…	10	26	7	29	25	47	22	50	41	67	38	70
190…	10	28	8	30	27	49	23	53	44	70	40	74
200…	11	29	9	31	28	52	25	55	47	73	43	77
300…	19	41	16	44	46	74	42	78	74	106	69	111
400…	28	52	24	56	64	96	59	101	102	138	96	144
500…	36	64	32	68	92	118	76	124	129	171	123	177
600…	45	75	41	79	100	140	94	146	157	203	151	209
700…	54	86	49	91	119	161	112	168	186	234	178	242
800…	63	97	58	102	137	183	130	190	214	266	206	274
900…	72	108	66	114	156	204	149	211	243	297	234	306
1000…	81	119	75	125	175	225	167	233	271	329	262	338

注：p 代表药物的真正疗效率。

续表

试验样本数	p: 40%				50%				60%			
	95%		99%		95%		99%		95%		99%	
	阳性样本的置信限											
10…	0	8	0	8	1	9	0	10	2	10	2	10
15…	2	10	1	11	4	12	2	13	5	13	4	14
20…	3	13	2	14	5	15	4	16	7	17	6	18
25…	5	15	3	17	8	18	6	19	10	20	8	22
30…	6	18	5	19	9	21	7	23	12	24	11	25
35…	8	20	6	22	12	24	9	26	15	27	13	29
40…	9	23	8	24	13	27	11	29	17	31	16	32
45…	11	25	9	27	16	30	13	32	20	34	18	36
50…	13	27	11	29	18	32	15	35	23	37	21	39
60…	15	33	14	34	21	39	20	40	27	45	26	46
70…	19	37	17	39	26	44	24	46	33	51	31	53
80…	23	41	20	44	31	49	28	52	39	57	36	60
90…	26	46	24	48	35	55	32	58	44	64	42	66
100…	30	50	27	53	40	60	37	63	50	70	47	73
110…	33	55	30	58	44	66	41	69	55	77	52	80
120…	37	59	34	62	49	71	45	75	61	83	58	86
130…	41	63	37	67	53	77	50	80	67	89	63	93
140…	44	68	41	71	58	82	54	86	72	96	69	99
150…	48	72	44	76	62	8	59	91	78	102	74	106
160…	51	77	48	80	67	93	63	97	83	109	80	112
170…	55	81	51	85	72	98	68	102	89	115	85	119
180…	59	85	55	89	76	104	72	108	95	121	91	125
190…	62	90	58	94	81	109	77	113	100	128	96	132
200…	66	94	62	98	86	114	81	119	106	134	102	138
300…	103	137	98	142	133	167	127	173	163	197	158	202
400…	141	179	134	186	180	220	174	226	221	259	214	266
500…	178	222	171	229	228	272	221	279	278	322	271	329
600…	216	264	209	271	275	325	268	332	336	384	329	391
700…	254	306	246	314	324	376	315	385	394	446	386	454
800…	292	348	284	353	372	428	363	437	452	508	444	516
900…	331	389	322	398	420	480	411	489	511	569	502	578
1000…	369	431	360	440	469	531	459	541	569	631	560	640

注：p 代表药物的真正疗效率。

续表

试验样本数	p: 70%				80%				90%			
	95%		99%		95%		99%		95%		99%	
	阳性样本的置信限											
10…	4	10	3	10	5	10	4	10	7	10	6	10
15…	7	15	5	15	8	15	8	15	11	15	10	15
20…	9	19	8	20	12	20	11	20	15	20	14	20
25…	13	23	11	24	16	24	14	25	20	25	18	25
30…	16	26	14	28	19	29	18	30	23	30	22	30
35…	19	31	17	32	23	33	21	35	28	35	26	35
40…	22	34	20	36	27	37	25	39	32	40	31	40
45…	25	38	23	40	30	42	29	43	37	45	35	45
50…	28	42	26	44	34	46	32	48	40	50	39	50
60…	34	50	33	52	41	55	40	56	49	59	48	60
70…	41	57	39	59	49	63	47	65	58	68	56	70
80…	47	65	45	67	56	72	54	74	66	78	65	79
90…	54	72	51	75	64	80	62	82	75	87	73	89
100…	61	79	58	82	72	88	69	91	84	96	82	98
110…	67	87	64	90	79	97	77	99	92	106	90	108
120…	74	94	71	97	87	105	84	108	101	115	99	117
130…	80	102	77	105	95	113	92	116	110	124	108	126
140…	87	109	84	112	102	122	99	125	119	133	116	136
150…	93	117	90	120	110	130	107	133	127	143	125	145
160…	100	124	97	127	118	138	114	142	136	152	134	154
170…	107	131	103	135	125	147	122	150	145	161	142	164
180…	113	139	110	142	133	155	130	158	158	170	151	173
190…	120	146	116	150	141	163	137	167	162	180	160	182
200…	127	153	123	157	148	172	145	175	171	189	169	191
300…	194	226	189	231	226	254	222	258	259	281	256	284
400…	262	298	256	304	304	336	299	341	348	372	344	376
500…	329	371	323	377	382	418	376	424	436	455	432	468
600…	397	443	391	449	460	500	454	506	525	555	521	559
700…	466	514	458	522	539	581	532	588	614	646	609	651
800…	534	586	526	594	617	663	610	670	703	747	698	742
900…	603	657	594	666	696	744	689	751	792	828	786	834
1000…	671	729	662	738	775	825	767	833	881	919	875	925

注：p 代表药物的真正疗效率。

附表 11-4 样本均数与总体均数比较（或配对比较）时所需样本例数表

δ/σ	单侧 α=0.005 双侧 α=0.01					α=0.01 α=0.02					α=0.025 α=0.05					α=0.05 α=0.1					δ/σ
1−β=	0.99	0.95	0.9	0.8	0.5	0.99	0.95	0.9	0.8	0.5	0.99	0.95	0.9	0.8	0.5	0.99	0.95	0.9	0.8	0.5	
0.05																					0.05
0.1																					0.1
0.15																				122	0.15
0.2										139					99					70	0.2
0.25					110					90				127	64			138	100	45	0.25
0.3				134	78				114	63			118	90	45		121	97	71	32	0.3
0.35			125	99	58			108	85	47		108	88	67	34		90	72	52	24	0.35
0.4		115	97	77	45		101	85	66	37	116	84	68	51	26	100	70	55	40	19	0.4
0.45		92	77	62	37	110	81	68	53	30	93	67	54	41	21	80	55	44	33	15	0.45
0.5	100	75	63	51	30	90	66	55	43	25	76	54	44	34	18	65	45	36	27	13	0.5
0.55	83	63	53	42	26	75	55	46	36	21	63	45	37	28	15	54	38	30	22	11	0.55
0.6	71	53	45	36	22	63	47	39	31	18	53	38	32	24	13	46	32	26	19	9	0.6
0.65	61	46	39	31	20	55	41	34	27	16	46	33	27	21	12	39	28	22	17	8	0.65
0.7	53	40	34	28	17	47	35	30	24	14	40	29	24	19	10	34	24	19	15	8	0.7
0.75	47	36	30	25	16	42	31	27	21	13	35	26	21	16	9	30	21	17	13	7	0.75
0.8	41	32	27	22	14	37	28	24	19	12	31	22	19	15	8	27	19	15	12	6	0.8
0.85	37	29	24	20	13	33	25	21	17	11	28	21	17	13	8	24	17	14	11	6	0.85
0.9	34	26	22	18	12	29	23	19	16	10	25	19	16	12	7	21	15	13	10	6	0.9
0.95	31	24	20	17	11	27	21	18	14	9	23	17	14	11	7	19	14	11	9	5	0.95
1	28	22	19	16	10	25	19	16	13	9	21	16	13	10	6	18	13	11	8	5	1
1.1	24	19	16	14	9	21	16	14	12	8	18	13	11	9		15	11	9	7		1.1
1.2	21	16	14	12	8	18	14	12	10	7	15	12	10	8		13	10	8	6		1.2
1.3	18	15	13	11	8	16	13	11	9	6	14	10	9	7	5	11	8	7	6		1.3
1.4	16	13	12	10	7	14	11	10	8	6	12	9	8	7		10	8	7	5		1.4
1.5	15	12	11	9	7	13	10	9	8	6	11	8	7	6		9	7	6			1.5
1.6	13	11	10	8	6	12	10	9	7	5	10	8	7	6		8	6	6			1.6
1.7	12	10	9	8	6	11	9	8	7		9	7	6	5		8	6	5			1.7
1.8	12	10	9	8	6	10	8	7	7		8	7	6			7	6				1.8
1.9	11	9	8	7	6	10	8	7	6		8	6	6			7	5				1.9
2	10	8	8	7		9	7	7	6		7	6	5			6					2
2.1	10	8	7	7		8	7	6	6		7	6				6					2.1
2.2	9	8	7	6		8	6	6	5		7	6				6					2.2
2.3	9	7	7	6		8	6	6			6	5				5					2.3
2.4	8	7	7	6		7	6	6			6										2.4
2.5	8	7	6	6		7	6	6			6										2.5
3	7	6	6	5		6	5	5			5										3
3.5	6	5	5			5															3.5
4	6																				4

附表 11-5 两样本均数比较所需样本例数表

δ/σ		单侧: $\alpha=0.005$ 双侧: $\alpha=0.01$					$\alpha=0.01$ $\alpha=0.02$					$\alpha=0.025$ $\alpha=0.05$					$\alpha=0.05$ $\alpha=0.1$					δ/σ
$\dfrac{\mu_1-\mu_2}{\sigma}$	$1-\beta$	0.99	0.95	0.9	0.8	0.5	0.99	0.95	0.9	0.8	0.5	0.99	0.95	0.9	0.8	0.5	0.99	0.95	0.9	0.8	0.5	$\dfrac{\mu_1-\mu_2}{\sigma}$
0.05																						0.05
0.10																						0.10
0.15																						0.15
0.20																					137	0.20
0.25															124						88	0.25
0.30									123					87						61	0.30
0.35					110				90				64					102	45	0.35
0.40					85				70				100	50				108	78	35	0.40
0.45				118	68				101	55			105	79	39		108	86	62	28	0.45
0.50				96	55			106	82	45		106	86	64	32		88	70	51	23	0.50
0.55			101	79	46		106	88	68	38		87	71	53	27	112	73	58	42	19	0.55
0.60		101	85	67	39		90	74	58	32	104	74	60	45	23	89	61	49	36	16	0.60
0.65		87	73	57	34	104	77	64	49	27	88	63	51	39	20	76	52	42	30	14	0.65
0.70	100	75	63	50	29	90	66	55	43	24	76	55	44	34	17	66	45	36	26	12	0.70
0.75	88	66	55	44	26	79	58	48	38	21	67	48	39	29	15	57	40	32	23	11	0.75
0.80	77	58	49	39	23	70	51	43	33	19	59	42	34	26	14	50	35	28	21	10	0.80
0.85	69	51	43	35	21	62	46	38	30	17	52	37	31	23	12	45	31	25	18	9	0.85
0.90	62	46	39	31	19	55	41	34	27	15	47	34	27	21	11	40	28	22	16	8	0.90
0.95	55	42	35	28	17	50	37	31	24	14	42	30	25	19	10	36	25	20	15	7	0.95
1.00	50	38	32	26	15	45	33	28	22	13	38	27	23	17	9	33	23	18	14	7	1.00
1.1	42	32	27	22	13	38	28	23	19	11	32	23	19	14	8	27	19	15	12	6	1.1
1.2	36	27	23	18	11	32	24	20	16	9	27	20	16	12	7	23	16	13	10	5	1.2
1.3	31	23	20	16	10	28	21	17	14	8	23	17	14	11	6	20	14	11	9	5	1.3
1.4	27	20	17	14	9	24	18	15	12	8	20	15	12	10	6	17	12	10	8	4	1.4
1.5	24	18	15	13	8	21	16	14	11	7	18	13	11	9	5	15	11	9	7	4	1.5
1.6	21	16	14	11	7	19	14	12	10	6	16	12	10	8	5	14	10	8	6	4	1.6
1.7	19	15	13	10	7	17	13	11	9	6	14	11	9	7	4	12	9	7	6	3	1.7
1.8	17	13	11	10	6	15	12	10	8	5	13	10	8	6	4	11	8	7	5		1.8
1.9	16	12	11	9	6	14	11	9	8	5	12	9	7	6	4	10	7	6	4		1.9
2	14	11	10	8	6	13	10	9	7	5	11	8	7	6	4	9	7	6	4		2
2.1+—	13	10	9	8	5	12	9	8	7	5	10	8	6	5	3	8	6	5	4		2.1
2.2	12	10	8	7	5	11	9	7	6	4	9	7	6	5		8	6	5	4		2.2
2.3	11	9	8	7	5	10	8	7	6	4	9	7	6	5		7	5	4			2.3
2.4	11	9	8	6	5	10	8	7	6	4	8	6	5	4		7	5	4	4		2.4
2.5	10	8	7	6	4	9	7	6	5	4	8	6	5	4		6	5	4	3		2.5
3	8	6	6	5	4	7	6	5	4	3	6	5	4	4		5	4	3			3
3.5	6	5	5	4	3	6	5	4	4	3	5	4	4	3		4	3				3.5
4	6	5	4	4		5	4	4	3		4	4	3			4					4

附表 11-6 ψ 界值表（多个样本均数比较时所需样本例数的估计用表）

$\alpha=0.05$，$\beta=0.10$

v_2	$v_1:1$	2	3	4	5	6	7	8	9	10	15	20	30	40	60	120	∞
2	6.80	6.71	6.68	6.67	6.66	6.65	6.65	6.65	6.64	6.64	6.64	6.63	6.63	6.63	6.63	6.63	6.62
3	5.01	4.63	4.47	4.39	4.34	4.30	4.27	4.25	4.23	4.22	4.18	4.16	4.14	4.13	4.12	4.11	4.09
4	4.40	3.90	3.69	3.58	3.50	3.45	3.41	3.38	3.36	3.34	3.28	3.25	3.22	3.20	3.19	3.17	3.15
5	4.09	3.54	3.30	3.17	3.08	3.02	2.97	2.94	2.91	2.89	2.81	2.78	2.74	2.72	2.70	2.68	2.66
6	3.91	3.32	3.07	2.92	2.83	2.76	2.71	2.67	2.64	2.61	2.53	2.49	2.44	2.42	2.40	2.37	2.35
7	3.80	3.18	2.91	2.76	2.66	2.58	2.53	2.49	2.45	2.42	2.33	2.29	2.24	2.21	2.19	2.16	2.18
8	3.71	3.08	2.81	2.64	2.51	2.46	2.40	2.35	2.32	2.29	2.19	2.14	2.09	2.06	2.03	2.00	1.97
9	3.65	3.01	2.72	2.56	2.44	2.36	2.30	2.26	2.22	2.19	2.09	2.03	1.97	1.94	1.19	1.88	1.85
10	3.60	2.95	2.66	2.49	2.37	2.29	2.23	2.18	2.14	2.11	2.00	1.94	1.88	1.85	1.82	1.78	1.75
11	3.57	2.91	2.61	2.44	2.32	2.23	2.17	2.12	2.08	2.04	1.93	1.87	1.81	1.78	1.74	1.70	1.67
12	3.54	2.87	2.57	2.39	2.27	2.19	2.12	2.07	2.02	1.99	1.88	1.81	1.75	1.71	1.68	1.64	1.60
13	3.51	2.84	2.54	2.36	2.23	2.15	2.08	2.02	1.98	1.95	1.83	1.76	1.69	1.66	1.62	1.58	1.54
14	3.49	2.81	2.51	2.33	2.20	2.11	2.04	1.99	1.94	1.91	1.79	1.72	1.65	1.61	1.57	1.53	1.49
15	3.47	2.79	2.48	2.30	2.17	2.08	2.01	1.96	1.91	1.87	1.75	1.68	1.61	1.57	1.53	1.49	1.44
16	3.46	2.77	2.46	2.28	2.15	2.06	1.99	1.93	1.88	1.85	1.72	1.65	1.58	1.54	1.49	1.45	1.40
17	3.44	2.76	2.44	2.26	2.13	2.04	1.96	1.91	1.86	1.82	1.69	1.62	1.55	1.50	1.46	1.41	1.36
18	3.43	2.74	2.43	2.24	2.11	2.02	1.94	1.89	1.84	1.80	1.67	1.60	1.52	1.48	1.43	1.38	1.33
19	3.42	2.73	2.41	2.22	2.09	2.00	1.93	1.87	1.82	1.78	1.65	1.58	1.49	1.45	1.40	1.35	1.30
20	3.41	2.72	2.40	2.21	2.08	1.98	1.91	1.85	1.80	1.76	1.63	1.55	1.47	1.43	1.38	1.33	1.27
21	3.40	2.71	2.39	2.20	2.07	1.97	1.90	1.84	1.79	1.75	1.61	1.54	1.45	1.41	1.36	1.30	1.25
22	3.39	2.70	2.38	2.19	2.05	1.96	1.88	1.82	1.77	1.73	1.60	1.52	1.43	1.39	1.34	1.28	1.22
23	3.39	2.69	2.37	2.18	2.04	1.95	1.87	1.81	1.76	1.72	1.58	1.50	1.42	1.37	1.32	1.26	1.20
24	3.38	2.68	2.36	2.17	2.03	1.94	1.86	1.80	1.75	1.71	1.57	1.49	1.40	1.35	1.30	1.24	1.18
25	3.37	2.68	2.35	2.16	2.02	1.93	1.85	1.79	1.74	1.70	1.56	1.48	1.39	1.34	1.28	1.23	1.16
26	3.37	2.67	2.35	2.15	2.02	1.92	1.84	1.78	1.73	1.69	1.54	1.46	1.37	1.32	1.27	1.21	1.15
27	3.36	2.66	2.34	2.14	2.01	1.91	1.83	1.77	1.72	1.68	1.53	1.45	1.36	1.31	1.26	1.20	1.13
28	3.36	2.66	2.33	2.14	2.00	1.90	1.82	1.76	1.71	1.67	1.52	1.44	1.35	1.30	1.24	1.18	1.11
29	3.36	2.65	2.33	2.13	1.99	1.89	1.82	1.75	1.70	1.66	1.51	1.43	1.34	1.29	1.23	1.17	1.10

续表

v_2	v_1:1	2	3	4	5	6	7	8	9	10	15	20	30	40	60	120	∞
30	3.35	2.65	2.32	2.12	1.99	1.89	1.81	1.75	1.70	1.65	1.51	1.42	1.33	1.28	1.22	1.16	1.08
31	3.35	2.64	2.32	2.12	1.98	1.88	1.80	1.74	1.69	1.64	1.50	1.41	1.32	1.27	1.21	1.14	1.07
32	3.34	2.64	2.31	2.11	1.98	1.88	1.80	1.73	1.68	1.64	1.49	1.41	1.31	1.26	1.20	1.13	1.06
33	3.34	2.63	2.31	2.11	1.97	1.87	1.79	1.73	1.68	1.63	1.48	1.40	1.30	1.25	1.19	1.12	1.05
34	3.34	2.63	2.30	2.10	1.97	1.87	1.79	1.72	1.67	1.63	1.48	1.39	1.29	1.24	1.18	1.11	1.04
35	3.34	2.63	2.30	2.10	1.96	1.86	1.78	1.72	1.66	1.62	1.47	1.38	1.29	1.23	1.17	1.10	1.02
36	1.33	2.62	2.30	2.10	1.96	1.86	1.78	1.71	1.66	1.62	1.47	1.38	1.28	1.22	1.16	1.09	1.01
37	3.33	2.62	2.29	2.09	1.95	1.85	1.77	1.71	1.65	1.61	1.46	1.37	1.27	1.22	1.15	1.08	1.09
38	3.33	2.62	2.29	2.09	1.95	1.85	1.77	1.70	1.65	1.61	1.45	1.37	1.27	1.21	1.15	1.08	0.99
39	3.33	2.62	2.29	2.09	1.95	1.84	1.76	1.70	1.65	1.60	1.45	1.36	1.26	1.20	1.14	1.07	0.99
40	3.32	2.61	2.28	2.08	1.94	1.84	1.76	1.70	1.64	1.60	1.44	1.36	1.25	1.20	1.13	1.06	0.98
41	3.32	2.61	2.28	2.08	1.94	1.84	1.76	1.69	1.64	1.59	1.44	1.35	1.25	1.19	1.13	1.05	0.97
42	3.32	2.61	2.28	2.08	1.94	1.83	1.75	1.69	1.63	1.59	1.44	1.35	1.24	1.18	1.12	1.05	0.96
43	3.32	2.61	2.28	2.07	1.93	1.83	1.75	1.69	1.63	1.59	1.43	1.34	1.24	1.18	1.11	1.04	0.95
44	3.32	2.60	2.27	2.07	1.93	1.83	1.75	1.68	1.63	1.58	1.43	1.34	1.23	1.17	1.11	1.03	0.94
45	3.31	2.60	2.27	2.07	1.93	1.83	1.74	1.68	1.62	1.58	1.42	1.33	1.23	1.17	1.10	1.03	0.94
46	3.31	2.60	2.27	2.07	1.93	1.82	1.74	1.68	1.62	1.58	1.42	1.33	1.22	1.16	1.10	1.02	0.93
47	3.31	2.60	2.27	2.06	1.92	1.82	1.74	1.67	1.62	1.57	1.42	1.33	1.22	1.16	1.09	1.02	0.92
48	3.31	2.60	2.26	2.06	1.92	1.82	1.74	1.67	1.62	1.57	1.41	1.32	1.22	1.15	1.09	1.01	0.92
49	3.31	2.59	2.26	2.06	1.92	1.82	1.73	1.67	1.61	1.57	1.41	1.32	1.21	1.15	1.08	1.00	0.91
50	3.31	2.59	2.26	2.06	1.92	1.81	1.73	1.67	1.61	1.56	1.41	1.31	1.21	1.15	1.08	1.00	0.90
60	3.30	2.58	2.25	2.04	1.90	1.79	1.71	1.64	1.59	1.54	1.38	1.29	1.18	1.11	1.04	0.95	0.85
80	3.28	2.56	2.23	2.02	1.88	1.77	1.69	1.62	1.56	1.51	1.35	1.25	1.14	1.07	0.99	0.90	0.77
120	3.27	2.55	2.21	2.00	1.86	1.75	1.66	1.59	1.54	1.49	1.32	1.22	1.09	1.02	0.94	0.83	0.68
240	3.26	2.53	2.19	1.98	1.84	1.73	1.64	1.57	1.51	1.46	1.29	1.18	1.05	0.97	0.88	0.76	0.56
∞	3.24	2.52	2.17	1.96	1.81	1.70	1.62	1.54	1.48	1.43	1.25	1.14	1.01	0.92	0.82	0.65	0.00

附表 11-7　多组样本均数比较时样本含量估计用表
（$\alpha=0.05$）

k	$1-\beta$	$f=\sigma_k/\sigma$											
		0.05	0.10	0.15	0.20	0.25	0.30	0.35	0.40	0.50	0.60	0.70	0.80
2	0.80	1571	393	175	99	64	45	33	26	17	12	9	7
	0.90	2102	526	234	132	85	59	44	34	22	16	12	9
	0.95	2600	651	290	163	105	73	54	42	27	19	14	11
3	0.80	1286	322	144	81	52	36	27	21	14	10	8	6
	0.90	1682	421	188	106	68	48	35	27	18	13	10	8
	0.95	2060	515	230	130	83	58	43	33	22	15	12	9
4	0.80	1096	274	123	69	45	31	23	18	12	9	7	5
	0.90	1415	354	158	89	58	40	30	23	15	11	8	7
	0.95	1718	430	192	108	70	49	36	28	18	13	10	8
5	0.80	956	240	107	61	39	27	20	16	10	8	6	5
	0.90	1231	309	138	78	50	35	26	20	13	10	7	6
	0.95	1486	372	166	94	60	42	31	24	16	11	9	7
6	0.80	856	215	96	54	35	25	18	14	9	7	5	4
	0.90	1098	275	123	69	45	31	23	18	12	9	7	5
	0.95	1320	331	148	83	54	38	28	22	14	10	8	6
7	0.80	780	195	87	50	32	22	17	13	9	6	5	4
	0.90	995	250	112	63	41	29	21	16	11	8	6	5
	0.95	1192	299	133	75	49	34	25	20	13	9	7	6
9	0.80	669	168	75	42	27	19	14	11	8	6	4	4
	0.90	884	213	95	54	35	24	18	14	9	7	5	4
	0.95	1012	254	113	64	41	29	22	17	11	8	6	5
11	0.80	591	148	66	38	24	17	13	10	7	5	4	3
	0.90	747	187	84	48	31	22	16	13	8	6	5	4
	0.95	888	223	99	56	36	26	19	15	10	7	5	4
13	0.80	534	134	60	34	22	16	12	9	6	5	4	3
	0.90	673	169	75	43	28	20	15	11	8	6	4	4
	0.95	796	200	89	51	33	23	17	13	9	6	5	4
16	0.80	471	118	53	30	20	14	10	8	6	4	3	3
	0.90	588	148	66	38	24	17	13	10	7	5	4	3
	0.95	697	175	78	44	29	20	15	12	8	6	4	4
25	0.80	363	91	41	23	15	11	8	6	4	3	3	2
	0.90	457	115	51	29	19	13	10	8	5	4	3	3
	0.95	525	132	59	34	22	15	11	9	6	4	4	3

附表 11-8　样本率与总体率比较样本含量估计表（单侧）

上行 $\alpha=0.05$，$1-\beta=0.9$
下行 $\alpha=0.05$，$1-\beta=0.8$

π_1	0.05	0.10	0.15	0.20	0.25	0.30	0.35	0.40	0.45	0.50	0.55	0.60	0.65	0.70	0.75	0.80	0.85	0.90	0.95
0.10	221		378	109	54	33	22	16	12	10	8	6	5	*	*	*	*	*	*
	150		283	83	42	26	18	13	10	8	6	5	*	*	*	*	*	*	*
0.15	67	362		498	137	66	39	26	19	14	11	8	7	5	*	*	*	*	*
	44	253		368	103	50	30	20	14	11	8	7	5	*	*	*	*	*	*
0.20	34	102	485		601	161	75	44	29	20	15	11	9	7	5	*	*	*	*
	22	69	342		441	119	56	33	22	15	11	9	7	5	*	*	*	*	*
0.25	21	49	131	589		686	180	83	48	31	21	16	12	9	7	5	*	*	*
	14	33	91	419		501	133	61	35	23	16	12	9	7	5	*	*	*	*
0.30	15	30	62	156	676		754	195	88	50	32	22	16	12	9	7	5	*	*
	9	20	43	109	483		548	143	65	37	24	16	12	9	6	5	*	*	*
0.35	11	20	36	72	176	746		804	205	92	52	33	22	16	11	8	6	5	*
	7	13	25	50	125	535		584	149	67	38	24	16	11	8	6	*	*	*
0.40	8	14	24	42	80	191	799		837	211	93	52	32	22	15	11	8	6	*
	5	10	16	29	57	137	574		607	153	68	38	23	16	11	8	5	*	*
0.45	7	11	17	27	46	87	203	834		853	213	93	51	31	21	14	10	7	*
	*	7	12	19	32	62	145	601		617	154	67	37	23	15	10	7	5	*
0.50	5	9	13	19	30	49	91	210	852		852	210	91	49	30	19	13	9	5
	*	6	9	13	21	35	65	151	615		615	151	65	35	21	13	9	6	*
0.55	*	7	10	14	21	31	51	93	213	853		834	203	87	46	27	17	11	7
	*	*	5	7	10	15	23	37	67	154	617		601	145	62	32	19	12	7	*
0.60	*	6	8	11	15	22	32	52	93	211	837		799	191	80	42	24	14	8
	*	*	*	5	8	11	16	23	38	68	153	607		574	137	57	29	16	10	5
0.65	*	5	6	8	11	16	22	33	52	92	205	804		746	176	72	36	20	11
	*	*	*	*	6	8	11	16	24	38	67	149	584		535	125	50	25	13	7
0.70	*	*	5	7	9	12	16	22	32	50	88	195	754		676	156	62	30	15
	*	*	*	*	5	6	9	12	16	24	37	65	143	548		483	109	43	20	9
0.75	*	*	*	5	7	9	12	16	21	31	48	83	180	686		589	131	49	21
	*	*	*	*	*	5	7	9	12	16	23	35	61	133	501		419	91	33	14
0.80	*	*	*	*	5	7	9	11	15	20	29	44	75	161	601		485	102	34
	*	*	*	*	*	*	5	7	9	11	15	22	33	56	119	441		342	69	22
0.85	*	*	*	*	*	5	7	8	11	14	19	26	39	66	137	498		362	67
	*	*	*	*	*	*	*	5	7	8	11	14	20	30	50	103	368		253	44
0.90	*	*	*	*	*	*	5	6	8	10	12	16	22	33	54	109	378		221
	*	*	*	*	*	*	*	*	5	6	8	10	13	18	26	42	83	283		150
0.95	*	*	*	*	*	*	*	5	6	8	10	13	18	25	40	76	239		
	*	*	*	*	*	*	*	*	5	5	7	8	11	15	21	32	60	184		

注：*. 样本含量小于5。

附表 11-9 样本率与总体率比较样本含量估计表（双侧）

上行 $\alpha=0.05$，$1-\beta=0.90$
下行 $\alpha=0.05$，$1-\beta=0.08$

π_1	被检验的比例/率（π_0)												
	0.01	0.02	0.03	0.04	0.05	0.10	0.15	0.20	0.25	0.30	0.35	0.40	0.45	0.50
0.05	5353	1423	668	395	264	79	40	25	17	12	10	8	6	5
	3933	1031	478	280	185	53	26	16	11	8	6	5	*	*
0.10	9784	2524	1155	667	438		122	59	35	24	17	13	10	8	6
	7250	1856	844	485	316		86	41	24	16	12	9	7	6	5
0.15	13686	3490	1580	905	589	158	74	43	29	20	15	12	9	7
	10172	2582	1164	664	430	114	53	31	20	14	11	8	7	5
0.20	17061	4324	1947	1109	718	189	87	50	33	23	17	13	10	8
	12701	3209	1440	818	528	137	63	36	24	17	12	9	7	6
0.25	19911	5026	2255	1279	826	214	97	56	36	25	18	14	11	8
	14837	3737	1673	947	610	157	71	41	26	18	13	10	8	6
0.30	22234	5597	2504	1417	912	233	105	60	38	26	19	14	11	8
	16580	4167	1861	1052	676	172	78	44	28	20	14	11	8	7
0.35	24032	6036	2695	1522	978	248	111	62	40	27	19	14	11	8
	17930	4499	2006	1132	727	184	82	46	30	20	15	11	8	7
0.40	25305	6344	2827	1594	1022	257	114	64	40	27	19	14	10	8
	18888	4732	2107	1188	761	191	85	48	30	21	15	11	8	6
0.45	26052	6521	2901	1633	1045	261	115	63	40	27	19	13	10	7
	19453	4868	2165	1219	780	195	86	48	30	20	15	11	8	6
0.50	26273	6565	2916	1639	1047	259	113	62	38	25	17	12	8	*
	19626	4905	2179	1225	783	194	85	47	29	20	14	10	7	*

注：*. 样本含量小于 5。

附表 11-10　两样本率比较时所需样本例数（单侧）

上行：$\alpha=0.05$，$1-\beta=0.80$
中行：$\alpha=0.05$，$1-\beta=0.90$
下行：$\alpha=0.01$，$1-\beta=0.95$

较小率 (%)	两组率之差 (%), δ													
	5	10	15	20	25	30	35	40	45	50	55	60	65	70
5		330	105	55	35	25	20	16	13	11	9	8	7	6	6
		460	145	76	48	34	26	21	17	15	13	11	9	8	7
		850	270	140	89	63	47	37	30	25	21	19	17	14	13
10		540	155	76	47	32	23	19	15	13	11	9	8	7	6
		740	210	105	64	44	33	25	21	17	14	12	11	9	8
		1370	390	195	120	81	60	46	37	30	25	21	19	16	14
15		710	200	94	56	38	27	21	17	14	12	10	8	7	6
		990	270	130	77	52	38	29	22	19	16	13	10	10	8
		1820	500	240	145	96	69	52	41	33	27	22	20	17	14
20		860	230	110	63	42	30	22	18	15	12	10	8	7	6
		1190	320	150	88	58	41	31	24	20	16	14	11	10	8
		2190	590	280	160	105	76	57	44	35	28	23	20	17	14
25		980	260	120	69	45	32	24	19	15	12	10	8	7	
		1360	360	165	96	63	44	33	25	21	16	14	11	9	
		2510	660	300	175	115	81	60	46	36	29	23	20	16	
30		1080	280	130	73	47	33	24	19	15	12	10			
		1500	390	175	100	65	46	33	25	21	16	13	11		
		2760	720	330	185	120	84	61	47	36	28	22	19		
35		1160	300	135	75	48	33	24	19	15	12	9			
		1600	410	185	105	67	46	33	25	20	16	12			
		2960	750	340	190	125	85	61	46	35	27	21			
40		1210	310	135	76	48	33	24	18	14	11				
		1670	420	190	105	67	46	33	24	19	14				
		3080	780	350	195	125	84	60	44	33	25				
45		1230	310	135	75	47	32	22	17	13					
		1710	430	190	105	65	44	31	22	17					
		3140	790	350	190	120	81	57	41	30					
50		1230	310	135	73	45	30	21	15						
		1710	420	185	100	63	41	29	21						
		3140	780	340	185	115	76	52	37						

附表 11-11　两样本率比较时所需样本例数（双侧）

上行：$\alpha=0.05$，$1-\beta=0.80$
中行：$\alpha=0.05$，$1-\beta=0.90$
下行：$\alpha=0.10$，$1-\beta=0.95$

较小率(%)	两组率之差(%), δ													
	5	10	15	20	25	30	35	40	45	50	55	60	65	70
5	420	130	69	44	31	24	20	16	14	12	10	9	9	7
	570	175	93	59	42	32	25	21	18	15	13	11	10	9
	960	300	155	100	71	54	42	34	28	24	21	19	16	14
10	680	195	96	59	41	30	23	19	16	13	11	10	9	7
	910	260	130	79	54	40	31	24	21	18	15	13	11	10
	1550	440	220	135	92	68	52	41	34	28	23	21	18	15
15	910	250	120	71	48	34	26	21	17	14	12	10	9	8
	1220	330	160	95	64	46	35	27	22	19	16	13	11	10
	2060	560	270	160	110	78	59	47	37	31	25	21	19	16
20	1090	290	135	80	53	38	28	22	18	15	13	10	9	7
	1460	390	185	105	71	51	38	29	23	20	16	14	11	10
	2470	660	310	180	120	86	64	50	40	32	26	21	19	15
25	1250	330	150	88	57	40	30	23	19	15	13	10	9	
	1680	440	200	115	77	54	40	31	24	20	16	13	11	
	2840	740	340	200	130	92	68	52	41	32	26	21	18	
30	1380	360	160	93	60	42	31	23	19	15	12	10		
	1840	480	220	125	80	56	41	31	24	20	16	13		
	3120	810	370	210	135	95	69	53	41	32	25	21		
35	1470	380	170	96	61	42	31	23	18	14	11			
	1970	500	225	130	82	57	41	31	23	19	15			
	3340	850	380	215	140	96	69	52	40	31	23			
40	1530	390	175	97	61	42	30	22	17	13				
	2050	520	230	130	82	56	40	29	22	18				
	3480	880	390	220	140	95	68	50	37	28				
45	1560	390	175	96	60	40	28	21	16					
	2100	520	230	130	80	54	38	27	21					
	3550	890	390	215	135	92	64	47	34					
50	1560	390	170	93	57	38	26	19						
	2100	520	225	125	77	51	35	24						
	3550	880	380	210	130	86	59	41						

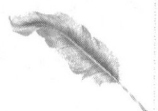

附表 11-12 λ 值表（多个样本率比较时所需样本例数的估计用表）

$\alpha = 0.05$

v	β								
	0.9	0.8	0.7	0.6	0.5	0.4	0.3	0.2	0.1
1	0.43	1.24	2.06	2.91	3.84	4.90	6.17	7.85	10.51
2	0.62	1.73	2.78	3.83	4.96	6.21	7.70	9.63	12.65
3	0.78	2.10	3.30	4.50	5.76	7.15	8.79	10.90	14.17
4	0.91	2.40	3.74	5.05	6.42	7.92	9.68	11.94	15.41
5	1.03	2.67	4.12	5.53	6.99	8.59	10.45	12.83	16.47
6	1.13	2.91	4.46	5.96	7.50	9.19	11.14	13.62	17.42
7	1.23	3.13	4.77	6.35	7.97	9.73	11.77	14.35	18.28
8	1.32	3.33	5.06	6.71	8.40	10.24	12.35	15.02	19.08
9	1.40	3.53	5.33	7.05	8.81	10.71	12.89	15.65	19.83
10	1.49	3.71	5.59	7.37	9.19	11.15	13.40	16.24	20.53
11	1.56	3.88	5.83	7.68	9.56	11.57	13.89	16.80	21.20
12	1.64	4.05	6.06	7.97	9.90	11.98	14.35	17.34	21.83
13	1.71	4.20	6.29	8.25	10.23	12.36	14.80	17.85	22.44
14	1.77	4.36	6.50	8.52	10.55	12.73	15.22	18.34	23.02
15	1.84	4.50	6.71	8.78	10.86	13.09	15.63	18.81	23.58
16	1.90	4.65	6.91	9.03	11.16	13.43	16.03	19.27	24.13
17	1.97	4.78	7.10	9.27	11.45	13.77	16.41	19.71	24.65
18	2.03	4.92	7.29	9.50	11.73	14.09	16.78	20.14	25.16
19	2.08	5.05	7.47	9.73	12.00	14.41	17.14	20.56	25.65
20	2.14	5.18	7.65	9.96	12.26	14.71	17.50	20.96	26.13
21	2.20	5.30	7.83	10.17	12.52	15.01	17.84	21.36	26.60
22	2.25	5.42	8.00	10.38	12.77	15.30	18.17	21.74	27.06
23	2.30	5.54	8.16	10.59	13.02	15.59	18.50	22.12	27.50
24	2.36	5.66	8.33	10.79	13.26	15.87	18.82	22.49	27.94
25	2.41	5.77	8.48	10.99	13.49	16.14	19.13	22.85	28.37
26	2.46	5.88	8.64	11.19	13.72	16.41	19.44	23.20	28.78
27	2.51	5.99	8.79	11.38	13.95	16.67	19.74	23.55	29.19
28	2.56	6.10	8.94	11.57	14.17	16.93	20.04	23.89	29.60
29	2.60	6.20	9.09	11.75	14.39	17.18	20.33	24.22	29.99
30	2.65	6.31	9.24	11.93	14.60	17.43	20.61	24.55	30.38
31	2.69	6.41	9.38	12.11	14.82	17.67	20.89	24.87	30.76
32	2.74	6.51	9.52	12.28	15.02	17.91	21.17	25.19	31.13
33	2.78	6.61	9.66	12.45	15.23	18.15	21.44	25.50	31.50
34	2.83	6.70	9.79	12.62	15.43	18.38	21.70	25.80	31.87
35	2.87	6.80	9.93	12.79	15.63	18.61	21.97	26.11	32.23
36	2.91	6.89	10.06	12.96	15.82	18.84	22.23	26.41	32.58
37	2.96	6.99	10.19	13.12	16.01	19.06	22.48	26.70	32.93
38	3.00	7.08	10.32	13.28	16.20	19.28	22.73	26.99	33.27
39	3.04	7.17	10.45	13.44	16.39	19.50	22.98	27.27	33.61
40	3.08	7.26	10.57	13.59	16.58	19.71	23.23	27.56	33.94
50	3.46	8.10	11.75	15.06	18.31	21.72	25.53	30.20	37.07
60	3.80	8.86	12.81	16.38	19.88	23.53	27.61	32.59	39.89
70	4.12	9.56	13.79	17.60	21.32	25.20	29.52	34.79	42.48
80	4.41	10.21	14.70	18.74	22.67	26.75	31.29	36.83	44.89
90	4.69	10.83	15.56	19.80	23.93	28.21	32.96	38.74	47.16
100	4.95	11.41	16.37	20.81	25.12	29.59	34.54	40.56	49.29
110	5.52	11.96	17.14	21.77	26.25	30.90	36.04	42.28	51.33
120	5.44	12.49	17.88	22.68	27.34	32.15	37.47	43.92	53.27

主要参考文献

［1］国家自然科学基金委员会. 2022年度国家自然科学基金项目指南（上册）［M］. 北京：科学出版社，2022.

［2］国家药品监督管理局药品审评中心. 药物临床试验随机分配指导原则（试行）［EB/OL］.（2022-01-07）［2022-03-02］. https：//www.cde.org.cn/zdyz/domesticinfopage？zdyzIdCODE=7e0165519c1bdfd044d83313df77113b.

［3］国家食品药品监督管理总局，国家卫生健康委员会. 药物临床试验质量管理规范（2020年第57号）［EB/OL］.（2020-04-23）［2022-03-02］. https：//www.nmpa.gov.cn/xxgk/ggtg/qtggtg/20200426162401243.html.

［4］陈世耀，刘晓清. 医学科研方法［M］. 2版. 北京：人民卫生出版社，2022.

［5］季聪华，李秋爽. 临床科研设计［M］. 北京：科学出版社，2022.

［6］贺佳，邓伟，王素珍. 临床试验设计与统计分析［M］. 2版. 北京：人民卫生出版社，2022.

［7］颜艳，王彤. 医学统计学［M］. 5版. 北京：人民卫生出版社，2020.

［8］杨土保，胡国清. 医学科学研究与设计［M］. 3版. 北京：人民卫生出版社，2020.

［9］刘民，胡志斌. 医学科研方法学［M］. 3版. 北京：人民卫生出版社，2020.

［10］吴骋，贺佳，郑加麟. 医学科研设计与统计分析［M］. 北京：中国统计出版社，2020.

［11］李济宾，张晋昕，洪明晃. 临床研究方法学［M］. 北京：科学出版社，2020.

［12］詹思延. 流行病学［M］. 8版. 北京：人民卫生出版社，2017.

［13］李晓松. 卫生统计学［M］. 8版. 北京：人民卫生出版社，2017.

［14］唐金陵，Paul Glasziou. 循证医学基础［M］. 2版. 北京：北京大学医学出版社，2016.

［15］颜虹，徐勇勇. 医学统计学［M］. 3版. 北京：人民卫生出版社，2015.

［16］詹启敏，王杉. 医学科学研究导论［M］. 2版. 北京：人民卫生出版社，2015.

［17］王建华. 流行病学（第一卷）［M］. 3版. 北京：人民卫生出版社，2015.

［18］王家良. 临床流行病学——临床科研设计、测量与评价［M］. 4版. 上海：上海科学技术出版社，2014.

［19］丛羽生等译. D.J.格拉斯原著. 生命科学实验指南系列：生命科学实验设计指南［M］. 北京：科学出版社，2008.

［20］周增桓，袁凯瑜，赵醒村. 实用医学科研管理学教程［M］. 北京：高等教育出版社，2006.

［21］徐勇勇. 中国医学统计百科全书医学研究统计设计分册［M］. 北京：人民卫生出版社，2004.

［22］BERTAINA A，GRIMM P C，WEINBERG K，et al. Sequential stem cell-kidney transplantation in schimke immuno-osseous dysplasia [J]. N Engl J Med, 2022, 386 (24): 2295-2302.

[23] Md Abdul Mazid, Carl Ward, Zhiwei Luo, et al. Rolling back human pluripotent stem cells to an eight-cell embryo-like stage [J]. Nature, 2022, 605 (7909): 315-324.

[24] PAGE M J, MCKENZIE J E, BOSSUYT P M, et al. The PRISMA 2020 statement: an updated guideline for reporting systematic reviews [J]. BMJ, 2021, 372: n71.

[25] 高亚, 刘明, 杨珂璐, 等. 系统评价报告规范: PRISMA 2020 与 PRISMA 2009 的对比分析与实例解读 [J]. 中国循证医学杂志, 2021, 21 (5): 606-616.

[26] TIAN J, GAO Y, ZHANG J, et al. Progress and challenges of network meta-analysis [J]. J Evid Based Med, 2021, 14 (3): 218-231.

[27] LASH T L, VANDERWEELE T J, HANEUSE S, et al. Modern epidemiology [M]. 4th ed. Philadelphia: Wolters Kluwer, 2021.

[28] FLETCHER R H, FLETCHER S W, FLETCHER G S. Clinical epidemiology: The essentials [M]. 5th ed. 2013.

[29] KNOTTNERUS J A, BUNTINX F. The Evidence Base of Clinical Diagnosis: Theory and methods of diagnostic research [M]. 2nd ed. Oxford: Blackwell Publishing Ltd, 2008.

[30] ELWOOD J M. Critical appraisal of epidemiological studies and clinical trials [M]. 3rd ed. New York: Oxford University Press, 2007.

中英文专业词汇索引

ChatGPT（Chat Generative Pre-trained Transformer） 262

A

安慰剂（placebo） 87

B

报告偏倚（reporting bias） 213
暴露怀疑偏倚（exposure suspicion bias） 212
比值比（odds ratio, OR） 53
边际成本（marginal cost） 187
便利抽样（convenience sampling） 34
标准化（standardization） 217
表格（table） 252
表观遗传学（epigenetics） 260
病例队列研究（case-cohort study） 48
病例对照研究（case-control study） 2，45
病因分值（etiologic fraction, EF） 68
伯克森偏倚（Berkson's bias） 210

C

材料与方法（material and method） 249
参考文献（references） 251
测量偏倚（detection bias） 213
产业化研究（study on the industrialization） 4
巢式病例对照研究（nested case control study） 47
成本（cost） 186
成本-结果分析（cost-consequence analysis, CCA） 191
成本-效果分析（cost-effectiveness analysis, CEA） 191
成本-效益分析（cost-benefit analysis, CBA） 191
成本-效用分析（cost-utility analysis, CUA） 191
重复（replication） 89
抽样调查（sampling survey） 29，40
处理因素（treatment factor） 81
次要指标（secondary index） 85
错误分类（misclassification） 212

D

典型抽样（typical sampling） 33
调查（survey） 27
调查设计（investigation design） 28
定量调查（quantitative survey） 29
定性调查（qualitative survey） 29
动态队列（dynamic cohort） 59
动物实验（animal experiment） 3
队列研究（cohort study） 3，59
对照（control） 86
多因素分析（multifactorial analysis） 218

F

发病密度（incidence density） 66
方法（method） 248
访问者偏倚（interviewer bias） 212
非实验性研究（non-experimental study） 2
分层分析（stratification analysis） 54，217
分层随机抽样（stratified random sampling） 33
分层随机化（stratified randomization） 217
分区生存模型（partitioned survival model, PSM） 202
分析性调查（analytic survey） 30
分析性研究（analytical study） 2
分子内运动受限（restriction of intramolecular rotation, RIR） 10

G

干细胞（stem cell, SC） 259
个例匹配（individual matching） 46
功效（efficacy） 187
固定队列（fixed cohort） 59
关键词（keyword） 248
观测指标（observational index） 83
观察偏倚（observation bias） 212
观察性研究（observational study） 2，27
归因危险度（attributable risk, AR） 67

H

横断面研究（cross-sectional study） 2，40
患病率（prevalence） 44
患病率研究（prevalence study） 43
回顾性研究（retrospective study） 2，45
回忆偏倚（recall bias） 213
混杂偏倚（confounding bias） 213
混杂因素（confounding factor） 214

J

机会成本（opportunity cost） 186
基础研究（fundamental research） 3
基线资料（baseline information） 64
剂量-效应关系（dose-effect relationship） 55
间接成本（indirect cost） 186
检出偏倚（detection bias） 211
检出症候偏倚（detection signal bias） 211
简单随机抽样（simple random sampling） 33
简单随机分组（simple randomization） 217
健康工人效应（health worker effect） 211
交互作用（interaction） 94
结果（result） 248，249
结论（conclusion） 248，251
进展（post-progression） 202
精密度（precision） 85
精准医疗（precise medicine） 258
精准医学（precision medicine） 265
聚集态荧光猝灭（aggregation-caused quenching，ACQ） 10
聚集诱导发光（aggregation-induced emission，AIE） 10
决策树模型（decision tree model） 201

K

科学研究（scientific research） 1
科研论文（research paper） 235
可重复性（repeatability） 76

L

累积发病率（cumulative incidence rate） 66
离散事件模拟（discrete event simulation，DES） 202
理论性研究（theoretical study） 3
历史性队列研究（historical cohort study） 60
临床实践指南（clinical practice guideline） 263
临床试验（clinical trial） 3
论著（treatise） 235
率比（rate ratio，RR） 67
率差（rate difference） 67

M

马尔可夫模型（Markov model） 201
描述性调查（descriptive survey） 30
描述性研究（descriptive study） 2
敏感性分析（sensitivity analysis） 194
模型（model） 72
目标人群（target population） 30
目的（objective） 248

N

纳入标准（inclusive criteria） 79
奈曼偏倚（Neyman's bias） 211
内对照（internal control） 63
内容摘要（abstract） 247

O

偶遇抽样（accidental sampling） 34

P

排除标准（exclusive criteria） 79
排除偏倚（exclusive bias） 212
配对匹配（pair matching） 46
配对设计（paired design） 91
匹配（matching） 46
匹配过度（over-matching） 47，217
偏好（preference） 188
偏倚（bias） 34，208
频率匹配（frequency matching） 46
平均成本（average cost） 187
普查（census） 29，40

Q

前言（introduction） 248
前瞻性队列研究（prospective cohort study） 59
前瞻性研究（prospective study） 3，59
潜伏期（incubation period） 61
潜隐期（latency period） 61

R

人类疾病的动物模型（animal model of human disease） 72
人群归因危险度（population attributable risk，PAR） 68
人时（person time） 62
入院率偏倚（admission rate bias） 210

S

伤残调整生命年（disablity-adjusted life year，DALY） 188，199

伤残寿命年（years of lived with disability，YLD） 199
社区干预试验（community-based public health trial） 3
生态学研究（ecological study） 2
失访（loss to follow-up） 62
失访偏倚（follow-up bias） 62，69，211
时间效应偏倚（time effect bias） 212
时限（time horizon） 193
实验对象（experimental subject） 72
实验设计（experimental design） 71
实验效应（experimental effect） 83
实验性动物模型（experimental animal model） 74
实验性研究（experimental study） 3
寿命损失年（years of life lost，YLL） 199
受试对象（study subject） 72
述评（commentary） 239
双向性队列研究（ambispective cohort study） 60
死亡（death） 202
随访（follow-up） 62
随访研究（follow-up study） 59
随机抽样（random sampling） 32
随机化（randomization） 87，217
随机区组设计（randomized block design） 93
随机误差（random error） 208

T

讨论（discussion） 250
题目（title） 246
替代结局（surrogate outcome） 187
贴现（discounting） 194
贴现率（discount rate） 194
图（figure） 252

W

外对照（external control） 63
完全随机设计（completely randomized design） 90
微生物组（microbiome） 257
卫生经济分析与评价（health economic analysis and evaluation） 185
未进展（preprogression） 202
问卷（questionnaire） 34
无进展生存（progression-free survival，PFS） 202
无形成本（intangible cost） 186
无应答偏倚（non-response bias） 211
误差（error） 207

X

析因设计（factorial design） 94

系统随机抽样（systematic random sampling） 33
系统误差（systematic error） 208
系统综述（systematic review） 239
现场试验（field trial） 3
现患 - 新发病例偏倚（prevalence-incidence bias） 211
相对危险度（relative risk，RR） 53，67
相关性研究（correlational study） 2
效果（effectiveness） 187
效益（benefit） 188
效应（effect） 209
效用（utility） 188
信息偏倚（information bias） 212
叙述性文献综述（descriptive review） 239
选择偏倚（selection bias） 209
循证医学（evidence-based medicine，EBM） 263

Y

样本含量（sample size） 219
一致性（consistency） 76
医学科研论文（medical research paper） 242
医学专家系统（medical expert system，MES） 261
依从性（compliance） 80
异质性（heterogeneity） 192
易感性偏倚（susceptibility bias） 211
应用基础研究（applied fundamental research） 3
应用研究（applied research） 4
原著（original article） 235

Z

增量成本（incremental cost） 187
增量成本 - 效果比（incremental cost-effective ratio，ICER） 192
增量分析（incremental analysis） 191
诊断怀疑偏倚（diagnostic suspicion bias） 213
整群随机抽样（cluster random sampling） 33
整体医学（holistic medicine） 265
支付意愿法（willingness-to-pay approach，WTP） 188，191
直接成本（direct cost） 186
志愿者偏倚（volunteer bias） 212
质量调整生命年（quality-adjusted life year，QALY） 188，191，198
致谢（acknowledgement） 251
终点结局（final outcome） 187
重要临床结局（important clinical outcome） 187
转化医学（translational medicine） 264
准确度（accuracy） 85

资料收集（collection of data） 6
自发性动物模型（spontaneous animal model） 73
综述（review） 236
总生存（overall survival，OS） 202

纵向研究（longitudinal study） 2，59
最小成本分析（cost-minimization analysis，CMA） 191
作者（author） 247